全国中医药行业高等教育"十四五"规划教材
全国高等中医药院校规划教材（第十一版）

药理学

（新世纪第五版）

（供中医学、针灸推拿学、中西医临床医学、中药学、药学、护理学等专业用）

主　编　张硕峰　方晓艳

中国中医药出版社
·北 京·

图书在版编目(CIP)数据

药理学/张硕峰,方晓艳主编.—5版.—北京:
中国中医药出版社,2021.6(2025.3重印)
全国中医药行业高等教育"十四五"规划教材
ISBN 978-7-5132-6827-1

Ⅰ.①药… Ⅱ.①张… ②方… Ⅲ.①中药学-药理学-
中医学院-教材 Ⅳ.①R285

中国版本图书馆 CIP 数据核字(2021)第 052698 号

融合出版数字化资源服务说明

全国中医药行业高等教育"十四五"规划教材为融合教材,各教材相关数字化资源(电子教材、PPT课件、视频、复习思考题等)在全国中医药行业教育云平台"医开讲"发布。

资源访问说明

扫描右方二维码下载"医开讲APP"或到"医开讲网站"(网址:www.e-lesson.cn)注册登录,输入封底"序列号"进行账号绑定后即可访问相关数字化资源(注意:序列号只可绑定一个账号,为避免不必要的损失,请您刮开序列号立即进行账号绑定激活)。

资源下载说明

本书有配套PPT课件,供教师下载使用,请到"医开讲网站"(网址:www.e-lesson.cn)认证教师身份后,搜索书名进入具体图书页面实现下载。

中国中医药出版社出版

北京经济技术开发区科创十三街 31 号院二区 8 号楼
邮政编码 100176
传真 010-64405721
北京盛通印刷股份有限公司印刷
各地新华书店经销

开本 889×1194 1/16 印张 28.5 字数 746 千字
2021 年 6 月第 5 版 2025 年 3 月第 6 次印刷
书号 ISBN 978-7-5132-6827-1

定价 98.00 元
网址 www.cptcm.com

服 务 热 线 010-64405510 微信服务号 zgzyycbs
购 书 热 线 010-89535836 微商城网址 https://kdt.im/LIdUGr
维 权 打 假 010-64405753 天猫旗舰店网址 https://zgzyycbs.tmall.com

如有印装质量问题请与本社出版部联系(010-64405510)

全国中医药行业高等教育"十四五"规划教材
全国高等中医药院校规划教材（第十一版）

《药理学》
编 委 会

主　审
孙建宁（北京中医药大学）

主　编
张硕峰（北京中医药大学）　　　　方晓艳（河南中医药大学）

副 主 编（以姓氏笔画为序）

王芙蓉（山东中医药大学）　　　　林　喆（长春中医药大学）
孟宪丽（成都中医药大学）　　　　钱海兵（贵州中医药大学）
黄丽萍（江西中医药大学）　　　　崔广智（天津中医药大学）
葛鹏玲（黑龙江中医药大学）

编　委（以姓氏笔画为序）

王　锐（宁夏医科大学）　　　　王宇华（南京中医药大学）
王桐生（安徽中医药大学）　　　　白　莉（河南中医药大学）
刘　颖（海南医学院）　　　　刘俊珊（南方医科大学）
杨　柯（广西中医药大学）　　　　杨德森（湖北中医药大学）
吴国泰（甘肃中医药大学）　　　　沈云辉（上海中医药大学）
张　梅（石河子大学）　　　　张晓双（陕西中医药大学）
季新燕（山西中医药大学）　　　　赵　晖（首都医科大学）
赵华军（浙江中医药大学）　　　　庹勤慧（湖南中医药大学）
董世芬（北京中医药大学）　　　　熊天琴（广州中医药大学）

学术秘书
张　超（北京中医药大学）

匡海学（黑龙江中医药大学教授、教育部高等学校中药学类专业教学指导委员会主任委员）

吕志平（南方医科大学教授、全国名中医）

吕晓东（辽宁中医药大学党委书记）

朱卫丰（江西中医药大学校长）

朱兆云（云南中医药大学教授、中国工程院院士）

刘　良（广州中医药大学教授、中国工程院院士）

刘松林（湖北中医药大学校长）

刘叔文（南方医科大学副校长）

刘清泉（首都医科大学附属北京中医医院院长）

李可建（山东中医药大学校长）

李灿东（福建中医药大学校长）

杨　柱（贵州中医药大学党委书记）

杨晓航（陕西中医药大学校长）

肖　伟（南京中医药大学教授、中国工程院院士）

吴以岭（河北中医药大学名誉校长、中国工程院院士）

余曙光（成都中医药大学校长）

谷晓红（北京中医药大学教授、教育部高等学校中医学类专业教学指导委员会主任委员）

冷向阳（长春中医药大学校长）

张忠德（广东省中医院院长）

陆付耳（华中科技大学同济医学院教授）

阿吉艾克拜尔·艾萨（新疆医科大学校长）

陈　忠（浙江中医药大学校长）

陈凯先（中国科学院上海药物研究所研究员、中国科学院院士）

陈香美（解放军总医院教授、中国工程院院士）

易刚强（湖南中医药大学校长）

季　光（上海中医药大学校长）

周建军（重庆中医药学院院长）

赵继荣（甘肃中医药大学校长）

郝慧琴（山西中医药大学党委书记）

胡　刚（江苏省政协副主席、南京中医药大学教授）

侯卫伟（中国中医药出版社有限公司董事长）

姚　春（广西中医药大学校长）

徐安龙（北京中医药大学校长、教育部高等学校中西医结合类专业教学指导委员会主任委员）

高秀梅（天津中医药大学校长）

高维娟（河北中医药大学校长）

郭宏伟（黑龙江中医药大学校长）

唐志书（中国中医科学院副院长、研究生院院长）

彭代银（安徽中医药大学校长）

董竞成（复旦大学中西医结合研究院院长）

韩晶岩（北京大学医学部基础医学院中西医结合教研室主任）

程海波（南京中医药大学校长）

鲁海文（内蒙古医科大学副校长）

翟理祥（广东药科大学校长）

秘书长（兼）

陆建伟（国家中医药管理局人事教育司司长）

侯卫伟（中国中医药出版社有限公司董事长）

办公室主任

周景玉（国家中医药管理局人事教育司副司长）

李秀明（中国中医药出版社有限公司总编辑）

办公室成员

陈令轩（国家中医药管理局人事教育司综合协调处处长）

李占永（中国中医药出版社有限公司副总编辑）

张岠宇（中国中医药出版社有限公司副总经理）

芮立新（中国中医药出版社有限公司副总编辑）

沈承玲（中国中医药出版社有限公司教材中心主任）

编审专家组

全国中医药行业高等教育"十四五"规划教材
全国高等中医药院校规划教材（第十一版）

组　长

余艳红（国家卫生健康委员会党组成员，国家中医药管理局党组书记、局长）

副组长

张伯礼（天津中医药大学教授、中国工程院院士、国医大师）

秦怀金（国家中医药管理局副局长、党组成员）

组　员

陆建伟（国家中医药管理局人事教育司司长）

严世芸（上海中医药大学教授、国医大师）

吴勉华（南京中医药大学教授）

匡海学（黑龙江中医药大学教授）

刘红宁（江西中医药大学教授）

翟双庆（北京中医药大学教授）

胡鸿毅（上海中医药大学教授）

余曙光（成都中医药大学教授）

周桂桐（天津中医药大学教授）

石　岩（辽宁中医药大学教授）

黄必胜（湖北中医药大学教授）

前　言

为全面贯彻《中共中央 国务院关于促进中医药传承创新发展的意见》和全国中医药大会精神，落实《国务院办公厅关于加快医学教育创新发展的指导意见》《教育部 国家卫生健康委 国家中医药管理局关于深化医教协同进一步推动中医药教育改革与高质量发展的实施意见》，紧密对接新医科建设对中医药教育改革的新要求和中医药传承创新发展对人才培养的新需求，国家中医药管理局教材办公室（以下简称"教材办"）、中国中医药出版社在国家中医药管理局领导下，在教育部高等学校中医学类、中药学类、中西医结合类专业教学指导委员会及全国中医药行业高等教育规划教材专家指导委员会指导下，对全国中医药行业高等教育"十三五"规划教材进行综合评价，研究制定《全国中医药行业高等教育"十四五"规划教材建设方案》，并全面组织实施。鉴于全国中医药行业主管部门主持编写的全国高等中医药院校规划教材目前已出版十版，为体现其系统性和传承性，本套教材称为第十一版。

本套教材建设，坚持问题导向、目标导向、需求导向，结合"十三五"规划教材综合评价中发现的问题和收集的意见建议，对教材建设知识体系、结构安排等进行系统整体优化，进一步加强顶层设计和组织管理，坚持立德树人根本任务，力求构建适应中医药教育教学改革需求的教材体系，更好地服务院校人才培养和学科专业建设，促进中医药教育创新发展。

本套教材建设过程中，教材办聘请中医学、中药学、针灸推拿学三个专业的权威专家组成编审专家组，参与主编确定，提出指导意见，审查编写质量。特别是对核心示范教材建设加强了组织管理，成立了专门评价专家组，全程指导教材建设，确保教材质量。

本套教材具有以下特点：

1.坚持立德树人，融入课程思政内容

将党的二十大精神进教材，把立德树人贯穿教材建设全过程、各方面，体现课程思政建设新要求，发挥中医药文化育人优势，促进中医药人文教育与专业教育有机融合，指导学生树立正确世界观、人生观、价值观，帮助学生立大志、明大德、成大才、担大任，坚定信念信心，努力成为堪当民族复兴重任的时代新人。

2.优化知识结构，强化中医思维培养

在"十三五"规划教材知识架构基础上，进一步整合优化学科知识结构体系，减少不同学科教材间相同知识内容交叉重复，增强教材知识结构的系统性、完整性。强化中医思维培养，突出中医思维在教材编写中的主导作用，注重中医经典内容编写，在《内经》《伤寒论》等经典课程中更加突出重点，同时更加强化经典与临床的融合，增强中医经典的临床运用，帮助学生筑牢中医经典基础，逐步形成中医思维。

3.突出"三基五性"，注重内容严谨准确

坚持"以本为本"，更加突出教材的"三基五性"，即基本知识、基本理论、基本技能，思想性、科学性、先进性、启发性、适用性。注重名词术语统一，概念准确，表述科学严谨，知识点结合完备，内容精炼完整。教材编写综合考虑学科的分化、交叉，既充分体现不同学科自身特点，又注意各学科之间的有机衔接；注重理论与临床实践结合，与医师规范化培训、医师资格考试接轨。

4.强化精品意识，建设行业示范教材

遴选行业权威专家，吸纳一线优秀教师，组建经验丰富、专业精湛、治学严谨、作风扎实的高水平编写团队，将精品意识和质量意识贯穿教材建设始终，严格编审把关，确保教材编写质量。特别是对 32 门核心示范教材建设，更加强调知识体系架构建设，紧密结合国家精品课程、一流学科、一流专业建设，提高编写标准和要求，着力推出一批高质量的核心示范教材。

5.加强数字化建设，丰富拓展教材内容

为适应新型出版业态，充分借助现代信息技术，在纸质教材基础上，强化数字化教材开发建设，对全国中医药行业教育云平台"医开讲"进行了升级改造，融入了更多更实用的数字化教学素材，如精品视频、复习思考题、AR/VR 等，对纸质教材内容进行拓展和延伸，更好地服务教师线上教学和学生线下自主学习，满足中医药教育教学需要。

本套教材的建设，凝聚了全国中医药行业高等教育工作者的集体智慧，体现了中医药行业齐心协力、求真务实、精益求精的工作作风，谨此向有关单位和个人致以衷心的感谢！

尽管所有组织者与编写者竭尽心智，精益求精，本套教材仍有进一步提升空间，敬请广大师生提出宝贵意见和建议，以便不断修订完善。

国家中医药管理局教材办公室

中国中医药出版社有限公司

2023 年 6 月

编写说明

　　全国中医药行业高等教育"十四五"规划教材《药理学》，根据"十四五"规划教材编写原则及要求，以问题为导向，有针对性地对上一版教材内容进行修订完善，力求打造一部适应中医药人才培养需求的精品示范教材。本教材是在"十三五"规划教材基础上的发展与创新，教材的编写充分考虑到结合中医药事业发展的新局面和中医院教育发展的新格局。编委会全体成员以提高教材质量为核心，汲取国内外有关教材和教参的优点，在确保专业基础知识准确无误的前提下，充分注意临床用药的新进展，并在教材中融入课程思政内容。本教材可供全国高等中医药院校本科生使用，也可作为执业医师、行业专业技术资格考试的参考用书。

　　本版教材重点介绍药理学的基础理论、基本知识和基本技能。结合药理学科的发展和临床实际，本次修订在许多章节进行调整，充实了较成熟的新理论、药物作用新靶点及合理用药相关内容，全书图、表及附篇也进行了适当调整，力求体现教育部提出的教材必须具备"思想性、科学性、先进性、启发性、适用性"的原则，使学生获得药理学科较为系统的基础知识的同时，培养学生的创造与实践能力。

　　本次编写的"十四五"规划教材在上一版的基础上，进一步完善了数字化建设工作，从而推进了行业优质数字教育资源的应用，有利于优质教育的进程。

　　本版教材第一章、第四章由张硕峰负责编写，第二章由赵晖负责编写，第三章由张晓双负责编写，第五章、第十一章由方晓艳负责编写，第六章、第八章由沈云辉负责编写，第七章、第九章、第十章由白莉负责编写，第十二章、第十四章、第十六章由杨德森负责编写，第十三章、第十五章、第十七章由王桐生负责编写，第十八章、第十九章由崔广智负责编写，第二十章由季新燕负责编写，第二十一章由林喆负责编写，第二十二章、第二十五章由董世芬负责编写，第二十三章由熊天琴负责编写，第二十四章、第二十六章由黄丽萍负责编写，第二十七章由庹勤慧负责编写，第二十八章、第二十九章由杨柯负责编写，第三十章、第三十一章由刘颖负责编写，第三十二章、第三十三章由钱海兵负责编写，第三十四章由吴国泰负责编写，第三十五章、第三十六章由葛鹏玲负责编写，第三十七章由王锐负责编写，第三十八章、第三十九章由孟宪丽负责编写，第四十章、第四十一章由王宇华负责编写，第四十二章、第四十三章、第四十四章由刘俊珊负责编写，第四十五章、第四十六章由张梅负责编写，第四十七章由赵华军负责编写，第四十八章、第四十九章由王芙蓉负责编写，附录一、二、三由董世芬负责编写。

　　本版教材的编写，得到了各参编院校的大力支持，各位编委认真负责地工作，中国中医药出版社为本书的顺利出版给予了通力合作和帮助，在此，致以衷心感谢！由于编写时间仓促，书中如有错漏或不尽完善之处，希望广大读者提出宝贵意见，以便在重印再版时不断修正与提高。

《药理学》编委会

2021 年 5 月 29 日

第九篇　影响免疫功能的药物

附　篇

第一篇

总　论

第一章

绪　论

扫一扫，查阅本章数字资源，含PPT、音视频、图片等

一、药理学的概念和研究内容

药理学（pharmacology）是研究药物和机体（包括病原体）相互作用及其作用规律和原理的一门学科。药理学是基础医学与临床医学以及医学与药学的桥梁学科。一方面它运用基础医学理论知识，如生理学、生物化学、病理学、病理生理学、微生物学和免疫学等理论，阐明药物作用的原理，为临床防治疾病、合理用药奠定理论基础；另一方面，药理学又与生药学、植物化学、药物分析、药剂学、药物化学组成了药学学科，架起了医学和药学之间的桥梁。

药理学研究的主要对象为药物和机体。药物（drug）是指能够影响生物机体的生理功能和生化过程，用于疾病的预防、诊断和治疗的物质。药物来源于天然物质，包括植物、动物和矿物质，以及来自天然物质中的有效成分和人工合成的化学物质。近代出现的生物技术药物是采用DNA重组技术、单克隆抗体技术或其他生物新技术研制成的蛋白质或核酸类药物。

药理学既研究药物对机体的作用和产生作用的机制，称药物效应动力学（pharmacodynamics，PD），简称药效学；也研究药物在机体影响下所发生的变化及规律，即药物代谢动力学（pharmacokinetics，PK），简称药动学。

药理学的学科任务是：第一，阐明药物的作用及作用机制，为临床合理用药，发挥药物最佳疗效，防治不良反应提供理论依据。第二，研究开发新药，发现药物新用途，为其提供安全、有效的药理学证据。第三，为其他生命科学的研究提供重要的科学依据和研究方法，促进生命科学的发展。

二、药理学的发展

药理学的发展与药物的发现、发展紧密联系。远古时代的人们从生产、生活实践中认识到某些天然物质可以治疗疾病与伤痛，在有文字以后，这些经验便被记录下来，在中国、埃及、希腊等世界上几个文明古国均有关于医药的记载。例如埃及的《草纸文》，印度的《寿命吠陀》，我国早在公元1世纪前后就著有《神农本草经》，全书载药365种，其中不少药物沿用至今。唐代的《新修本草》是世界上第一部由政府颁发的药典，收载药物884种，比西方最早的纽伦堡药典早883年。明代伟大医药学家李时珍历时27年，完成药物学巨著《本草纲目》，全书52卷，190万字，收药1892种，插图1160幅，药方11000条。已被英、日、德、俄、法、拉丁等7种文字翻译，广为流传，成为世界重要的药物学文献之一。

现代药理学起源于欧洲。瑞士医生Paracelsus（1493—1541）提出疾病是体内化合物紊乱的理论，并认为药物的作用是由其中有效活性成分产生的。英国解剖学家W. Harvey（1578—1657）

发现了血液循环，开创了实验药理学新纪元。被誉为"药理学之父"的瑞士医生 Johann Jakob Wepfer（1620—1695）首次用动物实验研究药物的药理、毒理作用。

18 世纪，生理学和化学的发展为现代药理学发展奠定了科学基础。意大利生理学家 F. Fontana 通过动物实验对千余种药物进行了毒性测试后，认为天然药物都有活性成分，正是其活性成分选择性作用于机体的某个部位而引起机体的反应。

19 世纪，爱沙尼亚 Dorpat 大学药理学教授 R. Buchheim 于 1847 年建立了第一个药理实验室，写出第一本药理教科书，使药理学正式成为一门独立学科。R. Buchheim 的学生 O. Schmiedeberg 发展了实验药理学，开始研究药物的作用部位，被称为器官药理学。被誉为实验医学之父的法国生理学家 Claude Bernard（1813—1878）于 1856 年证实箭毒的作用部位不在神经或肌肉本身，而是在神经-肌肉接头，成为关于药物作用机制的最早研究。英国生理学家 J. N. Langley 于 1878 年根据阿托品和匹鲁卡品对猫唾液分泌的拮抗作用研究，提出受体概念，为受体学说的建立奠定了基础。

进入 20 世纪后，药学工作者利用人工合成的化合物及改造天然有效成分的分子结构作为新的药物来源，发展新的、更有效的药物。1909 年，德国人 P. Ehrich 用新肿凡纳明治疗梅毒，创立了化学药物治疗传染病的新纪元。1932 年，G. Domagk 发现百浪多息可以治疗细菌感染，E. K. Marshall 证实百浪多息在体内被分解成磺胺起抗菌作用。1936 年磺胺开始用于临床治疗，开辟了感染性疾病化学治疗的新篇章。1940 年，英国微生物学家 H. W. Florey 在 A. Flemimng（1928 年）研究基础上，从青霉菌培养液中分离出青霉素，使化学治疗进入抗生素时代。20 世纪 30 年代到 50 年代是新药发展的鼎盛时期，除化疗药物外，临床上常用的药物如抗组胺药、镇痛药、抗高血压药、抗精神失常药、甾体激素、非甾体类抗炎药以及维生素类中的许多药物均是在这一时期研制开发的。

近年来，分子生物学的发展使药理学研究进入了新的阶段。1982 年重组胰岛素投放市场，标志着世界第一个基因工程药物的诞生。迄今为止，已有重组细胞因子、重组激素、重组溶栓药和抗凝药等近百种基因工程药物应用于治疗肝炎、癌症、糖尿病等多种疾病。

我国药理学工作者在药理学研究中也取得了很多成果，20 世纪 50 年代开始对治疗血吸虫病的酒石酸锑钾的药物效应动力学和药物代谢动力学进行了系统的研究，研制了安全有效并可供口服的非锑剂抗血吸虫药呋喃丙胺；20 世纪 60 年代初我国学者首先确认吗啡的镇痛作用部位主要在丘脑第三脑室周围灰质；在中草药研究方面，我国相继开发了不少有效药物，尤其是抗疟药青蒿素的研制成功，受到世界关注。作为青蒿素研发成果的代表性人物，药学家屠呦呦获得 2015 年诺贝尔生理学或医学奖。

随着生命科学基础理论和研究技术的发展，药理学已由单一学科发展成为与生物物理学、生物化学、分子生物学、免疫学、遗传学等多学科密切联系的综合学科。根据药物作用的系统不同，药理学研究领域又进一步分为神经、精神药理学、心血管药理学、呼吸药理学、免疫药理学、生殖药理学、内分泌药理学等；根据所研究的解剖学层次，出现了细胞药理学、分子药理学；根据相关学科和范围，出现了临床药理学、遗传药理学、生化药理学、数学药理学、中药药理学等；根据涉及的机体发育阶段，出现了围生期药理学、发育期药理学、老年药理学、妊娠药理学等。此外还有药物经济学、药物流行病学等。药理学几乎渗透到了生命科学的所有领域。

三、药理学的研究方法

药理实验方法的建立和发展对于现代药理学的发展和药理学理论体系的建立起了关键性作

用。药理学实验方法种类繁多，根据其实验对象可分为基础药理学方法和临床药理学方法。

1. 基础药理学方法 以动物为实验对象，研究药物与动物相互作用的规律，包括如下两个方面：

（1）实验药理学方法

1）整体实验 以健康动物（清醒动物和麻醉动物）为实验对象进行药效学或药动学研究，观察药物对某些或某个系统或器官的影响。

2）离体实验 以健康动物的器官、组织、细胞、亚细胞、受体分子和离子通道为实验对象，在体外进行药效学研究，分析药物作用、作用部位及作用机制。

（2）实验治疗学方法 以病理模型动物或组织器官为实验对象，观察药物治疗作用的一种方法。如用链脲佐菌素造成糖尿病模型，观察药物的降糖作用，用自发性高血压大鼠（SHR）观察药物的降压作用及机制。还可采用培养的细菌、病毒、寄生虫及肿瘤细胞等方法进行体外研究。

2. 临床药理学方法 以人体为研究对象，研究药物与人体相互作用的规律，也分整体和离体实验。通常是在系统的动物实验（包括药效和毒理实验）取得充分资料后在正常或有病的人体上进行实验，也可采用正常人或病人的血液、尿液等样本，以及外科手术切除的人体组织、器官进行药理研究。研究药物的药效学、药动学及药物的不良反应，对指导临床合理用药具有重要的意义。

四、药理学在新药开发与研究中的任务

新药是指化学结构、药物组成或药理作用不同于现有药品的药物。我国《药品管理法》规定"新药指我国未生产过的药品""已生产过的药品改变剂型、改变给药途径、增加新的适应证或制成新的复方制剂，亦属新药范围"。新药的开发需要药理学研究。

新药上市须经过临床前评价和临床评价两个阶段。临床前评价包括药学、药理学研究。药学研究涉及药物的制备工艺、理化性质、质量控制标准等；药理学研究是在以符合《实验动物管理条例》的实验动物为研究对象的药物效应动力学、药物代谢动力学及毒理学研究，旨在证明药物是否安全、有效。

对已经通过临床前有效性和安全性评价的新药，由于人和动物对药物的反应性及代谢过程等方面存在明显的种属差异，且由于目前检测手段的限制，一些药物的不良反应难以或无法在动物实验中准确观察，因此新药必须经过人体的临床试验，以对其安全性和疗效做出进一步评价。

新药的临床评价分四期临床试验（clinical trial）进行。Ⅰ期临床试验的对象主要是在健康成年志愿者，目的是观察人体对新药的耐受程度，并通过药物代谢动力学研究，为Ⅱ期临床试验提供合理的用药方案。Ⅱ期临床试验为治疗作用初步评价阶段，其目的是初步评价药物对目标适应证患者的治疗作用和安全性，也包括为Ⅲ期临床试验研究设计和给药剂量方案的确定提供依据。Ⅲ期临床试验为新药上市前扩大的临床试验阶段，目的在于对新药的有效性、安全性进行社会性考察。新药通过该期临床试验后，方能被批准生产、上市。Ⅳ期临床试验为新药上市后的监测，其目的是考察在广泛使用条件下的药物疗效和不良反应；评价普通人群或者特殊人群中使用的利益和风险关系；改进给药剂量等。该期对最终确立新药的临床价值有重要意义。

第二章
药物效应动力学——药效学

药物效应动力学简称药效学，是研究药物对机体的作用及作用机制，以阐明药物防治疾病规律的学说。

第一节　药物作用的基本规律

一、药物作用与药理效应

药物进入体内后与机体细胞上的靶位结合时引起的初始反应称为药物的作用（action），药理效应（effect）是药物作用的结果，是机体生理生化机能或形态变化的表现。药物作用是药物对机体的初始作用，是动因。药理效应是药物作用的结果，是机体反应的表现。如去甲肾上腺素可引起血管收缩，血压上升。去甲肾上腺素作用于血管内皮细胞膜上的 $α_1$ 受体是其作用，因为受体的激活，引起血管平滑肌的收缩，则为其药理学效应。

1. 兴奋作用和抑制作用　疾病状态是机体的生理生化功能失调而引起的，表现为功能状态的降低或是增强，在药物作用下，机体原有功能提高或增强称为兴奋作用（excitation），功能降低或减弱称为抑制作用（inhibition）。如肾上腺素升高血压、阿托品使心率加快是其兴奋作用；巴比妥类催眠、吗啡镇痛是其抑制作用。

2. 直接作用与间接作用　药物的直接作用（direct action）是指药物直接对它所接触的器官、组织、细胞所产生的作用。间接作用（indirect action），是指在药物直接作用后引起的进一步作用。如强心苷类药首先作用于心脏，加强心肌收缩力为直接作用，由于心功能改善，肾血流量增多，产生尿量增加的作用为间接作用。

3. 药物作用的特异性和选择性　药物的作用具有特异性（specificity）。多数药物发挥作用是通过与作用部位的靶位结合后产生的，这种结合取决于药物和靶点的化学结构，这种对应关系的专一性决定了药物的作用具有特异性。药物作用具有选择性（selectivity）是指在全身用药情况下，药物对机体器官系统作用的有无或作用强弱的差异。药物选择性高，作用范围窄，不良反应也少；药物选择性低，作用范围广，临床应用多，不良反应也多。

药物作用特异性强不一定引起选择性高的药理效应，例如，阿托品特异性地阻断 M-胆碱受体，但其药理效应选择性并不高，对心脏、血管、平滑肌、腺体及中枢神经系统都有影响。

4. 局部作用与全身作用　局部作用（local action）是指药物无须吸收而在用药部位发挥的直接作用。如口服硫酸镁在肠道不易吸收而产生导泻作用。全身作用（general action）是指药物被吸收入血后分布到机体各部位而产生的作用，如口服地高辛，吸收后产生的强心作用。

二、药物的治疗作用

凡符合用药目的，具有防治疾病效果的作用称为治疗作用。根据治疗目的和效果，治疗作用可分为：

1. 对因治疗（etiological treatment） 药物治疗的目的是消除原发致病因子，彻底治愈疾病。如抗生素杀死或抑制致病菌，以及药物用以补充体内营养或代谢物缺乏均属对因治疗。

2. 对症治疗（symptomatic treatment） 用药目的在于改善症状，如解热镇痛药降低高热病人的体温，抗高血压病药控制病人的血压。对症治疗可解除病人痛苦、维持生命指征、赢得对因治疗时间，两者相得益彰，在临床实践中，应坚持"急则治其标，缓则治其本，标本俱急，标本同治"的原则。

三、药物的不良反应

凡不符合用药目的，并给患者带来不适或痛苦的反应统称为不良反应（adverse reaction）。药源性疾病（drug induced disease）是由药物引起的人体器官、组织等的功能或结构损害，并有临床过程的疾病，其实质是药物不良反应的结果。药物不良反应主要决定于药物（物理化学性质、剂型、剂量、给药速率和途径），而另一些反应则主要决定于病人的性状（遗传、生理和病理变异），也有一些与两者都有关系。药物不良反应主要有以下几类：

1. 副作用（side reaction） 指药物在治疗剂量时与治疗作用同时发生的与治疗目的无关的作用。一般较轻微，多可自行恢复。产生副作用的原因是由于药物的选择性低。如阿托品用于解除胃肠痉挛时，可引起口干、心悸、便秘等反应。副作用可以随治疗目的不同而改变。将药物的某一作用作为治疗目的时，其他作用则成为副作用。

2. 毒性反应（toxic reaction） 指药物剂量过大或用药时间过长而引起的机体损害性反应，一般比较严重。毒性反应的表现主要是对神经、消化、血液、循环系统及肝、肾等造成功能性或器质性损害，甚至可危及生命。毒性反应包括急性毒性、慢性毒性和特殊毒性反应。急性毒性（acute toxicity）可因剂量过大而立即发生，多损害循环、呼吸和中枢神经系统功能，而慢性毒性反应是指长期用药，药物在体内蓄积而逐渐发生，多损害肝脏、肾脏、骨髓、血液和内分泌系统等功能。特殊毒性反应包括致畸作用（teratogenesis）、致癌作用（carcinogenesis）和致突变作用（mutagenesis），通常称为"三致作用"。有些药物能影响胚胎正常发育而引起畸胎。如沙利度胺（thalidomide，反应停）在 20 世纪 60 年代用于缓解妊娠初期反应，结果造成胎儿畸形。目前认为在怀孕的最初 3 个月内，胚胎发育分化很快，最容易受到药物的影响，故在怀孕的前 3 个月内，以尽量不用药为宜。某些药物可能还有致癌作用、致突变作用，应予警惕。毒性反应在性质上和程度上与副作用不同，对使用者危害较大，故临床用药时应严格掌握用药剂量及疗程，并定时做有关检测。

3. 变态反应（allergic reaction） 指少数人对某些药物产生的病理性免疫反应。这种反应只发生在少数过敏体质的患者，与该药的作用、使用剂量及疗程无关，在远远低于治疗量时也可发生严重反应。

变态反应通常分为四种类型，即过敏反应（hypersensitive reaction）、溶细胞反应（cytotoxic reaction）、免疫复合物反应（immune complex reaction）及迟发型变态反应（delayed reaction）。临床表现有药热、皮疹、哮喘、溶血性贫血、类风湿关节炎等，严重时还可引起休克。药物之所以引起变态反应，是因为有的药物为蛋白质，本身就具有免疫原性，但大多数情况是药物或其代谢产物作为半抗原，和内源性蛋白结合后形成抗原，经过 1～2 周的敏化期，产生抗体，再次与成为抗原或半抗原的药物接触时而发生反应。

4. 后遗效应（residual effect）　指停药后原血药浓度已降至阈浓度以下而残存的药理效应。如前一天晚上服用巴比妥类催眠药后，次日早晨仍有困倦、头晕、乏力等后遗作用。

5. 继发反应（secondary reaction）　指药物治疗作用发挥后所引起的不良后果。如长期服用广谱抗生素后，肠内一些敏感的细菌被抑制或杀灭，使肠道菌群的共生平衡状态遭到破坏，而一些不敏感的细菌和真菌，如耐药葡萄球菌、白色念珠菌等大量繁殖，导致葡萄球菌性肠炎或白色念珠菌病等。

6. 特异质反应（idiocrasy）　指少数患者对某些药物特别敏感，其产生的作用性质可能与常人不同。但其反应性质与药物的固有药理作用相关，且严重程度与剂量成正比。目前认为，这是一类先天性遗传异常所致的反应。如红细胞葡萄糖-6-磷酸脱氢酶缺损者服用伯氨喹时可发生严重的溶血性贫血；维生素 K 环氧化物还原酶变异者对华法林的抗凝血作用耐受；先天性血浆胆碱酯酶缺乏者在使用骨骼肌松弛药时可产生呼吸肌麻痹、严重窒息的特异质反应。这些都是遗传因素决定的异常。

7. 药物依赖性（drug dependence）　指患者连续使用某些药物以后，产生一种不可停用的渴求现象。根据它们使人体产生的依赖和危害程度可分为两类，即生理依赖性（physiological dependence）和精神依赖性（psychical dependence）。

（1）**生理依赖性（physiological dependence）**　也称躯体依赖性（physical dependence），或成瘾性（addiction），是指中枢神经系统对长期使用的药物所产生的一种身体适应状态。一旦停药，将发生一系列生理功能紊乱，称为戒断综合征（withdrawal syndrome）。

（2）**心理依赖性（psychological dependence）**　也称精神依赖性（psychic dependence），或习惯性（habituation），是指使用某些药物以后可产生快乐满足的感觉，并在精神上形成周期性不间断使用的欲望。其特点是一旦中断使用，不产生明显的戒断症状，可出现身体多处不舒服的感觉，但可以自制。其原因可能只是一种心理渴求，是主观精神上的渴望，机体无生理生化改变。

中枢作用的药物如镇静药、催眠药、抗焦虑药、抗抑郁药、镇痛药、中枢兴奋药和其他能产生精神作用的药物都可能引起依赖性。阿片类药物和物质如吗啡、哌替啶、海洛因、羟考酮等引起依赖性而导致药物滥用已成为国际上严重的社会问题。

四、药物的剂量与效应关系

药理效应的强弱与其剂量大小或浓度高低呈一定关系，即量效关系（dose-effect relationship），通过对量效关系的分析，可了解药物剂量（或浓度）产生相应效应的规律。有助于阐明药物作用的性质，并为临床应用安全有效剂量、制定给药方案提供依据。

量效曲线：以药物效应强度为纵坐标，药物剂量或浓度为横坐标，得到的曲线即量效曲线（dose effect curve）。药物所产生的效应按性质可分为两类：一类是量反应（quantitative response），是指药理效应可以计量的，即可用连续性数量值表示的反应，如心率、血压、血糖浓度、尿钠排泄量、酶活性等；另一类是质反应（qualitative response），是指药物的效应不能计量，仅有质的差别，只有"阳性"或"阴性"以及"全"或"无"之分，如存活与死亡，有效或无效等，常用阳性反应的频数或阳性反应率表示。

由于效应（量反应或质反应）的表达不同，量效曲线又可分为量反应量效曲线和质反应量效曲线。

1. 量反应的量效曲线　以效应强度为纵坐标，以剂量或浓度为横坐标作图，可获得一先陡后平曲线（图 2-1A）。为使量效规律更加直观，将横坐标的剂量转变成对数值，则曲线成为近对称的 S 形（图 2-1B）。对量反应的量效曲线进行分析，可以获得以下几个特征性的变量。

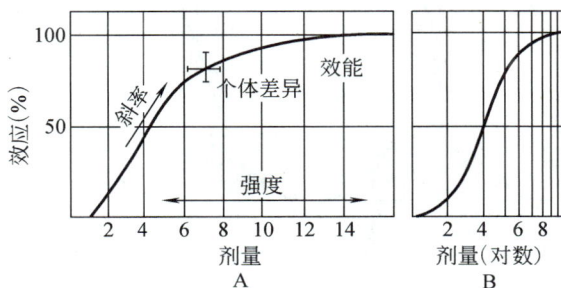

图 2-1　量反应量效关系曲线

（1）最小有效量（minimum effective dose）或称阈剂量（threshold dose）　指引起药理效应的最小剂量或最小药物浓度。

（2）效能（efficacy）　指药物所能产生的最大效应（maximal effect，E_{max}）。随着药物剂量或浓度的增加，效应也相应增加，当效应增强到最大程度后，虽再增加药物剂量或浓度，但其效应不再增强。

（3）效价强度（potency）　指药物达到一定效应时所需的剂量。能引起同等效应的药物，其效价强度不一定相同。能引起同等效应的两个药物的剂量称"等效剂量"，等效剂量大者效价强度小，等效剂量小者效价强度大。

在临床上，为了选择药物及确定一个药物的最适剂量，医生必须了解药物的效价强度和效能，并将两者区别开来。

如图 2-2 所示，环戊氯噻嗪、氢氯噻嗪和呋塞米都是利尿剂，三药的等效剂量分别为 0.6mg、30mg、90mg；强度之比为 1∶0.02∶0.0067；说明环戊氯噻嗪的强度较高，约为后两药的 50 倍和 150 倍。并经测量得知，前两药的最大效应只能达到每日排钠 150mmol，而后者的每日排钠量可达到 250mmol。说明呋塞米的效能高于氢氯噻嗪和环戊氯噻嗪。由此可见，药物的强度和效能不一定一致。在临床应用时，对同类药物的强度和效能应进行综合考虑和比较，强度高的药物用量小，而效能高的药物效应强，各有特点。一般说来，药物的效能较有实际意义，因为效能高的药物比效能低的药物可取得更强的治疗效果。

（4）斜率（slope）　量-效曲线中段（50% E_{max}）的曲线坡度。斜率越大，说明药物剂量的微小变化即可引起效应的明显改变，提示药效较剧烈；斜率越小，提示药效相对较温和。

2. 质反应的量效曲线　横坐标采用对数剂量，以药物的某一反应在某一小样本群体中出现的频数为纵坐标，可呈常态分布曲线，如以阳性率为纵坐标作图，则呈典型对称的 S 形量效曲线（图 2-3）。从质反应的量效曲线也可以获得用于衡量药理作用的几个参数。

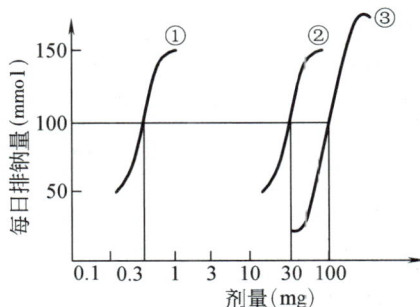

图 2-2　利尿药作用强度及效能的比较
①环戊氯噻嗪。②氢氯噻嗪。③呋塞米

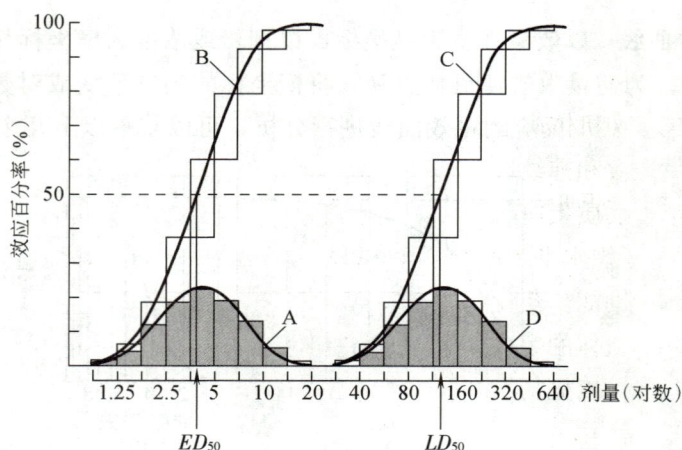

图 2-3 质反应量效关系示意图
A. 频率分布曲线：如产生某种效应的 100 人的有效剂量分布情况
B. 累加量效曲线：在某一剂量下产生某种效应的动物数的百分率
C、D 是以死亡率为效应，其余同 A、B

（1）半数有效量、半数中毒量和半数致死量　半数有效量（median effective dose，ED_{50}）和半数有效浓度（median effective concentration，EC_{50}），指能引起 50％的实验动物出现阳性反应的药物剂量或浓度。当药物剂量加大，达到能引起半数动物中毒时的剂量或浓度称为半数中毒量（median toxic dose，TD_{50}）或半数中毒浓度（median toxic concentration，TC_{50}）；能引起半数动物死亡的剂量称为半数致死量（median lethal dose，LD_{50}）。

（2）治疗指数（therapeutic index，TI）　是 LD_{50}/ED_{50} 的比值，药物的安全性指标。TI 越大，药物的安全程度越大。但由于同一药物的 LD_{50} 与 ED_{50} 两条量效曲线的首尾可能重叠，即在没有获得充分疗效的剂量时，可能已有少数病人中毒，故这一安全指标并不十分可靠。衡量某个药物的安全范围（margin of safety），可选用 LD_1/ED_{99} 和 LD_5/ED_{95} 或 TD_1/ED_{99} 和 TD_5/ED_{95} 为指标以判断药物的安全性。药物的安全范围是指最小有效量和最小中毒量之间的差距。由于治疗指数是根据动物毒性试验数据计算的，而且它不适用于药物引起的特异质反应，因此它的临床应用受到限制。

五、药物结构与效应关系

药物的化学结构与其药理作用密切相关，化学结构相似的药物可通过同一机制发挥作用，引起相似或相反的效应。药物结构的改变，包括其基本骨架、侧链长短、立体异构的改变，可影响药物的理化性质，进而改变药物的体内过程、药效乃至毒性。药物的这种化学结构与药理活性之间的关系称为构效关系（structure-activity relationship）。

20 世纪 30 年代以后，药物研究进入快速发展时期，60 年代出现了定量构效关系（QSAR）研究。近年来，人们注意到分子空间构象的三维定量构效关系（3D-QSAR），运用分子形状分析、距离几何、比较分子力场分析等方法，分析药物分子三维结构与受体作用的相互关系，深入揭示药物与受体相互作用的机制。了解药物的构效关系有助于深入认识药物的作用，对定向设计药物结构、研制开发新药意义重大。

第二节 药物作用的主要机制

药物是从四个水平影响机体而发挥作用的。一是分子水平，分子是大多数药物首先作用的靶点，药物的分子靶点有激素和神经递质受体、酶、同向和反向转运体、离子通道、特异反应性靶点（金属离子、表面活性物质蛋白、胃肠内容物）和核酸。二是细胞水平（参与细胞转导过程的生化及其他成分）。三是组织水平，如心脏、皮肤、肺等的功能。四是系统水平，如心血管系统、神经系统、消化系统等的功能。药物作用机制是指药物产生作用的生物学基础。药物是通过多种机制从上述四个水平影响机体的生理功能和生化过程的。

药物作用的主要机制可以概括为两个大的方面，即受体途径和非受体途径。

一、受体途径

大多数药物是通过和生物机体的大分子成分的相互作用而产生药理学作用的。这些相互作用改变了所作用的相关大分子的功能，从而引发生物化学和生理学变化，导致药物的特异性效应。这些和药物发生相互作用的大分子即是受体。因此，受体是大多数药物的作用靶点，它与药物的相互作用是大多数药物产生药理作用的机制（详见本章第三节）。

二、非受体途径

除了作用于受体外，某些药物还可通过其他机制产生药理学效应。

1. 作用于酶的药物 这些药物的作用取决于其是否能直接促进或抑制体内酶的活性，代表药物及其作用机制见表 2-1。

表 2-1 作用于酶的药物的药理作用及其作用机制

酶	作用	作用机制	代表药
腺苷酸环化酶	激活	血小板腺苷酸环化酶活化→cAMP 升高→细胞内 Ca^{2+} 浓度下降→抗血小板聚集（抗血栓作用）	噻氯匹定
胆碱酯酶	抑制	抑制乙酰胆碱分解而产生拟胆碱作用（缩瞳、眼内压降低、消化道蠕动增加、骨骼肌兴奋、抗痴呆等）	毒扁豆碱、新斯的明、多奈哌齐等
磷脂酶	抑制	平滑肌细胞内 cAMP 浓度升高，平滑肌松弛	茶碱、罂粟碱
Na^+-K^+-ATP 酶	抑制	引起细胞内 Na^+ 增加，导致细胞内 Ca^{2+} 也增加，心肌收缩力增强	地高辛
黄嘌呤氧化酶	抑制	抑制尿酸的合成，尿中尿酸降低、改善痛风症状	别嘌呤醇
血管紧张素转化酶	抑制	抑制血管紧张素 I 转换成有活性的血管紧张素 II，使血压降低	卡托普利
环氧化酶	抑制	抑制前列腺素的合成，起到抗炎、解热、镇痛的作用	消炎痛、阿司匹林
碳酸脱氢酶	抑制	抑制肾脏 H^+ 的产生，Na^+-H^+ 交换受阻，Na^+ 重吸收被抑制，利尿	乙酰唑胺
H^+-K^+-ATP 酶（质子泵）	抑制	抑制胃壁细胞的 H^+ 分泌，胃酸分泌减少，产生抗溃疡病作用	奥美拉唑

2. 影响离子通道

（1）L 型钙离子通道阻断药（钙离子拮抗药） 阻断 L 型钙离子通道，使细胞内 Ca^{2+} 浓度降低而产生药理作用，如硝苯地平、维拉帕米、地尔硫䓬等。

（2）**钠离子通道阻断药** 阻断钠离子通道，抑制 Na^+ 流入细胞内，从而抑制动作电位的产生，如局部麻醉药（普鲁卡因等）、抗癫痫药（苯妥英钠等）等。

（3）**钾离子通道兴奋药** 使钾离子通道打开，产生过极化状态，细胞兴奋性降低，平滑肌松弛，代表药为尼可地尔。

3. 影响转运 许多生理物质如神经递质、激素、代谢物、内在活性物质及无机离子等经常在体内转运，干扰这一环节可以产生明显的药理效应。如利尿药抑制肾小管 Na^+-K^+、Na^+-H^+ 交换而发挥排钠利尿作用；大剂量碘抑制甲状腺素的释放，产生抗甲状腺作用；苯溴马隆通过抑制肾近曲小管对尿酸的重吸收和促进尿酸的排泄而产生抗痛风作用。

4. 影响细胞的代谢 核酸（DNA、RNA）是控制蛋白质合成及细胞分裂的生命物质，许多抗肿瘤药是通过干扰细胞 DNA 或 RNA 代谢过程而发挥疗效的；磺胺类抗菌药通过抑制细菌体内叶酸的代谢而干扰核酸的合成；许多抗生素（包括喹诺酮类）也是作用于细菌核酸代谢而发挥抑菌或杀菌作用的。补充营养代谢物质以治疗相应缺乏症的药物很多如铁盐、胰岛素、维生素及多种元素等。有些药物化学结构与正常代谢物质非常相似，掺入细胞代谢过程使细胞代谢被抑制或阻断，称为伪品掺入（counterfeit incorporation），如 5-氟尿嘧啶结构与尿嘧啶相似，取代尿嘧啶掺入肿瘤细胞 mRNA 中干扰蛋白质合成而发挥抗肿瘤作用。

5. 影响免疫 有一类影响免疫反应过程的药物，如免疫增强药（如干扰素）和免疫抑制药（如环孢素），某些药物本身就是抗体（如丙种球蛋白）或抗原（如疫苗）。

6. 理化反应 有些药物通过简单的理化作用发挥药理作用，如消毒防腐药使微生物的蛋白质变性，抗酸药中和胃酸，脱水药改变渗透压（如甘露醇高渗液使脑水肿减轻），四乙酸钠钙络合铅，全麻药扰乱细胞膜脂质结构，局麻药和抗心律失常药稳定细胞膜、阻止动作电位的产生及传导。

7. 基因治疗 指通过基因转移方式将正常基因或其他有功能的基因导入体内，并使之表达以获得疗效。

第三节 药物与受体

Langley 早在 1878 年就提出阿托品及毛果芸香碱的药理作用是通过与神经末梢或细胞的某一部分结合后引起的，他把与药物结合的体内这一部分称为"接受物质"（receptive substance）。随后，Ehrlich 于 1908 年提出了"受体"（receptor）一词，并以"锁与钥匙"的关系解释药物-受体的相互作用。此后，许多学者对受体产生了大量研究，提出了药物与受体相互作用的几种假说，如占领学说、速率学说、二态学说等。

一、受体概念

1. 受体（receptor） 受体是存在于细胞膜或细胞内的一种能选择性地同相应的递质、激素、自体活性物质或药物等相结合，并能产生特定生理效应的大分子物质（主要为糖蛋白或脂蛋白，也可以是核酸或酶的一部分）。

2. 受点（receptor-site） 受体某个部位的构象具有高度选择性，能正确识别并特异地结合某些立体特异性配体，这种特异的结合部位称为受点。

3. 配体（ligand） 指内源性递质、激素、自体活性物质或结构特异的药物。配体与相应的受体结构互补，能结合成配体-受体复合物，并传递信息，引起一系列生理、生化效应。受体种类很多，其命名根据内源性配体而定，如与神经递质结合的有乙酰胆碱受体、肾上腺素受体、多巴胺受体等，与激素结合的有胰岛素受体等。

二、受体分类

细胞跨膜信息传递（transmembrane signaling），是指细胞外界的信息分子特异地与细胞膜表面的受体结合，刺激细胞产生胞内信息调节信号，并传递到细胞特定的反应系统而产生应答的过程。生物活性物质与受体结合是信息传递至细胞的第一步，随后由受体构象的变化引起一系列信息传导过程。不同的受体传导信息的机制或方式不同。根据受体蛋白结构、信号传导过程、效应性质、受体位置等特点，把受体分为下列四类：

1. 离子通道型受体 离子通道受体按生理功能分类，可分为配体门控离子通道受体和电压门控离子通道受体。它们存在于快速反应细胞的膜上，由单一肽链往返 4 次穿透细胞膜形成 1 个亚单位，并由 4～5 个亚单位组成穿透细胞膜的离子通道，受体激动时离子通道开放使细胞膜去极化或超极化，引起兴奋或抑制效应。主要的离子通道型受体有：①钠通道：N_M 受体、5-HT$_3$ 受体。②氯通道：GABA$_A$、甘氨酸受体。③钙通道：NMDA 型谷氨酸受体。④钠、钾通道：非NMDA 型谷氨酸受体（图 2-4）。

2. G 蛋白耦联受体 G 蛋白（G-protein）是鸟苷酸结合调节蛋白的简称，本类受体是一大类通过 G 蛋白与细胞内效应器系统耦联的膜受体。G 蛋白耦联受体结构非常相似，均为由 300～500 个氨基酸组成的单一肽链，这一肽链形成 7 个 α-螺旋（跨膜区段结构）往返穿透细胞膜，形成 3 个细胞外环和 3 个细胞内环。N-端伸于细胞外，接受胞外信息；C-端位于细胞内，参与信息在胞内的转导。这两段肽链氨基酸组成在不同受体差异很大，与其识别配体及转导信息各不相同有关。G 蛋白存在于细胞膜内侧，由 α、β、γ 三个亚单位组成杂合三聚体，静息状态时结合二磷酸腺苷（GDP）。当受体激活时，GDP-αβγ 复合物在 Mg^{2+} 参与下，结合的 GDP 与胞质中 GTP 交换，GTP-α 与 βγ 分离并激活效应器蛋白，同时配体与受体分离。α 亚单位本身具有 GTP 酶活性，促使 GTP 水解为 GDP，再与 βγ 亚单位形成 G 蛋白三聚体恢复原来的静息状态。这一类受体最多，40 多种神经递质或多肽类激素的受体通过 G 蛋白耦联机制产生作用，如肾上腺素、多巴胺、5-羟色胺、乙酰胆碱、阿片类、嘌呤类、前列腺素及一些多肽激素等受体（图 2-5）。

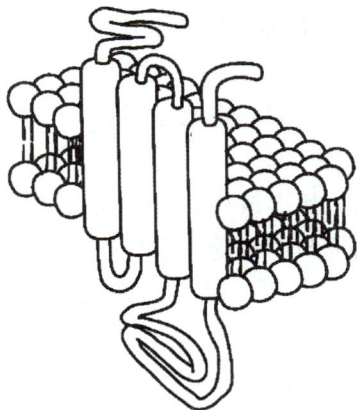

图 2-4 离子通道型受体示意图

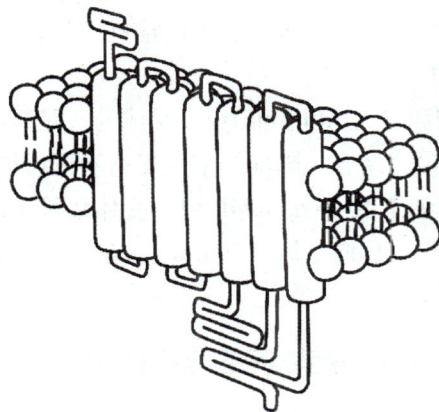

图 2-5 G 蛋白耦联受体示意图

3. 酪氨酸激酶受体（tyrosine kinase receptor） 这一类受体存在于细胞膜上，都是跨膜糖蛋白，由三部分组成。细胞外部分构成结合域以结合配体，中间有 20 多个疏水氨基酸构成跨膜段，胞内有可被磷酸化的酪氨酸残基。许多多肽激素和生长因子的受体，例如胰岛素、表皮生长因子（EGF）、血小板衍生生长因子（PDGF）及某些淋巴因子（lymphokines）受体属于这一类型（图 2-6）。

4. 细胞内受体（intracellular receptor） 包括某些脂溶性药物（如 NO）作用的受体和细胞核激素受体。细胞核激素受体（cell nuclear hormone receptor）本质上属于转录因子（transcript factor），能与细胞核内染色体附近的特异性 DNA 结合，促进它所调节基因的转录，而激素则是这种转录因子的调控物。这类受体能与亲脂性的糖皮质激素、盐皮质激素、甲状腺激素、性激素、维甲酸、维生素 A、维生素 D 等结合，形成激素受体复合

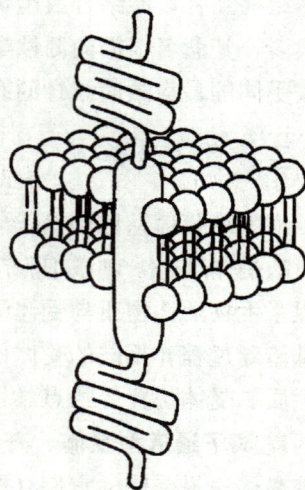
图 2-6 酪氨酸激酶受体示意图

物，通过调节基因表达过程而产生作用。在治疗学上有两方面的重要意义：①由于促进新的蛋白质合成需要时间，激素应用后一般需要 30 分钟至数小时才能产生疗效，如应用糖皮质激素后不会立即缓解哮喘状态。②大多数酶和蛋白质的更替相对缓慢，当血药浓度减少到 0 以后，激素的作用还能持续数小时或数天，说明停药后激素的作用（毒性）不会立即消失。

三、受体与配体结合的特性

1. 特异性（specificity） 受体对配体具有高度的识别能力，只能和特定的分子大小、形状、电荷的药物分子结合，而且有严格的构象关系，包括空间构型、光学构象等。受体对配体具有高度的选择性，也就是药物的特异性。药物化学结构的任何改变都会显著提高或降低它和不同类型受体的亲和力，引起治疗效应和毒性作用的改变。

2. 高度亲和力（affinity） 药物和受体结合的能力称亲和力。受体对其内源性配体和外源性配体（如药物）具有高度亲和力，即极微量的药物分子即可引起受体的激活而产生较显著的效应。

3. 可逆性（reversibility） 内源性配体和药物与受体的结合是可逆的，配体与受体结合后可被其他特异性配体所置换，因此拮抗药与激动药同时存在时，若和受体的亲和力相仿，则可出现竞争性拮抗作用。

4. 饱和性（saturability） 受体的数量是有限的，当配体达到一定浓度时，受体可被全部结合而产生最大结合，随配体浓度提高不再增加与受体的结合量。

5. 可调节性（regulability） 受体数量可因药物的反复应用而改变，连续应用激动药可使受体数量减少，称向下调节（down-regulation）；连续应用拮抗药可使受体数量增加，称向上调节（up-regulation）

四、受体与药物间的相互作用

（一）药物-受体作用学说

1. 受体占领学说 1937 年 Clark 提出受体占领学说（receptor occupation theory），该学说认

为药物对受体有"亲和力"，并以其亲和力和受体结合后产生效应，药物的效应和与受体的结合量成正比。但是，受体占领学说不能解释为什么同一类药物或活性物质具有相似的亲和力，但却产生不同的最大效应。1954 年，Ariens 对占领学说进行了修正，提出了"内在活性"（intrinsic activity）的概念，认为药物在占领受体后，其效应大小不仅取决于药物和受体的亲和力，同时还取决于药物的内在活性。有时药物无须占领全部受体、而仅需占领部分受体就能产生最大效应，未被占领的受体即称为储备受体（spare receptor）。

2. 速率学说　1961 年 Paton 提出速率学说（rate theory），认为药物的效应与药物占领的受体数量无关，决定于药物与受体的结合速率和解离速率。但是，速率学说不能解释药物与受体多种类型的相互作用。

3. 二态学说　二态学说（two state theory）认为受体存在两种状态：一是失活态（R），为无活性受体；另一是活化态（R*），为活性受体，两者呈动态平衡。激动药与 R* 结合产生效应，并促进 R 向 R* 转化；拮抗药与 R 的亲和力高，产生拮抗作用，与激动药同时存在时，其拮抗作用取决于激动药 R* 与拮抗药-R 两种复合物的相对比例，前者多，拮抗作用小，后者多，拮抗作用大。部分激动药与 R 及 R* 均具有亲和力，因此既可和 R* 结合产生轻微的激动受体的作用，又可与 R 结合部分阻断激动药或内源性活性物质的作用（图 2-7）。

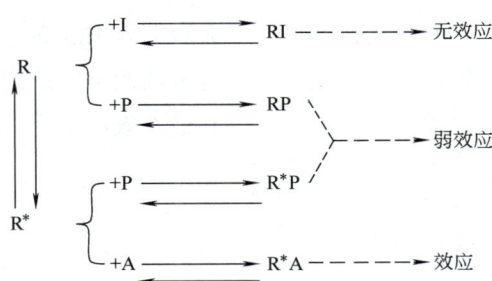

图 2-7　受体二态学说示意图

（二）受体激动药与拮抗药

药物是否和特异性受体有亲和力是能否激活或阻断受体的前提。但和受体结合后能产生多大的效应则决定于药物激活受体的能力，即内在活性大小。根据药物的内在活性，可把作用于受体的药物分为激动药、拮抗药和部分激动药三类。

通常以能产生最大反应的药物的内在活性为 1。因此，完全激动药的内在活性为 1，部分激动药的内在活性介于 1 和 0，而竞争性拮抗药的内在活性为 0（图 2-8）。

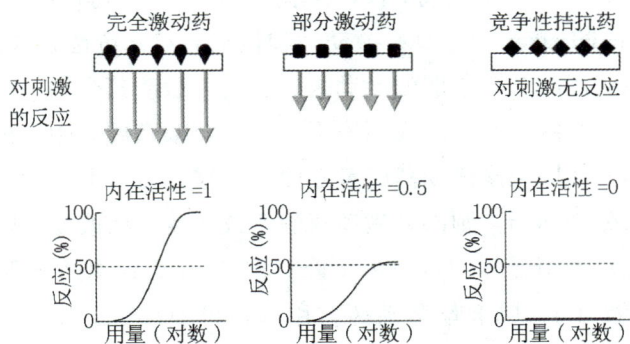

图 2-8　内在活性示意图

1. 激动药（agonist）　是指对受体既有亲和力又有很强的内在活性，因而能有效激活受体，产生激动效应。但有的药物虽对其特异性受体有亲和力，能和受体结合，但内在活性弱，最大效应低于激动药，这类药物称为部分激动药（partial agonist）。这类药物单独应用可产生效应，但与同一受体的激动药合用时，能拮抗激动药的效应。如喷他佐辛（pentazocine）是阿片受体的部分激动药，单独应用有较强的镇痛作用，但与吗啡合用时，则减弱吗啡单用时的镇痛作用。

2. 拮抗药（antagonist） 又称阻断药（blockers），是指具有较强的亲和力，而无内在活性的药物。这些药物与受体结合后不能产生该受体兴奋的效应，却占据了受体而拮抗激动药兴奋该受体的作用。如阿托品与 M 受体结合后，拮抗乙酰胆碱及毛果芸香碱的作用，表现出胃肠平滑肌松弛等。拮抗药按作用性质分为竞争性拮抗药和非竞争性拮抗药两类。

（1）竞争性拮抗药（competitive antagonist） 可与激动药竞争相同受体，拮抗激动药的作用，且其拮抗作用可随增大激动药浓度而逆转，而激动药仍可达到与其单用时相同的最大效应，故拮抗作用是可逆的。一定量的竞争性拮抗药存在时，再测定激动药的累计浓度效应曲线，可见量效曲线平行右移，斜率和最大效应不变（图 2-9）。

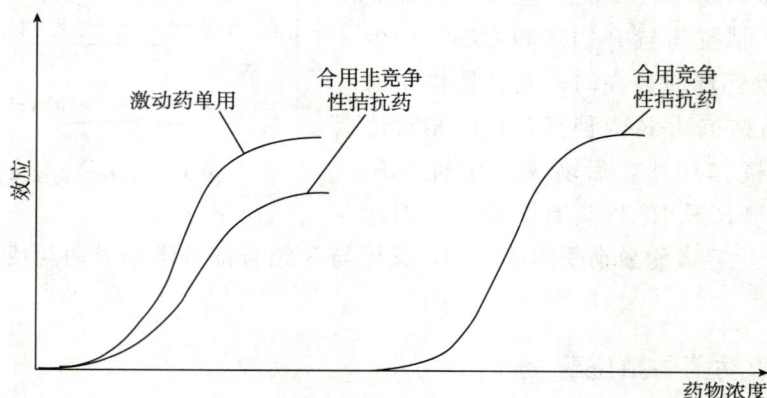

图 2-9 不同药量激动药与不同类型拮抗药和部分激动药相互作用量效关系

（2）非竞争性拮抗药（noncompetitive antagonist） 能不可逆地作用于某些部位而妨碍激动药与受体结合，并拮抗激动药的作用。其拮抗作用也可通过增大激动药浓度而逆转，但激动药不断提高浓度仍不能达到与其单独使用时相同的最大效应。一定量的非竞争性拮抗药存在时，再测定激动药的累计浓度效应曲线，可见量效曲线下移，斜率降低，最大效应降低（图 2-9）。

3. 部分激动药（partial agonist） 具有激动药和拮抗药双重特性。这类药物的亲和力较强，但内在活性弱，其单独应用时产生较弱的激动效应。若与激动药合用，两药浓度均很低时，部分激动药发挥激动效应，并随其浓度增大而增强，达一定浓度后，则表现出与竞争性拮抗药相似的拮抗激动药的作用，使同浓度激动药的量效曲线下移，需增大浓度才能达到最大效应。激动药存在时，再使用部分激动药，则部分激动药的量效曲线形状改变。随着部分激动药浓度提高，激动药（一种浓度）占领受体的百分率下降（图 2-10A）；两药分别应用，部分激动药的效应比激动药小（图 2-10B）；单剂量激动药应用后，再加部分激动药，随着后者浓度提高，前者效应降低，后者效应提高，而总效应（两药相加的效应）逐渐下降，最后达到部分激动药的最大效应（图 2-10C）。

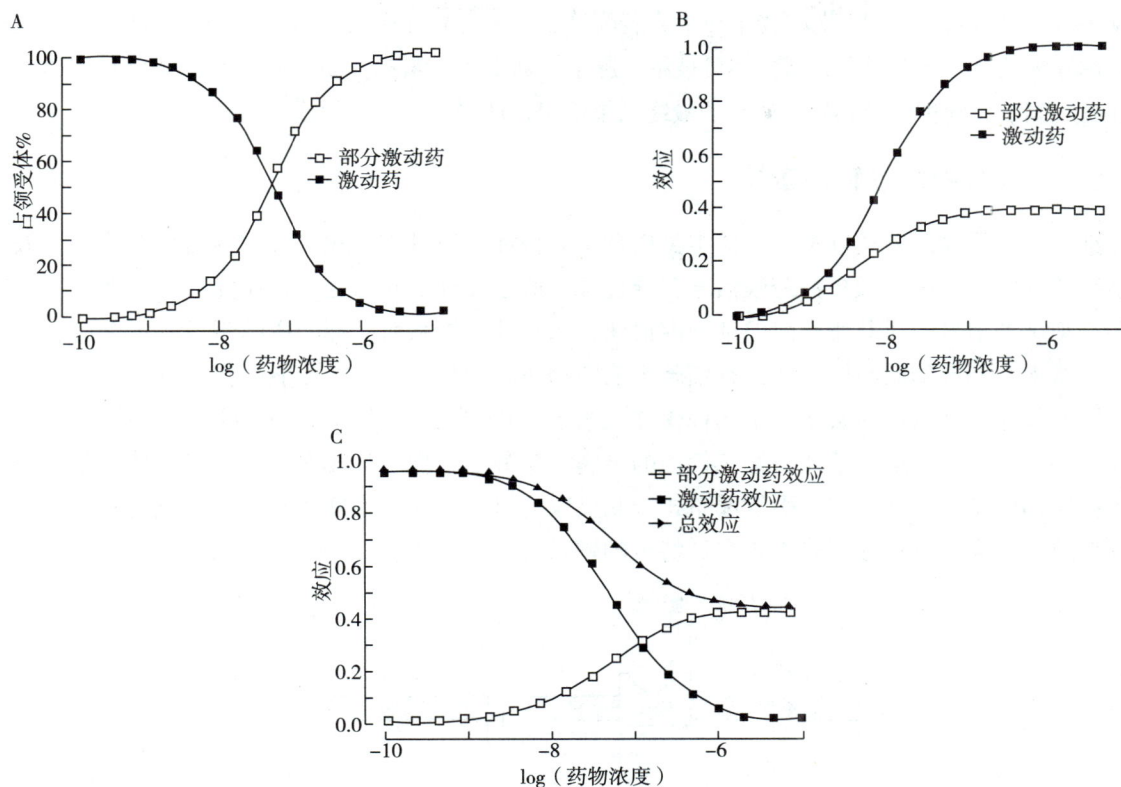

图 2-10 激动药和部分激动药的效应（受体结合率）变化
A. 激动药和部分激动药合用时受体结合率变化
B. 激动药和部分激动药分别应用时效应变化
C. 激动药和部分激动药合用时效应变化

（三）受体的调节

受体虽是遗传获得的固有蛋白，但并不是固定不变的，而是经常代谢更新处于动态平衡的状态，其数量、构象、亲和力及效应力受到各种生理及药理因素的影响。受体调节是维持机体内环境稳定的一个重要因素，其调节方式有下列类型：

1. 受体脱敏（receptor desensitization） 是指在长期使用一种激动药后，组织或细胞对激动药的敏感性和反应性下降的现象。如仅对一种类型的受体激动药的反应性下降，而对其他类型受体激动药的反应性不变，称之为激动药特异性脱敏（agonist-specific desensitization）；若组织或细胞对一种类型激动药脱敏，对其他类型受体激动药也不敏感，称为激动药非特异性脱敏（agonist-nonspecific desensitization）。前者可能与受体磷酸化或受体内移有关；后者则可能是由于所有受影响的受体有一个共同的反馈调节机制，也可能受到调节的是它们信号转导通路上的某个共同环节。

2. 受体增敏（receptor hypersensitization） 是与受体脱敏相反的一种现象，可因受体激动药水平降低或长期应用拮抗药而造成。如长期应用 β 受体拮抗药普萘洛尔，突然停药可致"反跳"现象，这是由于 β 受体的敏感性增高所致。若受体脱敏和增敏只涉及受体密度的变化，则分别称之为下调（down-regulation）和上调（up-regulation）。

3. 同种调节和异种调节 配体作用于特异性受体，使其自身的受体数量和亲和力发生变化，称同种调节。如异丙肾上腺素导致 β 肾上腺素受体脱敏（结合量下降），表皮生长因子（epidermal growth factor，EGF）引起 EGF 受体减少。若配体作用于特异性受体，对另一种配体的受体产生调节，称异种调节。如 β 肾上腺素受体可被甲状腺素、糖皮质激素和性激素所调节；M 受体可被血管活性肽所调节。同种调节和异种调节的最终结果仍然是使受体产生脱敏或增敏。

（四）细胞内信号转导途径

细胞外信号物质种类繁多，受体本身也具有多型性，但目前已知的细胞内传导系统以及效应器系统的种类却有限。大多数跨膜信号转导过程仅通过几种不同的分子机制完成，因此，可能存在多种细胞外信号物质共用有限的细胞内信使物质和效应体系而发挥作用的现象；可能存在多种介质、激素及调节物质与同一或几种细胞内信使物质间的相互作用；可能存在一种受体亚型与若干不同的效应器耦联，而若干个不同种受体又可能影响同一效应器的现象（图 2-11）。多数信息传递需要第一信使、第二信使及第三信使的传递。从分子生物学角度看，细胞信息传递是以一系列蛋白质的构型和功能改变，引发瀑布式级联反应的过程。一个胞外信号逐级经过胞浆中雪崩式的酶促放大反应，迅速在细胞中扩布到特定的靶系统，发挥效应。

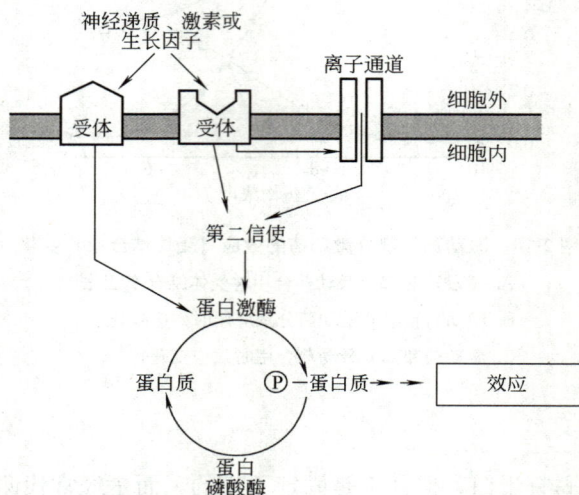

图 2-11　跨膜信息传递示意图

1. 第一信使（first messenger）　是指多肽类激素、神经递质及细胞因子等细胞外信使物质。大多数第一信使不进入细胞，而是与靶细胞膜表面的特异受体结合，进而改变受体的构象，激活受体，引起细胞膜对离子通透性或酶活性等的变化，从而调节细胞功能。

2. 第二信使（second messenger）　指第一信使作用于靶细胞后刺激胞浆内产生的信息分子，是胞外信息与细胞内效应之间必不可少的中介物。受体具有灵敏的识别能力，能与周围的微量配体结合，引起广泛而复杂的效应，主要靠第二信使。第二信使将获得的信息增强、分化、整合，传递给效应机制，发挥特定的生理功能或药理效应。最早由 Sutherland 发现的第二信使是环磷腺苷，后来 Gilman 在 G 蛋白研究中做出巨大贡献，两人均获诺贝尔奖。现已知道还有许多其他物质参与细胞内信息传递，研究较多的第二信使有环磷酸腺苷、环磷酸鸟苷、三磷酸肌醇、二酰甘油及钙离子等。

（1）环磷腺苷（cAMP）　cAMP 是三磷酸腺苷（ATP）经腺苷酸环化酶（AC）作用的产物。肾上腺素、胰高血糖素、组胺、多巴胺（DA）、前列环素（PGI_2）、抗利尿素等受体能激活 AC 使 cAMP 增加。cAMP 主要参与调节肝糖原分解、脂肪水解、肾脏保水、心脏兴奋、血管舒张、血钙上升及钙通道开放等。

（2）环磷鸟苷（cGMP）　cGMP 是三磷酸鸟苷（GTP）经鸟苷酸环化酶（GC）作用的产物，也受磷酸二酯酶（phosphodiesterase，PDE）灭活。cGMP 与 cAMP 作用相反，使心脏抑制、血管舒张、肠腺分泌等。

（3）三磷酸肌醇（IP_3）、二酰甘油（DAG）　受体与配体结合后激活膜磷脂酶 C，该酶能分解细胞膜内侧的磷脂酰肌醇 4,5-二磷酸（PIP_2）产生 IP_3、DAG。IP_3 可引起肌浆网等胞内钙池释放 Ca^{2+}，通过钙调蛋白及蛋白激酶 C（PKC）激发多种细胞功能；DAG 则在 Ca^{2+} 协同作用下激活 PKC，使许多靶蛋白磷酸化而产生效应，如腺体分泌、血小板聚集等。

（4）钙离子（calcium ion）　细胞内 Ca^{2+} 浓度对细胞功能有着重要的调节作用，如肌肉收缩、腺体分泌、白细胞及血小板活化等。细胞内 Ca^{2+} 激活 PKC，与 DAG 有协同作用，共同促进其他信息传递蛋白及效应蛋白活化。

3. 第三信使（third messenger）　指细胞核内外信息传递的物质，包括生长因子、细胞因子等。参与基因调控、细胞增殖与分化、肿瘤的形成等过程。

第三章
药物代谢动力学——药动学

药物代谢动力学(pharmacokinetics)简称为药代动力学或药动学,是研究药物在体内变化规律的一门学科。其研究内容主要为两部分:一是揭示药物的体内过程,即体内药物的吸收、分布、代谢和排泄的规律及其影响因素;二是应用药代动力学原理与数学模型定量地描述体内药物随时间动态变化的速率过程。

药代动力学具有重大的理论价值和广泛的实践意义,应用于生物药剂学、制剂学、临床药学、临床医学以及药物治疗学等多学科领域中,学习药动学可为临床合理用药、减少不良反应、制定和调整最佳给药方案打下基础。

第一节 药物的跨膜转运

药物需通过多种生物膜,才能完成吸收、分布、代谢和排泄的过程和到达靶部位。因此必须了解生物膜的特点及药物跨越生物膜进行转运的方式、特点、机制和影响因素。

生物膜是细胞膜和细胞器膜(如线粒体膜、核膜、溶酶体膜等)的总称,可以是单层细胞(如小肠上皮)或多层细胞(如皮肤、胎盘等)。它由蛋白质和液态的脂质双分子层(主要是磷脂)所组成。蛋白质分布在脂质层的两侧,有些则嵌入膜内部或贯穿至膜两侧,构成膜孔(直径约0.8nm)及跨膜转运蛋白,即药物转运体(drug transporter)。药物转运体是一种药物载体,分布于体内各组织脏器,如肠道、肝脏、肾脏、大脑、心脏、肺等,影响药物体内过程的各个环节,决定了一些药物在体循环和细胞内的浓度,进而影响药理活性。

药物的跨膜转运方式主要分为两类(图3-1)。

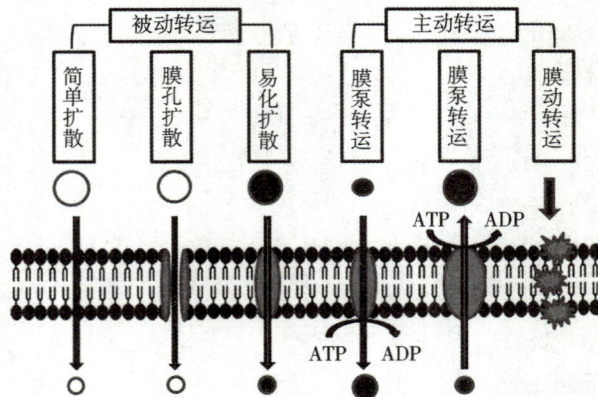

图 3-1 药物跨膜转运类型

1. 被动转运（passive transport） 是指在细胞膜两侧存在药物浓度差或电位差时，以电化学势能差为驱动力，使药物从高浓度侧向低浓度侧的扩散转运，又称顺流转运。被动转运的特点是：①不消耗能量。②当膜两侧药物浓度达到平衡时，转运即停止。被动转运又分为三种情况：

（1）**简单扩散**（simple diffusion） 又称脂溶扩散（lipid diffusion），即脂溶性大、极性小的药物通过溶于脂质膜的被动扩散，不需要载体，不受饱和限速及竞争抑制的影响。绝大多数药物的转运都是通过简单扩散进行的。

影响简单扩散的因素有：①膜两侧浓度差：药物在浓度高的一侧向浓度低的一侧扩散。浓度差越大，扩散速度越快。当膜两侧浓度相同时，扩散即停止。②分子量的大小，转运速率与分子量呈反比。③药物的脂溶性：是每个药物固有的一种特性，用油/水分配系数表示，分配系数越大，药物在脂质生物膜中溶入越多，扩散越快。④药物的解离度：大多数药物都是弱酸性或弱碱性的解离型分子，在溶液中，都以非解离型和解离型两种形式存在。通常只有非解离的部分才能以简单扩散方式通过生物膜，而解离部分一般较难通过，被限制在膜的一侧，出现离子障（ion trapping）现象。⑤药物所在环境的 pH 值：药物在体液中的解离度，还取决于药物所在体液的 pH 值。药物的解离型与非解离型的比值取决于药物本身的 pK_a 和所在环境的 pH 值，它们之间的关系可用 Handerson-Hasselbalch 方程式表示：

弱酸性药物

$$HA \rightleftharpoons H^+ + A^-$$

$$K_a = \frac{[H^+][A^-]}{[HA]}$$

$$pK_a = pH - \lg\frac{[A^-]}{[HA]}$$

$$pH - pK_a = \lg\frac{[A^-]}{[HA]}$$

$$10^{pH-pK_a} = \frac{[A^-]}{[HA]}，即\frac{[解离型]}{[非解离型]}$$

弱碱性药物

$$BH^+ \rightleftharpoons H^+ + B$$

$$K_a = \frac{[H^+][B]}{[BH^+]}$$

$$pK_a = pH - \lg\frac{[B]}{[BH^+]} = pH + \lg\frac{[BH^+]}{[B]}$$

$$pK_a - pH = \lg\frac{[BH^+]}{[B]}$$

$$10^{pK_a-pH} = \frac{[BH^+]}{[B]}，即\frac{[解离型]}{[非解离型]}$$

pK_a 是解离常数 K_a 的负对数，一般用来表示酸的强弱，pK_a 值越低酸性越强。由上式可见，当药物的离子型和非离子型相等时，$pH = pK_a$，即 pK_a 是弱酸性或弱碱性药物在 50% 解离时溶液的 pH 值。溶液 pH 值改变与药物的解离度改变呈指数关系，说明药物所处体液的 pH 值的微小变化可显著改变药物的解离度，从而影响药物在体内的转运。弱酸性药物在酸性环境中，解离型少，则易透过生物膜；而在碱性环境中，解离型多，不易透过生物膜。相反，弱碱性药物在酸性环境中，解离型多，不易透过生物膜；但在碱性环境中，解离型少，容易透过生物膜。

（2）**滤过**（filtration） 又称膜孔扩散（membranes pore diffusion）或水溶扩散（aqueous diffusion），指分子量小（200Da 以下）、分子直径小于膜孔的水溶性极性或非极性的物质（如水、乙醇、尿乳酸等），借助膜两侧的流体静压和渗透压差被水带到低压一侧的过程。其扩散速率也与药物在膜两侧的浓度差成正比。

（3）**易化扩散**（facilitated diffusion） 是载体转运（carrier transport）的一种，此种转运也顺浓度差、不耗能量，但需载体或通道介导，故存在饱和竞争性抑制现象，如氨基酸、葡萄糖、D-木糖、季铵盐类药物和体内一些离子如 Na^+、K^+、Ca^{2+} 等都采用此种转运方式。在肝脏和肾脏表达的有机阳离子转运体（organic cation transporters，OCTs），通过易化扩散介导了肝和肾的有机阳离子（如二甲双胍）的转运。这种方式扩散的速度比简单扩散更快。

2. 主动转运（active transport） 即药物从低浓度一侧跨膜向高浓度一侧的转运，又称逆流转运，当膜一侧的药物转运完毕后转运即终止。这种转运方式的特点是：①消耗能量。②需载体即药物转运体。③有饱和现象。④有竞争性抑制。如丙磺舒和青霉素在肾小管经同一分泌型转运体转运，两者合用时，丙磺舒竞争性抑制青霉素类药物在肾小管的分泌，从而延长青霉素类药物的药理作用时间。

主动转运可分为原发性主动转运和继发性主动转运，原发性主动转运直接利用 ATP 分解释放的游离自由能来转运物质，常称膜泵转运。如小肠上皮和肾小管上皮细胞基底侧膜存在的 Na$^+$-K$^+$-ATP 酶（钠钾泵）介导的离子转运、P-糖蛋白（P-glycoprotein）介导的药物外排；继发性主动转运不直接利用 ATP 产生的能量，间接利用细胞内代谢产生的能量来进行转运，如有机阴离子转运体（organic-anion transporter，OATs）介导的青霉素肾小管主动分泌。

另外，极少数药物还可通过膜动转运（cytosis）方式转运，即通过膜的运动促使大分子物质转运的过程。膜动转运有胞纳（endocytosis）和胞吐（exocytosis）两种过程。胞纳是指细胞外的大分子物质或某些物质团块（如细菌、病毒、异物、血浆中脂蛋白等）进入细胞的过程。如果进入细胞的物质是固体物质，称为吞噬（phagocytosis）作用，如进入细胞的物质为液体，称为胞饮（pinocytosis）作用。胞吐是指物质由细胞排出的过程，主要见于细胞的分泌活动，如神经末梢释放神经递质、内分泌腺分泌激素、外分泌腺分泌酶原颗粒和黏液等。

第二节　药物的体内过程

一、吸收

药物由给药部位进入全身血液循环的过程称为吸收（absorption）。静脉注射和静脉滴注时药物直接进入血液，没有吸收过程，其他血管外给药途径均存在吸收过程。不同给药途径吸收快慢顺序依次为：吸入给药＞舌下给药＞直肠给药＞肌内注射＞皮下注射＞口服＞皮肤给药。常见的吸收途径有：

（一）消化道吸收

1. 口服给药　是最常用的给药途径，其吸收部位为胃肠道。影响药物经胃肠道吸收的因素与下列因素有关：

（1）药物方面　包括：①药物的理化性质如脂溶性、解离度、分子量、水溶性等均可影响药物的吸收。一般说，不溶于水也不溶于脂肪的药物很难吸收。②剂型如包括药物粒径的大小、赋形剂种类、药物的晶体形态等因素均能影响药物的吸收。

（2）机体方面

1）胃肠内 pH 值　胃内容物的 pH 值为 1.0～3.0，肠内容物的 pH 值为 4.8～8.2，胃肠 pH 值决定胃肠道中非解离型的药量。弱酸性药物易在胃吸收，弱碱性药物易从小肠吸收。改变胃肠道 pH 值可以改变药物从胃肠道吸收。如口服抗酸药可碱化胃内容物，使弱酸性药物在胃吸收减少。

2）胃排空速度和肠蠕动　胃排空以及肠蠕动的快慢能显著影响药物在小肠的吸收。肠蠕动增加能促进固体制剂的崩解与溶解，使溶解的药物与肠黏膜接触，使药物吸收增加。

3）胃肠内容物　胃肠中食物可使有些药物吸收减少，这可能与食物稀释、吸附药物或延缓胃排空有关。

4）首过效应（first-pass effect）　是指某些药物首次通过肠壁或肝脏时被其中的酶所代谢，

使进入体循环药量减少的一种现象。某些药物尽管已透过肠黏膜上皮细胞非常完全，但其进入体循环的药量仍然很少，其原因就是某些药物具有明显的首过效应。首过效应明显的药物不宜口服给药（如硝酸甘油，首过灭活约95%）。但首过效应也有饱和性，若剂量加大，口服仍可使血中药物浓度明显升高。

2. 舌下给药　舌下给药的优点是血流丰富，吸收较快。加之该处药物可经舌下静脉，不经肝脏而直接进入体循环，避免首过效应，因此破坏较少，起效较快。特别适合经胃肠吸收时易于被破坏或首过效应明显的药物，如硝酸甘油、异丙肾上腺素等。

3. 直肠给药　直肠内给药的优点在于：①防止药物对上消化道的刺激性。②药物可部分避开肝脏的首过效应，从而提高药物的生物利用度。药物经下痔静脉和中痔静脉吸收后进入下腔静脉，可避开首过效应，但药物被吸收后如进入上痔静脉，仍可经过门静脉入肝而不能避开首过效应。直肠给药时，因吸收表面积小，肠腔液体量少，pH值为8.0左右，对许多药物溶解不利，吸收不如口服给药规则。

（二）药物自皮肤的吸收

皮肤用药常起保护皮肤与局部治疗作用，一般脂溶性极强的药物可经完整皮肤吸收，但完整的皮肤吸收能力差，皮肤薄的部位吸收略强于皮肤厚的部位，药物渗透通过皮肤吸收进入血液循环也可产生全身治疗作用，如硝苯地平贴皮剂以达到持久的全身疗效，硝酸甘油制成缓释贴皮剂预防心绞痛发作。在皮肤给药时，应注意药物是否可以吸收入血，吸收的量多少，特别是当病变面积大、使用激素类药、毒性较大的药、或小儿用药的情况下，应特别注意。

（三）注射药物的吸收

注射给药方法有静脉、肌内、皮下、鞘内、关节腔内注射等数种，除关节腔内注射及局部麻醉药外，注射给药一般产生全身作用。肌内或皮下注射时，药物先沿结缔组织扩散，再经毛细血管和淋巴内皮细胞进入血液循环。由于注射部位的毛细血管孔道较大，吸收速度远比胃肠道黏膜快。药物在皮下或肌内注射的吸收速率受药物的水溶性及注射部位血流量的影响。油剂、混悬剂或胶体制剂比水溶液吸收慢。在外周循环衰竭时皮下注射吸收速度极其缓慢。每单位重量的肌肉和皮下组织相比，前者血流较丰富，因此肌内注射的吸收速度较皮下注射快。

（四）药物自呼吸道的吸收

吸入给药能产生局部或全身治疗作用，除了气态麻醉药和其他一些治疗性气体经吸入给药外，容易气化的药物，也可采用吸入途径给药，如沙丁胺醇（salbutamol）。有的药物难溶于一般溶剂，水溶液又不稳定，如色甘酸钠（cromolyn sodium），可制成直径约$5\mu m$的极微细粉末以特制的吸入剂气雾吸入。吸入给药时，粒径大于$10\mu m$的主要接触上呼吸道，粒径为$2\sim10\mu m$的可达细支气管，粒径小于$2\mu m$的可进入肺泡。由于肺泡表面积很大，肺血流量丰富，因此，肺部给药能迅速吸收，而且吸收后的药物直接进入血液循环，不经受肝的首过效应。

二、分布

分布（distribution）指药物吸收后随血液循环到各组织器官的过程。药物吸收后可不均匀分布到多个组织器官，各组织器官的药物量是动态变化的。药物药理作用的快慢和强弱，主要取决于药物分布进入靶器官的速度和浓度。药物的分布速率主要取决于药物的理化性质、器官血流量以及膜的通透性。药物分布不仅与药物效应有关，而且与药物毒性关系密切。影响药物分布因素如下：

1. 血浆蛋白结合率 药物吸收入血后都可不同程度地与血浆蛋白结合，弱酸性药物主要与血浆中清蛋白结合，弱碱性药物除了可与白蛋白结合外，还常与 α_1-酸性糖蛋白结合。药物与血浆蛋白结合的程度常用血浆中结合型药物浓度与总药物浓度的比值来表示。比值大于 0.9（90%），表示有高度结合，比值小于0.2（20%），则表示药物与血浆蛋白结合低。结合型药物无药理活性，不能通过细胞膜。游离型药物有药理活性，且能通过细胞而分布至体内组织。药物与血浆蛋白结合通常是可逆的，游离型药物与结合型药物经常处在平衡状态之中。

血浆蛋白结合的临床意义在于：①药物与血浆蛋白结合率的高低是影响药物在体内分布的一种重要因素，蛋白结合率低的药物，向组织转运多，组织浓度较高，例如磺胺噻唑（ST）与血浆蛋白结合率高，则很难进入脑脊液；而磺胺嘧啶（SD）与血浆蛋白结合率低，进入脑脊液较多。故治疗化脓性脑膜炎时可首选磺胺嘧啶。②当一个药物结合达到饱和以后，再继续增加药物剂量，游离型药物可迅速增加，导致药物药理作用增强或不良反应发生。③在血浆蛋白结合部位药物之间可能发生相互竞争，使其中某些药物游离型增加，药理作用或不良反应明显增强。如磺胺类可在血浆蛋白结合部位竞争性置换出降血糖药甲苯磺丁脲，使后者游离型药物骤增，可诱发低血糖。当血液中血浆蛋白过少（如慢性肾炎、肝硬化）或变质（如尿毒症）时，可与药物结合的血浆蛋白下降，也容易发生药物药理作用增强和中毒。

2. 体内屏障 主要有两种屏障影响药物的分布。

（1）血脑屏障（blood-brain barrier） 是指血管壁与神经胶质细胞形成的血浆与脑细胞外液间的屏障和由脉络丛形成的血浆与脑脊液间的屏障。它们对药物的通过具有重要屏障药理作用。血脑屏障能阻止许多大分子、水溶性或解离型药物进入脑组织，但脂溶性较高的药物仍能以简单扩散的方式穿过血脑屏障。应注意，急性高血压或静脉注射高渗溶液可以降低血脑屏障的功能，炎症也可改变其通透性。

（2）胎盘屏障（placental barrier） 是指胎盘绒毛与子宫血窦间的屏障，是母亲与胎儿之间进行物质交换的场所。几乎所有药物均能通过胎盘进入胎儿体内，仅是程度、快慢不同。屏障能阻止水溶性或解离型药物进入胎儿体内，但脂溶性较高的药物仍能通过胎盘屏障。由于有些通过胎盘的药物对胎儿有毒性甚至可以导致畸胎，因此孕妇用药应特别谨慎。

其他生理屏障还有血-眼屏障、血-关节囊液屏障等，使药物在眼和关节囊中难以达到有效浓度。对此必须采用局部直接注射给药的方式才能达到治疗的目的。

3. 器官血流量 肝、肾、脑、肺等高血流量器官，药物分布快且浓度较高，皮肤、肌肉等低血流量器官，药物分布慢且浓度较低。例如静注硫喷妥钠后，其先在血流量丰富的脑中迅速发挥麻醉效应，然后迅速向体内血流较少的脂肪组织转移，使其麻醉作用在数分钟内又迅速消失。此现象被称为药物的再分布（redistribution）。

4. 体液的 pH 值 在生理情况下，细胞内液 pH 值为 7.0，细胞外液 pH 值为 7.4，由于弱酸性药物在弱碱性环境下解离型多，故细胞外液的弱酸性药物不易进入细胞内。因此，弱酸性药物在细胞外液浓度高于细胞内。弱碱性药物则相反。改变血液的 pH 值，可相应改变其原有的分布特点。如口服碳酸氢钠可使血浆及尿液碱化，既可促进巴比妥类弱酸性药物由脑组织向血浆转运，同时也使肾小管重吸收减少，加速药物自尿排出，从而抢救巴比妥类药物中毒。

5. 药物与组织的亲和力 某些药物对一些组织器官有较高的亲和力会影响药物的分布，如碘主要集中在甲状腺。有时药物分布多的一些组织，不一定是它们的靶器官。如硫喷妥钠重分布到脂肪组织，钙沉积在骨组织。

6. 药物转运体 细胞膜上的药物转运体影响药物的分布。脑内微血管内皮细胞上有多种转运体参与血脑屏障的调节，如内皮细胞的血管侧膜上的 P-gp、MRPs 和 BCRP 可将药物外排到血管，使得一些药物不易透过血脑屏障。如长春新碱、多柔比星虽然脂溶性高，却不能进入血脑屏障，因为两药均是 P-糖蛋白的底物。

三、生物转化

生物转化（biotransformation）是指药物在体内发生的化学结构改变。也称为药物代谢（metabolism）。

1. 生物转化的方式与步骤 生物转化过程一般分为两个时相进行：第Ⅰ相反应（phase Ⅰ reactions）是氧化（oxidation）、还原（reduction）、水解（hydrolysis）过程。主要由肝微粒体混合功能氧化酶（细胞色素 P_{450}）以及存在于细胞浆、线粒体、血浆、肠道菌丛中的非微粒体酶催化。第Ⅱ相反应（phase Ⅱ reactions）为结合（conjugation）反应，该过程在药物分子结构中暴露出的极性基团与体内的化学成分如葡萄糖醛酸、硫酸、甘氨酸、谷胱甘肽等经共价键结合，生成易溶于水且极性高的代谢物，以利迅速排出体外。

2. 生物转化的部位及其催化酶 生物转化的主要部位是肝。肝外组织如胃肠道、肾、肺、皮肤、脑、肾上腺、睾丸、卵巢等也能不同程度地代谢某些药物。药物在体内的生物转化必须在酶的催化下才能进行。这些催化酶又分为两类：

（1）专一性酶 如胆碱酯酶、单胺氧化酶等，它们只能转化乙酰胆碱和单胺类等一些特定的药物或物质。

（2）非专一性酶 可以催化多种药物代谢的酶系统，称为药物代谢酶，包括Ⅰ相代谢酶系统（如细胞色素 P_{450} 酶、环氧化物水合酶、水解酶、黄素单加氧酶、醇脱氢酶和醛脱氢酶）和Ⅱ相代谢酶系统（如葡萄糖醛酸转移酶、谷胱甘肽转移酶、硫酸转移酶、乙酰转移酶和甲基转移酶）。根据这些酶在细胞内的部位分为微粒体酶和非微粒体酶，前者更为重要。在肝脏中参与药物代谢的代谢酶中以细胞色素 P_{450} 酶最为重要。细胞色素 P_{450} 酶（cytochrome P_{450}，CYPs）：为肝脏混合功能氧化酶系中最主要的酶，主要存在于肝细胞内质网中，能催化 60 种以上的代谢反应，在体内转化约 200 种化合物。现已在人体中分离出 70 余种 CYP 亚型酶，在人类肝脏中与药物代谢密切相关的 CYP 主要是 CYP1A2、CYP2A6、CYP2B6、CYP2C9、CYP2C19、CYP2D6、CYP2E1 和 CYP3A4。近年还发现在肾上腺、肾、肺、胃肠黏膜及皮肤等组织中也有少量存在。

CYPs 主要由 3 部分组成：①血红蛋白类：包括细胞色素 P_{450}（cytochrome P_{450}）、细胞色素 b_5（cytochrome b_5）。②黄素蛋白类：包括还原型辅酶Ⅱ-细胞色素 P_{450} 还原酶（NADPH-cytochrome，P_{450} reductase）、还原型辅酶Ⅰ-细胞色素 b_5 还原酶（NADH-cytochrome b_5 reductase）。③磷脂类：主要是磷脂酰胆碱。其中最关键的酶为细胞色素 P_{450}。

肝药酶催化的反应式为：

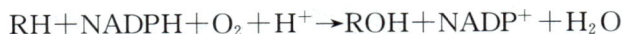

$$RH+NADPH+O_2+H^+ \rightarrow ROH+NADP^+ +H_2O$$

式中 RH 代表催化底物（药物）；NADPH 为供 H^+ 体。在 O_2 参与下，一个氧原子加入底物分子使其羟化；另一个氧原子接受电子被还原为水。该系统催化反应中的电子传递见图 3-2。

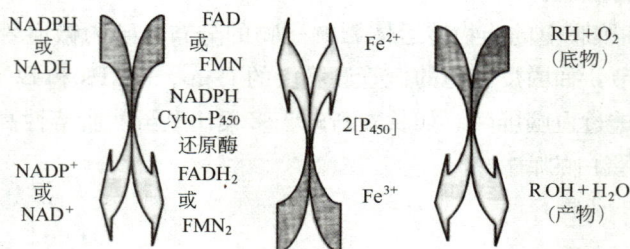

图 3-2 肝药酶催化药物反应的电子传递示意图

3. 生物转化的意义 绝大多数药物经过生物转化后，药理活性减弱或消失，称为灭活（inactivation）。但有极少数药物被转化后才出现药理活性，称为活化（activation），如阿司匹林（乙酰水杨酸钠）只有在体内脱去乙酰基，转化为水杨酸钠才具有药理活性。还有些药物经过转化后生成的代谢产物，具有毒性，称为增毒，如非那西丁在体内可被转化为乙酰氨基苯酚和 P-乙氧基苯胺，代谢物中前者可引起肝和肾的坏死，而后者具有致变异性和致癌性等各种毒性。大多数药物经Ⅱ相代谢后，生成的Ⅱ相代谢物，水溶性加大，有利于排泄。

4. 药物代谢酶的诱导和抑制 机体内转化的主要酶系统，它有如下特点：①选择性低，能同时催化多种药物。②变异性较大，常因遗传、年龄、营养状态、机体状态、疾病的影响，而出现明显的个体差异。③药酶活性易受药物的影响而出现增强或减弱现象。凡能够使药酶合成增加或活性增强的药物称为药酶诱导药（enzyme inducer）；而能使药酶合成减少或活性降低的药物称为药酶抑制药（enzyme inhibitor）。药酶诱导药和药酶抑制药不仅可增强或减弱药物自身的转化，导致药物本身效应强弱的变化，当合并使用其他药物时，药酶诱导药和抑制药还可使其他药物的效应比单用时增强或减弱。常见的药酶诱导药和药酶抑制药见表 3-1。

表 3-1 常见的药酶诱导剂和药酶抑制剂及受影响的药物

	药物种类	受影响的药物
诱导剂	巴比妥类	巴比妥类、氯霉素、氯丙嗪、可的松、香豆素类、洋地黄毒苷、地高辛、阿霉素、雌二醇、保泰松、苯妥英钠、奎宁、睾酮
	灰黄霉素	华法林
	苯妥英钠	可的松、地塞米松、地高辛、茶碱
	利福平	双香豆素类、地高辛、糖皮质激素类、美沙酮、美托洛尔、口服避孕药
抑制剂	异烟肼	安替比林、双香豆素类、丙磺舒、甲苯磺丁脲
	西咪替丁	地西泮、氯氮䓬
	双香豆素类	苯妥英钠
	口服避孕药、去甲替林	安替比林

四、排泄

药物及其代谢物通过排泄器官被排出体外的过程称排泄（excretion）。排泄是药物最后彻底消除的过程。肾脏是最主要的排泄器官，非挥发性药物主要由肾脏随尿排出；气体及挥发性药物则主要由肺随呼气排出；某些药物还可从胆汁、乳腺、汗腺、唾液腺及泪腺等排出体外。

1. 肾排泄 药物及其代谢产物经肾脏排泄有三种方式：肾小球滤过、肾小管主动分泌和肾小管被动重吸收。前两个过程是血中药物进入肾小管腔内，后一个过程是将肾小管腔内的药物再转运至血液中。①肾小球滤过：影响药物从肾小球滤过的主要因素是药物与血浆蛋白的结合程度以及肾小球滤过率。结合型药物分子量较大，一般超过 50000Da，不能从肾小球滤过。游离型药物分子量较小（多数药物分子量小于 1000Da），容易通过具有较大筛孔的滤过膜。肾小球滤过率降低（如肾病、新生儿、老年人等），药物从肾小球滤过的药量也随之减少。②肾小管分泌：主要在近端肾小管细胞进行。在肾小管上皮细胞内有有机酸分泌系统与有机碱分泌系统，分别分泌有机酸类药物与有机碱类药物。两类药物分泌均由转运体介导，这些转运体的选择性不高，当两个弱酸性药物合用时，可发生竞争性抑制。如丙磺舒与青霉素合用时，两者均可由有机阴离子转运体（OAT）3 介导分泌，丙磺舒的转运较慢，可抑制青霉素的分泌，提高青霉素的血浓度。③肾小管重吸收：肾小管腔内药物因水重吸收而被浓缩，并通过简单扩散的方式而从肾小管远端重吸收。重吸收的程度主要取决于药物本身的理化性质如极性、pK_a 等，也受机体生理学改变如尿量或尿 pH 值改变的影响。水溶性药物难于通过肾小管上皮细胞的类脂质膜，易从尿中排出。肾小管腔内尿液的 pH 值能影响药物的解离度。酸化尿液，碱性药物在肾小管中大部分解离，重吸收少，排泄增加。碱化尿液，酸性药物在肾小管中大部分解离，重吸收少，排泄增加。在临床上改变尿液 pH 值是解救药物中毒的有效措施。如苯巴比妥、水杨酸等弱酸性药物中毒时，碱化尿液可使药物的重吸收减少，排泄增加而解毒。

2. 胆汁排泄　某些药物经肝脏转化为极性较强的水溶性代谢产物，也可自胆汁排泄。药物从胆汁排泄是一个复杂的过程，包括肝细胞对药物的摄取、贮存、转化及向胆汁的主动转运过程。①药物的理化性质及某些生物学因素能影响上述过程。对于从胆汁排泄的药物，除需要具有一定的化学基团及极性外，对其分子量有一定阈值的要求，通常分子量大于 500Da 的化合物可从人体胆汁排出，分子量超过 5000Da 的大分子化合物较难从胆汁排泄。②药物进入胆汁除了被动扩散外，药物转运体发挥着重要作用，如多药耐药相关蛋白 2（multidrug resistance-associated protein 2，MRP2），介导了多种药物的胆汁排泄。

由胆汁排入十二指肠的药物可从粪便排出体外，但也有的药物再经肠黏膜上皮细胞重吸收，经门静脉、肝脏重新进体循环的反复循环过程称为肝肠循环（hepato-enteral circulation）。肠肝循环的临床意义视药物经胆汁的排出量而定。药物从胆汁排出量多，肝肠循环能延迟药物的排泄，使药物药理作用时间延长，如洋地黄毒苷。

3. 肠道排泄　药物也可经肠道排泄。经肠道排泄的药物主要有：①由肠黏膜主动分泌排泄到肠道的药物。②随胆汁排泄到肠道的药物。

4. 其他途径　许多药物还可通过唾液、乳汁、汗液、泪液等排泄。乳汁 pH 值略低于血浆，因此弱碱性药物在乳汁的浓度可能高于血浆，弱酸性药物则相反。如碱性药物（如吗啡、阿托品）可以较多地自乳汁排泄，故哺乳期妇女用药应注意；胃液中酸度高，某些生物碱（如吗啡等）即使注射给药，也可向胃液血液扩散，洗胃是该类药物中毒的治疗措施和诊断依据；由于某些药物可自唾液排泄，唾液中的药物浓度与血药浓度平行，且唾液容易采集，因此临床上常以唾液代替标本进行血药浓度的监测。

药物的吸收、分布、代谢和排泄过程是一个动态的过程，图 3-3 对这一动态过程做了概括。体内过程又称为药物处置（drug disposition），其中吸收、分布及排泄过程称为药物转运（transportation of drug）；药物的代谢和排泄合称为消除（elimination）。

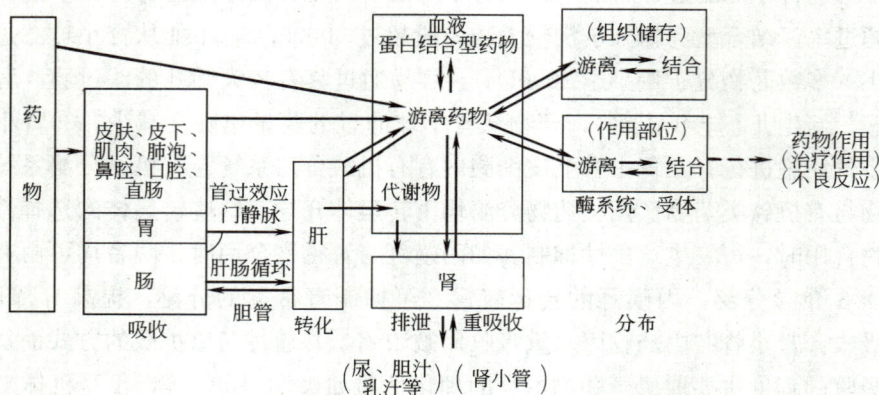

图 3-3　药物体内过程示意图

第三节　药代动力学基本概念

药物的吸收、分布、代谢和排泄使体内药物浓度不断发生着变化，血液把体内过程的四个环节连接起来，并与药效部位相联系（图 3-3）。血液中药物浓度变化反映了吸收、分布、代谢和排泄的动态变化，这种动态过程称为动力学过程，即随时间变化的速率过程。因此，在药代动力学研究中，常常测定血药浓度动态变化，并选择合适的速率方程进行分析，计算药代动力学参数，从而定量描述药物在体内动态变化的规律，为临床制定用药方案提供依据。

一、血药浓度-时间曲线

在给药后一系列的时间采集血样，测定血药浓度，以时间为横坐标，以血药浓度为纵坐标，绘出药物的血药浓度-时间曲线（concentration-time curve，*C-T* 曲线，又称药-时曲线或时量曲线）（图 3-4）。

根据药效的变化，药时曲线一般可分为三期：潜伏期（latent period）、持续期（persistent period）及残留期（residual period）。潜伏期是指用药后到开始出现疗效的一段时间，静注给药一般无潜伏期。

浓度-时间曲线的变化反映了药物体内过程的动态变化。①血管外给药的药-时曲线上升段主要反映

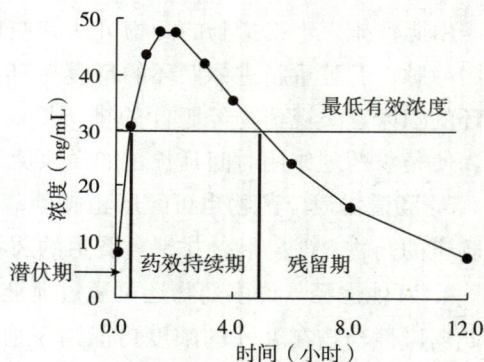

图 3-4　单次血管外给药的血药浓度-时间曲线

吸收情况，上升的斜率反映了吸收速度，斜率大，吸收快；斜率小，吸收慢。②浓度-时间曲线的下降段，主要反映药物的消除，下降速率快，药物消除快；下降速率慢，则药物消除慢。

二、房室模型

在药代动力研究中，为了便于进行动力学分析，常采用数学模型，其假设人体为一个系统，内部分成若干抽象的房室（即房室模型，compartment model），药物进出各房室的速率相等。常用的为一室和二室模型。

1. 一室模型（one compartment open model）　将机体看作一个均匀的整体，用药后药物进出血循环和各组织器官的速率相等，瞬间达到动态平衡，再以一定速率从机体消除，称此系统为一室模型（图3-5A）。血药浓度单相下降，其反映消除过程，将浓度对数-时间作图，C-T 曲线下降段为一直线。

2. 二室模型（two compartment open model）　将机体分成中央室（包括血液和血流丰富的组织如肾、脑、心、肝等）和外周室（血流缓慢的组织如肌肉、皮肤、脂肪等）（图3-5B），药物首先进入中央室，并在中央室瞬间达到平衡，然后向外周室转运，此时血药浓度快速下降；转运达到平衡后血药浓度缓慢下降，缓慢下降段由消除决定。将浓度对数-时间作图，血药浓度快速下降段称分布相，缓慢下降段称消除相。中央室及周边室之间的转运是可逆的，但药物只能从中央室消除。

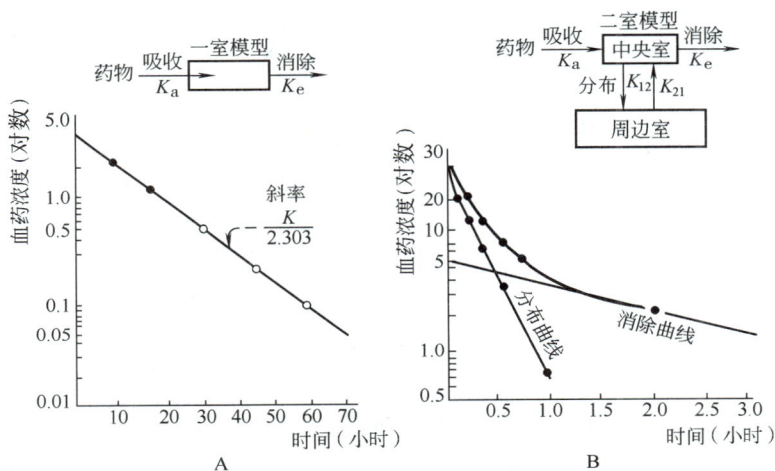

图 3-5　一室和二室模型示意图

三、药物消除类型

药物消除过程的动态规律，均可用速率方程（rate process）表达。药物消除的速率过程分为一级、零级和米氏速率过程。

1. 一级动力学（first-order kinetics）　又称恒比消除，是指药物消除速率与血药浓度呈正比，即单位时间内消除恒定比例的药量。血药浓度与时间呈指数曲线、血药浓度的对数-时间图为一直线（图3-6A）。大多数药物在体内的消除属一级动力学类型。

一级动力学的数学方程：

$$\frac{\mathrm{d}C}{\mathrm{d}t} = -K_e C$$

式中 C 为药物浓度，$\mathrm{d}C/\mathrm{d}t$ 表示药物消除速率，K_e 为消除速率常数。

积分后得血药浓度-时间方程：

$$C_t = C_0 e^{-K_e t}$$

若以 C_0 为起始血药浓度，C_t 为经 t 时间后的血药浓度。

2. 零级动力学（zero-order kinetics）　也称恒量消除，是指药物消除速率为恒定的常数，即单位时间内消除恒定的药量。血药浓度与时间呈直线（图3-6B）。

零级动力学的方程：

$$\frac{\mathrm{d}C}{\mathrm{d}t} = -K_0 C^0 = -K_0$$

式中 K_0 是零级动力学消除速率常数。

3. 非线性动力学 此类动力学过程较为复杂，高浓度时是零级动力学，而低浓度时是一级动力学（图 3-6B），符合酶动力学的 Michaelis-Menten kinetics 过程。符合此类消除的药物常以主动转运或易化扩散方式转运或主要经代谢消除，当药物达到一定浓度后，转运体和代谢酶会出现饱和现象，此时消除速率恒定，再增加药量仍以最大消除速率消除即零级消除，在浓度降低时再以一级动力学消除。

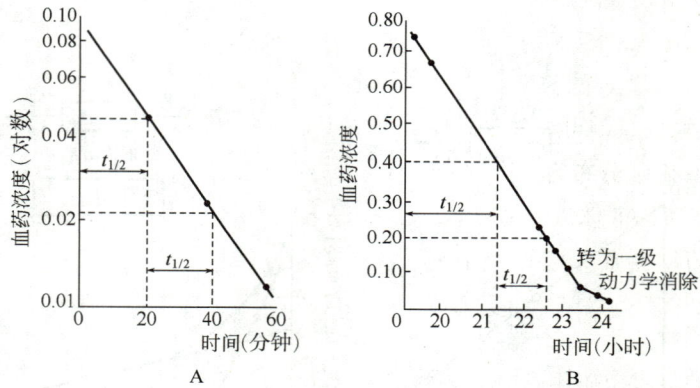

图 3-6 一级消除和非线性消除曲线

在临床常用的药物中，如阿司匹林、茶碱、苯妥英钠等在治疗剂量时，血药浓度按一级动力学消除；在血药浓度过高时，以零级动力学消除。认识和理解非线性动力学对于指导临床用药具有重要的意义。

四、基本药动学参数

1. 吸收参数——生物利用度（bioavailability，F） 生物利用度是指血管外给药时药物被机体吸收利用的程度，即吸收进入体循环的药量与给药量的比值。在药动学研究中通常用曲线下面积（area under the concentration-time curve，AUC）反映体内药物的相对量。AUC 是指由坐标轴与浓度-时间曲线围成的面积（图 3-7）。血管内给药如静脉给药的 AUC 最大。生物利用度分为绝对生物利用度和相对生物利用度。

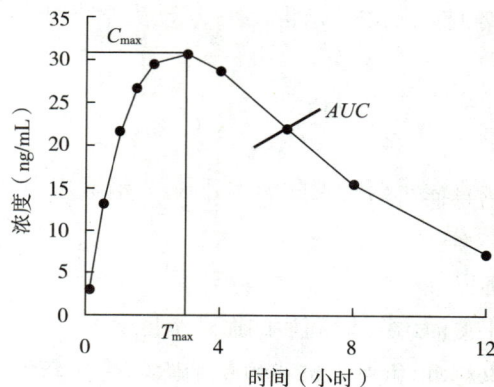

图 3-7 AUC、C_{max} 与 T_{max}

$$绝对生物利用度 = \frac{AUC_{血管外}}{AUC_{血管内}} \times 100\%$$

绝对生物利用度反映药物的吸收率，静脉给药生物利用度为100%；血管外给药时，受到一些因素的影响，生物利用度＜100%。

$$相对生物利用度 = \frac{AUC_{供试药}}{AUC_{参比药}} \times 100\%$$

相对生物利用度反映药物制剂的质量，影响因素包括药物的粒径大小、药物晶型、处方中赋形剂的性质与种类、制剂工艺、药物剂型以及处方中其他相关物质、首过效应等影响。某些药物因不同厂家生产，或同一厂家不同批号的产品，生物利用度可能有明显的差异，如不同厂家的地高辛生物利用度可以相差4倍以上。

评价药物的吸收特性，除了用生物利用度反映吸收程度外，吸收速度也很重要。药峰浓度（peak concentration，C_{max}）的高低可反映药物吸收程度的大小和吸收速度的快慢；达峰时间（peak time，T_{max}）的长短，可反映吸收速度的快慢（图3-7）。

2. 分布参数——表观分布容积（apparent volume of distribution，V_d） 表观分布容积指体内药量按血药浓度计算所需的体液量，其为体内药量与血药浓度的比值，单位为L或L/kg。D为体内总药量，C_0为药物在血浆与组织间达到平衡时的血浆药物浓度。

$$V_d = \frac{D}{C_0}$$

表观分布容积并非药物在体内占有体液的真实容积，不代表某特定生理空间的大小，因此称为表观分布容积。表观分布容积反映药物在体内的分布特点，V_d在0.14～0.29L/kg，表明药物主要在细胞外分布，如磺胺类药物；V_d在0.3～0.4L/kg，表明药物主要在细胞内分布；V_d接近0.6L/kg，则为细胞内外分布，如苯妥英钠及安替比林等。当分布容积过大时，如对70kg成人，$V_d > 100L$则表示药物集中分布至某个器官中。

3. 消除参数——半衰期（half life，$t_{1/2}$） 半衰期指血药浓度降低一半所需要的时间，也称血浆半衰期，单位为小时或分钟。在一级动力学，半衰期是一常数。$t_{1/2}$可从消除速率常数K_e计算。

$$t_{1/2} = \frac{0.693}{K_e}$$

药物$t_{1/2}$的重要意义：①反映药物从体内消除的速率，根据药物$t_{1/2}$的长短，可将药物分为5类：超短效为$t_{1/2} \leq 1$小时，短效为1～4小时，中效为4～8小时，长效为8～24小时，超长效为$t_{1/2} \geq 24$小时。②可用于计算药物从体内清除的时间，经过4～5个半衰期体内药量消除95%～97%，药物可从体内基本消除。③可用于计算多次用药达到稳态的时间和确定多次用药的给药间隔时间和调整给药方案。

五、多次给药的血药浓度-时间曲线

在临床治疗中大多数药物是通过重复给药达到有效治疗浓度，并维持在一定水平。多次用药采用等量等间隔给药方案时，血药浓度波动性上升，4～5个$t_{1/2}$后C-T曲线在某一水平范围内波动，即到稳态血浆浓度（steady state plasma concentration，C_{ss}）（图3-8）。稳态时，药物进入体内的药量与消除量达到动态平衡时；血药浓度在稳态高限和低限之间水平波动；水平波动的平均值称为坪值，稳态血浆浓度又称坪值浓度（plateau concentration）。

坪值浓度具有如下特点：①坪值浓度的高低与剂量成正比。②在每日用药总量不变的情况下，坪值浓度上下限的波动幅度与每次用药总量成正比，对于有效浓度与中毒浓度接近的药物，分服次数多些更妥当。③趋坪时间血药浓度接近 95% 坪值浓度的时间，需 4～5 个 $t_{1/2}$。

如每个半衰期间隔给药 1 次，在第一次用药时，给予两倍的剂量（即首量加倍），则可立即达到坪值浓度（图 3-8）。在临床用药中，需将稳态血浆浓度控制在治疗血药浓度范围内。

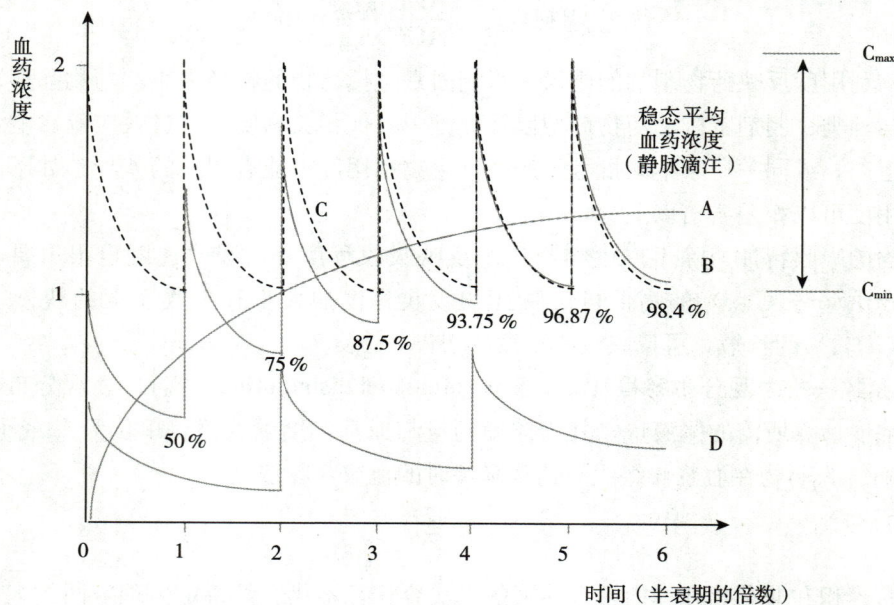

图 3-8 多次给药的血药浓度-时间曲线

A. 静脉滴注，$D_m/t_{1/2}$；B. 静脉注射，$D_m/t_{1/2}$；C. 静脉注射，$2D_m\cdots D_m/t_{1/2}$；

D. 静脉注射，$\frac{1}{2}D_m/2t_{1/2}$（D_m：维持剂量）

扫一扫，查阅本章数字资源，含PPT、音视频、图片等

药物在机体内产生的药理作用是药物和机体相互作用的结果，受药物和机体的多种因素影响。这些因素往往会导致药物代谢动力学差异（pharmacokinetic variation）和药物效应动力学差异（pharmacodynamic variation）。这两方面的变异，均能引起药物反应个体差异（interindividual variation）。药物反应的个体差异，在绝大多数情况下，只是药物产生的作用大小或是作用时间长短不同，但药物作用性质没有改变；少数情况下，药物作用出现"质"的差异，产生了不同性质的反应。在临床用药时，应熟悉各种因素对药物作用的影响，根据个体的情况，选择合适的药物和剂量，做到用药个体化。

第一节　药物因素

一、剂量

剂量不同，同一药物对机体作用的强度也不一样，如苯巴比妥低于阈剂量，不产生任何效应，但随着剂量的增加，依次产生镇静、催眠、抗惊厥、抗癫痫等作用，甚至可使中枢麻痹，引起机体死亡。

二、剂型、生物利用度

药物可制成多种剂型，采用不同的途径给药，如供口服给药的有片剂、胶囊、口服液；供注射用的有水剂、乳剂、油剂；还有控制释放速度的控释剂。一个药物的不同剂型对药物的吸收快慢、起效时间、维持时间等均有影响，如注射剂的水溶液较油剂或混悬液吸收快，而作用维持时间较短；口服制剂中的溶液剂比片剂、胶囊容易吸收。

缓释剂（slow release formulation，SLF）可使药物按一级速率缓慢释放而吸收，缓释剂有延迟释放剂（extended release formulation）和持续释放剂（sustained release formulation）。控释剂（controlled release formulation，CLF）可以控制药物按零级动力学恒速或近恒速释放，以保持恒速吸收，如透皮贴剂（transdermal patch）。靶向制剂是药物接上一载体，使药物导向分布到靶细胞，可提高疗效，减少不良反应。同一剂型如生物利用度不同，也可使进入体循环的药量明显不同。

三、给药途径

不同给药途径对药物的吸收、分布、转化和排泄都有较大影响，从而影响药物效应的强弱，

甚至会改变作用性质。如硫酸镁口服产生导泻作用，肌内注射则阻断神经肌肉耦联，产生肌松作用。

四、给药时间、给药间隔时间及疗程

1. 给药时间 确定适当的给药时间，应从药物性质、对胃肠道刺激性、病人的耐受能力和需要药物产生作用的时间来考虑。一般情况下，饭前服药吸收较好，发挥作用较快；饭后服吸收较差，显效也较慢。对胃肠道有刺激性的药物宜饭后服；催眠药宜睡前服用。人体机能活动昼夜变化对某些药物作用有一定影响，研究药物作用昼夜变化规律的药理学分支，称为时辰药理学（chronopharmacology）。如肾上腺糖皮质激素的分泌具有昼夜节律性变化的特点，每日上午 8～10 时为分泌高峰，随后逐渐下降，24 时左右分泌最低。这是由 ACTH 分泌的昼夜节律所引起。而在血浆中皮质激素的自然峰值时，垂体对血中皮质激素的敏感性远较其他时期为低。临床可根据糖皮质激素分泌的昼夜节律性，于清晨 7～8 时给予，引起的肾上腺皮质功能抑制比其他时间相对较小，可减轻长期用药引起的不良反应。

2. 给药间隔时间 一般以药物的半衰期为参考依据，还应根据病人的病情和病程需要而定。不按规定间隔时间用药，血药浓度会产生很大波动，过高可发生毒性反应，过低则无效。

3. 疗程 是指为达到一定治疗目的而连续用药的时间。疗程是根据病情及病程决定的，一般在症状消失以后即可停止用药。对于某些慢性病及感染性疾病应按规定的时间持续用药，以避免疾病复发或加重。

五、反复用药

1. 药物的依赖性 某些药物长期使用后会产生依赖性（表 4-1）。依赖性又分为精神依赖和躯体依赖，若患者对药物不仅产生精神依赖性，还有躯体依赖性，一旦停止给药，患者表现出精神和躯体生理功能紊乱的戒断症状，则称为成瘾性。药物滥用，尤其是兴奋药或麻醉药的滥用是引起依赖性的重要问题，轻者全身不适，重者出现抽搐，可危及生命。

表 4-1 依赖性药物的分类

分类	精神依赖	躯体依赖
吗啡型	○	○
巴比妥类、乙醇型	○	○
安非他明型	○	×
可卡因型	○	×
尼古丁型	○	△
大麻	○	×
致幻剂	○	×
有机溶剂	○	×

注：○ = 有；△ = 有，但很弱；× = 无，或极弱。

2. 耐受性（tolerance） 指同一药物连续使用过程中，会出现药效逐渐减弱，需加大剂量才能产生相同的药效；但在停用一段时间后，机体仍可恢复原有的敏感性。少数患者存在先天耐受性，也称低敏性。产生耐受性的主要原因可能是药物的药动学改变（如吸收减少、转运受阻、消除加快及肝药酶的诱导作用等）和药效学改变（如机体调节功能适应性改变、受体的脱敏调节等）。根据耐受性的产生时间或表现形式可分为两种情况：

（1）快速耐受性（tachyphylaxis）　在短期内连续用药数次后立即发生的耐受现象。例如，短期内反复使用麻黄素、酪胺、安非他明、甲基苯丙胺等间接作用的肾上腺素受体激动药，由于囊泡内的去甲肾上腺素迅速耗竭而导致作用减弱。

（2）交叉耐受性（cross tolerance）　指机体对某药产生耐受性后，对同类的另一药敏感性也降低的现象。

3. 耐药性（resistance）　化疗药长时间使用后，病原体或肿瘤细胞对药物的敏感性降低，称耐药性或抗药性，此时往往需加大剂量才能有效，或不得不改用其他药物。产生耐药性的原因可能主要是病原体发生基因变异。抗病原体药同样可产生快速耐药性和交叉耐药性。

4. 增敏性及撤药症状　某些药物长期用药后，机体对药物的敏感性增强，例如应用β受体拮抗药普萘洛尔治疗高血压，可使β受体发生向上调节，对药物的敏感性增强，长期用β受体阻断药者如突然停药，可发生撤药症状，产生高血压、快速型心律失常、心绞痛加剧、急性心力衰竭等。

六、联合用药

联合用药（drug combination）指为了达到治疗目的而采取的两种或两种以上药物同时或先后应用。联合用药往往会发生体内或体外药物之间的相互影响。药物相互作用（drug interaction）指同一时间或间隔一定时间两种或两种以上药物合用，药物与药物之间或药物与机体之间产生的相互影响。广义上讲，药物相互作用应包括发生在体外的药剂学上的配伍禁忌和发生在体内的药理学上的疗效及毒性的增强或减弱。一般而言，用药种数越多，不良反应发生率也越高。如2～5种药合用，不良反应发生率为4%，6～10种时则为10%。有时可能在停用一种药物后发生不良反应，也应注意。药物配伍禁忌（incompatibility）指两种或两种以上药物调配在一起时，发生的物理或化学反应，如混浊、沉淀、变色、减效、失效或产生有害物质。例如，去甲肾上腺素或肾上腺素在碱性溶液中易氧化而失效；生物碱水溶液遇酸、碘化物，则易发生沉淀。药物在体内的相互作用包括药动学和药效学两个方面。

1. 药动学方面

（1）妨碍吸收

1）改变胃肠道pH值　有些药物可改变胃肠道的pH值而影响其他药的解离度，进而影响其吸收。如抗酸药可增加弱酸性药物磺胺类、氨苄青霉素的解离度，因而吸收减少，但可促进某些弱碱性药物的吸收。

2）吸附、络合或结合　氢氧化铝凝胶可吸附氯丙嗪；考来烯胺能与洋地黄、性激素、甲状腺素、四环素、保泰松、苯巴比妥、口服抗凝血药、噻嗪类利尿药等结合；四环素类与钙、镁或铝等离子能形成不溶性络合物；浓茶中含大量鞣酸，可与铁制剂或生物碱发生沉淀，因而阻碍吸收。

3）影响胃排空和肠蠕动　多数药物主要在小肠上段吸收，抗胆碱药能延缓胃排空，减慢肠蠕动，使同服的对乙酰氨基酚吸收减慢，也可使胃肠道中左旋多巴的代谢量增加，导致吸收量大大减少。

4）肠壁功能的改变　有些药物（如细胞毒类等）损伤肠黏膜，减少其他药的吸收。

（2）竞争血浆蛋白结合　许多药物能与血浆蛋白呈可逆性结合，酸性药物与血浆蛋白的结合要比碱性药物的结合更强。如乙酰水杨酸、对乙酰氨基酚与血浆蛋白结合力强，可将双香豆素类从血浆蛋白结合部位置换出来，抗凝血作用增强。早产儿或新生儿服用磺胺类或水杨酸类，由于药物与血浆蛋白结合，可将胆红素从血浆蛋白置换出来，引起脑核性黄疸症。

（3）影响生物转化

1）影响肝药酶　许多药物诱导或抑制肝药酶而影响其他药物在体内的生物转化，从而使其半衰期、药理作用及不良反应等发生改变。如异烟肼能抑制肝药酶，可使同时合用的甲苯磺丁脲的药理作用和毒性增加。

2）影响非微粒体酶　有些药物通过影响非微粒体酶，而改变受此酶代谢的药物生物转化。如单胺氧化酶抑制药可延缓单胺类药物代谢，使这些药物的升压作用和毒性反应增加；别嘌呤醇能抑制黄嘌呤氧化酶，使 6-巯基嘌呤及硫嘌呤的代谢减慢、毒性增加。

（4）影响药物排泄

1）影响尿液 pH 值　有些药物可影响尿液的 pH 值，从而影响药物的解离度。尿液呈酸性时可使弱碱性药解离型增多，使抗组胺药等在肾小管的重吸收减少，排出量增加。同样，尿液呈碱性时可使弱酸性药排出量增多。

2）竞争转运载体　许多弱酸性药物及其代谢产物可从肾近曲小管主动转运分泌，如水杨酸类、丙磺舒、乙酰唑胺、呋塞米、对氨基水杨酸、青霉素、头孢噻啶等。当这些药物合用时，排泄均可减少，使作用或毒性增加。

2. 药效学方面

（1）协同作用（synergism）　指药物合用后原有作用或毒性增加，可分为 3 种情况。

1）相加作用（additive effect，summation）　两药合用后的作用是两药分别作用的代数和，如阿司匹林与对乙酰氨基酚合用时，解热镇痛作用相加；链霉素、庆大霉素、卡那霉素或新霉素之间联合用药时，对听神经和肾脏的毒性反应相加。

2）增强作用（potentiation）　两药合用后的作用大于它们分别作用的代数和，如磺胺甲噁唑与甲氧苄啶合用，使抗菌作用增加数倍至数十倍，甚至出现杀菌作用。

3）增敏作用（sensitization）　指一药可使组织或受体对另一药的敏感性增强，如可卡因可抑制交感神经末梢对去甲肾上腺素的再摄取，使去甲肾上腺素或肾上腺素作用增强。

（2）拮抗作用（antagonism）　指药物合用后原有作用或毒性减弱。根据其产生机制可分为 4 种情况，即药理性、生理性、生化性、化学性拮抗，前两种情况较重要。

1）药理性拮抗（pharmacological antagonism）　即一种药物与特异性受体结合，阻止激动药与此种受体结合。如纳洛酮可拮抗吗啡的作用，普萘洛尔可拮抗异丙肾上腺素的作用。

2）生理性拮抗（physiological antagonism）　即两个激动药分别作用于生理作用相反的两个特异性受体。如组胺可作用于 H_1 受体，引起支气管平滑肌收缩；肾上腺素可作用于 β 受体，使支气管平滑肌松弛。

3）化学性拮抗（chemical antagonism）　如重金属或类金属可与二巯基丙醇结合成络合物而排泄，中毒时可用其解救；肝素是抗凝血药，带强大负电荷，过量可引起出血，此时可静脉注射鱼精蛋白，后者是带强正电荷的蛋白，能与肝素形成稳定的复合物，使肝素的抗凝血作用迅速消失。

4）生化性拮抗（biochemical antagonism）　即拮抗作用通过生化反应而产生，如苯巴比妥能诱导肝药酶，使苯妥英钠等药的代谢加速，作用减弱。

（3）无关作用　指联用后的效果未超过其中作用较强者，或各自发挥相应作用，互不干扰。

第二节　机体因素

一、生理因素

1. 年龄　人体的许多生理功能、体液或脂肪与体重的比例、血浆蛋白含量、代谢酶的活性等，因年龄不同可出现较大差异，从而影响药物的药效学和药动学。

（1）儿童　儿童期分为新生儿期（出生到满月）、婴儿期（满月到 1 岁）、幼儿期（1～5 岁）和学龄期（6～12 岁）。

1）药物的吸收　新生儿胃液的 pH 值较低，胃内容物的排出也比较需要时间，药物的吸收比较慢。但青霉素类药物也因此在胃内的分解减少，吸收反而较成人为好。婴儿期以后的药物吸收则基本上与成人相同。

2）药物的分布　新生儿的血浆蛋白只有成人的 80％左右，α_1 酸性糖蛋白浓度不到成人的 10％，因此当给予蛋白质结合率高的药物时，游离型药物的浓度会增加。新生儿体内水分的含量为体重的 70％，比成人（55％）要高，如果按相同比例的千克体重给药，水溶性药物的血药浓度会降低，脂溶性药物的血中浓度则会升高。

3）药物的代谢　第 I 相反应：虽然新生儿期肝脏功能尚未完全发育好，但随后一年内即可发育成熟，而其肝脏的重量占体重的比例较成人为高（1～2 岁最高），因此，对某些药物来说（如茶碱类），婴儿期以后的肝脏代谢功能按体重计算，则相对较成人为高。第 II 相反应：新生儿期的硫酸结合功能与成人无异，但甘氨酸和葡萄糖醛酸的结合功能还比较差（3 个月时可达成人水平），因此，新生儿对胆红素、氯霉素结合代谢不足，易发生高胆红素血症和灰婴综合征。

4）药物的排泄　新生儿的肾小球滤过率和肾小管分泌机能都比较差，因此对氨基糖苷类和青霉素类的清除率比较低，需要 6 个月才能达到成人水平。

（2）老年人　老年人由于生理功能逐渐减退，血浆蛋白浓度降低，肝血流和肝药酶的活性降低，肾血流、肾小球滤过和肾小管功能减弱而使药物的消除减慢，虽然对药物的吸收功能也降低，但综合结果是血中的游离型药物浓度增多，作用或毒性增强。

1）药物的吸收　老年人的胃内容物的排出时间会有所延长，但药物的吸收却不会因为年龄增长而变化。

2）药物的分布　随着年龄的增加，老年人细胞外液的量会逐渐减少，而身体脂肪却会增加，因此，水溶性药物的分布容积会降低，血药浓度会增高；与此相反，脂溶性药物的分布容积会增加，血药浓度会降低。此外，老年人的血浆白蛋白浓度比较低，白蛋白结合率比较高的药物（如华法林、苯二氮草类等）的游离型浓度升高，作用增强。

3）药物的代谢　随着年龄的增加，老年人的肝脏重量和肝血流量都会减少，对那些代谢与肝脏血流量多少有很大关系的药物（如普萘洛尔、利多卡因等）的清除率下降，血药浓度会升高。肝脏重量减少也使那些主要依靠肝药酶进行代谢的药物（如苯二氮草类、茶碱类）的清除率下降。但药物代谢的第 II 相反应不会因年龄增加而受到影响。

4）药物的排泄　随着年龄的增加，老年人的肾小球滤过率会减低，因此，药物从肾脏的排出减少（如氨基糖苷类、地高辛等）。值得注意的是临床上常以肌氨酸酐（creatinine）来测定肾功能，由于老年人的肌肉会减少，因此，即便血清肌氨酸酐是正常的，实际上也可能存在肾功能低下。

2. 性别 女性有月经、妊娠、分娩、哺乳期等特点，用药时应注意。月经期和妊娠期禁用剧泻药和抗凝血药，以免月经过多、流产、早产或出血不止。有些药物能通过胎盘进入胎儿体内，对胎儿生长发育造成影响，严重的可导致畸胎，故妊娠期用药应十分慎重。临产前禁用吗啡，以免抑制胎儿的呼吸。哺乳期用药应注意某些药物从乳汁排出影响乳儿（表4-2）。

表 4-2　妊娠 16 周以后对孕妇或胎儿产生毒性作用的药物

药物	毒性反应
非甾体类抗炎药	动脉堵塞、分娩延迟
氨基糖苷类抗生素	孕妇和胎儿的第Ⅷ对脑神经损害
大环内酯类抗生素	孕妇肝功能损害
磺胺类抗菌药	新生儿高胆红素血症
氯霉素类抗生素	新生儿灰婴综合征
苯二氮䓬类镇静催眠药	新生儿肌张力下降，嗜睡等
雄性激素	女性胎儿性器官男性化
抗甲状腺药	胎儿和新生儿甲状腺肿大，胎儿甲状腺机能低下
糖皮质激素	胎儿和新生儿肾上腺皮质功能不全
米索前列醇	诱发子宫收缩

3. 个体差异 在基本情况相同时，大多数病人对同一药物的反应是相近的，但也有少数人会出现与多数人在药物作用性质和作用强弱方面的差异。产生个体差异的原因是广泛而复杂的，主要是药物在体内的过程存在差异，相同剂量的药物在不同个体中的血药浓度不同，以致作用强度和持续时间有很大差异。故临床上对作用强、安全范围小的药物，应根据病人情况及时调整剂量，实施给药方案个体化（individualization）。药物作用有时也可表现为质的差异。

（1）高敏性（hypersensitivity）　是指对药物的反应特别敏感，很小量就能产生其他人常用量时产生的作用。如静注异戊巴比妥的麻醉剂量，一般为 12mg/kg，高敏性病人 5mg/kg 就可生效。

（2）低敏性（hyposensitivity）　是指少数人对药物反应特别不敏感，需加大剂量才能有效。如静注异戊巴比妥的麻醉剂量，低敏性病人需 19mg/kg 才有效。

（3）特异质反应（idiosyncrasy）　是指个别病人用药后，出现与一般性质不同的反应。主要由于遗传因素所致。常见有以下几方面：

1）药物代谢酶异常　许多药物如异烟肼、对氨基水杨酸、普鲁卡因胺、磺胺类等需在肝乙酰基转移酶作用下经乙酰化灭活，其灭活速度取决于此酶的多少。乙酰化速度在人群中有明显差异，一般分为慢乙酰化（缓慢灭活）和快乙酰化（快速灭活）两型。

慢乙酰化型：在不同地区种族间差异很大，黄种人 10%～20%，美国的白人和黑人约 50%，因纽特人仅 5% 是慢乙酰化型。慢乙酰化型者口服一次剂量的异烟肼后，血浆药物浓度为 4～5μg/mL，血浆 $t_{1/2}$ 为 2～4.5 小时，所以慢乙酰化型者长期服用异烟肼约有 23% 的人患多发性外周神经炎。

快乙酰化型：中国人快乙酰化型者约占 49.3%，快乙酰化型者口服一次剂量的异烟肼，血药浓度仅 1μg/mL，$t_{1/2}$ 为 45～100 分钟，快乙酰化型者服用异烟肼的多发性外周神经炎发生率较低。

琥珀胆碱给正常人注射后，作用只能维持数分钟，但某些遗传性假性胆碱酯酶缺乏者，作用可持续数小时，甚至引起呼吸肌麻痹。

2）非药物代谢酶异常　红细胞缺乏葡萄糖-6-磷酸脱氢酶（G-6-PD）是人类最常见的遗传缺陷，不同地区发生率也不同，我国长江流域约33％，广东约86％，美国黑人和菲律宾人则高达13％。此酶的缺乏引起还原型谷胱甘肽减少，这种病人服用治疗量的对乙酰氨基酚、阿司匹林、伯氨喹、磺胺类药、维生素K后，可能引起溶血性贫血。

药物吸收障碍：如少年型恶性贫血是由于胃内缺乏内因子，使维生素 B_{12} 在肠内不能吸收所致。

高铁血红蛋白还原酶缺乏：有些人缺乏高铁血红蛋白还原酶，不能使高铁血红蛋白还原成血红蛋白而出现紫绀。这些病人使用硝酸盐、亚硝酸盐及磺胺类药物，可使病情加重。

4. 种族　不同人种或民族的人群，对某些药物的反应会产生明显差异，如麻黄碱的扩瞳作用，对白种人很强，对黑种人很弱；黑种人服用去甲替林后血药浓度比白人高50％。

5. 精神因素　病人的心理状态和思想情绪可影响药物的疗效。如情绪激动可使血压升高，亦可引起失眠。患者如对疾病思想负担很重，与医护人员不协作，往往会使药物疗效下降。如果医护人员能对病人主动关心，进行心理引导，使其正确对待疾病，调动主观能动性，树立战胜疾病的坚强意志，就可减轻病人痛苦，有利于疾病的痊愈和康复。实验证明暗示亦可提高痛阈，有的病人服用无药理活性的物质（安慰剂）后也有肯定疗效。如高血压、消化性溃疡患者用安慰剂的有效率可达 20％～40％；对偏头痛病人，安慰剂有效率可达62％。

二、病理因素

1. 严重肝功能不全　肝脏对药物的代谢减慢，如使用甲苯磺丁脲等主要在肝脏转化失活的药物，其作用加强，持续时间延长。需要在肝脏经生物转化后才有效的药物如可的松、泼尼松在肝功能不全时则作用减弱。

2. 肾功能不全　使主要由肾脏排泄的药物如庆大霉素等排出减慢，$t_{1/2}$ 延长可达 10 倍，此时应减少用药剂量或延长给药的间隔时间，以防止蓄积中毒。

3. 心衰　心输出量减少，胃肠道淤血，药物在胃肠道的吸收减少，消除减慢，使普鲁卡因胺的达峰时间和 $t_{1/2}$ 可延长 1 倍以上。

4. 其他功能失调　如神经功能抑制时，能耐受较大剂量的中枢兴奋药，兴奋时则能耐受较大剂量中枢抑制药。内分泌功能失调等也可影响药物的作用。

5. 营养不良　可使血浆蛋白含量下降，血中游离型药物浓度增加。

6. 酸碱平衡失调　若出现血液 pH 值降低，可使血中的弱酸性药物（如阿司匹林）解离度减小，易进入细胞内。

7. 电解质紊乱　钠、钾、钙、氯等离子在细胞内外液中的浓度发生改变，也将影响药物的效应。如血钙升高时，可诱发强心苷类药物毒性反应。

第三节　其他因素

一、营养状态

营养不良者不仅体重较轻，且维生素、钙、镁等缺乏，蛋白质合成减少，血中游离型药物增多；肝脏微粒体酶活性降低，使药物代谢减慢，因脂肪组织减少，可影响药物的储存，使药物效应增强，半衰期延长，甚至引起毒性。研究表明，高蛋白质饮食者氨茶碱等的代谢高于高碳水化合物饮食者，低蛋白饮食可降低细胞色素 P_{450} 和 NADPH-450（辅酶Ⅱ-450）还原酶水平，使多种药物代谢减慢，可增加苯巴比妥等的毒性。食烤炙牛肉，因含有大量的多芳香烃化合物，可使氨茶碱等代谢加速。禁食和饥饿可使磺胺异噁唑排泄减少，甲苯磺丁脲分布下降。但急性短时饥饿不会出现上述药动学改变。

二、嗜好、饮食和环境

1. 长期饮酒或吸烟可诱导肝药酶，加速药物（如氨茶碱、咖啡因等）代谢，但急性酒精中毒可改变肝血流或抑制肝药酶活性而抑制药物代谢。

2. 生活与工作环境中的各种物质如空气中的粉尘、尾气排放物、水中的重金属离子、农作物中的杀虫剂等长期与人接触，最终都会改变肝药酶的活性，影响药物代谢。

第二篇
作用于传出神经系统的药物

　　神经生理学将神经系统分为中枢神经系统和外周神经系统。外周神经系统分为躯体神经和内脏神经，均有传出神经和传入神经。作用于传出神经系统的药物，其作用部位和作用机制都是通过影响传出神经末梢突触部位的某些生理生化过程从而产生拟似或拮抗传出神经的效应；作用于传入神经系统的药物，能可逆性地阻断感觉神经冲动的发生与传导过程，如局部麻醉药，使用药部位痛觉暂时消失，见"第十一章"，因而本篇重点介绍传出神经系统药物，此类药物种类繁多，临床应用广泛。

第一节　概　述

一、传出神经系统的解剖学分类

传出神经系统包括植物神经系统和运动神经系统（somatic motor nervous system，SMNS），其中植物神经系统亦称自主神经系统（autonomic nervous system，ANS）。自主神经自中枢神经系统发出后经过神经节中的突触更换神经元，然后才到达所支配的效应器，因此有节前纤维和节后纤维之分，因其主要支配心脏、平滑肌和腺体等效应器，故又称内脏神经。运动神经自中枢神经系统发出后，中途不更换神经元而直接抵达所支配的骨骼肌，形成运动终板协调其运动。

自主神经包括交感神经系统、副交感神经系统和肠神经系统。一般而言，交感神经的节前纤维较短，节后纤维较长；而副交感神经的节前纤维较长，节后纤维较短。肾上腺髓质直接受交感神经节前纤维支配。交感神经的功能在于促使机体适应环境的急骤变化，以保持为环境相对稳定。副交感神经的功能在于保护机体，积蓄能量，以利于休整。在具有交感神经与副交感神经双重支配的器官中，两者功能往往是相互拮抗的，而在其他一些情形如唾液腺则作用相似。在压力下（应激反应），交感神经活性增加；而在饱食和睡眠时，副交感神经活性居主导地位。当机体未处于这两种极端状态时，两个系统共同发挥持续的生理调节作用，使相应器官维持正常功能。

二、传出神经系统按递质分类

1. 神经递质　在神经系统功能活动中，神经元与神经元之间、神经元与效应器之间都是通过突触相联系的。神经递质（neurotransmitter）是指由神经元合成，突触前膜末梢释放，能特异性地作用于突触后膜受体，并产生突触后电位的信息传递物质。外周神经递质主要有乙酰胆碱（acetylcholine，Ach）、去甲肾上腺素（noradrenaline，NA）和肽类递质等。

2. 传出神经按递质分类

（1）胆碱能神经　当神经兴奋时，末梢释放乙酰胆碱，包括：①全部交感神经和副交感神经的节前纤维。②全部副交感神经的节后纤维。③极少数交感神经节后纤维（支配汗腺分泌和骨骼肌血管舒张的神经）。④运动神经。⑤支配肾上腺髓质的内脏大神经。

（2）去甲肾上腺素能神经　兴奋时神经末梢释放去甲肾上腺素，包括绝大部分交感神经节后纤维（图5-1）。

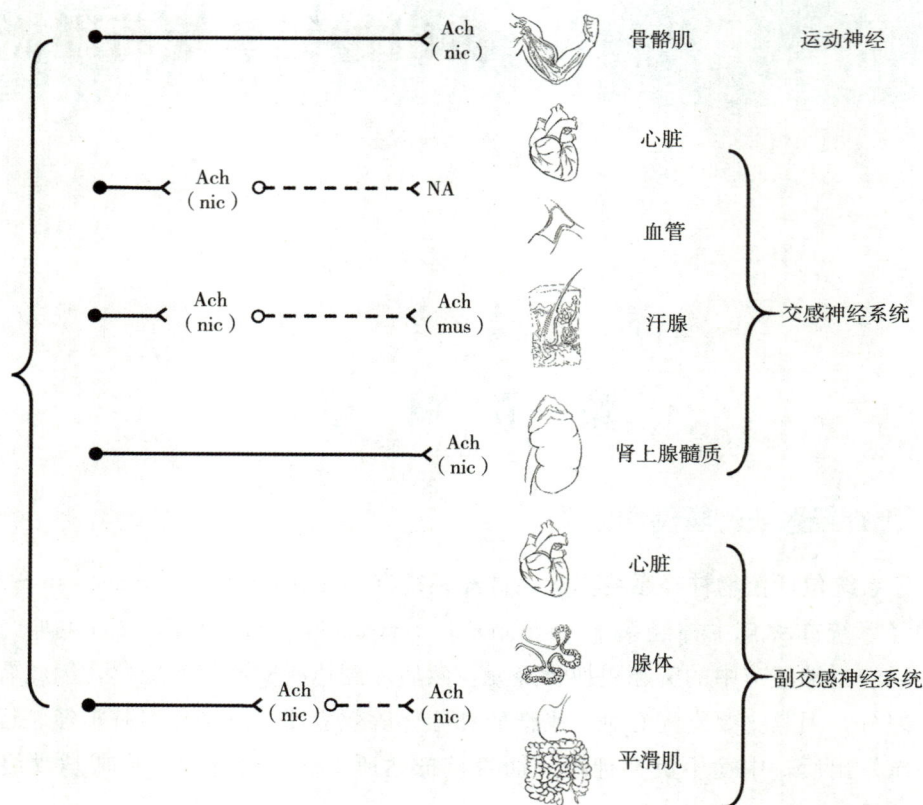

图5-1　传出神经系统递质分类及效应器官模式图
乙酰胆碱（Ach）；去甲肾上腺素（NA）；烟碱型（nic）；毒蕈碱型（mus）
节前纤维————；节后纤维------

肠神经系统由许多神经元组成，其细胞体位于肠壁的壁内丛，ENS细胞数多于脊髓。一些肠神经元在功能上可以充当机械感受器或化学感受器。该系统在药理学方面较交感神经或副交感神经系统更为复杂，其中涉及许多神经肽类和其他递质，如5-羟色胺（5-HT）、一氧化氮（NO）、血管源性肠肽（VIP）、三磷酸腺苷（ATP）、P物质（SP）和神经肽（NP），且其功能与交感和副交感神经系统不完全相同，因此不能归于上述两大类神经系统中。

第二节　传出神经系统的递质和受体

作用于传出神经系统药物的基本作用靶位在于传出神经的递质和受体（receptor）。药物可通过影响递质的合成、贮存、释放、代谢等环节或通过直接与受体结合而产生生物效应。

一、传出神经系统的化学传递学说和突触超微结构

（一）化学传递学说的发展

100 多年前，科学家们对于神经与神经间或神经与肌肉间的冲动传递是电传递还是由化学物质进行传递就已开始争论。1921 年德国科学家 Loewi 在著名的离体双蛙心灌流实验中发现，当迷走神经兴奋时，可以释放一种物质（"迷走神经素"），该物质能抑制另一个蛙心的收缩，后于 1926 年证明这种抑制物质就是乙酰胆碱。而对于交感神经，直到测定微量儿茶酚胺的特异性化学和生物学方法建立后，Von Euler 才在 1946 年证实哺乳动物的交感神经及其效应器内存在的拟交感物质为去甲肾上腺素。至此，传出神经系统的化学传递学说才得到确立并日臻完善。目前这一学说已被形态学、生理学、生物化学和药理学等学科的各种研究所证实。

（二）突触的超微结构

神经元之间或神经元与效应器的衔接处称突触（synapse），电子显微镜显示传出神经末梢与次一级神经元或效应器间并不直接相连，中间有宽 15～1000nm 的间隙，即突触间隙（synaptic cleft），内含黏多糖和糖蛋白。传出神经末梢靠近间隙的细胞膜称为突触前膜（presynaptic membrane），效应器或次一级神经元靠近间隙的细胞膜称为突触后膜（postsynaptic membrane）；突触前膜及突触后膜较一般神经元膜稍厚，约 7.5nm，突触即由突触前膜、突触间隙与突触后膜三部分构成。交感神经末梢分为许多细微的神经分支，分布于平滑肌细胞之间，其分支都有连续的膨胀部分，呈稀疏串珠状，称为膨体（varicosity）。每个神经元约有 3 万个膨体，每个膨体则含有 1000 个左右囊泡，囊泡内含有高浓度的去甲肾上腺素（胆碱能神经末梢囊泡内含大量乙酰胆碱），是递质合成、转运和贮存的重要场所。

二、传出神经的递质

（一）乙酰胆碱

乙酰胆碱主要存在于胆碱能神经末梢的胞质中，由胆碱和乙酰辅酶 A（acetyl coenzyme A，Acetyl-CoA）在胆碱乙酰化酶（choline acetylase，ChAT）的催化下合成，然后转运到囊泡中与 ATP 和蛋白多糖结合而贮存，囊泡随轴浆移动至神经末梢，部分 Ach 则以游离形式存在于胞浆中。当神经冲动到达时，突触前膜对 Ca^{2+} 通透性增高，Ca^{2+} 内流，促进囊泡膜与突触前膜融合并形成裂孔。递质及其他内容物通过裂孔排入突触间隙，这种方式称为胞裂外排。每次神经冲动可促使几百个囊泡排空，释放出的 Ach 与效应器细胞上的胆碱受体结合，使效应器产生兴奋或抑制效应。

Ach 作用的消失主要是在释放后数毫秒内被神经末梢部位的胆碱酯酶水解为胆碱和乙酸。1/3～1/2 的胆碱又被神经末梢重摄取，再合成 Ach（图 5-2）。

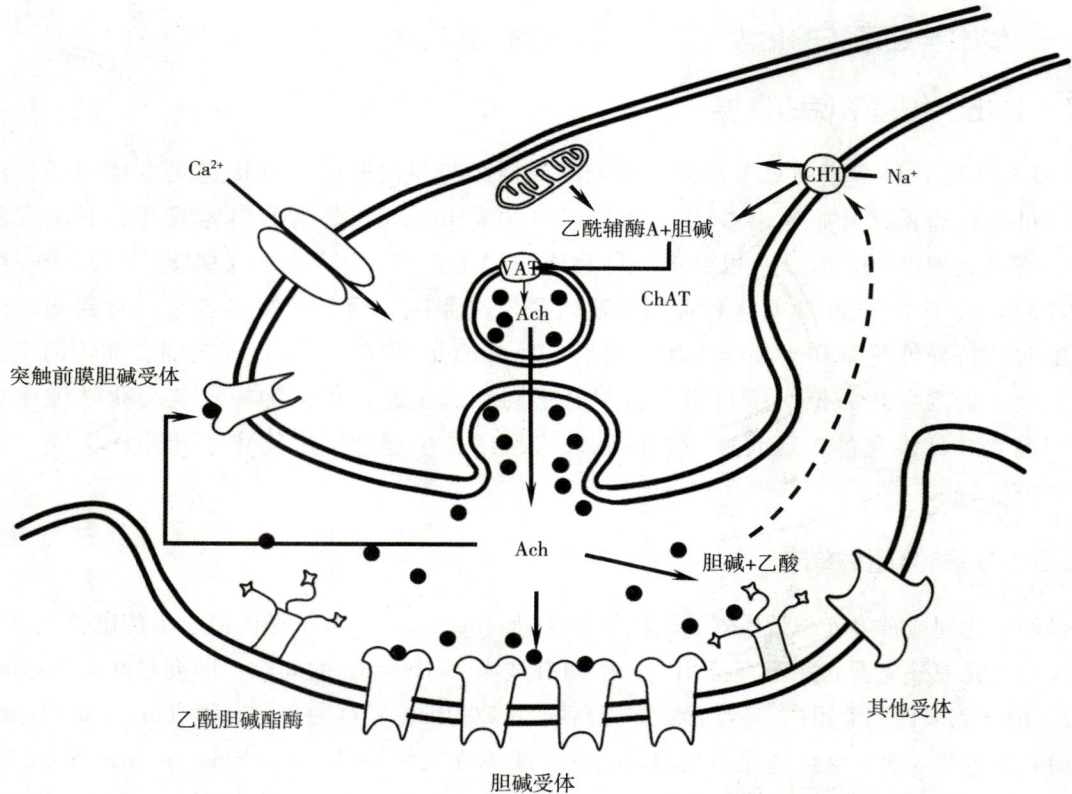

图 5-2 胆碱能神经末梢递质合成、贮存、释放和代谢
Ach：乙酰胆碱；VAT：乙酰胆碱载体；CHT：钠依赖性载体；ChAT：胆碱乙酰化酶

（二）去甲肾上腺素

去甲肾上腺素主要在去甲肾上腺素能神经末梢的膨体内合成，酪氨酸（tyrosine，Tyr）是合成 NA 的基本原料。血液中的酪氨酸由钠依赖性载体转运进入神经元后，在酪氨酸羟化酶催化下生成多巴，再经多巴脱羧酶作用生成多巴胺（dopamine，DA），然后进入囊泡内，经多巴胺 β-羟化酶的催化转变为 NA，并与 ATP 和嗜铬颗粒蛋白结合贮存于囊泡中。在肾上腺髓质中大部分 NA 在苯乙胺-N-甲基转移酶催化下进一步生成肾上腺素（adrenaline，epinephrine）。酪氨酸羟化酶是调节 NA 生物合成的限速酶，当胞浆中 DA 或 NA 浓度增高时，对该酶有反馈性抑制作用，酶活性减弱；反之则酶的活性增强。NA 合成后贮存于囊泡中，当神经冲动到达神经末梢时，促使 NA 释放。一种释放方式是同 Ach 一样通过胞裂外排，另一种是 NA 先从囊泡释放入胞浆，再通过突触前膜以弥散方式释放入突触间隙中。释放出的 NA 部分与效应器细胞膜上的 NA 受体结合，使效应器产生生理效应。

NA 的失活主要依赖于神经末梢的再摄取，这是一种主动转运过程，依赖于胺泵提供能量，是 NA 作用终止的主要方式。释放入突触间隙中的 NA 75%～90% 迅速通过突触前膜摄取入神经末梢内，大部分可进一步转运入囊泡中贮存，部分未进入囊泡的 NA 可被线粒体膜所含单胺氧化酶（MAO）灭活（摄取 1）。此外，非神经组织，如心肌、平滑肌等也能通过顺浓度差的被动转运再摄取 NA（摄取 2）。非神经组织中的 NA 摄取后并不贮存，而是很快被细胞内儿茶酚氧位甲基转移酶（COMT）和 MAO 所灭活，代谢物最终大部分形成 3-甲氧-4-羟扁桃酸（VMA）从尿中排出。另有少部分 NA 释放后从突触间隙扩散到血液中，被肝、肾等处的 COMT 和 MAO 所破坏。因此可以认为，摄取 1 为贮存型摄取，摄取 2 则为代谢型摄取（图 5-3）。

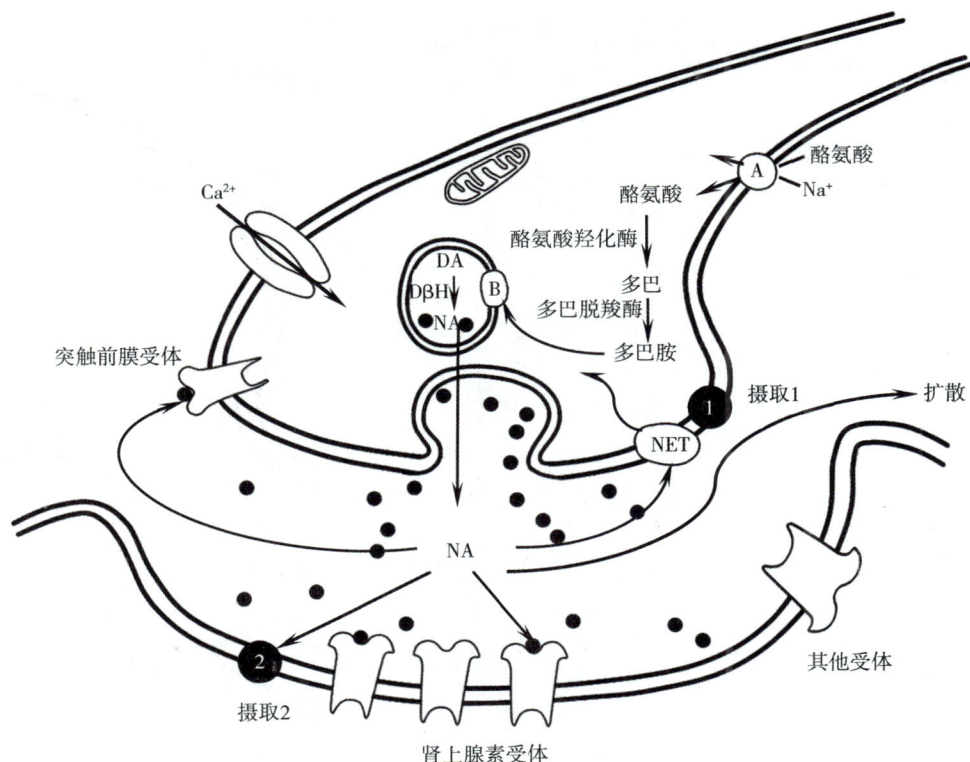

图 5-3 去甲肾上腺素能神经末梢递质合成、贮存、释放和代谢
NET：去甲肾上腺素载体；A：钠依赖性载体；B：单胺转运载体；
DA：多巴胺；DβH：多巴胺 β-羟化酶；NA：去甲肾上腺素

三、传出神经系统的受体

（一）受体的类别

受体是位于细胞膜上的一种特殊蛋白质，它能选择性地与一定的递质或药物结合，从而产生一定的效应。传出神经受体的分类与命名常根据能与之选择性结合的递质或药物而定。能与 Ach 结合的受体称为乙酰胆碱受体（acetylcholine receptors）。早期研究发现副交感神经节后纤维所支配的效应器细胞膜上的胆碱受体对以毒蕈碱（muscarine）为代表的拟胆碱药较为敏感，故把这部分受体命名为毒蕈碱型胆碱受体（简称 M 受体）。位于神经节和神经肌肉接头处的胆碱受体对烟碱（nicotine）敏感，称为烟碱型胆碱受体（简称 N 受体）。能与去甲肾上腺素或肾上腺素结合的受体称为肾上腺素受体（adrenoceptors），又可分为 α 肾上腺素受体（简称 α 受体）和 β 肾上腺素受体（简称 β 受体）。

1. 胆碱受体

（1）M 胆碱受体　运用分子克隆技术发现了 5 种不同基因编码的 M 受体亚型。通过药理学方法，以配体对不同组织的 M 受体相对亲和力不同，将 5 种亚型称为 M_1、M_2、M_3、M_4 和 M_5。不同组织中存在不同的受体亚型，但所有 5 种 M 受体亚型均可在中枢神经系统中发现，外周神经的 M 受体主要是 M_1、M_2 和 M_3 亚型。由于 M 受体亚型的功能不同，因此对受体亚型的研究有助于寻找特异性更高、副作用更小的药物。

（2）N 胆碱受体　N 胆碱受体根据其分布不同可分为神经肌肉接头 N 受体，即 N_M 受体（muscle-type nicotinic receptor），又称为 N_2 受体；神经节 N 受体（N_1 受体）和中枢 N 受体，称为 N_N 受体（neuron-type nicotinic receptor）（表 5-1）。

表 5-1 胆碱受体亚型、分布及其作用

受体	激动剂	拮抗剂	组织	效应
毒蕈碱型				
M₁	乙酰胆碱、卡巴胆碱氧化震颤素 MCN-A-343 他沙利定	阿托品、双环维林、奥昔布宁、托特罗定、异丙托铵、哌仑西平树蛇毒素 MT7	自主神经节腺体 CNS	去极化（延迟 EPSP）胃分泌
M₂	同 M₁	阿托品、双环维林、奥昔布宁、托特罗定、异丙托铵、tripitramine	CNS 心脏 窦房结 心房 房室结 心室	减慢自发性除极；超极化 减短动作电位时程；降低收缩强度 减慢传导速度 轻度降低收缩力
M₃	同 M₁	阿托品、双环维林、奥昔布宁、托特罗定、异丙托铵、达非那新	平滑肌 血管内皮 腺体	收缩 血管舒张 增加分泌
M₄	同 M₁	阿托品、双环维林、奥昔布宁、托特罗定、异丙托铵、树蛇毒素 MT7	CNS	运动增强
M₅	同 M₁	—	CNS	—
烟碱型				
Nᴍ	乙酰胆碱、卡巴胆碱、琥珀胆碱烟碱	筒箭毒碱、泮库溴铵、阿曲库铵、α-神经毒素（银环蛇毒素）	神经肌肉接头	终板去极化，骨骼肌收缩
Nɴ（神经节）	二甲基苯哌嗪地棘蛙素烟碱	美卡拉明、樟磺咪芬	自主神经节肾上腺髓质	节后神经元去极化；髓质细胞去极化，儿茶酚胺释放
Nɴ（CNS）	烟碱金雀花碱地棘蛙素	某些伴有部分亚型选择性药物	脑与脊髓	接头前控制神经递质释放

EPSP：兴奋性突触后电位；CNS：中枢神经系统。

2. 肾上腺素受体 α 受体亚型主要有 α₁ 和 α₂ 两种，其中 α₁ 和 α₂ 受体已被克隆出 6 种亚型，而 β 受体可进一步分为 β₁、β₂ 和 β₃ 3 种亚型（表 5-2）。

表 5-2 肾上腺素受体亚型、分布及其作用

受体	激动剂	拮抗剂	组织	效应
α₁	Epi≥NE≫Iso 去氧肾上腺素	哌唑嗪	血管平滑肌 尿道平滑肌 肝 肠平滑肌 心	收缩 收缩 糖原分解；糖异生 超极化和松弛 增强收缩力；心律失常
α₂	Epi≥NE≫Iso 可乐定	育亨宾	胰岛 β 细胞 血小板 神经末梢 血管平滑肌	减少胰岛素分泌 聚集 减少去甲肾上腺素分泌 收缩
β₁	Iso＞Epi≑NE 多巴酚丁胺	美托洛尔 CGP 20712A	心	增强收缩力、收缩频率和房室结传导

续表

受体	激动剂	拮抗剂	组织	效应
β_2	Iso>Epi≫NE 特布他林	ICI 118551 布他沙明	肾小球旁细胞 平滑肌（血管，支气管，胃肠道，尿道） 骨骼肌 肝	增加肾素分泌 松弛 糖原分解；钾摄取 糖原分解；糖异生
β_3	Iso≒NE>Epi BRL 37344	ICI 118551 CGP 20712A	脂肪组织	脂肪分解

Epi：肾上腺素；NE：去甲肾上腺素；Iso：异丙肾上腺素。

3. 多巴胺受体 选择性地能与多巴胺结合的受体称多巴胺受体（dopamine receptors），简称 D 受体。D 受体除存在于中枢外，外周有 D_1 受体亚型，主要位于肾、肠系膜、脑等血管平滑肌；D_2 受体亚型，主要分布于交感神经节、突触前膜和平滑肌效应器细胞膜。

（二）传出神经系统受体的结构及功能

1. M 胆碱受体 M 受体不同亚型的氨基酸序列一级结构已经清楚，共有 460～590 个氨基酸残基。M 受体属于与鸟苷酸结合调节蛋白（G 蛋白）耦联的超家族受体。M 受体激动后与 G 蛋白耦联，进而激活磷脂酶 C（phospholipase C），增加第二信使即肌醇-1,4,5-三磷酸（IP_3）和二酰基甘油（diacylglycerol，DAG）形成而产生一系列效应。M 受体激动可抑制腺苷酸环化酶的活性，并可激活 K^+ 通道或抑制 Ca^{2+} 通道。

2. N 胆碱受体 N 受体属于配体门控离子通道型受体。不同部位 N 受体的分子结构十分相似，如电鳐纯化电器官细胞膜 N 受体由 4 种亚基 α、β、γ、δ 组成，每个 N 受体由两个 α 亚基和 β、γ、δ 亚基组成五聚体，形成中间带孔跨细胞膜通道，即为 N 受体离子通道。两个 α 亚基上有激动剂 Ach 作用位点。当 Ach 与 α 亚基结合后，可使离子通道开放，从而调节 Na^+、K^+、Ca^{2+} 跨膜流动。当动作电位到达运动神经末梢时，突触前膜去极化而引起胞裂外排，释放的 Ach 可与神经肌肉接头的 N 受体结合，促使配体门控离子通道开放，细胞膜外 Na^+、Ca^{2+} 进入胞内，可产生局部去极化电位，即终板电位。当终板电位超过肌纤维扩布性去极化阈值时，即可打开膜上电压门控离子通道，此时大量 Na^+、Ca^{2+} 进入细胞，产生动作电位，导致肌肉收缩。

3. 肾上腺素受体 克隆研究显示该受体与 M 胆碱受体结构相似，α 受体和 β 受体也属 G 蛋白耦联受体，其特点为均有 7 个跨膜区段结构，效应产生都与 G 蛋白有关。这些受体由 400 多个氨基酸残基组成，每个跨膜区段具有由 20 余个氨基酸残基组成的亲脂性螺旋结构。7 个跨膜区段间形成 3 个细胞外区间环和 3 个细胞内区间环，其中第 5 和第 6 跨膜区间的细胞内环较长。当激动剂与受体结合后，可与 G 蛋白耦联，其中 α_1 受体激动剂可激动磷脂酶 C、D、A_2，增加第二信使 IP_3 和 DAG 形成而产生效应；α_2 受体激动则可抑制腺苷酸环化酶（AC），并由此使 cAMP 减少。所有 β 受体亚型激动后均能兴奋腺苷酸环化酶，使 cAMP 增加，产生不同效应。肾上腺素受体亚型激动后基本效应见表 5-3。

表 5-3　肾上腺素受体及其效应

受体	耦联 G 蛋白	基本效应
β_1	Gs	腺苷酸环化酶激活，L-型 Ca^{2+} 通道激活
β_2	Gs	腺苷酸环化酶激活
β_3	Gs	腺苷酸环化酶激活

续表

受体	耦联 G 蛋白	基本效应
α_1	Gq	磷脂酶 C 激活
	Gi	磷脂酶 D 激活
	Gq，Gi/ Go	磷脂酶 A_2 激活
α_2	Gi	腺苷酸环化酶活性降低
	Gi（β_γ亚单位）	K^+ 通道开放
	Go	抑制 Ca^{2+} 通道（L 型，N 型）

第三节　传出神经系统的生理功能

传出神经系统药物主要是通过直接作用于相应的受体或通过影响传出神经系统递质来发挥拟似或拮抗传出神经系统原有的功能，产生相应的药理作用。

机体多数器官都受去甲肾上腺素能神经和胆碱能神经的双重支配，而这两类神经兴奋所产生的效应又往往相互拮抗。当两类神经同时兴奋时，占优势的神经所产生的效应通常会显现出来。去甲肾上腺素能神经兴奋时，产生肾上腺素受体兴奋的效应，表现为心脏兴奋、皮肤黏膜和内脏血管收缩、血压升高、支气管和胃肠平滑肌舒张、瞳孔扩大等。胆碱能神经节前与节后纤维的功能有所不同，节后纤维兴奋时引起的 M 受体兴奋效应大致与上述作用相反；节前纤维兴奋时，可引起 N 受体兴奋和肾上腺髓质分泌的增加；运动神经兴奋时，引起 N 受体兴奋，表现为肌肉震颤、抽搐等。传出神经系统作用部位及其功能见表 5-4。

表 5-4　传出神经系统效应器及其生理功能

效应器		生理效应			
		交感神经		副交感神经	
		效应	受体	效应	受体
眼					
	虹膜				
	辐射肌	收缩	α_1		
	环状肌			收缩	M_3
	睫状肌	＜舒张＞	β	收缩	M_3
心脏					
	窦房结	加速	β_1，β_2	减慢	M_2
	异位起搏点	加速	β_1，β_2		
	收缩	增强	β_1，β_2	减弱＜心房＞	M_2
血管					
	皮肤、内脏血管	收缩	α		
		舒张	β_2		
	骨骼肌血管	＜收缩＞	α		
		舒张	M		
内皮				释放 EDRF	M_3
支气管平滑肌		舒张	β_2	收缩	M_3

续表

效应器	生理效应			
	交感神经		副交感神经	
	效应	受体	效应	受体
胃肠道				
胃肠平滑肌	舒张	α_2，β_2	收缩	M_3
括约肌	收缩	α_1	舒张	M_3
腺体			分泌增加	M_3
肠肌丛			激活	M_1
泌尿生殖道				
膀胱壁平滑肌	舒张	β_2	收缩	M_3
括约肌	收缩	α_1	舒张	M_3
子宫平滑肌（妊娠）	舒张	β_2		
	收缩	α	收缩	M_3
阴茎，精囊	射精	α	勃起	M_1
皮肤				
竖毛肌	收缩	α		
汗腺	分泌（主要由 M_3 受体引起）			
体温调节	增加	M		
大汗腺分泌（紧张）	增加	α		
代谢活动				
肝脏	糖异生	β_2，α_1		
	糖原分解	β_2，α_1		
脂肪细胞	脂肪分解	β_3		
	抑制脂肪分解	α_2		
肾脏	肾素释放	β_1		
胰腺泡	抑制分泌	α	促进分泌	M_3，M_2
胰岛（β细胞）	促进分泌	β_2		
	抑制分泌	α_2		
自主神经末梢				
交感			减少 NA 释放	M
副交感	减少 Ach 释放	α		

注：<　>内为弱势反应；EDRF：内皮源性舒张因子

第四节　传出神经系统药物的作用方式和分类

一、传出神经系统药物的作用方式

传出神经系统药物主要是通过直接作用于受体或影响递质而间接发挥作用。

（一）直接作用于受体

许多传出神经系统药物能直接与胆碱受体或肾上腺素受体结合，结合后如果产生与 Ach 或 NA 相似的作用，就称为拟胆碱药或拟肾上腺素药，统称激动药（agonist）；如果不产生或较少产生拟似递质作用，但妨碍递质与受体的结合，从而产生与递质相反的作用，就称为抗胆碱药或抗肾上腺素药，统称拮抗药（antagonist），相对于激动药而言则称为阻断药（blocker）。由于胆碱受体分为 M_{1-5}、N_m、N_n 等亚型，肾上腺素受体分为 α_1、α_2、β_1、β_2、β_3 等亚型，故本类药物又可分为选择性地作用于不同亚型受体的拟似药和拮抗药。DA 既能激动多巴胺受体，也能激动去甲肾上腺素受体，故仍归类为拟肾上腺素药。

（二）影响递质

某些药物通过影响递质的合成、释放、生物转化和贮存而影响突触间隙中递质的含量，间接影响受体的效应。

1. 影响递质的生物合成　此类药物较少。能抑制 Ach 生物合成的有宓胆碱（hemicholine）与三乙基胆碱（triethylcholine）；能抑制 NA 生物合成的有 α-甲基酪氨酸（α-methyltyrosine，α-MT）。此两类药目前尚无临床应用价值，仅作为实验研究的工具药。卡比多巴能抑制 DA 及 NA 的生物合成，可与左旋多巴合用治疗震颤麻痹。

2. 影响递质的转化　Ach 释放后，主要被 AchE 水解而失活。抗胆碱酯酶药通过抑制 AchE 的活性，减少 Ach 的破坏，从而发挥拟胆碱作用。如抗胆碱酯酶药新斯的明和有机磷酸酯类农药，就是通过抑制胆碱酯酶的活性，妨碍乙酰胆碱水解，使突触间隙中 Ach 浓度增高而产生拟胆碱作用，属于间接拟胆碱药。NA 作用的消失主要靠突触前膜的再摄取，因此，现有的 MAO 抑制药或 COMT 抑制药并不能成为理想的外周拟肾上腺素药。

3. 影响递质的释放　有些药物通过促进神经末梢释放递质而发挥作用。如氨甲酰胆碱除直接作用于胆碱受体外，还可促进 Ach 的释放发挥拟胆碱作用。麻黄碱、间羟胺除直接与受体结合外，还可促进 NA 在神经末梢的释放而发挥拟肾上腺素作用。溴苄胺能抑制肾上腺素能神经末梢释放 NA 而发挥抗肾上腺素作用。

4. 影响递质的再摄取和贮存　有些药物通过影响递质在神经末梢的再摄取和贮存而发挥作用。如利血平主要是抑制去甲肾上腺素能神经末梢中囊泡对 NA 的再摄取，并损毁囊泡膜，影响 NA 在囊泡内的贮存，使 NA 弥散到泡浆中，被线粒体的 MAO 所破坏，使囊泡内贮存的 NA 逐渐减少以至耗竭，使去甲肾上腺素能神经冲动传导发生障碍，故也属去甲肾上腺素能神经阻断药。

二、传出神经系统药物的分类

常用的传出神经系统药物，按其作用方式（拟似或拮抗）和受体类型进行分类（表 5-5）。

表 5-5　常用传出神经系统的药物分类

拟似药	拮抗药
拟胆碱药	**抗胆碱药**
（一）直接作用于胆碱受体的拟胆碱药	（一）胆碱受体阻断药
1. M、N 受体激动药（卡巴胆碱）	1. 非选择性 M 受体阻断药（阿托品）
2. M 受体激动药（毛果芸香碱）	2. M_1 受体阻断药（哌仑西平）
3. N 受体激动药（烟碱）	3. M_2 受体阻断药（戈拉碘铵）
	（二）N 受体阻断药
（二）抗胆碱酯酶药	1. N_N 受体阻断药（美卡拉明）
（新斯的明、有机磷酸酯类）	2. N_M 受体阻断药（筒箭毒碱、琥珀胆碱）
	（三）胆碱酯酶复活药（解磷定）

续表

拟似药	拮抗药
拟肾上腺素药	**抗肾上腺素药**
（一）直接作用于肾上腺素受体的拟肾上腺素药	1. α 受体阻断药
1. α 受体激动药	（1）α_1、α_2 受体阻断药（酚妥拉明）
（1）α_1、α_2 受体激动药（去甲肾上腺素）	（2）α_1 受体阻断药（哌唑嗪）
（2）α_1 受体激动药（去氧肾上腺素）	（3）α_2 受体阻断药（育亨宾）
（3）α_2 受体激动药（可乐定）	2. β 受体阻断药
2. β 受体激动药	（1）β_1、β_2 受体阻断药（普萘洛尔）
（1）β_1、β_2 受体激动药（异丙肾上腺素）	（2）β_1 受体阻断药（阿替洛尔、美托洛尔）
（2）β_1 受体激动药（多巴酚丁胺）	（3）β_2 受体阻断药（布他沙明）
（3）β_2 受体激动药（沙丁胺醇）	3. α、β 受体阻断药（拉贝洛尔）
3. α、β 受体激动药（肾上腺素）	4. 抗肾上腺素能神经药（利血平、溴苄胺）
（二）间接作用的拟肾上腺素药（麻黄碱、间羟胺）	

第六章
拟胆碱药

扫一扫，查阅本章数字资源，含PPT、音视频、图片等

拟胆碱药（cholinomimetic drugs）是一类作用与乙酰胆碱相似或者与胆碱能神经兴奋效应相似的药物。按其作用方式不同可分为两种类型。

1. 直接作用的拟胆碱药

（1）M、N胆碱受体激动药　乙酰胆碱、卡巴胆碱、醋甲胆碱等。

（2）M胆碱受体激动药　毛果芸香碱、毒蕈碱等。

（3）N胆碱受体激动药　烟碱等。

2. 抗胆碱酯酶药　根据对胆碱酯酶抑制程度分为：

（1）易逆性抗胆碱酯酶药　新斯的明、毒扁豆碱等。

（2）难逆性抗胆碱酯酶药　有机磷酸酯类等。

第一节　直接作用的拟胆碱药

一、M、N胆碱受体激动药

本类药物可激动M受体、N受体，产生M样作用和N样作用，作用范围与Ach相似，主要包括乙酰胆碱和合成的胆碱酯类化合物，如卡巴胆碱、醋甲胆碱等。

乙酰胆碱

乙酰胆碱（acetylcholine，Ach）作为内源性神经递质时，具有非常重要的生理功能。但其化学性质不稳定，易被乙酰胆碱酯酶（acetylcholinesterase，AchE）水解为胆碱和乙酸，具有灭活迅速、作用广泛、选择性差的特点，故无临床实用价值，可在研究中作为工具药使用。

【体内过程】

脂溶性差，口服不易吸收，也难以透过血脑屏障。进入胃肠道的Ach易在胆碱酯酶的作用下迅速被水解失效，故只有大剂量静脉注射才出现药理作用。

【药理作用】

1. 对心血管的影响

（1）舒张血管　静脉注射小剂量可使全身血管扩张而造成血压短暂下降，并伴有反射性心率加快。Ach可引起许多血管扩张，如肺血管、冠状血管。其扩血管作用主要是激动血管内皮细胞M_3胆碱受体，导致内皮依赖性舒张因子（endothelium-derived relaxing factor，EDRF）即一氧化氮（nitric oxide，NO）释放，从而引起邻近血管平滑肌细胞松弛，也可能通过压力感受器或

化学感受器反射引起。如果血管内皮受损，则 Ach 的上述作用将不复存在，相反可引起血管收缩。此外，Ach 亦可通过激动交感神经末梢突触前膜 M_1 受体，抑制去甲肾上腺素能神经末梢释放 NA，产生扩张血管作用。

（2）减慢心率　Ach 能使窦房结舒张期自动除极延缓、复极化电流增加，使动作电位到达阈值的时间延长，导致心率减慢。

（3）减慢传导　Ach 可延长房室结和浦肯野纤维的不应期，使房室结和浦肯野纤维传导减慢。

（4）减弱心肌收缩力　胆碱能神经主要分布于心房，较少分布于心室，故 Ach 对心房直接的抑制作用大于心室。但由于迷走神经末梢与交感神经末梢紧密相邻，迷走神经末梢所释放的 Ach 可激动交感神经末梢突触前 M 胆碱受体，反馈性抑制交感神经末梢去甲肾上腺素释放，使心室收缩力减弱。

（5）缩短心房不应期　Ach 可使心房不应期及动作电位时程缩短，但不影响心房肌的传导速度，即为迷走神经作用。

2. 兴奋胃肠道　Ach 可兴奋胃肠道平滑肌，使其收缩幅度、张力、蠕动增加，并可促进胃肠道腺体分泌，引起恶心、嗳气、呕吐、腹痛及排便等症状。

3. 兴奋泌尿道　Ach 可使泌尿道平滑肌蠕动增加，膀胱逼尿肌收缩，使膀胱最大自主排空压力增加，减小膀胱容积，同时膀胱三角肌和外括约肌舒张，导致膀胱排空。

4. 其他作用

（1）腺体　Ach 可使泪腺、气管和支气管腺体、唾液腺、消化道腺体和汗腺分泌增加。

（2）眼　当 Ach 局部滴眼时，可致瞳孔收缩，调节于近视。

（3）神经节和骨骼肌　Ach 作用于自主神经节 N_N 胆碱受体和骨骼肌神经肌肉接头的 N_M 胆碱受体，引起交感、副交感神经节兴奋及骨骼肌收缩。

（4）支气管　Ach 可使支气管收缩。

（5）中枢　由于 Ach 不易进入中枢，故尽管中枢神经系统有胆碱受体存在，但外周给药很少产生中枢作用。

卡巴胆碱

卡巴胆碱（carbachol）为人工合成的拟胆碱药，化学性质稳定，不易被 AchE 水解，作用时间较长。对 M、N 胆碱受体激动作用与 Ach 相似，但选择性差（表 6-1）。对肠道和膀胱的兴奋作用明显，但由于作用广泛，副作用较多，且阿托品对它的解毒效果差，故较少全身给药。目前主要是眼科用药，眼科手术中前房注射本品 2 秒后，瞳孔即开始缩小，为快速强效缩瞳剂。可用于治疗开角型青光眼，禁用于闭角型青光眼、心脏病、支气管哮喘和溃疡病患者。

醋甲胆碱

醋甲胆碱（methacholine）的化学性质稳定，可以口服，但吸收少而不规则。可被 AchE 水解，但由于其水解速度较慢，故作用时间较 Ach 长。本品对 M 胆碱受体具有相对选择性，对心血管系统作用明显，对胃肠道和膀胱平滑肌的作用较弱。临床上主要用于口腔黏膜干燥症。禁忌证为支气管哮喘、冠脉缺血和溃疡病患者。

常见拟胆碱药的药理活性比较见表 6-1。

表 6-1 常见拟胆碱药的药理活性比较

拟胆碱药物	对胆碱酯酶的敏感性	心血管作用	胃肠道作用	泌尿平滑肌作用	眼（局部）作用
乙酰胆碱	+++	++	++	++	+
卡巴胆碱	-	+	+++	+++	++
醋甲胆碱	-	+++	++	++	+
毛果芸香碱	-	+	+++	+++	++
毒蕈碱	-	++	+++	+++	++

二、M 胆碱受体激动药

本类药物主要激动 M 受体，产生 M 样作用，主要包括毛果芸香碱和毒蕈碱。

毛果芸香碱

毛果芸香碱（pilocarpine，匹鲁卡品）是 1875 年巴西医生 Coutinhou 从美洲毛果芸香属植物叶中提取出的生物碱，为叔胺类化合物，水溶液稳定，现已能人工合成。

【药理作用】

毛果芸香碱能直接作用于副交感神经（也包括支配汗腺分泌的交感神经）节后纤维支配的效应器官的 M 胆碱受体，尤其对眼和腺体作用明显。

1. 缩瞳、降低眼内压和调节痉挛

（1）缩瞳　虹膜内有两种平滑肌，一种是瞳孔括约肌，受动眼神经的副交感神经纤维（胆碱能神经）支配，兴奋时瞳孔括约肌收缩，瞳孔缩小；另一种是瞳孔扩大肌，受肾上腺素能神经支配，兴奋时瞳孔扩大肌向外周收缩，瞳孔扩大（图 6-1）。

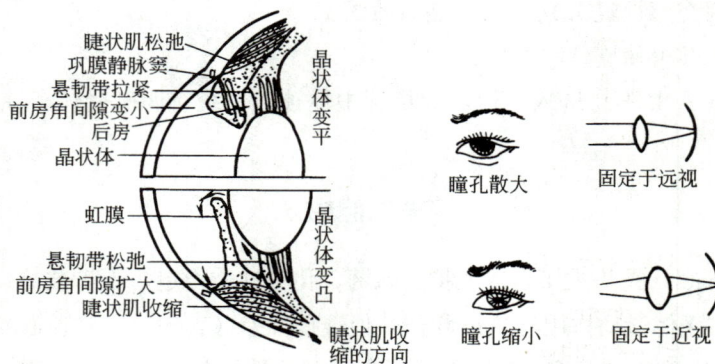

图 6-1 拟胆碱药和抗胆碱药对眼的作用

毛果芸香碱可激动瞳孔括约肌的 M 胆碱受体，使瞳孔括约肌收缩，瞳孔缩小。

（2）降低眼内压　房水是从睫状体上皮细胞分泌及血管渗出而产生，由眼后房经瞳孔流入前房，到达前房角间隙，主要经滤帘流入巩膜静脉窦而进入血液循环。

毛果芸香碱通过缩瞳作用可使虹膜向眼球中心拉紧，虹膜根部变薄，从而使处于虹膜周围的前房角间隙扩大，房水易于经滤帘进入巩膜静脉窦，使眼内压下降。

（3）调节痉挛　通过调节眼睛晶状体曲度以适应近视或远视的需要，称为眼睛调节作用。晶状体囊富于弹性，促使晶状体有略呈球形的倾向，但由于悬韧带向外缘的牵拉而使之维持于比较扁平的状态。悬韧带又受睫状肌控制，睫状肌由环状和辐射状两种平滑肌纤维组成，其中以胆碱能神经（动眼神经）支配的环状肌纤维为主，去甲肾上腺素能神经在眼的调节中不占有重要地位。

毛果芸香碱激动睫状肌 M 受体使环状肌纤维向瞳孔中心方向收缩，悬韧带放松，晶状体由于本身弹性变凸，屈光度增加，此时只适合于视近物，而难以看清远物。毛果芸香碱的这种作用称为调节痉挛。

2. 促进腺体分泌　可明显增加汗腺、唾液腺的分泌。此外，其他腺体如泪腺、胃腺、胰腺、小肠腺体和呼吸道腺体分泌亦增加。

【临床应用】

1. 青光眼　该病以进行性视神经乳头凹陷及视力减退为主要特征，并伴有眼内压升高，严重时可致失明。青光眼可分为闭角型和开角型两种。前者为急性或慢性充血性青光眼，表现为前房角狭窄，房水回流受阻而使眼内压升高。毛果芸香碱能使前房角间隙扩大，房水回流通畅，眼内压迅速降低，因而主要用于治疗闭角型青光眼。后者为慢性单纯性青光眼，主要是因滤帘本身及巩膜静脉窦发生变性或硬化，阻碍了房水循环，引起眼内压升高。毛果芸香碱可能通过扩张巩膜静脉窦周围的小血管及收缩睫状肌，使滤帘结构发生改变而使眼内压下降，可用于开角型青光眼早期，但效果较弱。

2. 虹膜睫状体炎　与扩瞳药交替使用，使瞳孔时扩时缩，可防止虹膜与晶状体粘连。

3. 其他　口服可用于治疗口腔干燥症，但在增加唾液分泌的同时汗腺分泌也增加。

【不良反应】

毛果芸香碱使用过量或吸收较多，可引起全身性反应，如流涎、出汗、恶心、呕吐等，可用阿托品拮抗。

毒蕈碱

毒蕈碱（muscarine）由捕蝇蕈（Amanita muscaria）分离提取，为经典 M 胆碱受体激动药。它的生物效应与副交感神经节后纤维兴奋时所产生的效应相似，这种作用被称为 M 样作用，与其结合的受体称 M 胆碱受体。毒蕈碱的作用强度远大于 Ach，因毒性大，不能作为药用。

三、N 胆碱受体激动药

本类药物主要激动神经节中的 N_N 受体和骨骼肌的 N_M 受体，产生 N 样作用。N 胆碱受体激动药有天然生物碱烟碱（L-nicotine）和洛贝林（lobeline），合成化合物有四甲铵（tetramethyl ammonium，TMA）和 1,1-二甲基-4-苯基哌嗪（1,1-dimethyl-4-phenyl piperazinium，DMPP）等。

烟碱，亦称尼古丁，是由烟叶中提取的一种脂溶性极强的液态生物碱，可兴奋自主神经节 N_N 和神经肌肉接头的 N_M 胆碱受体。其对神经节的 N 受体作用呈双相性，即开始使用时可短暂兴奋神经节 N_N 受体，随后可持续抑制神经节 N_N 受体。烟碱对神经肌肉接头 N_M 受体作用与对神经节 N_N 受体类似。由于烟碱作用广泛、复杂，无临床实用价值，仅具有毒理学意义。

第二节　抗胆碱酯酶药

胆碱酯酶（cholinesterase），可分为乙酰胆碱酯酶（acetylcholinesterase，AchE）和假性胆碱酯酶（pseudocholinesterase）两类。前者称为真性胆碱酯酶，主要存在于胆碱能神经末梢的突触间隙，特别是运动神经终板突触后膜的褶皱中聚集较多，也存在于胆碱能神经元内和红细胞中，可特异性水解乙酰胆碱。假性胆碱酯酶广泛存在于神经胶质细胞、血浆、肝脏、肾脏和肠道中，对 Ach 的特异性较低，还可水解琥珀胆碱等其他胆碱酯类。

AchE 通过下列 3 个步骤水解 Ach：①Ach 分子中带正电荷的季铵阳离子头，以静电引力与 AchE 的阴离子部位结合，同时 Ach 分子中的羰基碳与 AchE 酯解部位的丝氨酸的羟基以共价键结合，形成 Ach-AchE 的复合物。②Ach 与 AchE 复合物裂解为胆碱和乙酰化 AchE。③乙酰化 AchE 迅速水解，分离出乙酸，使酶的活性恢复。

抗胆碱酯酶药的化学结构与 Ach 相似，能与胆碱酯酶结合，而且与酶的亲和力比 Ach 大得多，结合形成的复合物较牢固，水解亦较慢，有的甚至难水解。酶的结合部位被占领而失去活性，不能水解 Ach，使胆碱能神经末梢释放的 Ach 大量堆积，激动 M 受体及 N 受体，从而表现出 M 及 N 样作用。

抗胆碱酯酶药根据与胆碱酯酶结合形成复合物后水解速度的快慢，可分为两类：一类是易逆性抗胆碱酯酶药，如新斯的明等；另一类为难逆性抗胆碱酯酶药，如有机磷酸酯类（见第七章）。

新斯的明

新斯的明（neostigmine）是人工合成的二甲氨基甲酸酯类药物。

【体内过程】

新斯的明的结构中含有季铵基团，脂溶性低，口服吸收少且不规则，一般口服剂量为皮下注射量的 10 倍以上。较少透过血脑屏障，无明显的中枢作用。不易透过角膜进入前房，对眼的作用较弱。皮下或肌内注射给药后，经 10～30 分钟出现显著疗效，可维持 2～4 小时。

【作用机制】

新斯的明与胆碱酯酶结合的步骤与乙酰胆碱相似。新斯的明以季铵阳离子与 AchE 的阴离子部位结合，分子中的羰基碳与 AchE 酯解部位的丝氨酸的羟基形成共价键，形成复合物；然后再生成二甲胺基甲酰化胆碱酯酶，后者的水解速度较乙酰化胆碱酯酶的水解速度为慢，故酶被抑制的时间较长；最后二甲胺基甲酰化胆碱酯酶被水解，分离出二甲胺基甲酸，胆碱酯酶活性得以恢复。

【药理作用】

1. 兴奋骨骼肌 对骨骼肌兴奋作用强。该药抑制 AchE 活性，通过 Ach 兴奋 M、N 受体，产生拟胆碱作用，同时还能直接兴奋骨骼肌运动终板上的 N_M 胆碱受体以及促进运动神经末梢释放 Ach。

2. 兴奋平滑肌 对胃肠道和膀胱等平滑肌有较强的收缩作用。

3. 其他作用 对心血管、腺体、眼和支气管平滑肌的作用较弱。

【临床应用】

1. 重症肌无力 是一种自身免疫性疾病，体内产生抗 N_M 受体的抗体，使神经肌肉传递功能障碍，骨骼肌呈进行性收缩无力。表现为眼睑下垂、肢体无力、咀嚼和吞咽困难，严重者可出现呼吸困难。皮下或肌内注射新斯的明后，15 分钟即可使症状减轻，维持 2～4 小时。除紧急情况需注射外，一般口服给药，因需经常、反复给药，应掌握好剂量，以免引起"胆碱能危象"，反使肌无力症状加重。

2. 手术后腹气胀及尿潴留 能增加胃肠蠕动和膀胱张力，从而促进排气、排尿。

3. 阵发性室上性心动过速 通过拟胆碱作用使心室频率减慢，多用于压迫眼球或颈动脉窦等兴奋迷走神经措施无效时。

4. 肌松药过量的解救　用于竞争性神经肌肉阻断药（如筒箭毒碱）过量时的解救。

【不良反应】

治疗量时副作用较小，过量时可引起"胆碱能危象"，产生恶心、呕吐、腹痛、心动过缓、肌肉震颤和肌无力加重等，甚至呼吸衰竭死亡。其中 M 样症状可用阿托品对抗。禁用于机械性肠梗阻、支气管哮喘、泌尿道阻塞等。

常见药物见表 6-2。

表 6-2　常见易逆性抗胆碱酯酶药

药物	作用	应用
新斯的明 （neostigmine）	兴奋骨骼肌、胃肠及膀胱平滑肌	重症肌无力、手术后腹气胀和尿潴留、竞争性神经肌肉阻断药过量的解救、阵发性室上性心动过速
毒扁豆碱 （physostigmine）	与毛果芸香碱相比，奏效快，刺激性强，毒性反应明显	青光眼
吡斯的明 （pyridostigmine）	作用类似新斯的明，起效慢而弱，作用时间长，过量中毒的危险较少	重症肌无力，术后腹气胀和术后尿潴留
依酚氯铵 （edrophonium chloride）	作用弱，快而短暂。对骨骼肌 N_M 受体的选择性高，副作用少	重症肌无力的诊断，非去极化肌松药过量的解救，阵发性室上性或房性心动过速
安贝氯铵 （ambenonium chloride）	较新斯的明强，持续时间亦长，副作用较少	重症肌无力
他克林（tacrine）	易逆性抑制中枢 AChE 活性	阿尔茨海默病
石杉碱甲 （huperzine A）	作用较新斯的明强，易透过血脑屏障	重症肌无力，记忆障碍

第七章
有机磷酸酯类及胆碱酯酶复活药

扫一扫，查阅本章数字资源，含PPT、音视频、图片等

第一节　有机磷酸酯类

有机磷酸酯类（organophosphate）主要作为农业及环境卫生杀虫剂，在工业上也可作为树脂类的增塑剂，常用的有敌百虫（dipterex）、乐果（rogor）、敌敌畏（DDVP）、对硫磷（parathion，1605）、内吸磷（demeton，1059）、马拉硫磷（malathion，4049）等。有些剧毒类如沙林（sarin）、塔崩（tabun）和梭曼（soman）等还可被用作战争毒气。本类药物对人畜均有毒性，杀虫剂中毒已经成为一个全球性的问题。

【中毒途径】

本类药物多易挥发，脂溶性高，可经呼吸道、消化道、甚至完整皮肤吸收而中毒。职业性中毒最常见途径为经皮肤吸收或呼吸道吸入，非职业性中毒则大多由口摄入。

【中毒机制】

有机磷酸酯类进入人体后，可与AchE难逆性结合，从而抑制该酶的活性，有机磷酸酯类亲电子性的磷原子与胆碱酯酶酯解部位丝氨酸羟基的亲核性氧原子以共价键结合，形成难以水解的磷酰化胆碱酯酶，失去水解Ach的能力，造成Ach在体内大量堆积，引起一系列中毒症状。若不及时抢救，AchE在几分钟或几小时内就“老化”而失去重新活化的能力。“老化”过程可能是磷酰化胆碱酯酶的磷酸化基团上的一个烷氧基断裂，生成更稳定的单烷氧基磷酰化胆碱酯酶，从而使酶更难甚至不能再活化。此时即使用胆碱酯酶复活药也难以恢复酶的活性，必须等待新生的胆碱酯酶出现，才有水解Ach的能力。此恢复过程常需要几周，因此一旦中毒必须立即抢救，及时使用胆碱酯酶复活药，使胆碱酯酶在“老化”前复活。

【中毒表现】

有机磷酸酯类中毒后，体内AchE活性被抑制，胆碱能神经末梢释放的递质Ach不能被有效水解，从而导致Ach在体内大量堆积。由于Ach作用极其广泛，故中毒后临床表现多样化，主要为M样、N样症状和中枢症状。

1. 急性中毒　主要表现为对胆碱能神经突触、神经肌肉接头和中枢神经系统的影响，症状表现多样。轻度中毒以M样症状为主；中度中毒除M样症状加重外，还出现N样症状；重度中毒者除M样和N样症状外，还出现中枢神经系统症状。死亡可发生在5分钟至24小时内，死亡原因主要是呼吸衰竭及继发性心血管功能障碍（表7-1）。

表 7-1　有机磷酸酯类急性中毒症状

作用	中毒表现
M 样作用	
兴奋瞳孔括约肌	瞳孔缩小，视物模糊
增加腺体分泌	流涎、出汗，重者口吐白沫，大汗淋漓
兴奋平滑肌	支气管平滑肌痉挛和腺体分泌增加而引起呼吸困难，甚至肺水肿 胃肠道：恶心、呕吐、腹痛和腹泻 泌尿道：小便失禁
抑制心脏	心动过缓
扩张血管	血压下降
N 样作用	
兴奋神经节 N_N 受体	心动过速，血压先升高后下降
兴奋骨骼肌 N_M 受体	肌束颤动，严重者呼吸肌麻痹而死亡
中枢神经系统	
先兴奋	兴奋、不安、谵语、抽搐
后抑制	昏迷、血压下降、呼吸停止

2. 慢性毒性　多发生于长期接触农药的人员。血中胆碱酯酶活性显著而持久地下降。主要表现为头痛、头晕、失眠、乏力等神经衰弱症候群和腹胀、多汗，偶有肌束颤动及瞳孔缩小。

【中毒防治】

1. 预防　严格执行农药生产、管理制度，加强相关人员劳动保护措施及安全性教育，预防这类中毒。

2. 急性中毒的解救　除按一般的急性中毒解救原则处理外，要及早、足量、反复地使用阿托品及氯解磷定等特殊解毒药。

（1）消除毒物　发现中毒后应立即将患者移出毒物现场，去除污染的衣物。对经皮肤吸收中毒者，立即用温水和肥皂水清洗皮肤；经口中毒者，先抽出胃液和毒物，再用微温的 1％盐水、1：5000 高锰酸钾或 2％碳酸氢钠反复洗胃，直至洗出液中不再有农药味，然后再用硫酸镁导泻。敌百虫中毒时，不宜用肥皂及碱性溶液洗胃，以免转化为敌敌畏而增加毒性；对硫磷中毒时不可用高锰酸钾洗胃，以防氧化成毒性更强的对氧磷。

（2）对症治疗　吸氧、人工呼吸、输液、用升压药及抗惊厥药等。

（3）使用解毒药物

1）阿托品　为治疗急性有机磷酸酯类中毒的特异性、高效能解毒药物。能迅速对抗体内 Ach 的 M 样作用，大剂量也能解除部分中枢症状，并可兴奋呼吸中枢。阿托品应尽早给药，并采用较大剂量。开始时可用阿托品 2～4mg 静脉注射，亦可肌内注射。如无效，可每隔 5～10 分钟注射 2mg，直至 M 样症状消失或出现阿托品轻度中毒症状（阿托品化）。阿托品第一天用量常超过 200mg，即可达到阿托品化，并维持 48 小时。轻度中毒可单用阿托品。

2）AchE 复活药　是一类能使被有机磷酸酯类抑制的 AchE 恢复活性的药物，不但能使单用阿托品不能控制的严重中毒得以解救，也可显著缩短一般中毒的病程。常用药物有碘解磷定、氯解磷定和双复磷。中度及重度中毒时，阿托品常与胆碱酯酶复活药合用，以彻底消除病因与症状。但胆碱酯酶复活后，机体可恢复对阿托品的敏感性，易发生阿托品过量中毒，因此应适当减少阿托品的剂量。

（4）解毒药物的使用原则

1）联合用药　阿托品能迅速缓解 M 样中毒症状；AchE 复活药可恢复 AchE 活性，并直接与有机磷酸酯类结合，改善 N 样中毒症状及中枢中毒症状。

2）尽早用药　磷酰化胆碱酯酶易"老化"，故应尽早应用 AchE 复活药。同时阿托品也应尽早应用。

3）足量用药　阿托品应用至"阿托品化"，即出现瞳孔散大、口干、皮肤干燥、颜面潮红、肺部啰音减少或消失、心率加快等临床表现。AchE 复活药应用至 N 样中毒症状消失，全血或红细胞中 AchE 活性分别恢复至 50%～60% 或 30%。

4）重复用药　尤其对于中、重度患者，应反复用药，巩固疗效。

3. 慢性中毒　目前尚缺乏有效的治疗措施，阿托品及胆碱酯酶复活药疗效都不佳。只有定期测定血中胆碱酯酶活性，如下降达 50%，就应暂时避免与有机磷酸酯类接触，加强防护，对症治疗。

第二节　胆碱酯酶复活药

胆碱酯酶复活药是一类能使已被有机磷酸酯类抑制的 AchE 恢复活性的药物，常用的有氯解磷定、碘解磷定和双复磷，以氯解磷定为首选药。

氯解磷定

氯解磷定（pralidoxime chloride，PAM-Cl）水溶性好，溶液较稳定，无刺激性，可以肌内注射或静脉注射，两种给药途径疗效相当。由于其使用方便，不良反应少，价格低廉，故为临床使用的首选药。

【药理作用】

氯解磷定进入有机磷酸酯类中毒患者体内后，其分子中带正电荷的季铵氮与磷酰化胆碱酯酶的阴离子以静电引力相结合，肟基以共价键与磷酰化胆碱酯酶的磷酰基相结合，形成的复合物再经裂解后成为无毒的磷酰化氯解磷定从尿中排出，同时使胆碱酯酶游离出来恢复水解 Ach 的活性。此外，氯解磷定还能与体内游离的有机磷酸酯类直接结合，形成磷酰化氯解磷定从尿中排出，从而阻止游离的毒物继续抑制胆碱酯酶活性（图 7-1）。

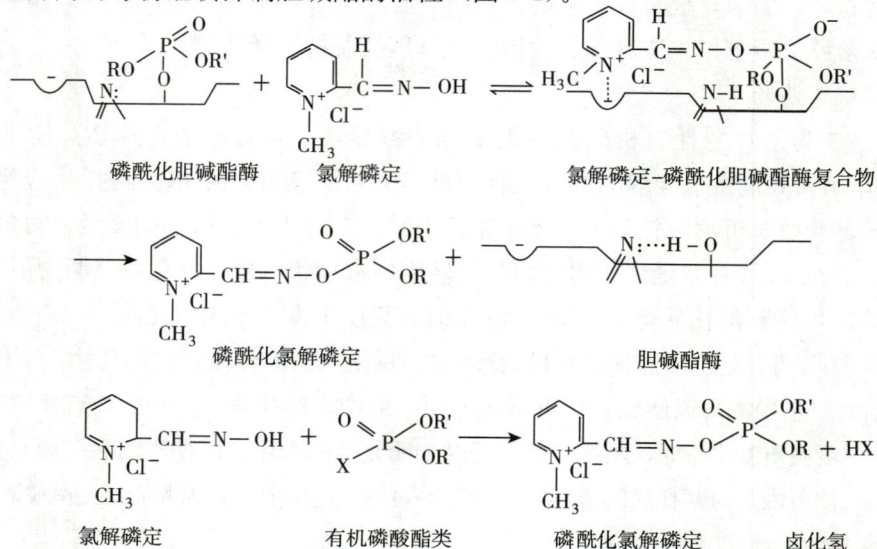

图 7-1　氯解磷定解毒机制示意图

【临床应用】

主要用于中、重度有机磷酸酯类中毒的解救。对不同的有机磷酸酯类中毒疗效存在差异，如对内吸磷、马拉硫磷和对硫磷中毒的疗效较好；对敌百虫、敌敌畏中毒的疗效稍差；对乐果中毒无效，因乐果中毒所形成的磷酰化胆碱酯酶比较稳定，酶活性不易恢复，加之乐果乳剂还含有苯，可能同时有苯中毒。

氯解磷定恢复胆碱酯酶活性的作用在骨骼肌神经肌肉接头处最为明显，可使肌束颤动明显减轻或消失；因不易透过血脑屏障，故需较大剂量才对中枢中毒症状有一定疗效；不能直接对抗体内已积聚的 Ach，必须与阿托品合用才能有效解除 M 样症状。对中毒过久"老化"的磷酰化胆碱酯酶解毒效果差，故应及早使用，抢救时需反复用药。

【不良反应】

少见，偶有轻度头痛、眩晕、恶心、呕吐等。剂量过大，可直接与胆碱酯酶结合而抑制其活性，加剧中毒程度。

碘解磷定

碘解磷定（pralidoxime iodide，PAM -I，派姆）为最早应用的 AchE 复活药。水溶性较低，水溶液不稳定，久置可释放出碘，故必须临用时现配制。由于不良反应较多，作用较弱，又只能静脉注射，目前已较少使用。

双复磷

双复磷（obidoxime chloride）作用与氯解磷定相似。分子中具有两个肟基，作用较强而持久，且易透过血脑屏障，对 M 样、N 样及中枢症状都有一定疗效。对大多数有机磷酸酯类中毒都有效。主要不良反应有口唇和四肢发麻、恶心、颜面潮红、全身发热等，剂量过大可引起神经肌肉传导阻滞。

抗胆碱药（anticholinergic drugs）是一类能与胆碱受体结合而不产生或较少产生拟胆碱作用，但可阻碍胆碱能神经递质或拟胆碱药与受体结合，从而产生抗胆碱作用的药物，又称胆碱受体阻断药。

根据对 M 和 N 受体选择性及临床应用的不同，可将其分为 3 类：

1. M 胆碱受体阻断药（节后抗胆碱药） 能选择性阻断节后胆碱能神经所支配的效应器细胞膜上的 M 胆碱受体，产生抗 M 样作用。主要用于治疗内脏绞痛，又称平滑肌解痉药。常用药物有阿托品、山莨菪碱、东莨菪碱等。

2. N_N 胆碱受体阻断药（神经节阻断药） 能选择性阻断神经节上 N_N 胆碱受体，曾用于抗高血压，但目前已被其他降压药取代。代表药有美加明、樟磺咪芬等。

3. N_M 胆碱受体阻断药（骨骼肌松弛药） 能选择性阻断骨骼肌运动终板突触后膜上的 N_M 胆碱受体，使骨骼肌松弛，主要用作麻醉辅助药，代表药有琥珀胆碱、筒箭毒碱等。

第一节　M 胆碱受体阻断药

本类药物包括阿托品类天然生物碱及其合成、半合成衍生物。

一、阿托品类生物碱

阿托品类生物碱可从茄科植物中提取，包括阿托品、山莨菪碱、东莨菪碱等，它们的化学结构相似（图 8-1）。氧桥具有中枢镇静作用，而羟基可减弱其作用。东莨菪碱与樟柳碱均含有氧桥，但樟柳碱在托品酸部位多一个羟基，因此东莨菪碱是本类药物中枢镇静作用最强的一个，而樟柳碱的中枢镇静作用较弱；阿托品和山莨菪碱均无氧桥，山莨菪碱在托品环上多一羟基，故中枢镇静作用最弱。

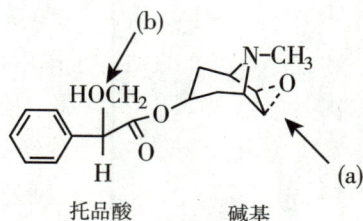

图 8-1　阿托品及其类似物的基本化学结构

托品酸　　碱基

阿托品：（a）没有氧
东莨菪碱：（a）有氧
后马托品：（a）没有氧
　　　　　（b）羟甲基被羟基取代

阿托品

阿托品（atropine）系从茄科植物颠茄、曼陀罗、莨菪中提取的主要生物碱。天然存在于植物中的为不稳定的左旋莨菪碱，在提取过程中可得到稳定的消旋莨菪碱，即为阿托品。

【体内过程】

口服吸收迅速，1小时后血药浓度达峰值，作用维持3～4小时。阿托品吸收后可广泛分布于全身组织，能通过胎盘进入胎儿循环。50％～60％以原形经尿排泄，其余为代谢产物自尿排泄。因通过房水循环排出较慢，故对眼（虹膜和睫状肌）的作用可持续72小时或更久。

【药理作用】

阿托品对M受体有较高的竞争性阻断作用，但对各种M受体亚型的选择性低，作用广泛。大剂量对神经节N_N受体也有阻断作用。各器官对其敏感性亦不同，随着剂量增加依次出现以下作用：

1. 抑制腺体分泌　小剂量阿托品（0.3～0.5mg）即能明显抑制唾液腺与汗腺的分泌，引起口干和皮肤干燥，同时也引起泪腺及呼吸道腺体分泌明显减少。较大剂量阿托品可抑制胃液分泌，但对胃酸分泌影响较小，因为胃酸分泌不完全受迷走神经调节。

2. 扩瞳、升高眼内压和调节麻痹

（1）扩瞳　阿托品能阻断瞳孔括约肌上的M受体，使环状肌松弛，退向四周边缘，瞳孔扩大。

（2）升高眼内压　瞳孔扩大后虹膜退向周围边缘，虹膜根部增厚，前房角间隙变窄，房水回流受阻，房水积聚而引起眼内压升高。

（3）调节麻痹　睫状肌松弛退向外缘，悬韧带向周围拉紧，晶状体变扁，屈光度降低，近距离物体不能清晰地成像于视网膜上，看近物模糊不清，只适于看远物，这种作用称调节麻痹。

3. 松弛平滑肌　阿托品能松弛多种内脏平滑肌，尤其对过度活动或痉挛的平滑肌作用更为显著。可抑制胃肠道平滑肌蠕动的幅度和频率，解除胃肠道平滑肌痉挛，对膀胱逼尿肌也有解痉作用，对胆管、输尿管和支气管平滑肌的作用较弱，对子宫平滑肌影响较小。阿托品对括约肌的作用主要取决于括约肌的机能状态，如胃幽门括约肌痉挛时，阿托品具有一定的松弛作用，但作用常较弱或不恒定。

4. 兴奋心脏、扩张小血管

（1）兴奋心脏　治疗量（0.4～0.6mg）阿托品可使部分病人心率短暂性轻度减慢，一般每分钟减少4～8次。认为该作用是由于阿托品阻断了副交感神经节后纤维上的M_1受体（即突触前膜M_1受体），抑制了负反馈，使Ach释放增加所致。较大剂量（1～2mg）时，通过阻断窦房结M_2胆碱受体而解除了迷走神经对心脏的抑制，引起心率加快。可拮抗迷走神经过度兴奋导致的房室传导阻滞和心律失常。阿托品尚可缩短房室结有效不应期，增加房颤或房扑患者的心室率。心率加快的程度取决于迷走神经张力，在迷走神经张力高的青壮年，心率加快较明显，对运动状态、婴幼儿和老年人的心率影响较小。

（2）扩张小血管　治疗量阿托品对血管无明显影响，可能与多数血管缺乏胆碱能神经支配有关。较大剂量时可解除外周及内脏小血管的痉挛，尤以皮肤血管的扩张最显著，可引起皮肤潮红、温热等症状。当微循环的小血管痉挛时，能改善微循环，增加组织的血流灌注量。此作用机制尚未完全阐明，但与抗胆碱作用无关。

5. 兴奋中枢神经系统　治疗量作用不明显，较大剂量（1～2mg）可轻度兴奋大脑和延髓，更大剂量（2～5mg）中枢兴奋明显加强，出现烦躁不安、谵语等症状，中毒剂量（10mg以上）可引起明显中枢中毒症状，产生幻觉、定向障碍甚至惊厥；持续大剂量则易由兴奋转入抑制，出现昏迷及呼吸麻痹最后死于循环与呼吸衰竭。

【临床应用】

1. 内脏平滑肌痉挛　适用于各种内脏绞痛，能迅速缓解胃肠绞痛，对膀胱刺激症状如尿急、尿频也有较好疗效，对胆绞痛及肾绞痛疗效较差，常需与阿片类镇痛药如哌替啶合用。

2. 抑制腺体分泌　用于全身麻醉前给药，以减少呼吸道腺体及唾液腺的分泌，防止分泌物阻塞呼吸道而引起窒息或吸入性肺炎。也可用于严重的盗汗和流涎症。

3. 眼科

（1）虹膜睫状体炎　0.5%～1%阿托品溶液滴眼，可使瞳孔括约肌及睫状肌松弛，使之充分休息，有助于炎症的消退。还可与缩瞳药交替应用，用于预防虹膜与晶状体的粘连。

（2）检查眼底　阿托品滴眼扩瞳作用可维持1～2周，调节麻痹作用可维持2～3天，视力恢复较慢，故现已少用。目前常以作用持续时间较短的后马托品替代。

（3）验光配眼镜　阿托品滴眼可使睫状肌松弛，调节功能充分麻痹，晶状体固定，可准确测定出晶状体的屈光度。但由于视力恢复较慢，现已少用。但儿童的睫状肌调节功能较强，故儿童验光时仍用阿托品。

4. 缓慢型心律失常　可用于治疗迷走神经过度兴奋所致窦房传导阻滞、房室传导阻滞等缓慢型心律失常，也用于窦房结功能低下而出现的室性异位节律。

5. 休克　在补充血容量的前提下，大剂量阿托品可通过解除血管痉挛、舒张外周血管、改善微循环而使回心血量及有效循环血量增加，血压回升，可用于治疗暴发型流行性脑脊髓膜炎、中毒性菌痢、中毒性肺炎等所致的感染性休克。但当休克伴有心率过快或高热时，不用阿托品。

6. 有机磷酸酯类中毒　见第七章。

【不良反应】

阿托品药理作用广泛，副作用较多：常见的有口干、视物模糊、眩晕、心悸、便秘、皮肤潮红、体温升高等症状，一般停药后逐渐消失。随着剂量增大，其不良反应可逐渐加重，当剂量过大或误服颠茄果、曼陀罗果、洋金花及莨菪的根茎时可出现明显中枢中毒症状，表现为烦躁不安、谵妄、幻觉及惊厥等中枢兴奋症状，严重中毒可由兴奋转入抑制而出现昏迷、呼吸麻痹而死亡。阿托品中毒的解救主要为对症治疗，可用镇静药或抗惊厥药对抗中枢兴奋症状，如果呼吸已转入抑制，则采用人工呼吸或吸氧；同时用毛果芸香碱、毒扁豆碱对抗阿托品中毒症状。

【禁忌证】

青光眼及前列腺肥大者禁用阿托品，因阿托品能使尿道括约肌收缩而加重排尿困难。

东莨菪碱

东莨菪碱（scopolamine）是植物洋金花的主要成分，中枢抑制作用强，小剂量就有明显的镇静作用，较大剂量则可催眠。此外尚有欣快作用，易造成药物滥用。镇静及抑制腺体分泌作用强于阿托品，因此较阿托品更适用于麻醉前给药。有防晕止吐作用，与苯海拉明合用能增强效果，用于晕车晕船，但出现晕动症状如恶心、呕吐后再用药则疗效差。也可用于妊娠或放射病所致呕吐。此外，该药还有中枢抗胆碱作用，用于帕金森病，可缓解流涎、震颤和肌肉强直等症状。不良反应与禁忌证同阿托品。

山莨菪碱

山莨菪碱（anisodamine，654-2）是我国学者从茄科植物山莨菪（唐古特莨菪）中分离出的一种生物碱，现已可人工合成。该药具有明显的外周抗胆碱作用，可解除平滑肌痉挛，此作用虽较阿托品稍弱，但选择性高，毒副作用较低，故现已代替阿托品用于胃肠绞痛。还能解除小血管痉挛，抑制血小板聚集，有较强的改善微循环作用，因而用于各种感染中毒性休克。其抑制唾液分泌、扩瞳作用较阿托品弱。不易透过血脑屏障，中枢兴奋作用仅为阿托品的 $1/20 \sim 1/10$。脑出血急性期及青光眼忌用。

本类药物除阿托品、山莨菪碱和东莨菪碱外，尚有樟柳碱（anisodine），它们的作用及应用相似（表 8-1）。

表 8-1 常用阿托品类生物碱

药物	作用	应用	不良反应
阿托品 （1831 年）	抑制平滑肌收缩及腺体分泌，扩瞳、升眼压，调节麻痹，兴奋心脏，扩张小血管，兴奋中枢	内脏绞痛、眼科、麻醉前给药、休克、心律失常、有机磷农药中毒	口干、视物模糊、心悸、瞳孔放大、皮肤潮红、便秘、排尿困难，偶见过敏，可见皮疹、剥落性皮炎等
东莨菪碱 （1968 年）	中枢镇静和抑制腺体分泌作用强于阿托品，防晕止吐，中枢抗胆碱	麻醉前给药、帕金森病、晕吐	口干、头昏、视物模糊、面红、疲乏、暂时性黄视、意识模糊、排尿困难等
山莨菪碱 （1965 年）	解痉作用选择性高，可改善微循环，抑制唾液分泌、扩瞳作用较阿托品弱	感染中毒性休克、内脏平滑肌绞痛、血管神经性头痛、眩晕症	口干、面红、轻度扩瞳、视近物模糊。个别心率加快、排尿困难等，多在 $1 \sim 3$ 小时消失
樟柳碱 （1970 年）	中枢抑制作用较强，但略逊于东莨菪碱，外周抗胆碱作用与山莨菪碱相似	血管神经性头痛、脑血管疾病引起的急性瘫痪、震颤麻痹、支气管哮喘、晕动病、有机磷农药中毒等	比东莨菪碱、阿托品少

二、合成及半合成衍生物

阿托品滴眼后作用持久，视力恢复缓慢，用作解痉药时副作用较多，因此针对这些缺点，经化学结构改造，合成了许多选择性较高的代用品，其中包括扩瞳药、解痉药、选择性 M 受体阻断药。

（一）合成扩瞳药

临床常用的合成扩瞳药有后马托品（homatropine）、尤卡托品（eucatropine）、托吡卡胺（tropicamide）和环喷托酯（cyclopentolate），均为短效 M 受体阻断药，与阿托品相比，扩瞳和调节麻痹的持续时间短，适用于散瞳检查眼底和验光。各药作用的比较见表 8-2。

表 8-2 阿托品与合成扩瞳药滴眼作用的比较

药物	浓度（%）	扩瞳作用		调节麻痹作用	
		高峰（分钟）	恢复（天）	高峰（小时）	恢复（天）
硫酸阿托品	1.0	$30 \sim 40$	$7 \sim 10$	$1 \sim 3$	$7 \sim 12$
氢溴酸后马托品	1.0	$40 \sim 60$	$1 \sim 3$	0.25	$1 \sim 3$
托吡卡胺	1.0	$20 \sim 40$	0.25	0.5	< 0.25
环喷托酯	0.5	$30 \sim 50$	1.0	1.0	$0.25 \sim 1.0$

（二）合成解痉药

1. 季铵类解痉药　与阿托品类生物碱相比，季铵类解痉药具有以下特点：①脂溶性低，口服吸收差。②对胃肠道解痉作用较强。③不易通过血脑屏障，故少有中枢神经系统的作用。④具有神经节阻断作用，可引起直立性低血压、阳痿等不良反应。⑤中毒量可致神经肌肉阻断，引起呼吸麻痹。常用药有溴丙胺太林（普鲁本辛，propantheline bromide）、奥芬溴铵（oxyphenonium bromide）、戊沙溴铵（valethamate bromide）、格隆溴铵（glycopyrronium bromide）、地泊溴铵（diponium bromide）和喷噻溴铵（penthienate bromide）等，均可用于缓解内脏平滑肌痉挛，作为消化性溃疡的辅助用药。

溴丙胺太林具有与阿托品相似的 M 受体阻断作用，对胃肠道 M 受体选择性较高。治疗量时抑制胃肠道平滑肌的作用强而持久，较大剂量能减少溃疡病患者的胃酸分泌。主要用于胃、十二指肠溃疡、胃肠痉挛、泌尿道痉挛、妊娠呕吐及遗尿症。

2. 叔胺类解痉药　本类药有如下特点：①脂溶性高，口服易吸收。②具有阿托品样胃肠道解痉作用，还可抑制胃酸分泌。③易于透过血脑屏障产生中枢作用。常用药有贝那替秦（benactyzine，胃复康）、双环维林（dicycloverine）、羟苄利明（oxyphencyclimine）等。贝那替秦能缓解平滑肌痉挛，抑制胃酸分泌，还有安定作用，适用于伴有焦虑症的溃疡病患者，亦可用于胃肠蠕动亢进及膀胱刺激征患者。

（三）选择性 M 受体阻断药

对 M_1 受体有选择性阻断作用的药物，包括哌仑西平（pirenzepine）、替仑西平（telenzepine）等。哌仑西平对 M_1、M_4 受体均有较强的亲和力，可选择性阻断胃壁细胞上的 M_1 受体，抑制胃酸与胃蛋白酶的分泌，主要用于胃和十二指肠溃疡的治疗。口服吸收差，生物利用度约为 26%，与食物同服可减少其吸收，故应在餐前服用。与 H_2 受体阻断药合用可增强疗效。不易透过血脑屏障，故无阿托品样中枢兴奋作用。

达非那新（darifenacin）为选择性 M_3 受体阻断药，可拮抗 M_3 受体兴奋引起的膀胱及胃肠道平滑肌活动性过高或上皮细胞分泌增加。用于治疗尿失禁、尿频和尿急等膀胱活动过度症状。

噻托溴铵（tiotropium bromide）为选择性 M_3 受体阻断药，通过和平滑肌上的 M_3 受体结合，扩张支气管平滑肌。作为支气管扩张剂，适用于慢性阻塞性肺疾病的维持治疗，包括慢性支气管炎，肺气肿，伴随性呼吸困难的维持治疗和急性发作的预防。不良反应有口干、便秘、视物模糊、排尿困难、过敏反应等。

第二节　N_N 胆碱受体阻断药

N_N 胆碱受体阻断药能选择性地与神经节 N_N 受体结合，阻断神经冲动在神经节中的传递，又称为神经节阻断药（ganglionic blocking drugs）。临床除美卡拉明和樟磺咪芬外，其他已不用。

【药理作用】

神经节阻断药选择性低，对交感和副交感神经节均有阻断作用，因此其效应视两类神经对该器官的支配以何者占优势而定。器官神经支配优势比较见表 8-3。

表 8-3 器官神经支配优势及神经节阻断效应比较

作用部位	占优势的神经支配	神经节阻断效应
动脉、静脉	肾上腺素能（交感）	舒张
心脏	胆碱能（副交感）	心率加快
虹膜、睫状肌	胆碱能（副交感）	扩瞳、调节麻痹
胃肠道、膀胱平滑肌	胆碱能（副交感）	蠕动减少、便秘、尿潴留
胃肠道腺体	胆碱能（副交感）	分泌减少
汗腺	肾上腺素能（交感）	无汗

【临床应用】

用于麻醉时控制血压，以减少手术区出血。也可用于主动脉瘤手术，用以降压和控制因手术撕拉组织所造成的交感神经反射，使患者血压不至于明显升高。偶用于其他降压药无效的急进型高血压脑病和高血压危象患者。因降压作用强而快，剂量不当可因血压下降过剧引起心、脑、肾等器官供血不足，或使反射性血压调节失灵而导致体位性低血压，故冠脉功能不全、脑血管硬化、肾功能障碍患者禁用，轻、中度高血压患者一般不宜使用。

第三节　N_M胆碱受体阻断药

N_M胆碱受体阻断药能选择性地作用于运动神经终板膜上的N_M受体，阻断神经肌肉接头兴奋的正常传递，导致肌肉松弛，又称为骨骼肌松弛药（简称肌松药，skeletal muscular relaxants）。根据它们的作用机制不同，可分为除极化型和非除极化型两大类。该类药物不产生麻醉作用，不能使患者的神智和感觉消失，不产生遗忘作用，仅使骨骼肌麻痹。

一、除极化型肌松药

这类药物又称为非竞争型肌松药（noncompetitive muscular relaxants），其化学结构与Ach相似，与运动神经终板膜上的N_M受体结合，产生持久除极化作用，使N_M受体对Ach的反应减弱或消失，导致骨骼肌松弛。其特点为：①最初可出现短时肌束颤动，与药物对不同部位的骨骼肌除极化时间不一致有关。②连续用药可出现快速耐受性。③抗AchE药不仅不能对抗其肌松作用，反而使之作用加强，过量时不能用新斯的明解救。④治疗量无神经节阻断作用，目前临床应用的药物只有琥珀胆碱（succinylcholine）。

琥珀胆碱

【体内过程】

琥珀胆碱（succinylcholine）进入体内后迅速被血浆和肝中的丁酰胆碱酯酶水解为琥珀单胆碱，肌松作用显著减弱，再进一步水解为琥珀酸和胆碱，肌松作用完全消失。而新斯的明可以抑制血浆丁酰胆碱酯酶的活性，加强和延长琥珀胆碱的作用。2%的琥珀胆碱以原型、其余以代谢物的形式从尿中排泄。

【药理作用】

本药作用出现快，持续时间短。用药后由于不同部位的骨骼肌除极化的时间不一致，因此常先出现不协调的肌束颤动，然后迅速转为松弛，以颈部、四肢和腹部肌肉最明显，舌、咽喉及咀嚼肌次之，呼吸肌松弛作用最不明显。

【临床应用】

适用于气管插管、气管镜、食管镜等短时的小手术，也可用作全麻时的辅助药，在较浅麻醉下使骨骼肌完全松弛，从而减少全麻药的用量，提高手术的安全性。由于此药个体差异较大，故给药剂量和速度均需个体化。由于本药可引起强烈的窒息感，可先用硫喷妥钠，再给该药。

【不良反应】

可引起窒息、肌束颤动、血钾升高、迷走神经兴奋导致心动过缓、血压下降和心律失常等。

二、非除极化型肌松药

该类药物又称为竞争型肌松药（competitivemuscularrelaxants），能与 Ach 竞争，与运动终板膜上的 N_M 受体结合，而本身并无内在活性，能阻断 Ach 与 N_M 受体的结合，导致骨骼肌松弛。该作用可被抗胆碱酯酶药新斯的明所对抗，过量时可用新斯的明解救。

代表药为筒箭毒碱现已少用。其代用品主要包括阿曲库铵（atracurium）、哌库溴铵（pipe-curonium）、维库溴铵（vecuronium）等药。由于体内过程不同，它们在起效和维持时间长短上也存在着差异（表 8-4）。

表 8-4   非除极化型肌松药的作用特点比较

药物	肌松作用	起效时间（分钟）	药效持续时间（分钟）
筒箭毒碱	长效	4～6	80～120
阿曲库铵	中效	2～4	30～60
多库溴铵	长效	4～6	90～120
咪库溴铵	短效	2～4	12～18
双哌雄双酯	长效	4～6	120～180
哌库溴铵	长效	2～4	80～120
罗库溴铵	中效	1～2	30～60
维库溴铵	中效	2～4	60～90

筒箭毒碱

筒箭毒碱（d-tubocurarine）是南美印第安人用数种植物制成的植物浸润箭毒中提取的生物碱，1942 年首次用于临床，是临床应用最早的典型非去极化型肌松药。右旋体有活性。作用时间较长且不易逆转，不良反应较多，临床上已少用。

【体内过程】

口服吸收差，静脉给药 2～3 分钟后产生肌松作用，5 分钟达高峰，可维持 80～120 分钟。作用的消除为体内再分布，故重复用药需减量以避免蓄积中毒。约 70% 的药物以原型、其余以代谢物形式从肾脏排泄。

【药理作用】

1. 肌松作用   筒箭毒碱与骨骼肌细胞膜上的 N_M 受体结合，竞争性阻断 Ach 的作用而使肌肉松弛。其肌松作用从眼部和头面部开始，表现为眼睑下垂、斜视、失语、咀嚼和吞咽困难等，继而出现颈部、躯干和四肢、肋间肌的松弛，可因呼吸肌麻痹而死亡。

2. 组胺释放作用   可导致支气管痉挛、低血压、组胺样疹块和唾液分泌等症状。

3. 神经节阻断作用 常用量可部分阻断神经节及肾上腺髓质，引起血压下降、心率加快。

【临床应用】

该药临床可作为麻醉药辅助药，用于胸腹手术和气管插管等，但目前该药已较少应用，目前临床多选用较安全的哌库溴铵、维库溴铵、阿曲库铵等用作全身麻醉辅助剂。

【不良反应】

常用量能使心率加快、血压下降、支气管痉挛和唾液分泌过多，过量可致呼吸麻痹，可用新斯的明解救。禁用于重症肌无力、严重休克、呼吸肌功能不良或有肺部疾病的患者。

第九章
拟肾上腺素药

拟肾上腺素药（adrenergic drugs）是一类化学结构和药理作用与肾上腺素、去甲肾上腺素相似的胺类药物，其药理作用与交感神经兴奋时的效应相似，故又称拟交感胺（sympathomimetic amines）。本类药物通过激动肾上腺素受体或促进肾上腺素能神经末梢释放递质，从而发挥与肾上腺素能神经兴奋相似的作用。

拟肾上腺素药的基本化学结构是β-苯乙胺，苯环上有两个邻位羟基者（儿茶酚）为儿茶酚胺类（catecholamines）（图9-1）。无邻位羟基者为非儿茶酚胺类，作用强度减弱，但不被COMT破坏，作用时间延长。目前已人工合成多种苯环α位或β位碳原子的氢及末端氨基被不同基团取代的拟肾上腺素药，它们的药理作用相似，仅在作用强度、作用时间和对受体的选择性上有差别。根据药物对不同肾上腺素受体亚型的选择性，拟肾上腺素药可分为三类：①α受体激动药。②α、β受体激动药。③β受体激动药。

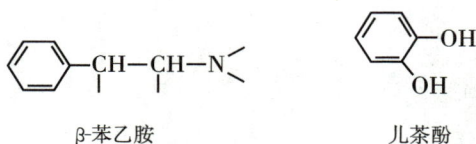

β-苯乙胺　　　　　　　　　　　儿茶酚

图 9-1　β-苯乙胺和儿茶酚的化学结构

第一节　α肾上腺素受体激动药

去甲肾上腺素

去甲肾上腺素（noradrenaline，NA；norepinephrine，NE）是哺乳类动物去甲肾上腺素能神经末梢释放的主要递质，也可由肾上腺髓质少量分泌。药用的去甲肾上腺素是人工合成品，其化学性质不稳定，见光、遇热易分解，在中性尤其在碱性溶液中迅速氧化变为粉红色乃至棕色而失效。在酸性溶液中较稳定，临床常用其重酒石酸盐。

【体内过程】

口服去甲肾上腺素可使胃黏膜血管收缩而影响吸收，在肠内易被碱性肠液破坏，余者又被肠黏膜及肝脏代谢，故口服无效。皮下或肌内注射时，因血管强烈收缩，吸收很少，且易发生局部组织坏死，故一般采用静脉滴注法给药。去甲肾上腺素进入体内后可被去甲肾上腺素能神经末梢摄取，再进入囊泡贮存（摄取1）；亦可被非神经组织摄取，摄取后被COMT或MAO代谢而失活（摄取 2）。

【药理作用】

对 α 受体有强大的激动作用，对 β₁ 受体作用较弱，对 β₂ 受体几乎无作用。

1. 收缩血管 激动血管的 α₁ 受体，血管收缩，主要是小动脉和小静脉收缩（由于体内各部位血管的 α 肾上腺素受体的分布密度不同，小动脉和毛细血管前括约肌的 α₁ 受体密度最高，故作用强，而静脉和大动脉的 α₁ 受体密度低，则作用较弱）。皮肤、黏膜血管收缩最明显，其次是肾脏血管。此外，脑、肝、肠系膜甚至骨骼肌的血管也都呈收缩反应。小动脉收缩血流量减少，静脉收缩增加总外周阻力，然而冠状血管却是舒张的，主要是由于心脏兴奋，心肌的代谢产物（腺苷等）增加，从而舒张血管；同时因血压升高，提高了冠状血管的灌注压力，故冠脉流量增加。

2. 兴奋心脏 较弱兴奋心脏 β₁ 受体。在整体情况下，由于血压升高，反射性兴奋迷走神经，可使心率减慢。同时由于血管收缩，外周阻力增加，心输出量不变或稍降。过大剂量可提高自律性，引起心律失常，但较肾上腺素少见。

3. 升高血压 作用强。小剂量静脉滴注时血管收缩作用尚不十分剧烈，此时由于心脏兴奋收缩压升高，而舒张压升高不明显，故脉压加大。较大剂量时血管剧烈收缩，外周阻力明显增高，收缩压升高的同时舒张压也明显升高，故脉压变小。

4. 其他 对平滑肌及代谢的作用较弱，仅在较大剂量时才出现血糖升高（主要是 NA 激动 α 受体使肝糖原分解增加所致）。对中枢神经系统作用弱，对孕妇可增加子宫收缩频率。

【临床应用】

去甲肾上腺素主要用于早期神经源性休克及嗜铬细胞瘤切除后或药物中毒时的低血压。食道静脉曲张破裂出血或胃出血时，取本品适当稀释后口服，可收缩食道或胃局部黏膜血管，产生止血效果。

【不良反应】

1. 局部组织缺血坏死 静脉滴注时浓度过大、时间过长或渗漏出血管外，可引起局部缺血坏死。如发现外漏或注射部位皮肤苍白，应停止注射或更换注射部位，进行热敷，并用 α 受体阻断剂酚妥拉明作局部浸润注射，以扩张血管。

2. 急性肾功能衰竭 滴注时间过长或剂量过大，可使肾脏血管强烈收缩，产生少尿、无尿和肾实质损伤，故用药期间尿量至少保持在每小时 25mL 以上，必要时可应用甘露醇（mannitol）等脱水利尿。

3. 停药后的血压下降 长期静脉滴注突然停药，可引起血压骤降，这是由于长期处于收缩状态的静脉在停药后迅速扩张，外周循环中血液淤积，有效循环血量减少所致，故应逐渐减少滴注剂量后再停药。

【禁忌证】

高血压、动脉粥样硬化、器质性心脏病及少尿、无尿、严重微循环障碍的病人及孕妇禁用。

间羟胺

间羟胺（metaraminol）又名阿拉明（aramine），性质较稳定，直接兴奋 α 受体，对 β₁ 受体作用较弱。间羟胺还可被肾上腺素能神经末梢摄取入囊泡，通过置换作用促使囊泡中的去甲肾上腺素释放而间接发挥作用。本品不易被 MAO 破坏，作用较持久。短时间内连续应用可因囊泡内 NA 递质减少而产生快速耐受性，效应逐渐减弱。由于升压作用持久，对肾血管收缩作用较 NA 平缓，且较少引起心律失常及少尿等不良反应，还可肌内注射，故临床上可代替 NA 用于休克早期及手术后或脊椎麻醉后的休克。

去氧肾上腺素

去氧肾上腺素（phenylephrine，苯肾上腺素），又名新福林（neosynephrine），是人工合成品。主要与 α 受体结合，且对 α_1 受体的作用强于 α_2 受体，故又称 α_1 受体激动药。它不是儿茶酚衍生物，因此不易被 COMT 和 MAO 代谢。去氧肾上腺素的特点：①是一种血管收缩药，可以升高收缩压和舒张压。②对心脏本身无影响，但升高血压可引起反射性心动过缓。③常作局部用药，治疗鼻黏膜充血或散瞳。④可用于阵发性室上性心动过速，但大剂量时可引起高血压性头痛和心律不齐。

第二节　α、β肾上腺素受体激动药

肾上腺素

肾上腺素（adrenaline，AD；epinephrine，Epi）是肾上腺髓质的主要递质，其生物合成主要是在髓质嗜铬细胞中先形成去甲肾上腺素，然后在苯乙醇胺-N-甲基转移酶（phenylethanolamine N-methyl transferase，PNMT）的作用下，甲基化形成肾上腺素。药用肾上腺素可从家畜肾上腺提取或人工合成。

【体内过程】

口服后在碱性肠液、肠黏膜和肝内破坏，吸收很少，不能达到有效血药浓度。皮下注射能收缩血管，吸收缓慢，维持时间长，约 1 小时。肌内注射吸收较快，作用强但维持时间短，约 30 分钟，故一般以皮下注射为宜。肾上腺素在体内的摄取与代谢途径与去甲肾上腺素相似。

【药理作用】

1. 兴奋心脏　作用于心肌、传导系统和窦房结的 β_1、β_2 受体，加强心肌收缩力，加速传导，加快心率，增加心输出量，还能舒张冠状血管，改善心肌的血液供应，是一个快速而强效的心脏兴奋剂。不利的方面是提高心肌代谢，使心肌耗氧量增加，加之心肌兴奋性提高，可引起心律失常，出现期前收缩，甚至心室纤颤。

2. 收缩血管　主要影响小动脉及毛细血管前括约肌，同时激动血管上的 α_1 和 β_2 受体，分别产生缩血管及扩血管作用。皮肤、肾和胃肠道等器官的血管平滑肌 α 受体占优势，故皮肤黏膜血管收缩最为强烈；内脏血管尤其是肾血管也显著收缩；对脑和肺血管收缩作用则十分微弱，有时由于血压升高反而被动地舒张。骨骼肌和肝脏的血管平滑肌 β_2 受体占优势，小剂量的肾上腺素可使这些血管舒张。肾上腺素也能舒张冠状血管，除可激动冠脉 β_2 受体外，其他机制（如腺苷的作用）同去甲肾上腺素。

3. 升高血压　肾上腺素对血压的影响因剂量和给药途径而异。治疗量或慢速静脉滴注时（$10\mu g/min$），心脏兴奋，心输出量增加，收缩压升高。由于 β_2 受体比 α 受体对低浓度肾上腺素更敏感，骨骼肌血管的扩张抵消或超过皮肤黏膜血管的收缩作用，外周总阻力不变或降低，舒张压不变或下降，脉压加大，身体各部位的血液重新分配，有利于满足紧急状态下机体能量供应的需要。大剂量或快速静滴时，除了强烈兴奋心脏外，因 α 受体的作用占优势，皮肤、黏膜以及内脏血管的强烈收缩，超过了对骨骼肌血管的扩张作用，外周总阻力明显升高，收缩压和舒张压均升高。

肾上腺素静脉注射的典型血压变化是双向反应，即给药后迅速出现明显的升压作用，而后出现微弱的降压作用，后者作用持续时间较长。如事先给予 α 受体阻断药，则 α 受体的作用被阻断，β_2 受体作用占优势，肾上腺素的升压作用可被翻转，呈现明显的降压反应。

4. 舒张平滑肌　激动支气管平滑肌的 β_2 受体而使支气管平滑肌舒张；作用于支气管黏膜层和黏膜下层肥大细胞上的 β_2 受体，抑制肥大细胞释放组胺和其他过敏介质；还可激动支气管黏膜血管的 α 受体，使之收缩，降低毛细血管的通透性，有利于消除支气管黏膜水肿。

5. 促进代谢　治疗剂量时可使耗氧量升高 20%～30%。人体内由于 α 受体和 β_2 受体兴奋都可使肝糖原分解，而肾上腺素兼具 α、β 作用，故其升高血糖作用较去甲肾上腺素显著。此外尚可降低组织对葡萄糖的摄取，部分原因与抑制胰岛素的释放有关。还能激活三酰甘油酶加速脂肪分解，使血液中游离脂肪酸升高，可能与兴奋 β 受体有关。

【临床应用】

1. 心脏骤停　用于溺水、麻醉和手术意外、药物中毒、传染病和心脏传导阻滞等引起的心脏骤停。在进行心脏按压、人工呼吸等措施时，应用肾上腺素做心室内注射，具有起搏作用。对电击引起的心搏骤停，应配合使用除颤器及利多卡因等抗心律失常药物。

2. 过敏性休克　药物或输液等可引起过敏性休克，表现为心肌收缩力减弱，小血管扩张和毛细血管通透性增强，循环血量降低，血压下降，同时伴有支气管痉挛及黏膜水肿，出现呼吸困难等症状。肾上腺素激动 α 受体，收缩小动脉和毛细血管，消除黏膜水肿；激动 β 受体，改善心功能，升高血压，缓解支气管痉挛，减少过敏介质释放，可迅速缓解过敏性休克的临床症状，是治疗过敏性休克的首选药。应用时一般皮下或肌内注射给药，严重病例亦可用生理盐水稀释后缓慢静脉注射，但需注意速度和用量，以免发生血压剧升和心律失常等危险。

3. 支气管哮喘　能解除哮喘时的支气管平滑肌痉挛，还可以抑制组织和肥大细胞释放过敏介质，并且通过对支气管黏膜血管的收缩作用，减轻支气管水肿和渗出，从而使支气管哮喘的急性发作缓解。皮下或肌内注射后数分钟内奏效。但由于本品不良反应严重，仅用于急性发作者。

4. 与局麻药配伍及局部止血　肾上腺素加入局麻药注射液中可延缓局麻药的吸收，减少中毒的可能性，同时延长局麻药的麻醉时间。一般局麻药中肾上腺素一次用量不超过 0.3mg。鼻黏膜和齿龈出血时，可将浸有 0.1% 盐酸肾上腺素的纱布填塞出血处。

【不良反应】

主要不良反应为心悸、烦躁、头痛和血压升高等。有诱发脑溢血的危险，老年人慎用。可引起心律失常，甚至心室纤颤，肺水肿。

【禁忌证】

禁用于高血压、脑动脉硬化、器质性心脏病、糖尿病和甲状腺功能亢进症等。

麻黄碱

麻黄碱（ephedrine）是从中药麻黄中提取的生物碱，药用其左旋体或消旋体。

麻黄碱可直接激动 α_1、α_2、β_1 和 β_2 受体，还可通过促进 NA 释放而发挥间接作用。与肾上腺素比较具有下列特点：①化学性质稳定，口服有效。②作用弱而持久。③中枢兴奋作用较显著。④易产生快速耐受性等。

【药理作用】

1. 兴奋心脏　激动心脏的 β_1 受体，使心肌收缩力增强，心输出量增加，在整体情况下由于血压升高，反射性减慢心率，这一作用抵消了直接加快心率的作用，故心率变化不大；升压作用出现缓慢，但维持时间较长（3～6 小时）。一般剂量下内脏血流量减少，但冠脉、脑血管和骨骼肌血流量增加。

2. 舒张支气管 松弛支气管平滑肌的作用较肾上腺素弱、起效慢、作用持久。

3. 兴奋中枢 具有较显著的中枢兴奋作用，较大剂量可兴奋大脑皮层和皮层下中枢，引起精神兴奋、不安和失眠等。

短期内反复给药，作用可逐渐减弱，即具有快速耐受性，亦称脱敏（desensitization），停药数小时后可以恢复。每日用药不超过 3 次则耐受现象不明显。快速耐受性产生的机制，一般认为与受体逐渐饱和、递质逐渐耗损两种因素有关。

【临床应用】

主要用于预防支气管哮喘发作和轻症的治疗，缓解鼻黏膜充血引起的鼻塞，防治某些如硬膜外和蛛网膜下腔麻醉引起的低血压状态，缓解荨麻疹和血管神经性水肿等过敏反应的皮肤黏膜症状等。

【不良反应】

可见中枢兴奋所致的不安、失眠等，晚间服用宜加用镇静催眠药。

【禁忌证】

同肾上腺素。

多巴胺

多巴胺（dopamine，DA）是去甲肾上腺素生物合成的前体，药用的是人工合成品。

【体内过程】

与肾上腺素相似，本品在体内迅速被 COMT 与 MAO 代谢破坏，代谢产物 3,4-二羟基苯乙酸和 3-甲氧基-4-羟基苯乙酸由尿排出，作用短暂。不易透过血脑屏障，几乎无中枢作用。

【药理作用】

主要激动 α、β 受体及外周多巴胺受体。

1. 兴奋心脏 大剂量多巴胺可激动心脏 β_1 受体，还可促进去甲肾上腺素递质的释放，使心肌收缩力加强，心输出量增加；一般剂量对心率影响不大，大剂量加快心率。

2. 影响血管 小剂量时与肾脏、肠系膜、冠脉的多巴胺受体（D_1）结合，促进血管舒张，其他血管阻力微升，总外周阻力变化不大。收缩压因心输出量的增加而升高，舒张压不变，脉压增大。大剂量时激动血管 α 受体，血管收缩，外周阻力加大，血压升高。

3. 影响肾脏 激动 D_1 受体，扩张肾血管，肾血流量和肾小球滤过率增加。尚有排钠利尿作用，可能是其直接作用于肾小管 D_1 受体的结果。大剂量时激动肾血管的 α 受体，可使肾血管明显收缩，肾血流量减少。

【临床应用】

主要用于治疗各种休克，如心源性休克、感染性休克和出血性休克等，尤其适用于伴有心肌收缩力减弱、尿量减少而血容量已补足的休克。此外，还可与利尿药等合用治疗急性肾功能衰竭。

【不良反应】

一般较轻，偶见恶心、呕吐等。剂量过大或滴注过快，可出现心律失常、心动过速和肾血管收缩引起的肾功能下降等，一旦发生应减慢滴速或停药。

第三节　β肾上腺素受体激动药

一、β₁、β₂肾上腺素受体激动药

异丙肾上腺素

异丙肾上腺素（isoprenaline）是人工合成品，药用其盐酸盐，化学结构是去甲肾上腺素氨基上的氢原子被异丙基所取代，是经典的 β_1、β_2 受体激动剂。

【体内过程】

口服无效，气雾剂吸入或注射给药，均易吸收。舌下给药可从黏膜下的舌下静脉丛迅速吸收。主要在肝及其他组织中被 COMT 所代谢，较少被 MAO 代谢，也较少被去甲肾上腺素能神经所摄取，因此作用维持时间较肾上腺素略长。

【药理作用】

对 β 受体有很强的激动作用，对 β_1 和 β_2 受体选择性低，对 α 受体几乎无作用。

1. 兴奋心脏　对 β_1 受体具有强大的激动作用，表现为正性肌力和正性频率作用。与肾上腺素相比，加快心率及加速传导的作用较强，对正位起搏点的作用比异位强，而肾上腺素则对正位及异位起搏点的作用均强，故较肾上腺素不易引起心律失常。

2. 影响血压　激动血管平滑肌的 β_2 受体，骨骼肌血管明显扩张，肾和肠系膜血管和冠状血管不同程度扩张，外周总阻力下降。因其对心脏和血管的作用，导致收缩压升高而舒张压下降，脉压明显加大，器官的血液灌注量增加。大剂量静脉注射也使静脉强烈扩张，有效血容量下降，回心血量减少，心输出量减少，导致血压下降，此时收缩压与舒张压均降低。

3. 舒张支气管　激动 β_2 受体，有强大的舒张支气管平滑肌作用，支气管平滑肌处于痉挛状态时，效果尤为显著。此作用强于肾上腺素。也可抑制组胺等过敏性介质释放。但对支气管黏膜血管无收缩作用，故消除黏膜水肿作用不如肾上腺素。久用可产生耐受性。

4. 促进代谢　激动 β 受体，促进糖和脂肪的分解，增加组织耗氧量。升高血糖作用比肾上腺素弱。不易透过血脑屏障，故中枢作用不明显。

【临床应用】

1. 支气管哮喘　用于控制支气管哮喘急性发作，舌下或喷雾给药，起效快，作用强。

2. 房室传导阻滞　治疗二、三度房室传导阻滞，舌下含药或静脉滴注给药。

3. 心脏骤停　适用于心室自身节律缓慢，高度房室传导阻滞或窦房结功能衰竭而并发的心搏骤停，常与去甲肾上腺素或间羟胺合用作心室内注射。

【不良反应】

以心悸、头晕、皮肤潮红等最为常见。支气管哮喘病人已有缺氧状态，如用量过大，心肌耗氧量加大容易产生心律失常，严重者可引起室性心动过速及室颤而死亡。禁用于冠心病、心肌炎和甲状腺功能亢进病人。

二、β₁肾上腺素受体激动药

多巴酚丁胺

多巴酚丁胺（dobutamine）为人工合成品，其化学结构和体内过程与多巴胺相似，口服无效，仅供静脉注射给药。多巴酚丁胺是消旋体，主要表现为激动 β_1 受体。多巴酚丁胺可增加心肌收缩力，增加心排出量和降低肺毛细血管楔压，并使左室充盈压明显降低，使心功能改善，继发地促进排钠、排水、增加尿量，有利于消除水肿，主要用于治疗心肌梗死并发心力衰竭。主要不良反应为用药期间可引起血压升高、心悸、头痛、气短，偶致室性心律失常。梗阻性肥厚型心肌病患者禁用，因其可促进房室传导。心房纤颤、心肌梗死和高血压患者慎用。

其他 β_1 受体激动药有普瑞特罗（prenalterol）、扎莫特罗（xamoterol）等，主要用于慢性充血性心力衰竭的治疗。

三、β_2 肾上腺素受体激动药

常用的选择性 β_2 受体激动药物有：沙丁胺醇（salbutamol，羟甲叔丁肾上腺素），特布他林（terbutaline，间羟叔丁肾上腺素），克仑特罗（clenbuterol，双氯醇胺），奥西那林（orciprenaline，间羟异丙肾上腺素），福莫特罗（formoterol），沙美特罗（salmeterol）等，临床主要用于支气管哮喘、慢性阻塞性肺病的治疗。（详见第三十章）

四、β_3 肾上腺素受体激动药

近年来，选择性激动 β_3 受体的药物开发主要集中在抗肥胖、抗糖尿病、解除胃肠道平滑肌痉挛及抗炎等方面。如米拉贝隆（mirabegron），目前上市药品为缓释片剂，用于治疗膀胱过度活动症，伴有急迫性尿失禁、尿急和尿频者。高血压患者慎用。

拟肾上腺素药基本作用比较见表 9-1。

表 9-1 拟肾上腺素药基本作用比较

分类	药物	对肾上腺素受体作用方式							
		α_1 受体	α_2 受体	β_1 受体	β_2 受体	β_3 受体	DA 受体	直接作用于受体	释放递质
α 受体激动药	羟甲唑啉	++	±	−	−	−	−	+	−
	右美托咪定	+	++	−	−	−	−	+	−
β 受体激动药	沙丁胺醇				+			−	+
	米拉贝隆					+		−	+

抗肾上腺素药（antiadrenergic drugs）又称肾上腺素受体阻断药（adrenoceptor-blocking drugs）。本类药物与肾上腺素受体有较强的亲和力，但缺乏或仅有微弱的内在活性，因此当药物和肾上腺素受体结合后，能妨碍神经递质或拟肾上腺素药与受体结合，从而产生拮抗神经递质或拟肾上腺素药的作用。根据药物对 α 和 β 受体选择性的不同，可分为 α 受体阻断药和 β 受体阻断药两大类。

第一节　α肾上腺素受体阻断药

α 受体阻断药能选择性地与 α 受体结合，阻断神经递质或拟肾上腺素药与 α 受体的结合，从而产生抗肾上腺素作用。能阻断肾上腺素的升压作用，并使升压作用翻转为降压，这个现象称为"肾上腺素升压作用的翻转"（adrenaline reversal）。这是因为 α 受体阻断药选择性地阻断了与血管收缩有关的 α 受体，但不影响与血管舒张有关的 β_2 受体，所以使肾上腺素激动 β_2 受体产生的血管舒张作用充分表现出来（图 10-1）。但对主要作用于 α 受体的去甲肾上腺素，α 受体阻断药仅能消除或减弱其升压作用，而无翻转作用。对主要作用于 β 受体的异丙肾上腺素的降压效应无影响。

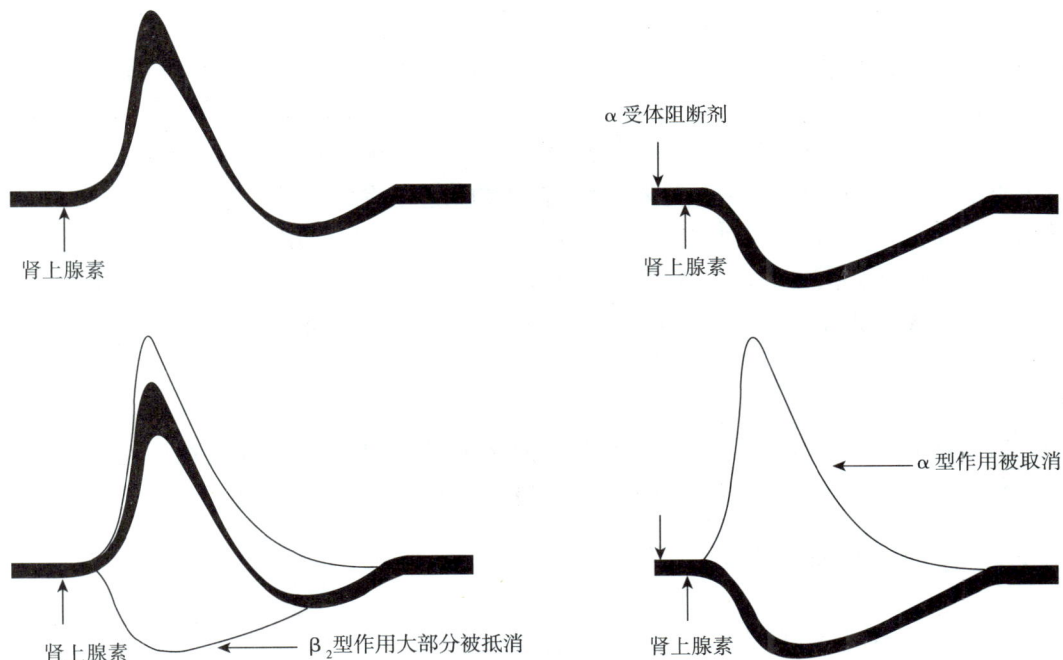

图 10-1　α 受体阻断剂对肾上腺素升压作用的翻转现象

一、α₁、α₂受体阻断药

此类药物对 α₁ 受体和 α₂ 受体的选择性低，可阻断突触前膜 α₂ 受体，促进神经末梢释放 NA，但作用较弱。根据作用时间的长短，可分为短效与长效两类。

（一）短效类 α 受体阻断药

酚妥拉明

酚妥拉明（phentolamine）又名立其丁（regitine），属人工合成品，药用其磺酸盐。

【体内过程】

注射易吸收，口服生物利用度低，效果仅为注射给药的 20%。常作肌内或静脉注射，静脉注射后 2～5 分钟起效，作用维持 10～15 分钟。口服 30 分钟后血药浓度达高峰，作用维持 1.5 小时。

【药理作用】

1. 舒张血管、兴奋心脏　通过阻断 α 受体以及对血管的直接舒张作用而使血管扩张，血压下降。而血管扩张、血压下降可反射性兴奋交感神经，同时由于阻断了突触前膜 α₂ 受体，去甲肾上腺素释放增加，故心脏兴奋，心率加快，心输出量增加。

2. 其他　有拟胆碱作用，使胃肠平滑肌张力增加；有拟组胺作用，使胃酸分泌增加；本品还可引起皮肤潮红等。

【临床应用】

1. 外周血管痉挛性疾病　如肢端动脉痉挛性疾病（如雷诺综合征）及血栓闭塞性脉管炎。

2. 静滴去甲肾上腺素药液外漏　当静脉滴注去甲肾上腺素发生外漏时，可用本品 5～10mg 溶于 10～20mL 生理盐水中做局部浸润注射，防止组织坏死。

3. 急性心肌梗死和顽固性充血性心力衰竭　能解除心功能不全时小动脉和小静脉的反射性收缩，降低心脏前、后负荷和左心室充盈压，增加心输出量，使肺水肿和全身性水肿得以改善。通过减轻心脏负荷，降低左室舒张末期压力，增加冠脉血流供应，改善急性心绞痛中的心肌供血。

4. 休克　酚妥拉明能扩张血管，降低外周阻力，增加心输出量，故可改善休克时的内脏血液灌注，解除微循环障碍，并能降低肺循环阻力，防止肺水肿的发生，但用药前必须补足血容量。目前主张与去甲肾上腺素合用，以对抗其激动 α 受体导致的血管收缩作用，保留其激动 β₁ 受体兴奋心脏、增加心输出量的作用。同时去甲肾上腺素也可防止酚妥拉明扩张血管过度，血压过低。

5. 肾上腺嗜铬细胞瘤　用于骤发高血压危象的治疗以及手术前的准备。做鉴别诊断试验时有致死报道，应慎用。

【不良反应】

消化道症状如腹痛、腹泻、呕吐和诱发加重溃疡病等。静脉给药可引起体位性低血压、心动过速、心律失常和心绞痛，须缓慢注射或滴注。胃炎、溃疡病、冠心病患者慎用。

（二）长效类 α 受体阻断药

酚苄明

酚苄明（phenoxybenzamine）又名酚苄胺（dibenzyline），口服生物利用度仅为 20%～30%，

脂溶性高，大量分布贮存于脂肪组织中，排泄缓慢。因局部刺激强，不进行肌内或皮下注射。一般用作静脉注射，具有起效慢、作用强而持久的特点。扩张血管、降低外周阻力和降低血压作用明显，其作用强度与血管受去甲肾上腺素能神经控制的程度有关。对平卧和休息的正常人，酚苄明的血管扩张和降压作用往往表现不明显或表现为舒张压略下降。当交感神经张力高、血容量低或直立时，则可以引起明显的降压作用，血压下降所引起的反射作用和阻断突触前膜 α_2 受体的作用可使心率加快。此外还具有抗 5-羟色胺及抗组胺作用。

【临床应用】

外周血管痉挛性疾病及血栓闭塞性脉管炎；出血性、创伤性和感染性休克；嗜铬细胞瘤；良性前列腺增生引起的阻塞性排尿困难等。

【不良反应】

常见体位性低血压，反射性心动过速、心律失常，鼻塞，胃肠道刺激症状如恶心、呕吐，中枢神经系统抑制症状如嗜睡、疲乏等。休克时静脉注射需缓慢给药并需密切监护。

二、α_1 受体阻断药

哌唑嗪

哌唑嗪（prazosin）为人工合成品，对 α_1 受体有较高的选择性，对突触前膜 α_2 受体的阻断作用很弱。可拮抗去甲肾上腺素和肾上腺素的升压作用，但不促进神经末梢释放去甲肾上腺素，因此在扩张血管、降低外周阻力、引起血压降低的同时，对心率的影响较弱。临床用于治疗高血压（见第二十四章）。

三、α_2 受体阻断药

育亨宾

育亨宾（yohimbine）为选择性 α_2 受体阻断药。育亨宾易进入中枢神经系统，阻断 α_2 受体，可促进去甲肾上腺素能神经末梢释放去甲肾上腺素，从而升高血压，加快心率。本品也是 5-羟色胺的拮抗剂。育亨宾主要作为工具药应用于实验研究。

主要常用的 α 受体阻断药见表 10-1。

表 10-1 常用 α 受体阻断药

药物	α 受体选择性	作用特点	主要临床应用	作用时间
酚妥拉明 （phentolamine） （1950 年）	α_1、α_2	α 受体阻断作用较强、拟胆碱作用和组胺样作用弱	外周血管痉挛性疾病、肾上腺嗜铬细胞瘤、休克、顽固性充血性心衰	短
妥拉唑啉 （tolazoline） （1939 年）	α_1、α_2	α 受体阻断作用较酚妥拉明弱，组胺样及拟胆碱作用较弱	外周血管痉挛性疾病	短
酚苄明 （phenoxybenzamine）	α_1、α_2	α 受体阻断作用强大而持久，抗组胺、抗 5-HT 及抗胆碱作用弱	对外周血管痉挛性疾病效果优于酚妥拉明，也用于嗜铬细胞瘤的治疗	长
坦洛新 （tamsulosin）	$\alpha_{1A}>\alpha_{1B}$	选择性阻断前列腺的 α_{1A} 受体，对分布在血管的 α_{1B} 受体作用弱，故对心率和血压无明显影响	良性前列腺肥大	长

续表

药物	α受体选择性	作用特点	主要临床应用	作用时间
哌唑嗪 （prazosin） （1969 年）	α₁	选择性阻断 α₁受体而降压，不引起反射性心脏兴奋	轻中度高血压、顽固性心功能不全	中
育亨宾 （yohimbine）	α₂	选择性阻断外周突触前膜 α₂受体，并可通过血脑屏障，阻断中枢神经系统 α₂受体	阳痿，实验研究工具药	

第二节　β肾上腺素受体阻断药

β肾上腺素受体阻断药（β-adrenoceptor blocking drugs）是一类能选择性地和 β 受体结合，竞争性阻断神经递质或拟肾上腺素药物 β 受体效应的药物。根据对 β₁ 和 β₂ 受体选择性的不同，可分为非选择性（β₁、β₂ 受体阻断药）和选择性（β₁ 受体阻断药）两类。本类药物中有些除具有 β 受体阻断作用外，还具有一定的内在拟交感活性，因此又可分为有内在拟交感活性和无内在拟交感活性两类。

【体内过程】
β 受体阻断药口服受脂溶性高低及首过效应的影响，生物利用度差异较大。如普萘洛尔、美托洛尔等口服容易吸收，但生物利用度低，而吲哚洛尔生物利用度相对较高。脂溶性高的药物如普萘洛尔主要在肝脏代谢，少量以原形从尿中排泄，脂溶性低的药物如普拉洛尔主要以原形从肾脏排泄。半衰期多数为 3～6 小时，有的可达 10～20 小时，属长效类 β 受体阻断药。主要由肝代谢，肾排泄。

【药理作用】
1. β受体阻断作用

（1）抑制心脏　阻断心脏 β₁ 受体，使心率减慢、心肌收缩力减弱、心输出量减少、心肌耗氧量下降、血压稍降低，还能减慢心房和房室结的传导。因对血管 β₂ 受体有阻断作用，使 α 受体作用占优势，加上心脏抑制后反射性兴奋交感神经，所以血管收缩，外周阻力增加，肝、肾和骨骼肌等血流量减少。

（2）收缩支气管　阻断支气管 β₂ 受体而使支气管平滑肌收缩，呼吸道阻力增加。对正常人表现较弱，但对支气管哮喘的病人，可诱发或加重哮喘的急性发作。

（3）减慢代谢　一般认为人类脂肪的分解主要与激动 α₂、β₁、β₂ 受体有关，而肝糖原的分解与激动 α₁ 和 β₂ 受体有关。因此 β 受体阻断药可通过阻断 β 受体抑制交感神经兴奋所引起的脂肪分解，当与 α 受体阻断药合用时可拮抗肾上腺素升高血糖的作用。可减少组织耗氧量。本类药物不影响正常人的血糖水平，也不影响胰岛素降低血糖的作用，但能延缓使用胰岛素后血糖水平的恢复，可能是其抑制了低血糖引起儿茶酚胺释放所致的糖原分解。β 受体阻断药往往还会掩盖低血糖症状如心悸等，从而延误低血糖的及时发觉。

（4）抑制肾素释放　通过阻断肾小球旁器细胞的 β₁ 受体而抑制肾素的释放，这可能是其降血压作用的原因之一。

2. 内在拟交感活性　有些 β 肾上腺素受体阻断药与 β 受体结合后除能阻断受体外，还对 β 受体具有部分激动作用（partial agonistic action），称内在拟交感活性（intrinsic sympathomimetic activity，ISA）。由于这种作用较弱，一般被其β受体阻断作用所掩盖。如预先给予利血平以耗竭体内儿茶酚胺，再用β受体阻断药，其激动受体的作用便可表现出来，可致心率加快，心输出量增加。ISA较强的药物其抑制心肌收缩力、减慢心率和收缩支气管作用一般较不具ISA的药物弱。

3. 膜稳定作用 实验证明，有些β受体阻断药具有局部麻醉作用和奎尼丁样作用，这两种作用都与其降低细胞膜对离子的通透性有关，故称为膜稳定作用。但对人离体心肌细胞的膜稳定作用在高于临床有效浓度几十倍时才能发挥，而且无膜稳定作用的β受体阻断药也有抗心律失常的作用，故认为这一作用在常用量时与其治疗作用的关系不大。

【临床应用】

1. 心律失常 用于快速型心律失常，如窦性心动过速等（见抗心律失常药）。

2. 心绞痛和心肌梗死 对心绞痛有良好的疗效。心肌梗死长期应用可降低复发和猝死率。

3. 高血压 β受体阻断药是治疗高血压的基础药物，对慢性高血压有良好的疗效，并伴有心率减慢（见抗高血压药）。

4. 其他 甲状腺功能亢进的辅助治疗、偏头痛、嗜铬细胞瘤和肥厚性心肌病等。噻吗心安可用于青光眼。

【不良反应】

一般的不良反应有恶心、呕吐和轻度腹泻等消化道症状，停药后消失。偶见过敏、皮疹和血小板减少。

严重的不良反应为心功能不全和诱发或加重支气管哮喘。选择性β受体阻断药及具有内在拟交感活性的药物上述不良反应较轻，但哮喘病人仍应慎用。另外长期应用β受体阻断药如突然停药，可引起原来病情加重，即反跳现象。其机制与受体上调有关，应逐渐减量直至停药。偶见眼-皮肤黏膜综合征及幻觉、失眠和抑郁症状。

【禁忌证】

严重心功能不全、窦性心动过缓、重度房室传导阻滞和支气管哮喘。低血压，肝、肾功能不良者慎用。

普萘洛尔

普萘洛尔（propranolol，心得安）是等量的左旋和右旋异构体的消旋品，仅左旋体有阻断β受体的活性。

【体内过程】

口服易吸收，有明显的首过效应，生物利用度较低。血浆蛋白结合率90%，易于透过血脑屏障和胎盘，也可分泌于乳汁中。主要在肝脏代谢，代谢产物90%以上从肾脏排泄。不同个体口服相同剂量的普萘洛尔，血浆浓度相差可达20倍之多，可能是由于肝脏消除功能不同所致，故临床用药剂量必须个体化。

【药理作用与临床应用】

有较强的β受体阻断作用，对β1和β2受体的选择性低，无内在拟交感活性。用药后心率减慢、心肌收缩力减弱和心输出量降低、冠脉血流量下降、心肌耗氧量明显减少。用于心律失常、心绞痛、高血压、甲状腺功能亢进的辅助治疗等。

常用β受体阻断药见表10-2。

表 10-2　常用 β 受体阻断药药理作用

	药物	受体选择性	内在拟交感活性	作用特点	临床应用
第一代非选择性 β 受体阻断药	普萘洛尔 (propranolol)	β	—	具有膜稳定性；无内在拟交感活性；对 β_1、β_2 受体亲和力相同，对 α 受体无阻断作用	心律失常、心绞痛、高血压、甲亢
	纳多洛尔 (nadolol)	β	—	作用与普萘洛尔相似，但强度为普萘洛尔的 2～4 倍，其 $t_{1/2}$ 较长，为 10～12h	高血压、心律失常、心绞痛
	吲哚洛尔 (pindolol)	β	+++	具有膜稳定性；内在拟交感活性主要表现激动血管平滑肌 β_2 受体，舒张血管，有利于高血压的治疗；激动心肌 β_2 受体（人心室肌 β_1：β_2 受体为 74：26，心房为 86：14），可减轻其心肌抑制作用	同上
	噻吗洛尔 (timolol)	β	—	可减少房水生成。0.1%～0.5% 滴眼液的疗效与毛果芸香碱 1%～4% 溶液相近或较优	青光眼
第二代选择性 β_1 受体阻断药	阿替洛尔 (atenolol)	β_1	—	增加呼吸道阻力作用弱，但哮喘病人仍需慎用	高血压
	美托洛尔 (metoprolol)	β_1	—	具有膜稳定性；不明显增加呼吸道阻力，但哮喘患者仍需慎用	高血压
	比索洛尔 (bisoprolol)	β_1	—	在治疗剂量范围内，没有明显的膜稳定作用或内在拟交感作用。但它的心脏选择性不是绝对的，在高剂量时（≥20mg）也抑制支气管和血管平滑肌 β_2 肾上腺素受体	高血压、心力衰竭
	艾司洛尔 (esmolol)	β_1	—	主要作用于心肌的 β_1 肾上腺素受体，大剂量可阻断气管和血管平滑肌的 β_2 肾上腺素受体	心房颤动、心房扑动时控制心室率，围术期高血压及窦性心动过速
第三代非选择性 β 受体阻断药	拉贝洛尔 (labetalol)	α_1、β	+	具有膜稳定性；内在拟交感活性主要表现激动 β_2 受体，有助于血管舒张。临床应用为消旋体，兼有 α_1、β 受体的阻断作用，对 β 受体的阻断作用是 α 受体阻断作用的 5～10 倍	中重度高血压、心绞痛、心律失常
	卡维地洛 (carvedilol)	α_1、β	—	具有膜稳定性；临床应用为消旋体，左旋体具有 α_1 和 β_1 受体阻断作用，右旋体只具有 α_1 受体阻断作用，整体 α_1 和 β 受体阻断作用的比为 1：10，因此阻断 α_1 受体引起的不良反应明显减少。高浓度时有钙拮抗、抗氧化、抑制心肌细胞凋亡、抑制心肌重构等多种作用	轻中度高血压、心力衰竭
第三代选择性 β_1 受体阻断药	倍他洛尔 (betaxolol)	β_1		无内在拟交感活性，有一定的膜稳定性；具有钙离子拮抗作用，作用与阿替洛尔相似	滴眼液用于开角型青光眼、手术后未完全控制的闭角型青光眼和高眼压症。口服可用于高血压、预防运动期间的心绞痛发作
	塞利洛尔 (celiprolol)	β_1	+	有内在拟交感活性，无膜稳定性；不增加呼吸道阻力，扩张外周血管，降低血压	轻中度高血压、心绞痛
	奈必洛尔 (nebivolol)	β_1	—	无内在拟交感活性；药用为消旋体，其右旋体是高度选择性 β_1 受体阻断药；左旋体可能通过激活内皮细胞 β_3 受体，促进 NO 生成，扩张血管	轻中度高血压、心力衰竭

扫一扫，查阅本章数字资源，含PPT、音视频、图片等

局部麻醉药（local anaesthetics）简称局麻药，是一类应用于局部神经末梢或神经干周围，能暂时、完全和可逆性地阻断感觉神经冲动产生和传导的药物。本类药物能在意识清醒状态下，使局部痛觉、触觉、温度觉暂时消失，以利于进行手术，而对各类组织无损伤。

【药理作用】

1. 局麻作用　低浓度时能阻断感觉神经冲动的产生和传导，使局部痛觉、温觉、触觉和压觉等逐渐丧失。较高浓度时对任何神经都有阻断作用。药物的敏感性主要与神经纤维的种类、粗细有关，即药物容易透入无髓鞘的和细的神经纤维。

局麻药的作用与阻断细胞膜钠离子通道有关。局麻药具有亲脂性，可穿透神经细胞膜进入细胞内，其结构中两个带正电荷的氨基通过静电引力与细胞膜钠离子通道内侧磷脂分子中带负电荷的磷酸基联成横桥，阻断了钠离子通道，使神经细胞膜不能除极化而产生局麻作用。并不影响细胞浆的物质代谢，所以作用是可逆的。

2. 吸收作用　吸收入血达到一定浓度或误将药物注入血管中时，可产生全身作用，这实际上是局麻药的毒性反应，作用强度与血中药物浓度密切相关。

（1）中枢神经系统　选择性阻断中枢抑制性神经元，以致兴奋性神经元占优势，引起脱抑制而出现兴奋现象。常表现为先兴奋后抑制：初期表现为兴奋不安、肌震颤、神经错乱，甚至惊厥，最后转入昏迷、呼吸抑制。

（2）心血管系统　直接抑制作用，能降低心肌兴奋性，使心脏传导减慢、心肌收缩力减弱、不应期延长，也可扩张血管，引起血压下降，甚至虚脱。高浓度对心血管的作用一般发生在中枢神经系统的作用之后，但少数在低剂量时也可出现严重的心血管反应。

【临床应用】

1. 表面麻醉（surface anaesthesia）　将穿透力强的局麻药涂布或喷射在黏膜表面，使黏膜下感觉神经末梢麻醉。可用于鼻、咽、喉、口腔、支气管、食道、眼及尿道等黏膜部位的浅表手术。如耳鼻喉科手术前咽喉喷雾法麻醉，常选用丁卡因。

2. 浸润麻醉（infiltration anaesthesia）　将药物注射于皮下或手术野深部组织，使局部神经末梢麻醉。根据需要可在溶液中加少量肾上腺素，可减缓局麻药的吸收，延长作用时间。浸润麻醉的优点是麻醉效果好，对机体的正常功能无影响。缺点是用量较大，麻醉区域较小，在做较大的手术时，因所需药量较大而易产生全身毒性反应。可选用利多卡因、普鲁卡因。

3. 传导麻醉（conduction anaesthesia）　又称阻滞麻醉。即将药物注射于神经干附近，阻断神经传导，使该神经支配的区域产生麻醉。常用于四肢及口腔科手术。可选用利多卡因、普鲁卡因和布比卡因。

4. 蛛网膜下腔麻醉（subarachnoid anaesthesia） 又称脊髓麻醉或腰麻（spinal anaesthesia）。将药物注入腰椎蛛网膜下腔，麻醉该部位的脊神经根。常用于下腹部及下肢手术。常用药物为利多卡因、丁卡因和普鲁卡因。

5. 硬脊膜外麻醉（epidural anaesthesia） 简称硬膜外麻醉。将药物注入硬脊膜外腔，使其沿脊神经根扩散进入椎间孔，使该处神经干麻醉。适用范围较广，从颈部至下肢的手术都可采用。特别适用于上腹部手术。常用药物为利多卡因、左旋布比卡因及罗哌卡因等。

6. 区域镇痛（regional analgesia） 近年来，外周神经阻滞技术及局麻药的发展为患者提供了更理想的围术期镇痛的有效方法，通常与阿片类药物联合应用，可减少阿片类药物的用量。布比卡因、左旋布比卡因及罗哌卡因在区域镇痛中运用最为广泛，尤其是罗哌卡因，具有感觉和运动阻滞分离的特点，使其成为区域镇痛的首选药。

常用局麻药有普鲁卡因（procaine，奴佛卡因，novocaine）、丁卡因（tetracaine，地卡因，dicaine）、利多卡因（lidocaine）、布比卡因（bupivacaine）及新型的长效局麻药物左旋布比卡因（levobupivacaine）和罗哌卡因（ropivacaine）（表 11-1）。

表 11-1　常用局部麻醉药比较

药物	作用特点	作用时间（小时）	临床应用	不良反应
普鲁卡因（1905 年）	穿透力弱	0.5～1	浸润、传导、蛛网膜下腔麻醉	毒性较小，腰麻时出现血压下降，有时出现过敏性休克
利多卡因（1943 年）	穿透力大，作用为普鲁卡因的 1.5～2 倍	1.5～2	各种麻醉、抗心律失常	毒性较普鲁卡因大，心、肝肾功能不全者，适当减量
丁卡因（1932 年）	穿透力更大，为普鲁卡因的 10 倍	2～3	表面、传导、硬膜外、蛛网膜下腔麻醉	毒性较大，发生率较高
布比卡因（1959 年）	穿透力大，作用为普鲁卡因的 1.5～2 倍	5～10	浸润、硬膜外麻醉。不易透过胎盘，常用于分娩止痛与剖宫产	毒性较大，与丁卡因相等或略逊
罗哌卡因	穿透力大，作用为普鲁卡因的 8 倍	2～8	区域阻滞镇痛、硬膜外术后或分娩镇痛	毒性小，血药浓度过高可出现低血压、心动过缓、恶心和焦虑

第三篇

作用于中枢神经系统的药物

全身麻醉药（general anaesthetics），是一类能引起中枢神经系统广泛抑制，导致意识、感觉特别是痛觉暂时消失的药物，主要用于手术麻醉。理想的全身麻醉药应具有麻醉诱导期短，停药后麻醉恢复期平稳、快速，麻醉深度易控制，无明显局部刺激和其他不良反应，安全范围大等特点。全身麻醉药根据给药途径的不同分为吸入性麻醉药（inhalation anesthetics）和静脉麻醉药（intravenous anesthetics）。

传统的麻醉分期根据乙醚的作用划分，包括镇痛期、兴奋期、外科麻醉期和延髓麻醉期。目前普遍使用作用发生快的非乙醚吸入麻醉药，采用气管插管和呼吸肌控制呼吸，术前、术中使用多种麻醉辅助药，静脉麻醉药与吸入麻醉药联合使用等，以达到较为理想的麻醉程度。因此，传统的麻醉分期指征变得模糊。

第一节　吸入性麻醉药

吸入性麻醉药是一类经呼吸道吸入、通过肺泡毛细血管入血而产生全身麻醉作用的药物。常用的吸入性麻醉药多数是化学性质稳定的挥发性液体或气体。

【体内过程】

吸入性麻醉药经肺泡吸收入血而到达脑组织。影响吸入性麻醉药吸收和分布的主要因素有药物的脂溶性、肺通气量、吸入气体内药物浓度、血/气分配系数、脑/血分配系数等。药物脂溶性越高、肺通气量越大、吸入气体内药物浓度越高、血/气分配系数越高时，药物的吸收速率就越快。通常以最小肺泡浓度（minimal alveolar concentration，MAC）来反映吸入性麻醉药的作用强度。MAC 数值越小，表示该药麻醉作用越强。血/气分配系数是血中药物浓度与吸入气体中药物浓度达平衡时的比值。该系数大，诱导缓慢，苏醒期较长。脑/血分配系数可反映吸入性麻醉药与脑组织的亲和力，该系数是指脑中药物浓度与血中药物浓度达到平衡时的比值。该系数越大时，药物愈易进入脑组织，麻醉作用也愈强。

吸入性麻醉药主要通过气体交换以原形从肺泡排出而被消除，也有一部分经肝脏的代谢而消除。血/气分配系数、脑/血分配系数对药物消除的影响与吸收和分布过程刚好相反，这些系数数值越小的药物，消除越快。吸入性麻醉药的特性见表 12-1。

表 12-1 吸入性麻醉药的特性比较

	乙醚	氟烷	恩氟烷	异氟烷	地氟烷	七氟烷	氧化亚氮
血/气分配系数	12.10	2.30	1.80	1.40	0.42	0.63	0.47
脑/血分配系数	1.14	2.00	1.45	4.00	1.30	1.70	1.06
MAC（%）	1.92	0.75	1.68	1.15	7.25	1.71	100.00
诱导期	很长	短	短	短	短	短	短
恢复期苏醒	慢	迅速	非常迅速	非常迅速	迅速	迅速	迅速
骨骼肌松弛	很好	差	好	好	好	好	很差

【作用机制】

吸入性麻醉药的作用机制尚未完全阐明。早期的脂溶性假说认为，吸入性麻醉药的麻醉强度与脂溶性高低呈正相关。吸入性麻醉药进入中枢神经系统神经细胞膜的脂质层内，药物分子与蛋白质分子的疏水部分相结合，扰乱了双层脂质分子排列，使膜蛋白变构，阻断了神经冲动的传递，造成中枢神经系统广泛抑制，导致全身麻醉。近年的配体门控离子通道假说认为，绝大多数吸入性麻醉药可干扰神经细胞膜配体门控离子通道的功能，如 $GABA_A$ 受体和 N-甲基-D-天门冬氨酸（NMDA）受体等，增强抑制性突触传递功能和（或）抑制兴奋性突触传递功能，使神经细胞膜超极化而产生中枢神经系统的广泛抑制作用，导致全身麻醉。

【常用药物】

目前临床上常用的吸入性麻醉药有异氟烷（isoflurane）、恩氟烷（enflurane）、地氟烷（desflurane）、七氟烷（sevoflurane）及氧化亚氮（nitrous oxide）等。

异氟烷和恩氟烷

异氟烷（isoflurane）和恩氟烷（enflurane）互为同分异构体。和氟烷相比，其麻醉效价强度虽稍低，但理化性质稳定、血气分配系数低，麻醉诱导期平稳快速，麻醉深度易于调整；不增加心肌对儿茶酚胺的敏感性；肌肉松弛作用明显。两药体内代谢量远低于氟烷，肝肾毒性小。异氟烷的心血管不良反应小，但刺激性较强，可致咳嗽、分泌物增加和喉头痉挛等。恩氟烷浓度过高或过度通气时可致惊厥，有癫痫病史者禁用。目前广泛用于麻醉诱导和维持。

氧化亚氮

氧化亚氮（nitrous oxide），又称笑气。为液体吸入麻醉剂，性质稳定、不燃不爆，体内几乎不代谢；麻醉效价强度低，但镇痛作用较强，20% 吸入即有镇痛作用。其安全性高，如无缺氧，吸入数小时几乎没有毒性。作为麻醉辅助药，应用该药时，患者感觉舒适、愉快。与其他吸入麻醉剂合用可减少后者用量，从而减轻后者不良反应。还用于牙科和产科镇痛。

第二节　静脉麻醉药

静脉麻醉药（intravenous anesthetics）是将麻醉药以缓慢静脉注射或滴注的方式输入体内，通过血液循环作用于中枢神经系统而产生全身麻醉作用的药物。由于本类药物直接进入血液循环，因此麻醉速度比吸入麻醉药快，药物从注射部位到达脑内即产生麻醉。

静脉麻醉药与吸入麻醉药相比，主要优点为：操作简便、不需要特殊设备；麻醉诱导迅速、苏醒快，适合诱导麻醉；无易燃、易爆和手术室污染；单用或与阿片类、氧化亚氮合用于短期完成的手术等。主要缺点是：麻醉深度不易掌握、镇痛作用较差、肌松作用较差、排出较慢、剂量较难掌握，麻醉深度不易控制，临床使用受限。患者可能存在反射反应和精神症状等。单独使用时一般仅用于短时间、镇痛要求不高的小手术。临床主要用于吸入性麻醉的诱导以及复合全身麻醉。

目前临床常用的静脉麻醉药主要有丙泊酚（propofol）、硫喷妥钠（thiopental sodium）、氯胺酮（ketamine）、依托咪酯（etomidate）、咪达唑仑（midazolam）等。

丙泊酚

丙泊酚（propofol，异丙酚）是最常用的短效静脉麻醉药之一。具有良好的镇静、催眠作用，起效快，作用时间短，苏醒迅速，无明显蓄积作用。能抑制咽喉反射，有利于插管。能降低颅内压及眼压，减少脑耗氧量及脑血流量，镇痛、肌松作用均很微弱。对循环系统有明显抑制作用，表现为血压下降，心肌血液灌注及耗氧量下降，外周血管阻力降低。可抑制呼吸，有些患者可出现呼吸暂停，故麻醉时应监测。目前普遍用于诱导麻醉及麻醉维持。特别适用于门诊手术、胃、肠镜诊断性检查、人流手术等短小手术的麻醉。也常用于手术后 ICU 病房患者的镇静。

硫喷妥钠

硫喷妥钠（thiopental sodium）为超短效作用的巴比妥类，脂溶性高，极易透过血脑屏障进入脑组织，由于药物重新分布并储存于脂肪和肌肉等组织，脑内药物浓度迅速下降，故麻醉作用迅速，无兴奋期，作用维持时间短。硫喷妥钠刺激性强，肌肉松弛不完全，对呼吸、循环抑制强，故主要作诱导麻醉和基础麻醉用，单独应用仅适用于小手术或控制惊厥。不良反应有血压骤降、呼吸抑制、喉痉挛和支气管痉挛等。禁用于新生儿、婴幼儿、支气管哮喘患者。

氯胺酮

氯胺酮（ketamine）是 NMDA 受体非竞争性拮抗药，该药可阻断脊髓网状结构束对痛觉冲动向丘脑和皮质区的传导，产生镇痛作用，同时还激活边缘系统，导致患者在苏醒期情绪方面的过度活动，患者痛觉消失而意识部分存在，睁开眼睛呈木僵状，对环境变化无反应，同时肌张力增强，眼球震颤，肢体无目的活动，有梦幻般的感觉和烦躁不安等浅麻醉状态，称之为"分离麻醉"。氯胺酮麻醉起效快，作用维持时间短，镇痛力强，是静脉麻醉药中唯一有显著镇痛作用者，无肌松作用，作用维持时间短，对呼吸抑制轻微。可使心率加快，血压明显升高。临床适用于小手术、低血压患者的诱导麻醉及复合麻醉。主要不良反应是在苏醒期产生的精神激动和梦幻现象，如谵妄、狂躁、肢体乱动等，成人较儿童更易发生。引起血压升高及心率加快。给药速度过快或用药量较大时可抑制呼吸功能。禁用于高血压、肺心病、肺动脉高压、颅内压升高、心功能不全、甲状腺功能亢进、精神病等患者。

依托咪酯

依托咪酯（etomidate）为强效超短时催眠性静脉麻醉药。无明显镇痛、肌松作用。成人静脉给予几秒内意识丧失，诱导睡眠达 5 分钟。对心率无明显影响，对冠状血管有轻微扩张作用，适用于冠心病、瓣膜病和其他心脏储备功能差的患者。恢复期易出现恶心、呕吐症状。

咪达唑仑

咪达唑仑（midazolam，咪唑安定）为苯二氮䓬类镇静催眠药，具有较强的抗焦虑、催眠、抗惊厥、肌松和顺行性遗忘作用，但无镇痛作用，其口服、肌注、静注、小儿鼻腔滴入或直肠灌注均吸收完全，起效迅速，消除快，作用时间短，适用于麻醉前用药、全麻诱导和维持、ICU 患者镇静以及电转复及心血管造影等。

第三节 复合麻醉

复合麻醉是指同时或先后应用两种以上麻醉药物或其他辅助药物，以达到手术中和术后镇痛及满意的外科手术条件，同时减少麻醉药的用量而减少不良反应（表 12-2）。

表 12-2 常见复合麻醉用药

用药目的	常用药物
镇静、消除精神紧张	巴比妥类、地西泮
短暂记忆缺失	苯二氮䓬类、氯胺酮、东莨菪碱
抑制迷走神经反射	阿托品类
基础麻醉	巴比妥类、水合氯醛
诱导麻醉	硫喷妥、氧化亚氮
镇痛	阿片类
骨骼肌松弛	琥珀胆碱、筒箭毒碱类
降温	氯丙嗪
控制性降压	硝普钠、钙拮抗剂

1. 麻醉前给药 指病人手术麻醉前应用的药物。如手术前夜用苯巴比妥或地西泮消除病人紧张情绪。次晨再服地西泮使短暂缺失记忆。注射阿片类镇痛药，以增强麻醉效果，注射阿托品预防唾液及支气管分泌所致的吸入性肺炎，并预防反射性心律失常。

2. 基础麻醉 给予患者大剂量催眠药，如巴比妥类等，达深睡状态，在此基础上进行麻醉，可使药量减少，麻醉平稳。常用于小儿或极度紧张不能自控者。

3. 诱导麻醉 应用诱导期短的硫喷妥钠或氧化亚氮，使迅速进入外科麻醉期，以避免诱导期的不良反应，然后改用他药维持麻醉。

4. 合用肌松药 在麻醉同时注射琥珀胆碱或筒毒碱类，以满足手术时肌肉松弛的要求。

5. 低温麻醉 在物理降温基础上使用氯丙嗪使体温下降至较低水平（28～30℃），降低心、脑等生命器官的耗氧量，便于进行心脑血管手术。

6. 控制性降压 应用短效的血管扩张药硝普钠或钙拮抗剂使血压适度适时下降，并抬高手术部位，以减少出血。

7. 神经安定镇痛术 是一种复合镇痛方法，常用氟哌利多及芬太尼按 50∶1 组成的合剂作静脉注射，使患者处于意识朦胧，自主动作停止，痛觉消失，适用于外科小手术。如同时加用氧化亚氮及肌松药则可达满意的外科麻醉，称为神经安定麻醉。氟哌利多作用时间较长，芬太尼作用时间短，现已不主张制成合剂使用。

第十三章
镇静催眠药

扫一扫，查阅本章数字资源，含PPT、音视频、图片等

镇静催眠药（sedative-hypnotics）是一类对中枢神经系统具有抑制作用，能引起镇静和近似生理性睡眠的药物。该类药物小剂量时能缓解或消除兴奋不安，产生镇静作用，较大剂量则能引起睡眠。部分镇静催眠药还可产生抗惊厥或麻醉作用，过量则会导致呼吸麻痹，甚至引起死亡。

镇静催眠药按化学结构分为苯二氮䓬类、巴比妥类等。传统的镇静催眠巴比妥类药物具有普遍性的中枢抑制作用，目前已被苯二氮䓬类和一些安全性更高的新型镇静催眠药取代。

第一节 睡眠与睡眠障碍

觉醒与睡眠是人类依赖于中枢神经而维持正常功能的一种生理现象。根据睡眠时脑电图的变化以及眼球活动情况等特点，可将睡眠分为非快动眼睡眠（non-rapid-eye movement sleep，NREMS）和快动眼睡眠（rapid-eye movement sleep，REMS）两个时相。NREMS 又可分为浅睡期和深睡期，深睡期也称慢波睡眠（slow wave sleep，SWS）。REMS 的特点为眼球快速运动、脑电波呈现去同步化快波，故又称为快波睡眠（fast wave sleep，FWS）。FWS 表现为多梦、呼吸快、心率快、血压高、骨骼肌极度松弛，有利于智力的发育、学习记忆和解除机体疲劳；SWS 期间大脑皮层高度抑制，生长激素分泌达高峰，有利于大脑皮层的休息、机体生长发育和生命物质的补充。NREMS 和 REMS 是两个交替进行的睡眠时相，入睡后首先进入NREMS，经 60～90 分钟后进入 REMS，REMS 平均持续大约 25 分钟，再次进入 NREMS。成人一夜睡眠中 NREMS 和 REMS 两个时相交替 4～6 次。镇静催眠药在催眠剂量时可引起催眠，诱导入睡，延长睡眠时间，并可减少觉醒次数。镇静催眠药所引起的睡眠与生理性睡眠有所不同，如巴比妥类可缩短 REMS 时相，长期用药骤停后会引起 REMS 反跳延长，出现多梦、焦虑不安和失眠等症状；苯二氮䓬类则主要缩短 NREMS，对 REMS 的影响较小。

第二节 苯二氮䓬类

苯二氮䓬类（benzodiazepines，BDZ）药物均具有 1,4-苯并二氮䓬环的基本结构（图 13-1），在 R_1、R_2、R_3、R_4、R_7、R'_2 位以不同基团取代后则形成一系列衍生物。目前在临床常用的有20 多种，其药理学特性基本相似。一般根据作用时间的长短可将该类药物分为长效、中效和短效类（表 13-1）。

【体内过程】

苯二氮䓬类药物大多口服吸收良好，1～4 小时达血药浓度峰值。该类药物血浆蛋白结合率均较高；多数药物脂溶性大，容易在体内脂肪中蓄集。本类药物主要经肝药酶代谢，代谢物大多仍具有与原型药相似的药理活性，在肝脏与葡萄糖醛酸结合后经肾脏排泄。苯二氮䓬类药物作用持续时间差异很大，肝功能下降、老年及饮酒均可使本类药物在体内的代谢受到抑制，半衰期延长。

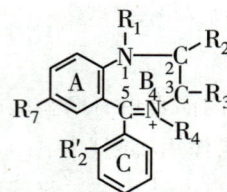

图 13-1　苯二氮䓬类药物的基本结构

表 13-1　常用苯二氮䓬类药物分类及作用特点

	药物	作用特点
长效类	地西泮（diazepam）	口服 0.5～2 小时，肌注 0.5～1.5 小时达血药浓度峰值，4～10 天达稳态血药浓度，$t_{1/2}$ 为 20～70 小时（活性代谢物可达 30～100 小时）。抗焦虑作用选择性强，主要用于焦虑、失眠、惊厥、癫痫、恐惧症、麻醉前给药等
	氟西泮（flurazepam）	口服 0.5～1 小时血药浓度达峰值，7～10 天达稳态血药浓度，$t_{1/2}$ 为 47～100 小时。用于各种失眠，如入睡困难、夜间多醒和早醒等
	夸西泮（quazepam）	口服 2 小时血药浓度达峰值，7～13 天达稳态血药浓度，$t_{1/2}$ 为 39 小时（活性代谢物可达 30～100 小时）。主要用于镇静催眠
中效类	阿普唑仑（alprazolam）	口服 1～2 小时血药浓度达峰值，2～3 天达稳态血药浓度，$t_{1/2}$ 为 12～15 小时。主要用于抗焦虑，也可用于催眠及恐惧症
	艾司唑仑（estazolam）	口服 3 小时血药浓度达峰值，$t_{1/2}$ 为 10～20 小时。主要用于失眠，也可用于焦虑、紧张、恐惧，还可用于抗惊厥和抗癫痫
	劳拉西泮（lorazepam）	口服 1～6 小时，肌注 1～1.5 小时达血药浓度峰值，$t_{1/2}$ 为 10～20 小时，用于抗焦虑、镇静催眠、抗惊厥及癫痫持续状态；注射可用于化疗呕吐，也可用于紧张性头痛、麻醉前给药
	氯硝西泮（clonazepam）	口服 4 小时血药浓度达峰值，$t_{1/2}$ 为 20～40 小时。主要用于治疗癫痫和惊厥
	硝西泮（nitrazepam）	口服 2 小时血药浓度达峰值，2～3 天达稳态血药浓度，$t_{1/2}$ 为 8～36 小时。主要用于失眠以及抗惊厥、婴儿痉挛、肌阵挛性癫痫等
短效类	三唑仑（triazolam）	口服 15～30 分钟生效，2 小时血药浓度达峰值，$t_{1/2}$ 为 1.5～5.5 小时，可迅速诱导入睡。用于镇静、催眠。该药药物依赖性较强
	奥沙西泮（oxazepam）	口服 45～90 分钟生效，2～4 小时血药浓度达峰值，数天达稳态血药浓度，$t_{1/2}$ 为 5～12 小时。用于焦虑、紧张、激动等症，也可用于催眠、焦虑伴有精神抑郁的辅助治疗，亦可用于缓解急性酒精戒断症状

【药理作用】

1. 抗焦虑　苯二氮䓬类在小于镇静剂量时就能产生良好的抗焦虑作用，能选择性地改善焦虑患者的精神紧张、恐惧、忧虑、失眠等症状，对意识和高级精神活动影响则很小，对其他各种原因引起的焦虑也有明显效果。该类药物的抗焦虑作用可能与选择性抑制边缘系统有关。

2. 镇静催眠　随着剂量增加，苯二氮䓬类药物可依次出现镇静及催眠作用，可缩短入睡时间，延长睡眠持续时间，减少觉醒次数。该类药物可缩短 NREMS，故可减少发生于此期的夜惊和夜游症。由于对 REMS 时相影响不明显，故停药后反跳现象较轻。

3. 抗惊厥和抗癫痫　较大剂量苯二氮䓬类药物具有抗惊厥和抗癫痫作用，能抑制癫痫病灶异常放电的扩散，但不能取消病灶本身的异常放电。本类药物的抗惊厥、抗癫痫作用可能与促进中枢抑制性递质 γ—氨基丁酸（GABA）的突触传递功能有关。

4. 中枢性肌松弛　苯二氮䓬类药可通过中枢作用降低肌紧张，这一作用与其镇静作用无关。动物实验结果发现苯二氮䓬类药对切除大脑所致僵直有明显的肌肉松弛作用，对人类大脑损伤所致肌肉僵直也有明显缓解作用，该作用可能与其抑制脊髓多突触反射有关。

【作用机制】

目前认为苯二氮䓬类药物对中枢的抑制作用与脑内递质 GABA 受体的亚型 $GABA_A$ 受体密切相关（图 13-2）。$GABA_A$ 受体是由不同亚基构成的环状五聚体，属于配体门控型 Cl^- 通道。在 Cl^- 通道周围有 GABA、BDZ、巴比妥类、印防己毒素和神经甾体化合物 5 个结合位点。$GABA_A$ 受体有很多种不同的亚单位，按其氨基酸排列次序可分为 7 族（α、β、γ、δ、ϵ、θ 和 ρ），不同类型的亚单位间组合可能形成众多的 $GABA_A$ 受体亚型。研究发现，BDZ 结合点位于 α 亚单位，而 α、β 和 γ 亚单位的集合是苯二氮䓬类结合位点的基本要求。苯二氮䓬类药物与其相应位点结合后，可促进 GABA 与 $GABA_A$ 受体的结合，导致 Cl^- 离子通道开放的频率增加，大量 Cl^- 内流引起细胞膜超极化，导致神经兴奋性降低。苯二氮䓬类药物的抗焦虑作用是通过含有 α_2 亚基的 $GABA_A$ 受体介导的，而镇静催眠作用是通过含有 α_1 亚基的 $GABA_A$ 受体介导的。

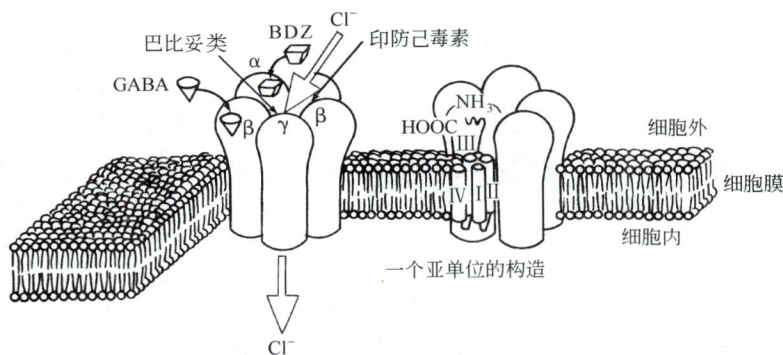

图 13-2　苯二氮䓬类药物对 GABA 受体的作用

苯二氮䓬类药物与 $GABA_A$ 受体上的苯二氮䓬结合部位 α 亚单位相结合，使 Cl^- 通道开放频率增加。巴比妥类药物与 γ 亚单位结合，使 Cl^- 通道开放时间延长。

【临床应用】

1. 焦虑症　对持续性焦虑状态宜选用长效类如地西泮或氟西泮等；对间断性严重焦虑患者，宜选用中、短效类药物，如硝西泮、氯氮䓬或奥沙西泮等。近年来，随着抗抑郁药越来越受到重视以及行为疗法的联合使用，苯二氮䓬类药重点转向于治疗急性焦虑状态，在比较严重的病例中，此类药物的使用正在逐步减少。

2. 失眠症　可根据失眠的具体状态选择药物。入眠困难者一般选用短效类，睡眠持续障碍者则宜选用中、长效类药物。与巴比妥类药物相比，苯二氮䓬类药物安全范围较大，已成为临床治疗失眠的主要药物，但连续使用后也可产生耐受性和依赖性，故不宜长期使用。

3. 麻醉前给药　可减轻患者对手术恐惧导致的焦虑和紧张情绪，并加强麻醉药的作用，以地西泮应用较多。本类药较大剂量时可产生暂时性记忆缺失，手术前用药可使患者对术中的不良刺激不复记忆。

4. 惊厥和癫痫　用于小儿高热、破伤风、子痫和药物中毒所致惊厥的辅助治疗，以地西泮和三唑仑作用比较明显。地西泮起效快，安全性大，常静脉注射用于癫痫大发作的持续状态；硝西泮用于癫痫肌阵挛发作；氯硝西泮则对失神发作、肌阵挛发作具有良好疗效。

5. 缓解肌紧张　对中枢神经系统疾病引起的肌张力增强、局部病变如腰肌劳损及内窥镜检查所致的肌肉痉挛有缓解作用，且不影响协调性。

【不良反应】

苯二氮䓬类药物安全范围较大，常见不良反应有头昏、嗜睡、乏力等"宿醉"现象，尤以长效类较明显；部分药物还会引起口干、便秘等；剂量过大时偶致共济失调。该类药物静脉注射速度过快可导致呼吸和循环抑制，严重者可致呼吸和心跳停止，可用苯二氮䓬受体拮抗剂氟马西尼抢救。

苯二氮䓬类药物长期使用可产生耐受性，也会导致依赖和成瘾，突然停药可出现失眠、头晕、焦虑和震颤等。本类药物与其他中枢抑制药（特别是酒精）合用，可能会引起严重的呼吸抑制，甚至危及生命。

第三节　巴比妥类

巴比妥类药物（barbiturates）是巴比妥酸的衍生物。巴比妥酸本身无中枢抑制作用，其分子中 C_5 上的两个氢原子被不同基团取代，获得一系列具有中枢抑制作用的巴比妥酸衍生物（图 13-3）。本类药物因安全范围较窄，耐受性和成瘾性均较苯二氮䓬类大，加之临床疗效也不如后者，在镇静催眠的临床应用方面已基本被苯二氮䓬类取代，但其抗惊厥和抗癫痫作用仍有重要的临床地位。

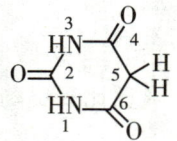

图 13-3　巴比妥酸
基本化学结构

【体内过程】

巴比妥类是弱的有机酸，药物的吸收、分布、消除方式与其脂溶性有密切关系。如硫喷妥钠脂溶性很高，容易透过血脑屏障，静脉注射后立即起效，主要经肝脏代谢，经二次分布于脂肪组织中，一次给药持续时间很短；而苯巴比妥脂溶性相对较低，透过血脑屏障较缓慢，静脉注射约30分钟起效，主要以原型自肾脏排泄，部分又经肾小管被重吸收，故作用持续时间较长。尿液 pH 值对本类药物的肾排泄影响较大，碱化尿液可使巴比妥类药物的解离度增加，肾小管重吸收减少，排泄加快（表 13-2）。

表 13-2　巴比妥类药物主要药动学特点

分类	药物	口服显效时间（分钟）	$t_{1/2}$（小时）	油/水分配系数	主要消除方式
长效	苯巴比妥（phenobarbital）	30～60	50～144	3	肝代谢和肾排泄
中效	戊巴比妥（pentobarbital）	15～50	15～48	39	主要经肝脏代谢
	异戊巴比妥（amobarbital）	15～30	14～40	42	主要经肝脏代谢
短效	司可巴比妥（secobarbital）	15～20	20～28	52	主要经肝脏代谢

【药理作用】

巴比妥类药物对中枢神经系统具有普遍抑制作用，其作用具有典型的量效关系。随着剂量的增加，巴比妥类药物可依次出现镇静、催眠、抗惊厥、抗癫痫和麻醉作用。由于催眠时可缩短 REMS 时相，该类药物久用后突然停药可使 REMS 时相反跳性延长，并伴有多梦，引起睡眠障碍，患者不愿意停药而导致依赖性。部分巴比妥类药物对肝药酶有诱导作用，可促进一些药物的肝代谢，也可使自身代谢加快而产生耐受性。大剂量巴比妥类药物对心血管系统有抑制作用，中毒量时明显抑制呼吸，最终因呼吸中枢麻痹而死亡。

巴比妥类药物的中枢抑制作用与其激活 $GABA_A$ 受体有关。该类药物通过与 $GABA_A$ 受体上相应位点（巴比妥酸结合位点）的 γ 亚单位结合（图 13-2），促进 GABA 与 $GABA_A$ 受体的结合，导致 Cl^- 通道的开放时间延长，从而增加 Cl^- 内流，引起细胞膜超极化而产生中枢抑制作用。

【临床应用】

苯巴妥有较强的抗惊厥和抗癫痫作用，可用于癫痫大发作和局限性发作，肌内或静脉注射用于小儿高热、破伤风、子痫、脑炎等所致惊厥，也可治疗高胆红素血症；异戊巴妥可用于地西泮、苯妥英钠不能控制的癫痫持续状态；司可巴妥也用于抗惊厥，亦可用于基础麻醉或麻醉前给药，可缓解患者紧张情绪，减少麻醉药用量；硫喷妥钠主要用于诱导麻醉及基础麻醉（见第十二章）。

【不良反应】

巴比妥类在催眠剂量可引起眩晕、困倦、嗜睡和精神不振等后遗效应（亦称宿醉）；较大剂量或静脉注射较快时可抑制呼吸中枢，导致呼吸困难，作用程度与剂量成正比，支气管哮喘、严重肺功能不全及颅脑损伤致呼吸中枢抑制者禁用。长期使用巴比妥类药物可使患者产生躯体和精神依赖，并可致成瘾，如突然停药可出现戒断症状，表现为激动、失眠、焦虑，甚至出现惊厥。

【巴比妥类药物的中毒与解救】

误服或吞服过量巴比妥类药物可引起急性中毒，主要表现为深度昏迷、高度呼吸抑制、血压下降、体温降低、休克及肾衰竭等，深度呼吸抑制是急性中毒的直接死因。对急性中毒患者应根据具体情况采取相应抢救措施。洗胃、服用硫酸钠、静脉注射速尿等可促进巴比妥类药物的排泄；吸氧、人工呼吸、静脉补液、血管活性药物等可帮助维持呼吸与循环功能；深度昏迷、呼吸浅或不规则，可考虑选用美解眠、尼可刹米或纳洛酮等。静脉滴注碳酸氢钠可碱化尿液，减少长效类巴比妥类药物的重吸收，促进其排泄。严重中毒病例可采用透析疗法清除毒物。

第四节　其他镇静催眠药

水合氯醛

水合氯醛（chloral hydrate）脂溶性高，口服或灌肠均易吸收，易透过血脑屏障，可迅速分布至脑及其他组织。该药大部分在肝脏代谢为活性更强的三氯乙醇，后者与葡萄糖醛酸结合而失活，主要以代谢物形式经肾脏排泄，小部分可经胆汁排泄，作用持续 6～8 小时，$t_{1/2}$ 为 5～10 小时。

水合氯醛为三氯乙醛的水合物，可能通过抑制脑干网状上行激活系统而产生中枢抑制作用。催眠剂量的水合氯醛约 30 分钟内可诱导入睡，催眠作用温和，不缩短 REMS 时间，对睡眠时相结构影响小，无明显后遗效应。

水合氯醛主要用于顽固性失眠及对其他催眠药效果不佳的患者，大剂量有抗惊厥作用，可用于小儿高热、子痫及破伤风等所致惊厥。

该药对胃黏膜有刺激性，口服可引起上腹部不适、恶心、呕吐，用水稀释后服用或采用直肠给药可减轻或避免胃肠道反应。大剂量水合氯醛可引起昏迷、呼吸抑制、血压下降及肝、肾等损害。该药长期使用也可产生耐受性和成瘾性，突然停药可引起神经质、幻觉、异常兴奋、谵妄、震颤等停药综合征。

唑吡坦

唑吡坦（zolpidem）口服易吸收，生物利用度约为 70%，0.5～3 小时血药浓度达峰值，血浆蛋白结合率为 92%，$t_{1/2}$ 为 1.4～3.8 小时，主要在肝脏代谢，多数从肾脏排泄，少部分从粪便排出。

唑吡坦是非 BDZ 类镇静催眠药，可选择性激动 GABA$_A$ 受体复合物的 ω-1 受体亚型，调节 Cl$^-$ 离子通道的开放。该药可缩短入睡时间，减少夜醒次数，延长总睡眠时间，从而改善睡眠质量。唑吡坦对正常睡眠时相干扰少，不影响 REMS 睡眠，无反跳性失眠，亦无宿醉和运动障碍。

唑吡坦主要用于偶发性失眠症和暂时性失眠症的治疗。常见不良反应主要有片断的意识障碍、记忆减退、睡前幻觉、眩晕、步履不稳、夜间躁动、头痛等。

佐匹克隆

佐匹克隆（zopiclone）口服吸收迅速，1.5～2 小时血药浓度达峰值，可迅速分布到全身各组织，$t_{1/2}$ 约为 5 小时，主要在肝脏代谢，大部分经肾脏排泄，小部分从粪便排出，也可经唾液和乳汁分泌。

佐匹克隆为环吡咯酮类催眠药，通过激动苯二氮䓬受体而增强 GABA 的抑制效应，具有镇静、催眠、抗焦虑、肌松和抗惊厥作用。该药催眠作用迅速，可延长 SWS 时相，轻度缩短 REMS 睡眠时间，减少夜间醒觉次数和早醒次数，提高睡眠质量。

佐匹克隆适用于各种因素引起的失眠症。不良反应可见困倦、口苦、口干、肌无力、遗忘、醉态等，长期使用后如突然停药可出现焦虑、震颤、失眠、神志模糊等戒断症状。

扎来普隆

扎来普隆（zaleplon）口服吸收迅速且完全，1 小时左右血药浓度达峰值，生物利用度约为 30%，有明显的首过效应，$t_{1/2}$ 约为 1 小时，主要在肝脏代谢，多数经肾排泄，少部分从粪便排出。

该药可选择性与脑 GABA$_A$ 受体复合物 α 亚单位的 ω-1 受体结合而发挥中枢抑制作用。能缩短入睡时间，改善睡眠质量，但不影响总睡眠时间和睡眠结构。

扎来普隆适用于入睡困难或夜间易醒的短期治疗。该药不良反应较轻，可能会出现头痛、嗜睡、眩晕、口干、出汗、厌食、腹痛、恶心呕吐、乏力、记忆困难、多梦、震颤等，长期使用后突然停药会出现失眠、震颤等戒断症状。

扫一扫，查阅本章数字资源，含PPT、音视频、图片等

第一节　抗癫痫药

一、概述

癫痫（epilepsy）是一种慢性、反复性、突然发作性的脑部功能失调性疾病，发作时出现脑局部病灶的神经元兴奋性过高，而产生阵发性的异常高频放电，并向周围扩散而出现大脑功能短暂失调的综合征。由于病灶部位和放电扩散范围的不同，临床表现也不尽相同，表现为运动、感觉、意识、行为和自主神经等各种功能紊乱的症状，发作时多伴有异常的脑电图（EEG）。国际癫痫协会根据临床表现和 EEG 特点，将癫痫发作进行了分类（表 14-1）。

表 14-1　癫痫发作分类及治疗药物

发作分类	临床特征	治疗药物
部分性发作：临床症状和 EEG 呈局限性异常		
1. 单纯部分性发作（局限性发作）	不伴意识障碍，发作不超过 1 分钟	卡马西平、苯妥英钠、苯巴比妥、扑米酮、丙戊酸钠、氟桂利嗪、抗痫灵
2. 复杂部分性发作（颞叶性、精神运动性发作）	同时伴有意识障碍，常伴有无意识的活动如唇抽动、摇头等。每次发作持续 30 秒～2 分钟	卡马西平、苯妥英钠、苯巴比妥、扑米酮、丙戊酸钠
3. 部分性发作继发全身强直-阵挛性发作	当脑的局限性放电扩展为弥漫性放电时，上述两种局限性发作可发展为伴有意识丧失的强直-阵挛性抽搐，可持续 1～2 分钟	卡马西平、苯妥英钠、苯巴比妥、扑米酮、丙戊酸钠
全身性发作：临床症状和 EEG 呈弥漫性异常，并伴有意识障碍		
1. 强直-阵挛性发作（大发作）	强烈的强直-阵挛性抽搐，继之较长时间的中枢神经系统功能全面抑制	苯妥英钠、卡马西平、苯巴比妥、扑米酮、氟桂利嗪、抗痫灵、丙戊酸钠
2. 失神性发作（小发作）	多见于儿童，表现为短暂的意识突然丧失。常伴有对称的阵挛性活动。EEG 呈 3Hz/s 高幅左右相称的同化棘波，每次发作约持续数秒	乙琥胺、氯硝西泮、丙戊酸钠、三甲双酮、拉莫三嗪
3. 肌阵挛性发作	肢体部分肌群或全身部分肌群发生短暂（约 1 秒）的休克样抽动，EEG 伴有短暂爆发的多棘波	丙戊酸钠、氯硝西泮
4. 癫痫持续状态	指癫痫大发作持续状态，患者发作频繁，反复抽搐，间歇期甚短或无，持续昏迷，必须及时抢救，否则可危及生命	地西泮、苯妥英钠、苯巴比妥

临床上强直-阵挛性发作（大发作）最为常见，部分患者可同时存在两种类型的混合发作。目前癫痫治疗仍以药物为主，患者往往需要长期用药，以减少或防止发作。长期治疗中往往会因为药物的耐受性和不良反应而被迫停药或换药。

抗癫痫药（antiepileptic drugs）的作用方式主要是抑制癫痫病灶区神经元的异常放电或遏制异常放电向周围正常脑组织扩散，从而控制癫痫的发作。抗癫痫药作用机制主要通过三个方面：①增强抑制性 γ-氨基丁酸（GABA）能神经的传导。②干扰神经细胞膜 Na^+、Ca^{2+} 等离子通道的功能，从而降低神经细胞膜的兴奋性。③减弱兴奋性谷氨酸能神经的传导。

二、常用抗癫痫药

自 1912 年发现苯巴比妥后，陆续发现了苯妥英钠（1938 年）和丙戊酸钠（1964 年）。近年又发现了一些疗效好、不良反应小、抗癫痫谱广的药物，已在临床使用（表 14-2）。虽然目前已有多种治疗癫痫的药物，但人们仍致力寻求疗效更佳、不良反应更小的药物。

表 14-2　抗癫痫药按化学结构分类

化学结构	常用药物	较少用的药物
乙内酰脲类	苯妥英钠	乙苯妥英、美劳妥英
巴比妥类	苯巴比妥、扑米酮	甲基苯巴比妥
亚芪胺类	卡马西平、奥卡西平	
琥珀酰亚胺类	乙琥胺	甲琥胺、苯琥胺
侧链脂肪酸类	丙戊酸钠	
苯二氮䓬类	地西泮、硝西泮、氯硝西泮	奥沙西泮、氯巴占
其他类	抗痫灵、氟桂利嗪、拉莫三嗪、加巴喷丁、氨己烯酸、非氨酯、托吡酯、左乙拉西坦、噻加宾、唑尼沙胺	三甲双酮、对甲双酮、醋氮酰胺、舒噻嗪、糖皮质激素类、桂皮酰胺、溴化物、乙酰脲类

苯妥英钠

苯妥英钠（phenytoin sodium，PHT），又名大仑丁（dilantin），为二苯乙内酰脲的钠盐。

【体内过程】

本品呈碱性，刺激性大，不宜进行肌内注射。口服吸收慢而不规则，连续服药（0.3～0.6g/d）须经 6～10 天达到有效血药浓度（10～20μg/mL）。在血中有 85%～90% 与血浆蛋白结合，主要由肝药酶代谢，经肾排出。消除速度与血药浓度有关，血药浓度低于 10μg/mL 时，按一级动力学方式消除，$t_{1/2}$ 约 20 小时；高于此浓度时，则按零级动力学方式消除，$t_{1/2}$ 延长至 20～60 小时，易发生蓄积中毒。常用量时血浆浓度的个体差异亦较大，临床应注意剂量"个体化"。当血药浓度为 10μg/mL 时可控制癫痫发作，超过 20μg/mL 则可出现毒性反应，故宜在临床血药浓度监测下给药。能通过胎盘，能分泌入乳汁。

【药理作用及作用机制】

一般认为 PHT 不能抑制癫痫病灶的高频放电，但可阻止高频放电向病灶周围的正常脑组织扩散。其主要的药理作用是具有膜稳定作用，可降低细胞膜的兴奋性，使动作电位不易产生，从而阻止病灶高频放电向周围正常脑组织扩散。

PHT 的膜稳定作用机制可概括如下：

1. 阻断电压依赖性钠通道　PHT 选择性地与失活状态的钠通道（Na^+ 通道）结合而阻断电

压依赖性钠通道，阻止 Na^+ 内流，使 Na^+ 依赖性动作电位不能形成。

2. 阻断电压依赖性钙通道　治疗浓度的 PHT 能选择性阻断 L-型和 N-型钙通道，阻止 Ca^{2+} 的内流，从而降低神经细胞膜的兴奋性。

3. 对钙调素激酶系统的影响　PHT 能明显抑制钙调素激酶的活性，影响突触传递功能。通过抑制突触前膜的磷酸化过程，使 Ca^{2+} 依赖性释放过程减弱，减少谷氨酸等兴奋神经递质的释放；通过抑制突触后膜的磷酸化，减弱递质与受体结合后引起的去极化反应，加上对 Ca^{2+} 通道的阻断作用，产生稳定细胞膜的作用。

4. 对突触传递的强直后增强（post tetanic potentiation，PTP）的影响　PTP 是指反复高频电刺激突触前神经纤维后，引起突触传递易化，使突触后神经纤维兴奋性增高，对突触前神经纤维的单个强直刺激反应增强的现象。PTP 在癫痫病灶异常放电的扩散过程中起易化作用。治疗浓度的苯妥英钠能够选择性地阻断 PTP 的形成，阻止病灶高频放电的扩散。

【临床应用】

1. 癫痫　苯妥英钠是治疗癫痫大发作（强直-阵挛性发作）和局限性发作（单纯部分性发作）的首选药。对精神运动性发作（复杂部分性发作）亦有效，但对小发作（失神性发作）无效。

2. 神经疼痛综合征　如三叉神经痛、舌咽神经痛和坐骨神经痛等。

3. 心律失常　见第二十六章。

【不良反应】

1. 局部刺激　苯妥英钠碱性较强，对胃肠道有刺激性，口服易引起食欲减退、恶心、呕吐、腹痛等症状，宜饭后服用。静脉注射可发生静脉炎。

2. 齿龈增生　长期应用能使齿龈增生，发生率约 20%，这与本药物自唾液腺排出刺激胶原组织增生有关。应注意口腔卫生，并经常按摩齿龈。一般停药 3～6 个月后可自行消退。

3. 神经系统反应　药量过大（血药浓度>20μg/mL）可导致小脑-前庭系统功能失调，表现为眼球震颤、复视、共济失调等；严重者（血药浓度>40μg/mL）可出现语言障碍、精神错乱，甚至（血药浓度>50μg/mL）昏睡、昏迷等中毒的严重表现。

4. 造血系统　长期应用可致叶酸吸收和代谢障碍，发生巨幼红细胞性贫血，可用甲酰四氢叶酸治疗。

5. 过敏反应　可见皮疹、粒细胞缺乏、血小板减少、再生障碍性贫血和肝坏死。长期用药者应定期检查血常规和肝功能，如有异常应及早停药。

6. 骨骼系统　本药能诱导肝药酶，可加速维生素 D 的代谢，长期应用可致低血钙症，儿童患者可发生佝偻病样改变。少数成年患者可出现骨软化症。必要时应用维生素 D 预防。

7. 其他反应　偶见男性乳房增大、女性多毛症、淋巴结肿大等。早孕妇女用药后偶致畸胎，如小头症、智能障碍、斜视、眼距过宽、腭裂等，称为"胎儿妥因综合征"（fetal hydantion syndrome），故孕妇慎用。久服骤停可使癫痫发作加剧，甚至诱发癫痫持续状态，换药时需和其他药物交叉用药一段时间。

【药物相互作用】

保泰松、磺胺类、水杨酸类、苯二氮草类和口服抗凝血药等可与苯妥英钠竞争血浆蛋白结合部位，使后者游离型血药浓度增加；氯霉素、异烟肼等通过抑制肝药酶可提高苯妥英钠的血药浓度；苯巴比妥和卡马西平等通过肝药酶诱导作用可加速苯妥英钠的代谢，从而降低其血药浓度。

苯巴比妥

苯巴比妥（phenobarbital）又名鲁米那（luminal），是巴比妥类中最有效的抗癫痫药。苯巴比妥既能抑制病灶的异常放电，又能阻止异常高频放电的扩散。抗癫痫作用机制可能与以下作用有关：①作用于突触后膜上的 GABA 受体，增加 Cl^- 的电导，使膜超极化，降低膜兴奋性。②抑制突触前膜对 Ca^{2+} 的摄取，减少 Ca^{2+} 依赖性的神经递质（如 NA，Ach 和谷氨酸等）的释放。③较高浓度也抑制电压依赖性 Ca^{2+} 通道。

苯巴比妥临床主要用于防治癫痫大发作及治疗癫痫持续状态。对单纯部分性发作及精神运动性发作亦有效，但对小发作、婴儿痉挛效果差。

其不良反应为用药初期较大剂量可出现嗜睡、精神萎靡、共济失调等，长期使用则产生耐受性。偶可发生巨幼红细胞性贫血、白细胞减少和血小板减少。

卡马西平

卡马西平（carbamazepine）又名酰胺咪嗪，结构类似三环类抗抑郁药。

该药口服吸收缓慢、不规则，2～4 小时达血药浓度峰值。在肝中代谢为环氧化物，仍有抗癫痫活性，但也与其引起的不良反应有关。单次给药 $t_{1/2}$ 约为 36 小时。因其为药酶诱导剂，连续用药后 $t_{1/2}$ 可缩短。

卡马西平抗癫痫作用机制可能与其降低神经细胞膜对 Na^+ 和 Ca^{2+} 的通透性，抑制癫痫病灶的高频放电，增强 GABA 神经元的突触传递功能有关。

卡马西平系广谱抗癫痫药，对于各类型癫痫均有不同程度的疗效，对精神运动性发作疗效较好，对大发作也有效，对小发作（失神性发作）效果差。卡马西平对三叉神经痛疗效优于苯妥英钠，对舌咽神经痛也有效。还有抗躁狂作用，可用于锂盐无效的躁狂症或双相性躁狂抑郁症患者，其不良反应比锂盐少。

由于卡马西平在临床的广泛应用，其毒副作用也日益受到重视，常见的不良反应有眩晕、视物模糊或复视、恶心、呕吐、皮疹、心血管反应、共济失调等。少数患者可出现骨髓抑制（再生障碍性贫血、粒细胞减少和血小板减少）、肝损害、重症皮疹如 Stevens-Johnson 综合征（SJS）和中毒性表皮坏死松解症等。

奥卡西平

奥卡西平（oxcarbazepine），为卡马西平的酮化类似物，作为前体药物在体内迅速转化为 10-羟基代谢产物，此代谢产物具有抗癫痫作用，其 $t_{1/2}$ 为 8～12 小时，其作用机制与卡马西平类似，抗癫痫作用弱于卡马西平。但不良反应较卡马西平少。临床单独用于对卡马西平有过敏反应者或与其他抗癫痫药合用于治疗癫痫部分性及全身强直-阵挛性发作，顽固性三叉神经痛等。常见嗜睡、头痛、头晕、复视、恶心、呕吐和疲劳等不良反应。

乙琥胺

乙琥胺（ethosuximide）抗癫痫作用机制与选择性抑制丘脑神经元 T 型 Ca^{2+} 通道，从而抑制丘脑在小发作时出现的 3Hz 异常放电有关。其对小发作（失神性发作）有效，疗效虽不及氯硝西泮，但不良反应较后者少，不易产生耐受性，是防治小发作的首选药，对其他类型癫痫无效。

乙琥胺口服吸收迅速，3 小时后血药浓度达峰值。较少与血浆蛋白结合，很快分布到各组织。长期用药时脑脊液内的药物浓度与血浆浓度近似。控制小发作的有效血药浓度为 40～100$\mu g/mL$。大约 25% 以原形随尿排出，其余经肝代谢，代谢产物随尿排出。

常见不良反应如厌食、恶心和呕吐等胃肠道反应；其次如头痛、头晕、困倦、嗜睡及欣快等中枢神经系统反应，偶见粒细胞减少。严重者可发生再生障碍性贫血，故应定期查血象。

丙戊酸钠

丙戊酸钠（sodium valproate）为广谱抗癫痫药，其化学名为二丙基醋酸钠。1964 年用于治疗癫痫获得成功，目前已成为治疗癫痫的常用药物之一。

口服吸收迅速而完全，生物利用度在 80% 以上，1～4 小时血药浓度达峰值，有效血药浓度为 30～100μg/mL，血浆蛋白结合率为 90%，$t_{1/2}$ 为 8～15 小时。经肝代谢，代谢产物经肾排泄。

丙戊酸钠不抑制癫痫病灶放电，但能阻止病灶异常放电的扩散。其抗癫痫作用机制：①抑制脑内 GABA 转氨酶，减慢 GABA 的代谢，使脑内 GABA 含量增高；提高突触后膜对 GABA 的反应性，增强 GABA 能神经突触后抑制。②抑制 Na^+ 通道和 Ca^{2+} 通道。

临床上对各类型癫痫都有一定疗效，对大发作的疗效不及苯妥英钠、苯巴比妥。但当后两药无效时，用本药仍有效。对小发作疗效优于乙琥胺，但因其肝脏毒性大，一般不作首选。对精神运动性发作疗效与卡马西平相似。

不良反应常见消化系统症状，中枢神经系统症状少见。严重毒性反应为肝功能损害，约有25% 的患者服药数日后出现转氨酶升高，少数可因肝功能衰竭而死亡。12 岁以下儿童，多药合用时特别容易发生致死性肝损害，故在用药期间应定期检查肝功能。对胎儿有致畸作用，孕妇慎用。

苯二氮䓬类

苯二氮䓬类（benzodiazepines，BZ）有抗癫痫及抗惊厥作用，临床常用于癫痫治疗的药物有地西泮（diazepam，安定）、劳拉西泮（lorazepam）、硝西泮（nitrazepam，硝基安定）和氯硝西泮（clonazepam，氯硝安定）等。

1. 地西泮（diazepam，安定）和劳拉西泮（lorazepam） 是治疗癫痫持续状态的常用药物，静脉注射显效快，且较其他药物安全。

2. 硝西泮（nitrazepam，硝基安定） 主要用于癫痫小发作，特别是肌阵挛性发作及婴儿痉挛等。

3. 氯硝西泮（clonazepam，氯硝安定） 是苯二氮䓬类中抗癫痫谱比较广的药物。对癫痫小发作疗效比地西泮好，静脉注射也可治疗癫痫持续状态。对肌阵挛性发作、婴儿痉挛也有良效。长期服用可产生耐受性。应注意久服突然停药可加剧癫痫发作，甚至诱发癫痫持续状态。

三、其他抗癫痫药

抗痫灵

抗痫灵（antiepilepsirin）是我国合成的第一个新型的广谱抗癫痫药，是胡椒碱（piperine）的衍生物，属桂皮酰胺类。具有镇静、抗惊厥和抗癫痫作用，作用机制可能与提高脑内 5-HT 含量有关，也能抑制 GABA 转氨酶活性，提高脑内 GABA 含量。抗痫灵对各类型癫痫均有效，尤其对大发作效果好。抗痫灵毒性小，常见不良反应为厌食、恶心、呕吐、头晕和嗜睡等。

氟桂利嗪

氟桂利嗪（flunarizine）为双氟化哌啶衍化物，为强效钙通道阻断药，可选择性阻断 T 和 L

型 Ca^{2+} 通道。口服吸收迅速，99％与血浆蛋白结合，2～4 小时血药浓度达峰值，$t_{1/2}$ 为 19～22 天。氟桂利嗪多年来在欧美各国用于治疗偏头痛和眩晕症，现发现其具有较强的抗惊厥作用，作用机制除与阻断 Ca^{2+} 通道有关外，还能阻断电压依赖性 Na^+ 通道。氟桂利嗪对各类型癫痫均有效，尤其对局限性发作、大发作效果好。氟桂利嗪毒性小，常见不良反应为困倦，其次为镇静和体重增加。

拉莫三嗪

拉莫三嗪（lamotrigine）属苯三嗪类化合物，是一种新型的抗癫痫药。本品口服吸收迅速而完全，1～3 小时血药浓度达峰值，口服生物利用度达 98％。抗癫痫作用类似苯妥英钠和卡马西平，作用机制与阻断电压依赖性 Na^+ 通道，从而稳定神经细胞膜和抑制脑内兴奋性氨基酸的释放有关。对各类型癫痫均有效，临床主要用于其他抗癫痫药不能控制的局限性发作和大发作的辅助治疗。常见不良反应为恶心、呕吐、共济失调、复视、视物模糊、头晕等。约 10％成年患者可发生重症皮疹如 SJS 和中毒性表皮坏死松解症等。

加巴喷丁

加巴喷丁（gabapentin）是一种新型的抗癫痫药，它是 GABA 的衍生物。口服吸收迅速，吸收依赖于氨基酸转运系统，并具有饱和性，故其过量时也相对安全，2～3 小时血药浓度达峰值，血脑屏障，主要分布于中枢神经系统，$t_{1/2}$ 为 6～9 小时，为维持有效血药浓度，须每天服药 3 次。其作用机制与现有的抗癫痫药不同，加巴喷丁在结构上与神经递质 GABA 相关，但不与 GABA 受体产生相互作用，体外研究显示加巴喷丁在大鼠脑内的结合位点分布于新皮层和海马，其高亲和力的结合蛋白被证实为电压激活钙通道的辅助亚单位，相关功能尚未阐明。加巴喷丁还可抑制抑制脑内兴奋性氨基酸的释放。

加巴喷丁主要用于常规抗癫痫药不能控制或产生耐受的局限性发作患者，以及部分性发作继发全身强直-阵挛性发作患者的辅助治疗。

加巴喷丁不良反应少，常见有嗜睡，眩晕，行走不稳，疲劳感等，多见于用药早期，从小剂量开始用药，缓慢地增加剂量，多数患者都能耐受。儿童患者偶尔会急躁易怒，停药以后会消失。可引起变态反应。

氨己烯酸

氨己烯酸（vigabatrin）是癫痫领域首个"设计性药物"，被设计为 GABA 代谢所需要的 GABA 转氨酶的抑制剂。本品口服后迅速吸收，约 2 小时血药浓度达到峰值，$t_{1/2}$ 为 5～7 小时，主要以药物原形从尿中排泄，其阻断 GABA 转氨酶作用强，维持时间长，每日服药 1 次即可达到满意疗效。氨己烯酸能与脑内 GABA 转氨酶以共价键不可逆性结合，抑制该酶活性，从而提高脑内 GABA 浓度，产生抗癫痫作用。氨己烯酸对耐药性的部分发作型癫痫特别有效，对部分性发作继发全身强直-阵挛性发作的疗效差，临床尤其适用于儿童点头状癫痫和肌阵挛性癫痫，在用其他药物治疗无效时使用本品亦能取得良好疗效。氨己烯酸毒性小，常见不良反应为嗜睡、抑郁等。

非氨酯

非氨酯（felbamate）为新型的抗癫痫药物。本品口服后迅速吸收，1～4 小时血药浓度达到峰值，$t_{1/2}$ 约为 24 小时，能增加同时应用的其他抗癫痫药的血药浓度。研究表明，非氨酯对多种动物癫痫模型均有效，治疗浓度下，能在海马神经元中抑制 NMDA 引起的作用，同时增强 GABA 引起的作用，这种抑制和兴奋的双重作用使本品成为广谱抗癫痫药。本品被推荐用于对其他药物无反应的儿童顽固性癫痫（Lennox-Gsataut 综合征）。常见不良反应有厌食、恶心、呕吐等胃肠道反应和头痛、困倦等，偶见严重特异质反应，如再生障碍性贫血和肝损害等。

托吡酯

托吡酯（topiramate）是一新型的抗癫痫药，口服后迅速吸收，$t_{1/2}$ 约为 21 小时，主要以药物原形从尿中排泄。具有多种抗癫痫作用机制：可阻断 Na^+ 通道；增强 GABA 的作用；阻断启动兴奋性氨基酸（如谷氨酸）作用的红藻氨酸（kainate）/α-氨基羟甲基恶唑丙酸（AMPA）受体。抗癫痫作用与苯妥英类似，是难治性癫痫的辅助治疗药物。常见不良反应为中枢神经系统相关症状如困倦、头晕、嗜睡等，可致胎儿畸形，不能用于育龄妇女。

四、抗癫痫药的合理应用

1. 抗癫痫药的选用 癫痫明确诊断后，临床上药物选择应根据癫痫发作类型和抗癫痫药特点来合理选用。

（1）癫痫大发作（强直-阵挛性发作）和单纯部分性发作 苯妥英钠和卡马西平在单药治疗中为首选。5 岁以下儿童首选苯巴比妥，而不用苯妥英钠，因苯妥英钠引起小脑综合征在幼儿不易被发现。

（2）复杂部分性发作 卡马西平疗效最好，为首选。

（3）失神性发作（小发作） 一般首选乙琥胺，因其不良反应少。丙戊酸钠疗效优于乙琥胺，但因其肝毒性，不作首选。氯硝西泮也有效，尤其对伴有肌阵挛性发作者更有效，但易产生耐受性，故非首选。

（4）肌阵挛性发作 丙戊酸钠是治疗幼儿肌阵挛性癫痫症候群中肌阵挛性发作的首选药，因为这种病常伴有大发作和失神性发作，丙戊酸钠对以上发作均有效。新生儿肌阵挛性发作对一般抗癫痫药反应不佳，常用氯硝西泮，但其易产生耐受性，丙戊酸钠对某些病例也有效。

（5）癫痫持续状态 首要措施是尽快控制惊厥发作，首选静脉注射地西泮。

（6）难治性癫痫 又称顽固性癫痫，目前国内外无统一确切的定义，一般认为癫痫经过 3 年的药物治疗，发作频率不但没减少，反而增加，即为难治性癫痫。难治性癫痫的药物治疗策略是应用大剂量的抗癫痫药或联合治疗，另外就是应用新型抗癫痫药治疗。

2. 抗癫痫药应用原则

（1）优选用药 癫痫是一种需长期甚至终身服药的疾病，故在用药上优先选择安全、有效、广谱、价廉的抗癫痫药。

（2）增量或合并用药 单纯型癫痫选用一种有效药即可，从小剂量开始递增，至获得理想疗效时维持该剂量。若一种药难以奏效或混合型癫痫，常需联合用药，但最好不超过 3 种药物，要避免合用化学结构类相同，作用机制相近，毒副反应相似的药物。1 年内偶发 1～2 次者，不用药。

（3）交替换药时应减量渐停 治疗过程中不宜随便换药，必要时采用过渡换药法，即在原药基础上加用新药，待其发挥疗效后再逐渐撤换原药。症状控制后维持用药至少两年。整个停药过程需在半年以上，逐渐减量直至停药。切忌突然停药或换药，否则会导致癫痫复发，甚至诱发癫痫持续状态。

（4）**监测用药**　服药期间密切监测药物毒副作用，特别是定期检查血、尿常规及肝、肾功能等，有条件可做血药浓度监测。

第二节　抗惊厥药

惊厥是由各种原因引起的中枢神经系统过度兴奋，表现为全身骨骼肌不自主地强烈收缩。常见于小儿高热、破伤风、癫痫强直-阵挛性发作、子痫和中枢兴奋药中毒等。常用抗惊厥药有苯二氮䓬类、巴比妥类和水合氯醛等，已于前面章节中讨论。

硫酸镁

【药理作用】

硫酸镁（magnesium sulfate）是典型的给药途径不同产生不同药理作用的药物。口服有导泻及利胆作用，外用热敷可消炎去肿，注射给药可产生以下作用：

1. 抗惊厥　神经递质（如 Ach）的释放需要 Ca^{2+} 参与。Mg^{2+} 和 Ca^{2+} 化学性质相似，特异性竞争 Ca^{2+}，干扰 Ach 的释放，使神经肌肉接头处 Ach 减少，导致骨骼肌松弛。同时 Mg^{2+} 也作用于中枢神经系统引起感觉与意识丧失。

2. 降血压　血中 Mg^{2+} 浓度过高时，可抑制血管平滑肌，使全身小血管扩张，血压下降。

【临床应用】

1. 惊厥　注射给药可用于各种原因所致的惊厥，尤其是对子痫、破伤风所致惊厥有良好的疗效。静脉滴注时应稀释成 1% 浓度进行，直至惊厥停止。

2. 高血压危象　可用于妊娠高血压及高血压危象的抢救。

【不良反应】

过量中毒时，可引起呼吸抑制、血压骤降，以至死亡。肌腱反射消失是呼吸抑制的先兆，因此在连续用药期间应经常检查肌腱反射。中毒时应立即进行人工呼吸，并缓慢静脉注射氯化钙或葡萄糖酸钙紧急抢救。

第十五章
抗精神失常药

精神失常是由多种原因引起的情感、思维及行为等方面出现异常表现的精神活动障碍性疾病,包括精神分裂症、躁狂症、抑郁症和焦虑症等。用于治疗这些疾病的药物统称为抗精神失常药。一般根据临床用途将抗精神失常药分为抗精神病药(antipsychotic drugs)、抗抑郁症药(antidepressive drugs)、抗躁狂症药(antimanic drugs)和抗焦虑症药(antianxiety drugs)。

第一节 抗精神病药

抗精神病药主要用于治疗精神分裂症。精神分裂症是一类以思维、情感、行为之间不协调,精神活动与现实脱离为主要特征的精神疾病,是最常见的严重精神疾病之一,在一般人群中总患病率为 $0.5\%\sim1\%$,多于青壮年时期发病,通常会终身受累。根据临床症状将其分为Ⅰ型和Ⅱ型,Ⅰ型以阳性症状(妄想、幻觉、思维障碍、行为异常)为主,Ⅱ型以阴性症状(情感淡漠、主动性缺乏等)为主。按照化学结构可将抗精神病药分为吩噻嗪类(phenothiazines)、硫杂蒽类(thioxanthenes)、丁酰苯类(butyrophenones)、苯甲酰胺类(benzamides)及其他药物等。

一、吩噻嗪类

吩噻嗪类是由硫、氮连接两个苯环形成的具有三环结构的化合物(图 15-1),其 2、10 位被不同基团取代后可形成氯丙嗪、奋乃静、三氟拉嗪、甲硫达嗪等一系列衍生物。根据侧链取代基团的不同,又将这类药物分为二甲胺类、哌嗪类和哌啶类。

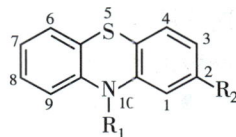

图 15-1 吩噻嗪类的化学结构

氯丙嗪

氯丙嗪(chlorpromazine),又称冬眠灵(wintermin),1950 年由法国 Charpentier 合成,1952 年 Delay 和 Deniker 在法国首次将该药用于治疗兴奋性躁动病人获得成功。1963 年用于抗精神病,氯丙嗪是吩噻嗪类药物中应用最广、最具代表性的抗精神病药。

【体内过程】

氯丙嗪口服吸收较慢且不规则,2~4 小时血药浓度达峰值,胃中食物能延缓其吸收。肌内注射吸收迅速,血浆蛋白结合率约 90%。该药脂溶性高,可分布于全身组织,易透过血脑屏障,脑内浓度可达血浆浓度的数倍以上,在肺、肝、脾、肾中分布也较高。该药主要在肝脏经 P_{450} 酶系代谢和与葡萄糖醛酸结合,大部分以代谢物形式经肾脏缓慢排泄,$t_{1/2}$ 为 30 小时,长期用药停药数周乃至半年后,仍可从尿中检出其代谢物。该药口服相同剂量,不同个体血药浓度相差可达 10 倍以上，故给药剂量应个体化。老年患者消除速率慢，应调整用药剂量。

【药理作用】

1. 中枢神经系统

（1）抗精神病作用　正常人口服治疗量氯丙嗪后出现安定、镇静作用，注意力下降、感情淡漠，对周围事物不感兴趣，在安静环境中易诱导入睡，但易觉醒。精神分裂症患者服药后，能迅速控制兴奋躁动症状，连续服药后幻觉和妄想等症状也逐渐消失，理智恢复，情绪安定，生活能自理。但其作用一般需连续用药 6 周至 6 个月才能充分显效。此药应用大剂量也不引起麻醉。

研究结果证实：精神分裂症与脑内多巴胺（DA）神经通路功能亢进有关。DA 是一种重要的神经递质，它与脑内相应的神经构成了 4 条 DA 通路，即黑质-纹状体 DA 通路（主要与锥体外系活动有关）、中脑-边缘系统 DA 通路（主要与情绪和精神活动等有关）、中脑-皮质系统 DA 通路（主要与认知、思维、感觉、理解和推理能力的控制有关）、结节-漏斗 DA 通路（主要与内分泌功能有关）。近年来研究证实脑内存在 5 种 DA 受体亚型（D_1、D_2、D_3、D_4 和 D_5），根据生化反应、信号传导途径等性质的不同，又将 D_1 和 D_5 统称为 D_1 样受体，D_2、D_3 和 D_4 统称为 D_2 样受体。黑质-纹状体通路主要为 D_1 样受体和 D_2 样受体，中脑-边缘系统和中脑-皮质系统通路主要为 D_2 样受体，而结节-漏斗通路主要为 D_2 样受体中的 D_2 亚型。精神分裂症主要与中脑-边缘系统和中脑-皮质系统通路的 D_2 样受体功能亢进有关。

目前认为，吩噻嗪类等抗精神病药物主要通过阻断中脑-边缘系统和中脑-皮质系统 DA 通路的 D_2 样受体而发挥抗精神病作用（图 15-2）。此外，氯丙嗪对中枢胆碱受体、肾上腺受体、组胺受体和 5-HT 受体也有一定的阻断作用，从而产生较强的抗精神病作用。但目前大多数药物对脑内各 DA 通路的选择性不高，在发挥抗精神病疗效同时，可阻断其他 DA 通路而产生相应的不良反应。

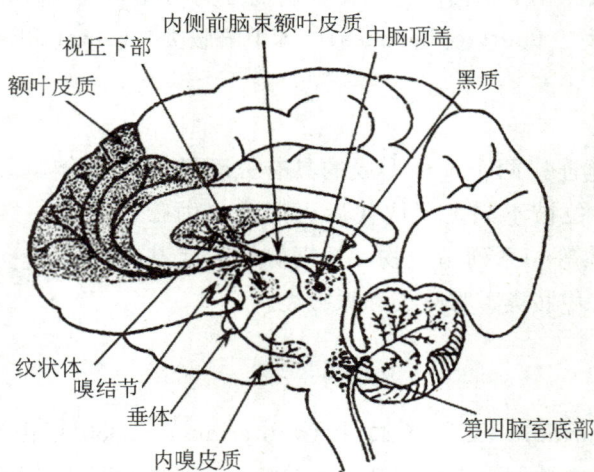

图 15-2　人脑多巴胺通路示意图

（2）镇吐　氯丙嗪有较强的镇吐作用。小剂量时即可对抗 DA 受体激动药阿扑吗啡（apomorphine）引起的呕吐反应，这主要是其阻断了延脑第四脑室底部的催吐化学感受区 D_2 样受体的结果。大剂量的氯丙嗪直接抑制呕吐中枢。但是，氯丙嗪不能对抗前庭刺激引起的呕吐。氯丙嗪对顽固性呃逆也有效，其机制可能与抑制位于延脑催吐化学感受区旁的呃逆调节中枢有关。

（3）影响体温调节 氯丙嗪对下丘脑体温调节中枢有很强的抑制作用，使体温调节失灵，干扰其恒温调控功能。不仅能降低发热机体的体温，而且还能降低正常体温。氯丙嗪的降温作用随外界环境温度而变化，环境温度愈低其降温作用愈明显，与物理降温同时应用，则有协同降温作用。

（4）加强中枢抑制药的作用 与全身麻醉药、镇静催眠药、镇痛药等中枢抑制药物合用有协同作用。此时应注意适当减少用量，以避免对中枢神经系统的过度抑制。

2. 自主神经系统 氯丙嗪可阻断 α 受体，使血管扩张，血压下降；可使肾上腺素的升压作用翻转为降压，还能抑制血管运动中枢，扩张血管，降低血压。但反复用药可产生耐受性，使降压作用减弱，不适用于治疗高血压病。大剂量氯丙嗪可阻断 M 受体，呈现阿托品样作用，出现口干、视物模糊、尿潴留及便秘等。

3. 内分泌系统 氯丙嗪能阻断结节-漏斗 DA 通路的 D_2 样受体，使下丘脑催乳素释放抑制因子、卵泡刺激素释放因子、黄体生成素释放因子及 ACTH 的分泌受到抑制，增加催乳素的分泌，引起乳房肿大及泌乳，抑制促性腺激素，使排卵周期紊乱，性功能下降和抑制糖皮质激素的分泌，应激能力下降。氯丙嗪对垂体生长激素的分泌也有抑制作用。

【临床应用】

1. 精神分裂症 氯丙嗪主要用于Ⅰ型精神分裂症（精神运动性兴奋和幻觉妄想为主）的治疗，尤其对急性患者疗效好，对慢性精神分裂症患者疗效较差；对Ⅱ型精神分裂症患者无效甚至加重病情；氯丙嗪对其他精神病伴有的兴奋、躁动、紧张、幻觉和妄想等症状也有显著疗效；对各种器质性精神病（如脑动脉硬化性精神病、感染中毒性精神病等）和症状性精神病的兴奋、幻觉和妄想症状也有效，但剂量要小，症状控制后须立即停药。

2. 呕吐 氯丙嗪可治疗多种疾病（如癌症、放射病、尿毒症等）及药物（吗啡、洋地黄等）所引起的呕吐，但对刺激前庭或胃肠道所引起的晕动性呕吐无效。氯丙嗪对于顽固性呃逆也有明显疗效。

3. 低温麻醉及人工冬眠 配合物理降温（如冰浴等）措施，用于低温麻醉，可降低心、脑等重要生命器官的耗氧量，以利于某些手术的实施。氯丙嗪与异丙嗪、哌替啶合用，组成"冬眠合剂"用于人工冬眠疗法，使患者体温、代谢及组织耗氧量均降低，进入深睡状态，此时患者对缺氧的耐受力增强，对病理性伤害的刺激反应也减弱，有利于机体度过危险阶段。主要用于严重创伤、感染、高热惊厥、甲状腺危象、妊娠中毒及休克等。

【不良反应】

1. 一般不良反应 抑制中枢出现嗜睡、困倦、乏力等症状；阻断 M 受体可出现视物模糊、口干、便秘及尿潴留等；阻断 α 受体可出现鼻塞、体位性低血压、心悸等，药后应卧床 1～2 小时，起立时应缓慢，避免出现体位性低血压。氯丙嗪刺激性强，不应皮下注射，静脉注射可引起血栓性静脉炎。

2. 锥体外系反应 是长期大量应用时出现的最常见的副作用。主要表现为：①帕金森综合征：表现为肌张力增高、面容呆板、动作迟缓、肌肉震颤、流涎等。②急性肌张力障碍：一般出现于用药后 1～5 天，表现为强迫性张口、伸舌、斜颈、呼吸运动障碍及吞咽困难等。③静坐不能：表现为坐立不安、反复徘徊等。④迟发性运动障碍：表现为口面部不自主的吸吮、舔舌、咀嚼等刻板运动以及广泛性舞蹈样手足徐动症，停药后仍长期不消失。前三种情况主要是由于氯丙嗪阻断了黑质-纹状体 DA 通路的 D_2 样受体，使胆碱能神经元功能相对亢进而产生的，发生率与药物的剂量、疗程及个体因素有关。可通过减少药量、停药来减轻或消除，也可用中枢抗胆碱药来治疗。第四种情况产生的原因可能为长期阻断 DA 受体后，受体上调作用导致的增敏作用，常在减量或停用氯丙嗪时暴露出来，此种情况中枢抗胆碱药不仅无效反而会加重症状。迟发性运动障碍在中老年患者、女性、有器质性脑疾患者中发生率较高，故上述精神病患者慎用。

3. 惊厥与癫痫　少数患者在用药过程中发生局限性或全身性抽搐，有时可引起脑电图癫痫样放电，有癫痫史者发生率较高。有惊厥、癫痫病史及脑器质性病变患者用药应谨慎。

4. 代谢和内分泌紊乱　长期用药可致体重增加，原因不明。女性患者可出现乳房肿大及泌乳、排卵延迟、闭经等。

5. 其他　常见症状有皮疹、接触性皮炎等，少数患者可致肝损害，也可见急性粒细胞减少、溶血性贫血和再生障碍性贫血，一旦出现这些情况应立即停药。

【药物相互作用】

氯丙嗪可增强镇静催眠药、镇痛药、抗组胺药、乙醇等的中枢抑制作用；可增加三环类抗抑郁药的血药浓度；可抑制左旋多巴等多巴胺受体激动剂的作用；苯妥英钠、卡马西平等有肝药酶诱导作用的药物可加速氯丙嗪的代谢。上述药物联合用药时应适当调整剂量。

二、硫杂蒽类

硫杂蒽类抗精神病药基本化学结构与吩噻嗪类相似，为吩噻嗪环第 10 位上 N 原子被 C 原子所取代的一系列衍生物，其作用与吩噻嗪类基本相似，代表药物有氯普噻吨、氟哌噻吨、氯哌噻吨等。

氯普噻吨

【体内过程】

氯普噻吨（chlorprothixene）口服吸收迅速，$t_{1/2}$ 约为 30 小时，肌内注射作用可维持 12 小时以上，主要经肝脏代谢，大部分经肾排泄。

【药理作用】

可阻断脑内神经突触后多巴胺受体而改善精神障碍，也可抑制脑干网状结构上行激活系统，引起镇静作用，还可抑制延脑化学感受区而发挥止吐作用。本品抗肾上腺素作用及抗胆碱作用较弱，有一定的抗抑郁及抗焦虑作用。控制焦虑与抑郁作用比氯丙嗪强，但抗精神分裂症、抗幻觉和妄想作用不如氯丙嗪。

【临床应用】

适用于伴有抑郁、焦虑、激越症状的精神分裂症、更年期精神病；也可用于改善焦虑性障碍。

【不良反应】

常见直立性低血压（甚至晕倒）、肌肉僵直（以颈背部明显）、双手或手指震颤或抽动，面、口或颈部的肌肉抽搐。有视物模糊、便秘，出汗减少、头晕、口干、心动过速、月经失调、性欲减退、排尿困难及乳腺肿胀等，锥体外系反应较氯丙嗪少见。大剂量可引起癫痫发作。

三、丁酰苯类

本类药物化学结构与吩噻嗪有较大差别，但药理作用及临床用途相似。其代表药物有氟哌啶醇、氟哌利多、替米哌隆等。

氟哌啶醇

【体内过程】

氟哌啶醇（haloperidol）口服易吸收，血药浓度 4~11 天达峰值，$t_{1/2}$ 约为 3 周。分布广，肝脏内浓度较高。主要经肝代谢，代谢产物基本无活性。该药体内消除缓慢，存在明显的肝肠循环，40%~60% 经肠道排泄，其他主要经肾排泄。

【药理作用】

选择性阻断多巴胺 D_2 样受体，发挥较强且持久的抗精神病作用；对胆碱受体和肾上腺素受体阻断作用较弱。

【临床应用】

对幻觉、妄想作用明显，能改善行为症状及控制冲动行为；也可用于焦虑性障碍、镇吐和顽固性呃逆；肌内注射对控制急性精神运动性兴奋效果较好。其长效制剂氟哌啶醇癸酸酯可用于慢性精神分裂症及维持治疗。

【不良反应】

锥体外系不良反应较常见；对自主神经及心脏、肝功能影响较少；也可引起头晕、乏力、口干、便秘、皮疹及抑郁等。有致畸报道，孕妇慎用。

四、苯甲酰胺类

舒必利

【体内过程】

舒必利（sulpiride）口服吸收良好，2 小时血药浓度达峰值，$t_{1/2}$ 为 8~9 小时，主要经肾排泄，部分从粪便排泄，可从母乳中排出。本品可透过胎盘屏障进入脐血循环。

【药理作用】

选择性阻断多巴胺 D_2 样受体，对中脑-边缘系统的 D_2 样受体有较高亲和力，对黑质-纹状体通路的 D_2 样受体影响较少，抗胆碱作用较轻，无明显镇静和抗兴奋躁动作用，本品还具有较强的止吐和抑制胃液分泌作用。

【临床应用】

对淡漠、退缩、木僵、抑郁、幻觉和妄想症状的效果较好，适用于精神分裂症单纯型、偏执型、紧张型及慢性精神分裂症的孤僻、退缩、淡漠症状；对抑郁症状有一定疗效；也可用于顽固性呕吐的对症治疗。

【不良反应】

常见失眠、多梦、乏力、胃肠道反应、泌乳、月经失调、性欲改变及心电图改变等。锥体外系不良反应较轻，自主神经和心血管系统不良反应较少。

五、其他类

由于新型抗精神病药的开发和临床精神药理学研究的深入，提出按主要药理作用分为典型性抗精神病药和非典型性抗精神病药。典型性抗精神病药又称传统抗精神病药物或第一代抗精神病药，其主要药理作用为阻断中枢多巴胺 D_2 样受体，治疗中可产生较明显的锥体外系不良反应和催乳素水平升高。代表药物为吩噻嗪和丁酰苯类药物，大量临床研究及临床应用经验均证明第一代抗精神病药物治疗精神分裂症阳性症状有效而且安全。非典型性抗精神病药又称非传统抗精神病药物或第二代抗精神病药物，其主要药理作用为对 5-HT 受体和 D_2 受体同时有阻断作用，治疗量时不产生或较少产生锥体外系不良反应，一般不升高血清催乳素水平。该类药物主要有氯氮平（clozapine）、奥氮平（olanzapine）、利培酮（risperidone）等，今后在精神病学领域将有更广阔的应用前景。

氯氮平

【体内过程】

氯氮平（clozapine）口服易吸收，1～4 小时达血药浓度峰值，$t_{1/2}$ 约为 9 小时。在体内分布较广，生物利用度个体差异较大，女性患者血清药物浓度明显高于男性。主要经肝脏代谢，80% 以代谢物形式由肠道排出，其余经肾脏排泄。本品在哺乳期妇女可从乳汁中分泌。

【药理作用】

氯氮平为选择性 D_4 亚型受体拮抗药，特异性阻断中脑边缘系统和中脑皮质系统 D_4 亚型受体，对黑质-纹状体系统的 D_2、D_3 亚型受体亲和力低，故锥体外系反应轻。该药也可阻断 5-HT_{2A} 受体，协调 5-HT 和 DA 系统的相互作用和平衡，被称为 5-HT-DA 受体阻断药。此外，该药能直接抑制脑干网状结构上行激活系统，具有强大镇静催眠作用。

【临床应用】

对精神分裂症阳性症状有效，对阴性症状也有一定效果。适用于急性与慢性精神分裂症的各个亚型，对偏执型、青春型精神分裂症效果较好，也可以减轻与精神分裂症有关的情感症状。对一些用传统抗精神病药治疗无效或疗效不好的病人，改用本品可能有效。该药也用于治疗躁狂症或其他精神病性障碍的兴奋躁动和幻觉妄想。因能导致粒细胞减少症，故一般不宜作为首选药。

【不良反应】

常见不良反应有头晕、乏力、嗜睡、多汗、流涎、恶心、呕吐、口干、便秘、体位性低血压、心动过速、体重增加等。锥体外系不良反应少且轻微。严重不良反应为粒细胞缺乏症，用药期间应定期检查。

奥氮平

【体内过程】

奥氮平（olanzapine）口服吸收良好，且不受食物影响，5～8 小时血药浓度达峰值。奥氮平存在明显首过效应，通过肝脏时约 40% 被代谢。药动学个体差异较大，一般 $t_{1/2}$ 约为 30 小时，老年人可延长至 50 小时；大部分经肾脏排泄，其余经肠道排泄。

【药理作用】

奥氮平是一种非典型抗精神病药，对 5-HT_2 受体、D_2 受体、胆碱 M 受体、肾上腺素 α_1 受体、H_1 受体均有拮抗作用。其对 5-HT_2 受体亲和力大于与 DA 受体的亲和力，5-HT 阻断大约是其多巴胺阻断作用的 8 倍，且选择性作用于中脑-边缘多巴胺通路，可减少中脑边缘系统多巴胺能神经元的放电，而对纹状体的运动功能通路影响很小。

【临床应用】

适用于精神分裂症及其他有严重阳性症状和/或阴性症状的精神病的急性期和维持期的治疗，也可缓解精神分裂症及相关疾病的继发性情感症状。

【不良反应】

常见不良反应是嗜睡和体重增加，运动障碍较少见；偶见用药初期出现 ALT 和 AST 的一过性轻度升高，但不伴临床症状；罕见催乳素水平升高，但绝大多数患者无须停药激素水平即可恢复至正常范围。其他很少见的不良反应有头晕、便秘、口干和体位性低血压等。

部分其他抗精神病药物作用特点见表 15-1。

表 15-1　部分其他抗精神病药物作用特点

药名	作用特点
硫利达嗪 （thioridazine）	吩噻嗪类药物，作用机制同氯丙嗪；镇静作用较强，锥体外系反应较轻，适用于急、慢性精神分裂症
氟哌噻吨 （flupenthixol）	硫杂蒽类药物，作用机制同氯普噻吨，抗精神病作用较氯普噻吨强，镇静作用较弱；锥体外系反应较常见。适用于急、慢性精神分裂症，对淡漠、意志减退及精神分裂症后抑郁症疗效较好
替米哌隆 （timiperone）	丁酰苯类药物，作用机制同氟哌啶醇；有较强的抗精神病作用，锥体外系反应较小，对控制精神分裂症的兴奋躁动、攻击行为等精神运动性兴奋疗效较好
五氟利多 （penfluridol）	二苯基丁酰哌啶类药物，作用机制同吩噻嗪类。为口服长效抗精神病药，镇静作用较弱，锥体外系反应较常见。用于治疗各型精神分裂症，尤适用于病情缓解者的维持治疗
泰必利 （tiapride）	苯甲酰胺类药物，作用于中脑边缘系统，具有抗多巴胺能活性。能迅速控制精神分裂症症状，无明显锥体外系不良反应。用于老年性精神障碍、急慢性酒精中毒、抽动-秽语综合征，也用于抗精神病药物所致的迟发型运动障碍
利培酮 （risperidone）	苯并异噁唑衍生物，非典型性抗精神病，高选择性的 $5\text{-}HT_2/DA_2$ 受体平衡拮抗剂。用于治疗急性和慢性精神分裂症，能有效地改善阳性及阴性症状，也可减轻精神分裂症伴发的情感症状。锥体外系反应发生率较低

第二节　抗抑郁症药

抑郁症是一种最常见的心境障碍性疾病，临床主要表现为心境异常（情感淡漠、悲观、自卑等）和行动的异常（少动、少语、对周围事物缺乏反应等），另外还往往伴有食欲低下、失眠及自主神经系统症状，是现代社会的常见病。抑郁症的发病机理可能与遗传、应激性生活事件、内分泌等诸多因素有关，脑内单胺能神经（5-羟色胺能神经和去甲肾上腺素能神经）功能低下可能是导致抑郁的原因之一，增加脑内神经末梢突触间隙的 5-HT 和 NA 水平可产生明显的抗抑郁效果。

目前临床应用的抗抑郁症药主要有单胺再摄取抑制药、单胺氧化酶抑制药及其他抗抑郁药。单胺再摄取抑制药是目前临床使用最广泛的抗抑郁药，主要包括非选择性单胺再摄取抑制药、选择性 5-HT 再摄取抑制药和选择性 NA 再摄取抑制药。

丙咪嗪

丙咪嗪（imipramine）是三环类非选择性单胺再摄取抑制药，也是最早人工合成的抗抑郁症药。

【体内过程】

口服吸收良好，但个体差异较大，生物利用度为 $29\%\sim77\%$，口服后 $2\sim8$ 小时可达血药浓度峰值，血浆蛋白结合率为 $76\%\sim95\%$，$t_{1/2}$ 为 $9\sim24$ 小时。丙咪嗪在体内分布较广，心脏、脑、肝和肾分布浓度较高。丙咪嗪主要在肝脏代谢，经去甲基化后生成去甲丙咪嗪，最终被氧化，与葡萄糖醛酸结合后经肾排泄。

【药理作用】

本品为三环类抗抑郁药，主要通过抑制脑内神经元对 NA 和 5-HT 的再摄取，使突触间隙中 NA 和 5-HT 浓度增高，促进突触传递功能，从而发挥抗抑郁作用。本品还有抗胆碱 M 受体、抗肾上腺素受体 α_1 受体及抗 H_1 受体作用，但对多巴胺受体影响甚小。

正常人服用丙咪嗪后，可出现镇静、嗜睡、血压稍降、头晕，并表现出口干、视物模糊等阿托品样作用。连续用药后，会出现类似于服用氯丙嗪后产生的注意力不集中、思考能力低下等症状。抑郁症患者连续服药后，则可明显地改善患者抑郁症状，出现情绪提高、精神振奋的现象。

【临床应用】

治疗各种抑郁症，对内源性抑郁症、更年期抑郁症及伴有躁狂状态的抑郁症效果较好。也可用于酒精依赖症、慢性疼痛、小儿遗尿症等，但对精神分裂症的抑郁状态疗效较差。本药起效缓慢，一般需连续服用 2～3 周才能显效，故不能作为应急时使用。

【不良反应】

常见不良反应有口干、便秘、排尿困难、视物模糊、心动过速等抗胆碱作用，也可见嗜睡、乏力、头晕、体位性低血压及肌肉震颤等。大剂量可致心脏传导阻滞、心律失常。某些患者用药后可自抑郁状态转为躁狂，剂量过大时尤易发生，应予以注意。偶见癫痫发作、粒细胞减少及中毒性肝损伤等。

氟西汀

氟西汀（fluoxetine）又名百忧解，是选择性 5-HT 再摄取抑制药（selective serotonin reuptake inhibitor，SSRI），也是目前临床使用较广泛的抗抑郁症药之一。

【体内过程】

口服吸收良好，6～8 小时血药浓度达峰值，食物可延缓其吸收，但不影响生物利用度；血浆蛋白结合率为 80%～95%；主要在肝脏中代谢成活性产物去甲氟西汀及其他代谢物，经肾脏排出。氟西汀单次给药 $t_{1/2}$ 为 1～3 天，连续多次给药后 $t_{1/2}$ 为 4～6 天，去甲氟西汀的 $t_{1/2}$ 为 4～16 天。氟西汀每天服药 20mg，4 周后能达到稳态血药浓度。

【药理作用】

通过选择性抑制中枢神经元对 5-HT 的再摄取，提高突触间隙 5-HT 的浓度而发挥抗抑郁作用。该药对去甲肾上腺素的再摄取抑制作用较弱。对组胺 H_1 受体、M 受体及 α_1 受体影响很小，因此相关的镇静作用、抗胆碱样作用及对心血管的作用均不明显。

【临床应用】

各种抑郁性精神障碍、包括轻性或重性抑郁症、双相情感性精神障碍的抑郁症，心因性抑郁及抑郁性神经症。能明显改善抑郁心情及伴随的焦虑症状，提高睡眠质量。也可用于强迫症和贪食症。

【不良反应】

早期常见恶心呕吐、头痛头晕、口干、出汗、视物模糊、性欲降低等；皮疹发生率为 3%；大剂量可诱发癫痫。本品禁与单胺氧化酶抑制剂同时服用，否则可能导致"5-HT 综合征"的发生，严重者可致死。若服用过单胺氧化酶抑制剂，必须停药 14 天后才能使用本品。多次服用本品后，则需至少停药 5 周后才能服用单胺氧化酶抑制剂。

帕罗西汀

帕罗西汀（paroxetine）又名赛乐特，属于选择性 5-HT 再摄取抑制药。

【体内过程】

口服吸收良好，约 6 小时血药浓度达峰值，血浆蛋白结合率为 95％。帕罗西汀可广泛分布于全身各组织器官，亦可通过乳腺分泌。主要经肝脏代谢，生成尿苷酸化合物，最后经肾脏排出体外，小部分经胆汁分泌从粪便排出。$t_{1/2}$ 约为 24 小时，多次给药后于 4～14 天达稳态血药浓度。

【药理作用】

帕罗西汀是高度选择性 5-HT 再摄取抑制剂，对 5-HT 再摄取的抑制作用比氟西汀强。该药对 NA、DA 再摄取的影响极小，对胆碱能、组胺及肾上腺能受体的亲和力低。其抗抑郁作用强度与三环类抗抑郁药相似，而副作用则相对较小。无认知功能或精神运动性障碍。短期或长期治疗时血液学、生物化学和泌尿系统参数无特殊的改变。

【临床应用】

治疗各种类型的抑郁症，包括伴有焦虑的抑郁症及反应性抑郁症。比三环类抗抑郁药起效快，且耐受性较好。作用强度与丙咪嗪、阿米替林、氟西汀等相似，但起效快，耐受性好。对严重抑郁症以及其他抗抑郁药治疗无明显疗效的病人，帕罗西汀仍有效。亦可用于惊恐障碍和强迫性神经官能症。

【不良反应】

常见不良反应有恶心、嗜睡、出汗、震颤、乏力、失眠、口干、性功能障碍、头晕、便秘食欲下降。多数不良反应的强度和频率随用药的时间而降低，通常不影响治疗。突然停药时可产生停药综合征，表现为头晕、感觉障碍、睡眠障碍、激惹、震颤、恶心、出汗、意识模糊等。哺乳期妇女服用本品可分泌到母乳中，故应慎用。该药禁止与 MAO 抑制剂合用，避免显著升高脑内 5-HT 水平而致"血清素综合征"。

马普替林

马普替林（maprotiline）又名麦普替林，属于四环类选择性 NA 再摄取抑制剂。

【体内过程】

口服吸收缓慢，生物利用度为 65％，9～16 小时血药浓度达峰值；体内分布较广泛，血浆蛋白结合率为 88％；主要经肝脏代谢，约 65％与葡萄糖醛酸结合由尿中排出，约 30％由粪便排出，$t_{1/2}$ 为 27～58 小时，活性代谢产物 $t_{1/2}$ 为 60～90 小时。本品可通过乳腺分泌，乳汁中浓度与血液中浓度相当。

【药理作用】

为选择性 NA 再摄取抑制药，主要选择性抑制外周和中枢神经 NA 再摄取，使突触间隙中 NA 浓度增高而产生抗抑郁作用，对 5-HT 再摄取几乎无影响，有强抗组胺和弱抗胆碱作用，故心血管作用和抗胆碱作用弱，镇静作用较强。

【临床应用】

用于治疗各型抑郁症，对精神分裂症后抑郁也有效。老年性抑郁症患者尤为适用。

【不良反应】

常见不良反应主要有口干、便秘、排尿困难、眩晕、视物模糊与心悸等，一般程度较轻，多发生于服药的早期。还可能出现皮疹，体位性低血压及心电图异常改变等。偶见癫痫发作及中毒性肝损害。

其他抗抑郁症药的作用特点见表 15-2。

表 15-2　其他抗抑郁症药的作用特点

药物	作用特点
阿米替林 （amitriptyline）	三环类非选择性单胺再摄取抑制剂，作用机制同丙咪嗪；镇静和抗胆碱能作用较明显。用于治疗各型抑郁症
氯米帕明 （clomipramine）	三环类非选择性单胺再摄取抑制剂，作用机制同丙咪嗪；抗胆碱能作用也较明显，镇静作用较弱。适用于内因性抑郁症、心因性抑郁症及神经性抑郁症
多塞平 （doxepin）	三环类非选择性单胺再摄取抑制剂，作用机制同丙咪嗪；镇静作用较强。用于治疗焦虑性抑郁症或神经性抑郁症
舍曲林 （sertraline）	选择性 5-HT 再摄取抑制剂；无镇静和抗胆碱能作用，副作用较三环类少。用于治疗各型抑郁症，对强迫症也有效
吗氯贝胺 （moclobemide）	单胺氧化酶抑制剂，可逆性抑制脑内 MAO-A 活性，增加脑内单胺类水平而产生抗抑郁作用；不良反应较少。用于各种类型的抑郁症
西酞普兰 （citalopram）	二环氢化酞类衍生物，选择性 5-HT 再摄取抑制剂，对 NA 再摄取影响较小；对胆碱受体、肾上腺素受体、组胺受体影响较小。用于各种类型的抑郁症
文拉法辛 （venlafaxine）	该药及其主要代谢产物 O-去甲基文拉法辛是 5-HT 和 NA 再摄取的强抑制剂，对胆碱受体、肾上腺素受体、组胺受体影响则较小。用于治疗各种类型抑郁症，包括伴有焦虑的抑郁症
曲唑酮 （trazodone）	三唑吡啶类抗抑郁药，可选择性抑制 5-HT 的摄取，对 NA 再摄取抑制作用较弱；抗抑郁作用与三环类相似，用于治疗各种类型的抑郁症和伴有抑郁症状的焦虑症
米氮平 （mirtazapine）	哌嗪-氮䓬类化合物，通过阻断中枢突触前 α_2 受体而增加 NA 的释放；还可通过与中枢的 5-HT 受体（5-HT_2，5-HT_3）相互作用起调节 5-HT 的功能。该药有较好的耐受性，几乎无抗胆碱能作用，其治疗剂量对心血管系统无影响；用于各种类型的抑郁症

第三节　抗躁狂症药

抗躁狂症药也称为情绪稳定剂（mood stabilizers），是指用于治疗和预防躁狂及双相抑郁发作的一类药物。抗精神病药中如氯丙嗪、氯氮平及氟哌啶醇等对躁狂症也有一定疗效，但目前临床治疗躁狂症仍以锂盐为主。

碳酸锂

【体内过程】

碳酸锂（lithium carbonate）口服吸收迅速而完全，给药后 2～4 小时血药浓度达峰值。$t_{1/2}$平均为 18～36 小时。碳酸锂在体内不被代谢，也不与血浆蛋白结合，绝大部分以原型从肾脏排出，80％可由肾小管重吸收，增加钠的摄入可促进其排泄，体内缺钠则可能导致其在体内蓄积。该药安全范围较窄，治疗躁狂症最适宜的血药浓度为 0.4～0.75mmol/L，超过 1mmol/L 即可导致中毒，使用时应监测血药浓度。

【药理作用】

治疗量碳酸锂对正常人几乎无任何作用，但对躁狂症有明显疗效。作用机制尚未明确，主要有以下几方面的作用：①锂离子影响钠、钾离子的三磷酸腺苷酶活性，使神经元间细胞膜钠离子转换功能改善，导致儿茶酚胺类神经递质含量降低。②锂盐可抑制腺苷酸环化酶而降低磷酸腺苷含量，从而降低多巴胺受体的敏感性而产生疗效。③碳酸锂尚可促进 5-HT 的合成，使 5-HT 含量增加，有助于情绪的稳定。

【临床应用】

主要治疗躁狂症。对躁狂和抑郁交替发作的双向情感性精神障碍有较好的治疗和预防复发作用。对精神分裂症的兴奋躁动也有效。

【不良反应】

不良反应较多，早期有厌食、恶心、呕吐、腹泻、多尿烦渴、疲乏、记忆力下降、注意力不集中、肌无力、肢体震颤等，继续治疗这些症状多逐渐减轻或消失，但多尿烦渴、震颤可持续存在。长期治疗可引起体重增加、甲状腺功能低下、锥体外系症状等。碳酸锂安全范围窄，治疗剂量与中毒剂量较接近，使用中需监测血药浓度。碳酸锂血药浓度与毒性反应的关系见表 15-3。

表 15-3 碳酸锂的血药浓度与毒性反应

中毒程度	血药浓度（mmol/L）	中毒症状
轻～中度	1.0～1.7	手指粗大、震颤、共济失调、恶心呕吐、腹泻、头昏、嗜睡、多饮、多尿
中～重度	1.7～2.3	反射亢进、震颤加重、语言障碍、肌紧张、痉挛、舞蹈病样症状、意识障碍、眼球震颤
重～极重度	2.3 以上	昏迷、昏睡、血压下降、肾功能障碍、无尿、死亡

第十六章
治疗中枢神经系统退行性疾病药

中枢神经系统退行性疾病是一类慢性进行性中枢神经组织退行性变性而产生的疾病总称。主要包括帕金森病（Parkinson′s disease，PD）、阿尔茨海默病（Alzheimer′s disease，AD）、亨廷顿病（Huntington′s disease，HD）、肌萎缩侧索硬化症（Amyotrophic lateral sclerosis，ALS）等。这类疾病病理上可见脑和（或）脊髓发生神经元退行变性、丢失。这些疾病确切的病因和发病机制尚不清楚，在众多有关假说中，兴奋毒性、细胞凋亡和氧化应激等假说受到广泛重视。本章着重介绍治疗帕金森病和阿尔兹海默病的药物。

第一节　抗帕金森病药

一、概述

帕金森病又称震颤麻痹（paralysis agitans），是锥体外系功能紊乱引起的中枢神经系统退行性疾病，由英国人James Parkinson首次描述。该病多发生于中老年人，典型临床症状为静止性震颤、肌强直、运动迟缓和姿势反射受损，严重患者伴有记忆障碍和痴呆等症状。如不进行及时治疗，病情呈慢性进行性加重，晚期往往全身僵硬，活动受限，严重影响生活质量。临床上按病因分：原发性、动脉硬化性、脑炎后遗症和药物中毒性等4类，它们均有相同的主要症状，总称为帕金森综合征（Parkinsonism）。

多年来，尽管已经提出多种帕金森病的病因学说，到目前为止，只有多巴胺缺失学说和氧化应激学说得到多数学者的公认。多巴胺缺失学说认为帕金森病是因纹状体内缺乏多巴胺（DA）所致，其主要病变在黑质。黑质中多巴胺能神经元发出上行纤维到达纹状体的尾核及壳核组成黑质-纹状体多巴胺能神经通路，以DA为递质，该通路对脊髓前角运动神经元起抑制作用；同时，尾核中还有胆碱能神经通路，以乙酰胆碱（Ach）为递质，对脊髓前角运动神经元起兴奋作用。正常时两条神经通路功能或DA、Ach两种神经递质处于动态平衡，共同调节机体运动功能。PD患者因黑质多巴胺能神经元变性、缺失，DA合成减少，使纹状体内DA含量降低，造成黑质-纹状体通路多巴胺能神经功能减弱，而胆碱能神经功能相对占优势，因而出现帕金森病的肌张力增高等临床症状。该学说不仅能说明以往应用胆碱能受体阻断药治疗PD的合理性，而且也提示补充脑内DA是治疗PD的合理途径。

氧化应激学说解释了黑质多巴胺能神经元变性的原因，即氧化应激时，DA氧化代谢过程中产生的大量H_2O_2和超氧阴离子，在黑质部位Fe^{3+}催化下进一步生成毒性更大的羟自由基，而此时黑质线粒体呼吸链的复合物Ⅰ（Complex Ⅰ）活性降低，抗氧化物（特别是谷胱甘肽）减少，不能清除自由基，因此黑质部位的高浓度自由基可损害线粒体功能，促进 DA 神经细胞膜类脂的氧化，破坏细胞膜功能或直接破坏细胞 DNA，最终导致 DA 神经元退行性改变。该学说为 PD 的治疗开拓了新的方向——抗氧化治疗，即采用抗氧化药治疗早期 PD，以保护神经细胞，延缓 PD 病情进展。现已证明司来吉兰除可选择性抑制单胺氧化酶 B（MAO-B）外，更重要的作用是能够有效地清除自由基。

　　根据药物作用机制，将临床常用治疗 PD 的药物分为拟多巴胺类药和中枢性 M 胆碱受体阻断药两类，两类药物治疗作用的总体目标都在于恢复多巴胺能神经和胆碱能神经功能的平衡状态，两类药物合用可增强疗效。

二、拟多巴胺类药

（一）多巴胺的前体药

左旋多巴

　　左旋多巴（levodopa，L-dopa）是体内合成多巴胺的前体物质，直接补充不能吸收。自从 1961 年 Birkmayer 等在临床证实左旋多巴的疗效后，左旋多巴一直是临床最主要的治疗药物。

【体内过程】

　　左旋多巴主要在小肠经主动转运迅速吸收，吸收后，迅速在外周被左旋芳香族氨基酸脱羧酶（AADC）脱羧转化为 DA，0.2～2 小时血药浓度达高峰，$t_{1/2}$ 为 1～2 小时。吸收与胃排空时间及胃液的 pH 值有关，如胃排空延缓和胃内酸度增加，均可降低其生物利用度。仅约有 1％左旋多巴直接进入中枢，被脑内左旋芳香族氨基酸脱羧酶脱羧转化为 DA 产生作用。由于外周生成的 DA 难以通过血脑屏障，大量蓄积在外周的 DA 可引起不良反应。若能同时服用外周左旋芳香族氨基酸脱羧酶抑制剂如卡比多巴（carbidopa）或苄丝肼（benserazide），可使左旋多巴在外周的转化减少，进入脑内的左旋多巴增加并减少不良反应。左旋多巴主要在肝脏代谢，肾脏排泄。

【药理作用】

　　左旋多巴进入脑组织，经脑内 AADC 脱羧转化为 DA，补充纹状体 DA 不足，产生抗帕金森病作用。

【临床应用】

　　1. 帕金森病　约 75％的帕金森病患者用药后可获得良好疗效，其特点为：①疗效与黑质-纹状体多巴胺能神经变性严重程度有关，对轻症及年轻患者疗效较好，而对重症及年老患者疗效较差。②对肌肉强直及运动徐缓患者疗效较好，而对肌肉震颤患者疗效较差，这可能与肌肉震颤患者同时伴有 5-HT 能神经功能紊乱有关。③起效慢，用药初期疗效显著。用药 2～3 周后患者体征明显改善，用药 1～6 个月后可获得最大疗效。但 3～5 年后疗效已不显著，其原因可能与黑质-纹状体多巴胺能神经进行性变性、缺失，受体下调或其他补偿机制有关。

　　左旋多巴对其他原因引起的帕金森综合征也有效，但对吩噻嗪类等抗精神病药引起的锥体外系不良反应无效，因吩噻嗪类药物阻断了中枢多巴胺受体，使脑内生成的 DA 无法发挥作用。

　　2. 肝昏迷　左旋多巴还可用于急性肝功能衰竭所致的肝昏迷。正常情况下，机体蛋白质的代谢产物苯乙胺和酪胺在肝脏被氧化解毒。肝昏迷时，苯乙胺和酪胺氧化解毒功能减弱，血中浓度升高，并大量进入脑内，经 β-羟化酶形成"伪递质"——苯乙醇胺和羟苯乙醇胺，其取代了正常递质去甲肾上腺素（NA），使神经功能紊乱。左旋多巴在脑内转化成 DA，DA 可进一步转化成 NA，与伪递质相竞争，纠正神经功能的紊乱，使患者由昏迷转为苏醒。但这一作用不能改善患者肝功能，仅为辅助治疗。

【不良反应】

左旋多巴的不良反应大多是由于其在体内生成的 DA 大量蓄积所引起。

1. 胃肠道反应　治疗早期患者可出现厌食、恶心、呕吐或上腹部不适，这是由于 DA 刺激胃肠道和兴奋延髓催吐化学感受区（CTZ）的 D_2 受体所致。继续使用可产生耐受性，胃肠道反应逐渐消失。偶见消化性溃疡出血和穿孔。

2. 心血管反应　部分患者早期会出现体位性低血压。继续用药也可产生耐受性。另外也因 DA 兴奋 β 受体，可引起心律失常。

3. 精神障碍　部分患者可出现焦虑、失眠、噩梦、幻觉、妄想、抑郁以及轻度躁狂等精神障碍。严重者需减量或完全停药。

4. 运动障碍（亦称运动过多症）　长期用药的患者可出现异常不自主运动，表现似异常动作舞蹈，如面舌抽搐、怪相、摇头及双臂、双腿或躯干做各种摇摆运动，偶见喘息样呼吸或过度呼气。此与服药后，纹状体内 DA 浓度过高，DA 受体过度兴奋有关。

5. 症状波动　长期用药的患者可出现症状快速波动，重者出现"开关现象"，表现为患者突然出现多动不安（开），而后又肌强直性运动不能（关），两种现象交替出现，严重影响病人的正常活动。此与 PD 的病情发展导致纹状体内 DA 储备减少有关。使用 AADC 抑制剂或多巴胺受体激动物可减轻症状波动。

【药物相互作用】

1. 维生素 B_6 是 AADC 的辅酶，加速左旋多巴在外周脱羧转化成 DA，加重其外周的不良反应，降低其疗效。

2. 利血平可耗竭纹状体中的 DA，降低左旋多巴疗效，故不能合用。

3. 吩噻嗪类（如氯丙嗪、奋乃静）和丁酰苯类（如氟哌啶醇）等抗精神病药能引起帕金森综合征，又能阻断中枢多巴胺受体，所以能对抗左旋多巴的作用。

4. 单胺氧化酶抑制剂（MAOI），单胺氧化酶分 2 种：MAO-A 和 MAO-B，前者主要代谢去 NA、AD 和 5-HT，后者主要代谢 DA。某些非特异性的 MAOI，如异羧肼和苯丙乙肼，对上述 MAO 均有很强的抑制作用，禁止与左旋多巴合用，因其使 DA 和 NA 降解减慢，致使 DA 和 NA 蓄积，可导致高血压危象。

5. 某些抗抑郁药能引起体位性低血压，合用可加重左旋多巴的不良反应。

（二）左旋多巴的增效剂

1. 左旋芳香族氨基酸脱羧酶（AADC）抑制剂

卡比多巴

卡比多巴（carbidopa）是 α-甲基多巴肼的左旋体。卡比多巴不能通过血脑屏障，仅能抑制外周 AADC，故单独应用卡比多巴无治疗作用，其与左旋多巴合用时，可减少左旋多巴在外周被 AADC 脱羧转化为 DA 的数量，使较多的左旋多巴进入中枢而发挥作用。

临床上卡比多巴是左旋多巴治疗帕金森病的重要辅助药，常与左旋多巴按剂量比 1∶10 组成复方多巴制剂，称为心宁美（sinemet），是临床治疗 PD 的常用药物。

2. 单胺氧化酶 B（MAO-B）抑制剂

司来吉兰

司来吉兰（selegiline）又称丙炔苯丙胺（deprenyl）。

【体内过程】

口服吸收迅速，1 小时血浆药物浓度达峰值。脂溶性高，易通过血脑屏障到达脑组织，经肝代谢为去甲基司来吉兰、甲基苯丙胺及苯丙胺，代谢物主要通过尿液排出。由于司来吉兰不可逆性抑制 MAO-B，故药物作用持续时间长，只需每日服药一次。

【药理作用】

为选择性中枢神经系统 MAO-B 抑制药，能迅速通过血脑屏障，不可逆性抑制 MAO-B，降低黑质-纹状体内 DA 降解代谢，同时其体内代谢产物甲基苯丙胺可抑制 DA 的再摄取并促进 DA 的释放，使纹状体 DA 浓度增加，作用时间延长。

司来吉兰又是抗氧化剂，抑制黑质-纹状体 DA 氧化应激过程中超氧阴离子和羟自由基生成，从而保护黑质 DA 神经元，延迟神经元变性和 PD 病情发展。

司来吉兰与左旋多巴合用，能增加及延长左旋多巴的疗效，降低左旋多巴用量，减少外周副反应，并能消除长期使用左旋多巴治疗出现的"开关现象"。

【临床应用】

司来吉兰与抗氧化剂维生素 E 联合治疗早期 PD，称 DATATOP 方案（Deprenyl and Tocopherol Antioxidative Therapy of Pakinsonism），司来吉兰与左旋多巴合用可改善长期使用左旋多巴治疗引起的剂末波动现象，尤适用于伴有症状波动的 PD 患者。

【不良反应】

司来吉兰本身不良反应少，但其代谢产物甲基苯丙胺及苯丙胺可致精神振奋、失眠等，服药时间应在早晨、中午，午后勿用此药。与左旋多巴合用时，左旋多巴不良反应会增加，如恶心、幻觉、运动障碍等，减少左旋多巴用量可避免或减轻，故两药合用时，左旋多巴剂量至少应降低 30%。大剂量司来吉兰及同时服用含高酪胺食品可引发高血压危象。

3. 儿茶酚胺-O-甲基转移酶（COMT）抑制药

托卡朋和恩他卡朋

托卡朋（tolcapone）和恩他卡朋（entacapone）为第二代的 COMT 抑制药，其与左旋多巴合用，既可延长左旋多巴有效血药浓度的时程，又可消除 3-O-甲基多巴对左旋多巴转运的抑制作用，从而提高左旋多巴的口服生物利用度和进入中枢神经系统的量，并减少左旋多巴高峰剂量出现的不良反应，而减少左旋多巴长期治疗后发生的症状波动。临床适用于长期使用复方左旋多巴制剂后疗效减退，"开关现象"明显的 PD 患者，用药后，"开"时间明显延长，减少"关"时间。恩他卡朋不能通过血脑屏障，为外周 COMT 抑制药。托卡朋能通过血脑屏障，为可逆性的外周和中枢 COMT 抑制药，托卡朋生物利用度更高，$t_{1/2}$ 长，COMT 抑制作用更强，更有利于改善左旋多巴长期治疗后引起的剂末波动现象。托卡朋主要不良反应是肝脏损害，需严密监测肝功能。恩他卡朋对肝脏无严重损害，但有头痛、多汗、口干、腹痛、腹泻等不良反应。

（三）多巴胺受体激动药

溴隐亭

溴隐亭（bromocriptine）为半合成的麦角生物碱，是非选择性中枢多巴胺受体激动剂，对外

周多巴胺受体和 α 受体也有弱的激动作用。小剂量即可激动结节-漏斗通路的 D_2 类受体，抑制催乳素和生长激素释放，临床用于治疗与催乳素有关的生殖系统功能异常，如闭经、溢乳症、经前期综合征、产褥期乳腺炎、纤维囊性乳腺瘤等，也可治疗肢端肥大症。增大剂量激动黑质-纹状体通路的 D_2 样受体，产生抗帕金森病作用。但其不良反应较多，如胃肠道反应、体位性低血压、精神错乱等，临床仅用于左旋多巴疗效差或不能耐受左旋多巴者，与左旋多巴合用时能减少 PD 患者症状波动。

罗匹尼罗和普拉克索

罗匹尼罗（ropinirole）和普拉克索（pramipexole）为非麦角碱生物碱类，是新一代的选择性 D_2 类受体（特别是 D_2、D_3 受体）激动剂。该类药具有显效快、作用持久，用药较为安全，毒副作用小的特点，对早期帕金森病单独应用可获满意疗效，也可作为辅助用药与左旋多巴合用，能减少 PD 患者症状波动，其在改善晚期 PD 的功能障碍上优于溴隐亭。该类药仍具有拟多巴胺类药共有的不良反应，如恶心、体位性低血压等，还可引起某些患者出现突发性睡眠。

（四）促多巴胺释放药

金刚烷胺

金刚烷胺（amantadine）最初为抗病毒药用于预防 A_2 型流感，后发现有抗帕金森病作用。其抗帕金森病作用机制涉及多个环节，包括能够促进黑质-纹状体多巴胺能神经末梢释放 DA。近年来认为金刚烷胺作用机制亦与其拮抗 NMDA 受体有关。抗帕金森病疗效不及左旋多巴，但对左旋多巴有增强作用，可与左旋多巴合用。其特点为显效快、持续时间短、作用弱。用于治疗帕金森病，对运动障碍、肌强直、震颤均有改善作用。长期用药时下肢皮肤可出现网状青斑，此外，可引起精神不安、失眠等，偶致惊厥，癫痫患者禁用。

三、中枢性 M 胆碱受体阻断药

M 胆碱受体阻断药是最早用于治疗帕金森病的药物，因阿托品和东莨菪碱治疗帕金森病时外周抗胆碱副作用大，主要使用中枢性 M 胆碱受体阻断药。本类药可阻断中枢 M 胆碱受体，抑制黑质-纹状体胆碱能神经功能，产生抗帕金森病作用。

苯海索

苯海索（benzhexol，安坦，artane），该药口服吸收好，易通过血脑屏障，其特点为：①对帕金森病、脑炎、动脉硬化引起的震颤效果好，但对肌强直、运动徐缓疗效差。②对早期轻症患者疗效较好，而晚期重症疗效差。③其疗效不及左旋多巴，但可作左旋多巴辅助药，或不能耐受左旋多巴者。④对由抗精神病药如氯丙嗪等引起的锥体外系不良反应有效。⑤外周抗胆碱作用弱，仅有阿托品的 $1/10 \sim 1/3$，但闭角型青光眼及前列腺肥大患者禁用本药。⑥本类药物可加重帕金森病患者伴有的痴呆症状，因此，伴有明显痴呆症状的帕金森病患者慎用本类药物。

苯扎托品

苯扎托品（benztropine，苄托品）除有抗胆碱作用外，还具有抗组胺及轻度局麻作用，此外该药还具有大脑皮层运动中枢抑制作用。其作用和不良反应类似于苯海索。

第二节　治疗阿尔茨海默病药

阿尔茨海默病（Alzheimer's disease，AD）是一种以进行性认知功能障碍和记忆损伤为主的中枢神经系统退行性疾病，主要病理特征是脑萎缩（以基底前脑、海马尤为明显）、脑组织内老年斑、脑血管沉淀物和神经纤维缠结等。随着老龄化社会进程加快，AD 发病率逐年上升。由于 AD 的病因尚未阐明，尚无特效的治疗药物。

已证实有效的 AD 治疗策略是增强中枢胆碱能神经功能，目前临床主要使用中枢胆碱酯酶抑制药治疗 AD，疗效相对肯定，但是随着 AD 病情的加重，能释放 Ach 的神经元越来越少，中枢胆碱酯酶抑制药的疗效降低。此时，突触后膜的 M_1 受体数量基本不变，所以选择性 M_1 受体激动药有一定开发应用前景。此外，影响脑内非胆碱能神经功能的治疗 AD 药物，如 N-甲基-D-天门冬氨酸（NMDA）受体拮抗药正在临床应用，还有神经细胞生长因子增强药、促代谢药等可用于 AD 的治疗。

一、中枢胆碱酯酶抑制药

这是目前临床最常用的治疗 AD 药物，包括他克林（tacrine）、多奈哌齐（donepezil）、利凡斯的明（rivastigmine）及加兰他敏（galantamine）。

多奈哌齐

多奈哌齐（donepezil，安理申，aricept）是第二代中枢胆碱酯酶（AchE）抑制药，通过竞争性抑制中枢 AchE 来增加中枢 Ach 的含量，对丁酰胆碱酯酶无作用。本品口服吸收迅速，生物利用度高，达 100%，经肝代谢，代谢产物亦具有抗 AchE 活性，半衰期较长，$t_{1/2}$ 约为 70 小时，每日只需口服 1 次。与第一代药他克林相比，多奈哌齐对中枢 AchE 有更高的选择性和特异性，能改善轻度至中度 AD 患者的认知能力，延缓病情发展。临床适用于轻度至中度 AD 患者。常见不良反应为肝毒性及外周抗胆碱副作用，但较他克林轻。

加兰他敏

加兰他敏（galantamine）是第二代中枢 AchE 抑制药，对中枢 AchE 有高度选择性，其抑制神经元 AchE 的能力较抑制血液中 AchE 的能力强 50 倍，属强效竞争性中枢 AchE 抑制药。在胆碱能高度不足的区域（如突触后区域）药物作用强。主要用于治疗轻、中度 AD。其疗效与他克林相似，但无肝毒性，是较安全有效的治疗 AD 的药物。常见不良反应为有恶心、呕吐及腹泻等，连续服药 2～3 周后可减轻。

利凡斯的明

利凡斯的明（rivastigmine，卡巴拉汀）属于第二代中枢 AchE 抑制药，利凡斯的明口服迅速吸收，血浆蛋白结合率约为 40%，易透过血脑屏障。研究表明，其能选择性地抑制大鼠大脑皮层和海马中的 AchE 活性，而对纹状体、脑桥的 AchE 活性抑制很弱，且无外周抗 AchE 作用。本药可改善 AD 患者胆碱能神经介导的认知功能障碍，提高认知能力，如记忆力、注意力和方位感，尚可减少 Aβ 前体蛋白（APP）的生成。适用于伴有心脏、肝脏以及肾脏等疾病的 AD 患者，是目前本类药中唯一对日常生活中的认知行为及综合能力有显著改善的药物。主要不良反应有恶心、呕吐、乏力、眩晕、精神错乱、嗜睡、腹痛和腹泻等，继续服用一段时间或减量一般可消失。禁用于严重肝、肾损害患者及哺乳期妇女。慎用于病窦综合征、房室传导阻滞、消化性溃疡、哮喘、癫痫，肝或肾功能中度受损患者。

石杉碱甲

石杉碱甲（huperzine A，哈伯因，huperzine）是我国学者于 1982 年从中药千层塔（Huperzia serrata）中分离得到的一种生物碱，1994 年被卫生部批准为治疗早老性痴呆症的新药。

本药口服胃肠道吸收迅速，生物利用度为96.9％。易通过血脑屏障。原形药物及代谢产物主要经肾脏排出。其具有作用时间长，易透过血脑屏障，口服生物利用度高的特点，是一种高选择性、强效、可逆性中枢 AchE 抑制药。本药有很强的拟胆碱活性，能易化神经肌肉接头递质传递，显著改善衰老性记忆障碍及老年痴呆患者的记忆和认知能力。可用于各型痴呆症的治疗。常见不良反应有恶心、头晕、多汗、腹痛、视物模糊等，一般可自行消失，严重者可用阿托品拮抗。有严重心动过缓、低血压及心绞痛、哮喘、肠梗阻病人慎用。

美曲膦酯

美曲膦酯（metrifonate）又称敌百虫，是目前用于 AD 治疗的唯一以无活性前体药物形式存在的 AchE 抑制药，用药数小时后转化为有活性的代谢产物而发挥持久的疗效。与他克林相比，本药能显著提高大鼠脑内多巴胺和去甲肾上腺素的浓度，易化记忆过程，既可改善老年性痴呆患者的行为障碍，也可提高患者的认知功能。高剂量服用不仅能显著提高患者的认知能力，且对患者的幻觉、抑郁、焦虑、情感淡漠等症状有明显改善作用。适用于治疗轻、中度 AD。其不良反应较少、较轻且短暂，偶见腹泻、下肢痉挛、鼻炎等症状。

二、M 胆碱受体激动药

占诺美林

占诺美林（xanomeline）为高选择性 M_1 受体激动药。口服易吸收，易通过血脑屏障，在大脑皮层和纹状体浓度较高。大剂量口服可使 AD 患者的认知功能和行为能力明显改善，但因易引起胃肠道和心血管方面的不良反应，部分患者中断治疗，可选择皮肤给药。

三、NMDA 受体拮抗药

美金刚

美金刚（memantine，美金刚胺）是非竞争性 NMDA 受体拮抗药。其作用机制是可与 NMDA 受体上的环苯己哌啶（phencyclidine）位点结合，具有强效、快速电压依赖性阻断 NMDA 离子通道的动力学特性。美金刚还可保留正常学习和记忆所需的 NMDA 受体活性，当谷氨酸释放过少时，改善学习和记忆过程所需谷氨酸的传递。本药能显著改善中度至重度的 AD 患者认知能力和日常生活能力。美金刚是治疗中、晚期重症 AD 的药物，与 AchE 抑制药同时使用效果更好。美金刚不良反应主要为轻微眩晕不安、头重、口干等。其临床疗效及不良反应需进一步评估。

四、其他药物

神经细胞生长因子增强药

神经细胞生长因子增强药是一类能促进神经系统发育和维持神经系统功能的蛋白质。具有促进神经元生长、分化和修复损伤，纠正钙稳态失调，增强中枢胆碱系统功能等作用，主要用于治疗轻、中度老年性痴呆症。如神经营养因子，包括成纤维细胞生长因子（bFGF）、神经生长因子（NGF）、脑源性神经营养因子（BDNF）等。

钙拮抗药

正常情况下，细胞膜能将细胞内的 Ca^{2+} 泵出细胞外以维持内环境的稳定。在 AD 患者，上述机制严重受损，造成细胞内钙超载，神经元损伤和凋亡。在含有 NFT 的脑细胞和来源于 AD 患者的成纤维细胞均可见到钙堆积，钙拮抗药能拮抗这种状态，其作用机制是抑制钙超载，减轻血管张力，增加脑血流，改善缺血缺氧。因此，钙拮抗药可改善动物和人的学习记忆和认知功能。目前常用的药物有尼莫地平（nimodipine）、氟桂利嗪（flunarizine）等。

尼莫地平对多种动物化学性记忆障碍模型均显示出良好改善作用。对健康人成年人记忆功能无明显提高作用，但可明显改善 AD、血管性痴呆及其他类型痴呆患者的认知、操作、情感及社会行为方面的障碍。

抗氧化剂

研究证实，氧化应激机制在神经元变性、缺失中起重要作用。脑老化组织易受氧化代谢过程中产生的大量自由基损害导致神经细胞 DNA 损伤和神经元坏死。在 AD 患者中更是如此。因此，应用具有抗氧化作用的药物旨在增强 AD 患者体内抗氧化水平，提高自由基清除能力。

褪黑素是松果体分泌的一种重要激素，随年龄增加而分泌降低，为一种较有前途的抗氧化剂。其自由基清除能力是维生素 E 的 2 倍，谷胱甘肽的 4 倍，甘露醇的 14 倍。作为细胞内自由基清除剂，褪黑素的高亲脂性使其易透过生物膜、细胞核，更好地发挥抗氧化作用。银杏制剂作为治疗痴呆药物疗效显著。其作用机制与所含成分有抗氧化、清除自由基、增加脑血流、改善脑功能等有关。

非甾体类抗炎药

研究认为，在老年斑和变性细胞周围的小胶质细胞可致炎性反应，产生炎性细胞因子，其中白细胞介素 1 和白细胞介素 6 促进了 APP 合成，后者可能被加工生成过量的 Aβ。应用非甾体类抗炎药有减少 Aβ 形成的作用。

促代谢药

促代谢药的作用是通过促进细胞对葡萄糖的利用，增强神经元代谢，通过降低血小板活性，减轻红细胞黏附，改善中枢神经系统的微循环，提高注意力、学习和记忆能力。

临床常用的有哌拉西坦（piracetam，脑复康），阿尼西坦（aniracetam），奥拉西坦（oxiracetam）等。

第一节　解热镇痛抗炎药

解热镇痛抗炎药（antipyretic，analgesic and anti-inflammatory drugs）是一类具有解热、镇痛作用的药物，除苯胺类外，绝大多数药物兼有抗炎、抗风湿作用，有的还兼有抗痛风作用。其结构与甾体类抗炎药不同，习惯上又称为非甾体类抗炎药（non-steroidal anti-inflammatory drugs，NSAIDs）。这类药物尽管化学结构不同，但作用机制相同，均可抑制花生四烯酸代谢过程中的环氧合酶（cyclooxygenase，COX），使前列腺素（prostaglandins，PGs）合成减少（图 17-1）。

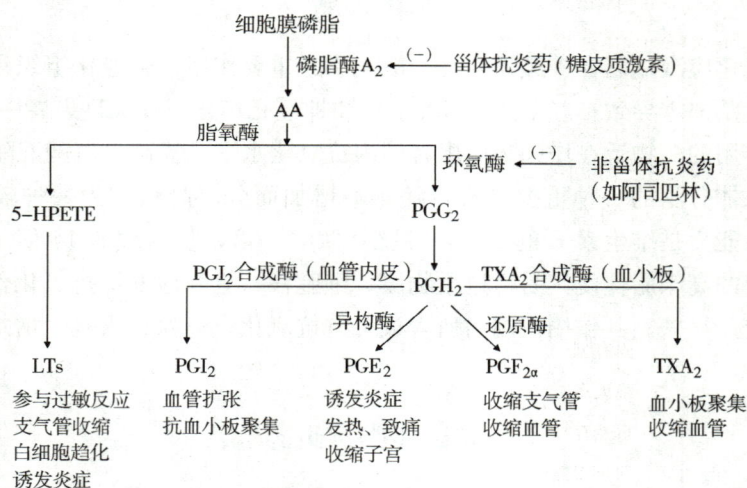

5-HPETE：5-过氧化氢甘碳四烯酸；LTS：白三烯类；PGG$_2$：前列腺素 G$_2$；PGI$_2$：前列腺素 I$_2$；

TXA$_2$：血栓素 A$_2$；PGE$_2$：前列腺素 E$_2$；PGF$_{2\alpha}$：前列腺素 F$_{2\alpha}$

图 17-1　花生四烯酸的代谢途径、主要代谢物的生物效应及药物作用环节

本章药物具有以下共同作用：

1. 解热　本类药能降低发热者的体温，而对正常体温几乎无影响。这与氯丙嗪对体温的影响不同，后者不仅能降低发热患者体温，在物理降温配合下能使正常人体温降低。

下丘脑体温调节中枢通过对产热及散热两个过程的调节，使体温维持于相对恒定的水平。病理条件下，外源性致热原包括病原体及其代谢产物和各种非传染性致热因素，刺激中性粒细胞产生与释放内热原（IL-1β、IL-6、干扰素、肿瘤坏死因子等），后者进入中枢促进 PGE$_2$ 合成与释放，PGE$_2$作用于体温调节中枢，使调定点提高至 37℃ 以上，致产热增加、散热减少，引起发热。解热镇痛药对内热原引起的发热有解热作用，且解热作用强弱与抑制该酶活性程度大小相一致，但对脑室内直接注射 PGE_2 引起的发热则无效。说明其解热作用是通过抑制中枢 PG 合成酶（环氧酶），减少 PGE_2 的合成，使体温调节中枢的调定点恢复正常，但不能降至正常体温以下，且对正常人体温没有影响。

2. 镇痛 与吗啡类镇痛药不同，本类药物有中等程度镇痛作用，对慢性钝痛有效，对急性锐痛、各种严重创伤性剧痛及内脏平滑肌绞痛无效。主要用于组织损伤或炎症引起的如头痛、牙痛、神经痛、肌肉痛、关节痛、痛经等，具有良好镇痛效果；对口腔及眼部小手术后疼痛也有镇痛作用。在镇痛剂量下，长期使用不易产生欣快感和成瘾性。

本类药物镇痛作用部位主要在外周。在组织损伤或发炎时，局部可产生并释放致痛物质（也是致炎物质）如 PGs、5-HT 和缓激肽等，作用于痛觉感受器引起疼痛。PGE_1、PGE_2 及 PGF_2 还可提高痛觉感受器对致痛物质的敏感性。解热镇痛药可抑制炎症时 PGs 的合成，抑制致痛物质的产生，达到镇痛效果。这说明为何这类药物对尖锐的一过性刺痛（直接刺激感觉神经末梢引起）无效，而对持续性钝痛（多为炎性疼痛）有效。本类药物还可能部分地通过影响皮层下感觉传递而发挥镇痛作用。

3. 抗炎 除苯胺类药物外，其他解热镇痛药都有抗炎作用，但作用强度相差很大。对控制风湿性及类风湿关节炎的症状有肯定疗效，起效迅速，但不能根治，也不能阻止疾病的发展以及并发症的发生。炎症组织（如类风湿关节炎）中有大量 PGE_2 存在，PGE_2 具有很强的扩张血管作用、增加白细胞趋化性，还与其他致炎物质如缓激肽、组胺、5-HT 等有协同作用，加重血管的渗透、水肿和炎症反应。解热镇痛药可抑制炎症部位 COX-2，使 PGs 合成减少，从而抑制白细胞趋化性、减少缓激肽生成、抑制透明质酸酶、保护溶酶体膜、抑制水解酶释放等多种作用而达到抗炎的效果。

目前研究发现环氧酶至少有两种同工酶，即环氧合酶-1（COX-1）和环氧合酶-2（COX-2），二者为结构异构体。最近在人大脑和心脏组织发现一种新的同工酶 COX-3。COX-1 位于血管、胃和肾，参与血管舒缩、血小板聚集、胃黏膜血流、胃液分泌及肾功能等的调节；COX-2 在炎症组织中由细胞因子和炎症介质诱导产生。抑制炎症部位的 COX-2，可产生抗炎镇痛作用；抑制胃部 COX-1，则产生胃肠道的不良反应（表 17-1）。

表 17-1 环氧合酶生理学和病理学作用

	COX-1	COX-2
亚型	固有型	诱生型
来源	绝大多数组织	炎症反应细胞为主
生成条件	自然存在	刺激后诱导产生
生理学作用	保护胃黏膜	细胞间信号传递
	调节血小板功能	骨骼肌细胞生长
	调节外周血管阻力	分娩
	调节肾血流量和肾功能	
病理学作用	损伤早期疼痛、风湿病	炎症反应

常用的解热镇痛抗炎药按化学结构可分为水杨酸类、苯胺类、吡唑酮类、芳基丙酸类、芳基乙酸类、灭酸类、昔康类等。根据其对 COX 作用的选择性可分为非选择性 COX 抑制药和选择性 COX-2 抑制药。

一、水杨酸类

水杨酸类（salicylates）药物包括阿司匹林（aspirin）、水杨酸钠（sodium salicylate）和氟苯

水杨酸（diflunisal，二氟尼柳），其中阿司匹林最常用，氟苯水杨酸是其改进产品。水杨酸因刺激性大，仅作外用，有抗真菌及溶解角质的作用。

阿司匹林

阿司匹林（aspirin，乙酰水杨酸，acetylsalicylic acid）于1893年合成，是最古老的非甾体类抗炎药。虽有新的非甾体类抗炎药物出现，但它仍是最常用的药物之一。

【体内过程】

口服后小部分在胃，大部分在小肠上部迅速吸收，其吸收度和溶解度与胃肠pH值有关。0.5～2小时血药浓度达峰值。在吸收过程中与吸收后，迅速被胃黏膜、血浆、红细胞及肝中的酯酶水解为水杨酸。因此，阿司匹林血浆 $t_{1/2}$ 仅15分钟。水解生成的水杨酸以盐的形式存在，具有药理活性。水杨酸与血浆蛋白结合率高达80％～90％，游离型可分布全身组织，也能进入关节腔、脑脊液、乳汁和胎盘。水杨酸主要经肝药酶代谢，大部分代谢产物与甘氨酸结合，少部分与葡萄糖醛酸结合后从肾排泄。尿液pH值的变化对水杨酸盐排泄量的影响很大，在碱性尿液时可排出85％，在酸性尿液时仅为5％。故同时服用碳酸氢钠可促进其排泄，降低其血药浓度。

【药理作用】

1. 解热、镇痛 有较强的解热、镇痛作用，能有效降低发热患者的体温。

2. 抗炎抗风湿 作用较强，作用强度随剂量增大而增强。

3. 防止血栓形成 血栓素 A_2（TXA_2）是诱发血小板聚集和血栓形成的重要内源性物质，可直接诱发血小板释放ADP，进一步加速血小板的聚集过程。小剂量阿司匹林抑制血小板COX活性，减少了血小板 TXA_2 的合成，因而可抑制血小板聚集，防止血栓形成。同时也可引起凝血障碍，延长出血时间。较大剂量的阿司匹林可抑制血管内皮细胞中COX活性，减少 PGI_2（prostacyclin，前列环素）的合成。PGI_2 是 TXA_2 的生理拮抗剂，它的合成减少可能促进血栓形成，故常用小剂量的阿司匹林预防血栓形成，用于预防心肌梗死。

【临床应用】

1. 疼痛 对钝痛特别是伴有炎症者效果较好，是治疗头痛和短暂肌肉骨骼痛的常用药，也用于牙痛、关节痛、神经痛及痛经等。

2. 发热 适用于感冒发热，对体温过高、持久发热者可降低体温，缓解并发症。

3. 风湿性、类风湿关节炎 可使急性风湿热患者于24～48小时内退热，关节红、肿、疼痛缓解，血沉减慢，症状迅速减轻。由于控制急性风湿热的疗效迅速而确实，故可用于鉴别诊断。对类风湿关节炎也可迅速镇痛，使关节炎症消退，减轻及延缓关节损伤的发展。剂量比一般解热镇痛用量大1～2倍，且疗效与剂量成比例增加，临床最好用至最大耐受剂量。成人每日3～5g，分4次于饭后服，但要注意防止中毒。

4. 防止血栓形成 小剂量阿司匹林（50～100mg/d）用于预防冠状动脉及脑血管血栓形成，治疗缺血性心脏病和心肌梗死，降低其病死率和再梗死率。

【不良反应】

短期服用，副作用少，长期大剂量用于抗风湿时不良反应较多。

1. 胃肠道反应 最为常见。口服可直接刺激胃黏膜，引起上腹不适、恶心、呕吐，水杨酸钠尤易发生。血药浓度高则刺激延髓催吐化学感受区（CTZ），可致恶心、呕吐。较大剂量口服（抗风湿治疗）可加重、诱发溃疡，引起胃出血。其原因主要是阿司匹林对胃黏膜的直接刺激作用引起胃黏膜损害。另外，内源性 PGI_2 和 PGE_2 具有抑制胃酸分泌及增强胃黏膜屏障的作用，本

药抑制胃黏膜 PGI_2 和 PGE_2 合成，增加了胃酸分泌，削弱了屏障作用。饭后服药，同服抗酸药，或服用肠溶片可减轻或避免上述反应。胃溃疡患者禁用。

2. 出血和凝血障碍　小剂量能抑制血小板聚集，延长出血时间；大剂量（5g/d 以上）或长期服用，还能抑制凝血酶原形成，延长凝血酶原时间，使出血和凝血时间延长，易引起自发性出血，应用维生素 K 可以预防。严重肝损害、低凝血酶原血症、维生素 K 缺乏等均应避免服用，手术前 1 周也应停用。

3. 水杨酸反应　剂量过大（5g/d 以上）或敏感者可出现头痛、眩晕、恶心、呕吐、耳鸣以及视、听力减退等，称为水杨酸反应，是水杨酸类中毒的表现。严重者可出现高热、过度呼吸、酸碱平衡失调，甚至精神错乱，一旦出现，应立即停药，静脉滴入碳酸氢钠溶液碱化尿液，加速水杨酸盐自尿排泄。

4. 过敏反应　少数患者可出现荨麻疹、血管神经性水肿、过敏性休克等。某些哮喘患者服用阿司匹林或其他解热镇痛药后可诱发哮喘，称为"阿司匹林哮喘"。其发病机制是由于阿司匹林抑制支气管平滑肌 COX，使 PGs 合成减少，使白三烯及其他脂氧酶代谢产物增多，导致支气管痉挛，诱发哮喘。故哮喘、鼻息肉及荨麻疹患者禁用。肾上腺素仅部分对抗阿司匹林所致的支气管收缩。临床可用抗组胺药和糖皮质激素治疗。

5. 瑞夷综合征（Reye's syndrome）　病毒感染性疾病伴有发热的儿童和青少年服用阿司匹林后，偶致瑞夷综合征，表现为肝损害和脑病，可致死。因此，病毒感染时应慎用，可用对乙酰氨基酚代替。

【禁忌证】 胃溃疡、严重肝损害、低凝血酶原血症、维生素 K 缺乏症、血友病、哮喘、鼻息肉、慢性荨麻疹。

二、其他解热镇痛抗炎药

解热镇痛抗炎药除水杨酸类外，还包括苯胺类、吡唑酮类、吲哚乙酸类、灭酸类、丙酸类及昔康类等。各类药物均具有镇痛作用，但在抗炎作用方面则各有特点，如吲哚美辛的抗炎作用较强，一些有机酸类的抗炎作用强度中等，而苯胺类几无抗炎作用。虽然结构各异，但作用机制均与抑制 PG 合成有关。可用于解热，消除各种慢性钝痛，以及治疗风湿性关节炎和类风湿关节炎等。与水杨酸类药物相似，均存在不同程度的胃肠道反应，凡消化性溃疡患者均应慎用。其中吡唑酮类药物毒性较大。

三、选择性环氧合酶-2 抑制药

传统的解热镇痛抗炎药为非选择性 COX 抑制剂，其治疗机制主要与 COX-2 抑制有关。一般认为抑制 COX-1 则产生不良反应，如胃黏膜损伤、肾功能损伤和凝血障碍等。近年来合成了一系列选择性 COX-2 抑制剂，但这类药物依然有肾毒性和心血管不良反应，应引起重视。

塞来昔布

塞来昔布（celecoxib）具有抗炎、镇痛和解热作用。可抑制 COX-2，在治疗剂量时对人体内 COX-1 无明显影响，也不影响 TXA_2 的合成，但可抑制 PGI_2 合成。口服易吸收，血浆蛋白结合率高，血药浓度达峰时间为 3 小时，$t_{1/2}$ 为 11 小时。主要在肝脏通过 CYP2C9 代谢，经尿和粪便排出。主要用于风湿性、类风湿关节炎和骨关节炎，一般在用药 2 周后疼痛和关节功能状态明显改善。也用于手术后疼痛、牙痛、痛经等。不良反应发生率远较其他非选择性 COX 抑制药低，常见有腹痛、腹泻和消化不良。但仍可能有其他非甾体类抗炎药引起的水肿、多尿和肾损害，对有血栓形成倾向的患者需慎用，应遵循最小剂量和最短疗程的原则。对阿司匹林等非甾体类抗炎药及磺胺类过敏患者禁用。

尼美舒利

尼美舒利（nimesulide）具有抗炎、镇痛和解热作用，对 COX-2 的选择性抑制作用较强。口服吸收迅速完全，且不受食物的影响，血浆蛋白结合率 99％，$t_{1/2}$ 为 2～3 小时，生物利用度高。用于类风湿关节炎和骨关节炎、腰腿痛、牙痛、痛经等。胃肠道不良反应少而轻微，但可致急性肝炎、重症肝炎和重症肝损害，对阿司匹林及其他非甾体类抗炎药物过敏者禁用。

美洛昔康

美洛昔康（meloxicam）具有较强的消炎、止痛和退热作用，适用于类风湿关节炎、疼痛性骨关节炎（关节病、退行性骨关节病）的症状治疗。本药经口服或肛门给予都能很好地吸收，进食时服用药物对吸收没有影响，血浆蛋白结合率 99％，$t_{1/2}$ 为 20 小时，能很好地穿透进入滑液，浓度接近在血浆中的一半。其主要的代谢途径是氧化该物质的噻唑基部分的甲基，之后此代谢产物从尿或粪便中排泄，约一半是从尿中排出，其余的从粪便中排出。该药能抑制 TXA_2 的合成，但不抑制体内血小板的聚集。其他不良反应与一般非甾体类抗炎药物相似。

帕瑞昔布

帕瑞昔布（parecoxib）是伐地昔布的前体药物。是第一个供注射给药的选择性 COX-2 抑制药，临床用于无法口服给药或需快速起效的患者如术后镇痛等。帕瑞昔布在静注或肌注后经肝脏酶水解，迅速转化为有活性的物质伐地昔布。与血浆蛋白结合率达到 98％，在体内快速并几乎完全地转化为伐地昔布和丙酸，血浆 $t_{1/2}$ 约为 22 分钟，给药后约 70％ 的药物以非活性代谢物形式经尿液排泄。主要用于手术后疼痛的短期治疗，临床上可用于中度或重度术后急性疼痛的治疗。

解热镇痛抗炎药的药理作用、临床应用及主要不良反应见表 17-2。

表 17-2　常用解热镇痛抗炎药

	药物	药理作用	临床应用	不良反应	备注
水杨酸类	阿司匹林（aspirin）（1893 年）	解热、镇痛、抗炎作用较强；抑制血小板聚集，抗血栓；驱胆道蛔虫	慢性钝痛，感冒发热，预防心脑血管病	胃肠道反应，凝血障碍，过敏反应，水杨酸反应	大剂量时不良反应多
	氟苯水杨酸（diflunisal，二氟尼柳）	抗炎镇痛作用为阿司匹林 4 倍，解热作用为其 1.5 倍	轻、中度疼痛如术后痛、骨骼肌痛等；骨关节炎、类风湿关节炎	胃肠道反应少；中毒时常见嗜睡、定向力障碍	过量不易造成酸碱不平衡
	双水杨酯（salsalate，水杨酰水杨酸）	抗炎镇痛作用似阿司匹林	慢性钝痛，感冒发热，急慢性风湿性关节炎，痛风	少见。对胃几乎无刺激性	肾功能不全者慎用
	水杨酸镁（magnesium salicylate）	与阿司匹林相似，对血小板聚集则无显著影响	风湿性及类风湿关节炎、关节痛	胃肠道刺激小，长期服用不影响消化功能，偶见眩晕、耳鸣	不含钠离子，适用于伴有高血压或心力衰竭的风湿病者

续表

	药物	药理作用	临床应用	不良反应	备注
苯胺类	对乙酰氨基酚 (acetaminophen, 扑热息痛，parac-etamol)（1878 年）	解热镇痛作用缓和持久，解热作用与阿司匹林相似，镇痛作用较强，抗炎作用很弱	感冒发热、头痛、牙痛、神经痛、肌肉痛、关节痛、痛经等	过量（成人 10～15g）急性中毒致肝坏死，久用致肾损害	为非那西汀代谢产物并渐取代之；对血小板和凝血机制作用弱
吡唑酮类	保泰松 (phenylbutazone)（1949 年）	抗炎抗风湿作用强而持久，解热镇痛作用较弱，促尿酸排泄	风湿性及类风湿关节炎，强直性脊柱炎，急性痛风	毒性较大。胃肠道反应，水钠潴留，肝肾损害，长用可抑制骨髓造血功能	诱导肝药酶；增强口服降血糖药、抗凝药、皮质激素作用
	羟基保泰松 (oxyphenbutazone)（1956 年）	无排尿酸作用	风湿性及类风湿关节炎，强直性脊柱炎	对胃肠道刺激比保泰松略轻	为保泰松活性代谢物
丙酸类	布洛芬 (ibuprofen, 异丁苯丙酸)（1964 年）	抗炎镇痛作用比阿司匹林强 16～32 倍	风湿性及类风湿关节炎，一般疼痛发热	胃肠道反应少，易耐受，偶见血小板减少症、视物模糊	首先广泛使用的丙酸类药，血浆蛋白结合率高
	萘普生 (naproxen)（1970 年）	抗炎、解热、镇痛作用分别为阿司匹林的 55、22、7 倍	同上	胃肠道反应，头晕，乏力	毒性较低
	芬布芬 (fenbufen)（1936 年）	抗炎、镇痛作用比阿司匹林强，长效	风湿性、类风湿关节炎，强直性脊柱炎及其他疼痛，痛风	少见	为前体药物，避免了对胃肠道的刺激性
	酮洛芬 (ketoprofen)（1968 年）	抗炎较布洛芬强	同上	比布洛芬、消炎痛少而轻，易于耐受	使用剂量小、疗效高、毒性低
	非诺洛芬钙 (fenoprofen calcium)	作用类似布洛芬，抗炎作用较突出；抗血小板聚集	同上	与布洛芬相似	
	奥沙普嗪 (oxaprozin)	解热作用与阿司匹林相近，镇痛作用约比布洛芬、保泰松和阿司匹林强 2～9 倍，抗炎作用较阿司匹林、布洛芬作用强	同上，外伤和手术后消炎、镇痛可用	不良反应发生率低且症状轻微	
乙酸类	吲哚美辛 (indomethacin, 消炎痛)（1963 年）	解热、抗炎抗风湿作用强，对炎性疼痛有明显镇痛作用	风湿性、类风湿关节炎，强直性脊柱炎，急性痛风；其他解热药疗效不显著的发热	多见。胃肠道反应，头痛、眩晕、精神异常、造血功能抑制，过敏反应	作用最强的环氧合酶抑制药之一。禁用于孕妇、儿童、机械操作人员及精神失常、溃疡病、癫痫、肾病患者
	舒林酸 (sulindac, 硫茚酸)	与吲哚美辛相似，作用强度为其 1/2	风湿病、滑囊炎、急性痛风性关节炎	少而轻，多见胃肠道反应	代谢产物硫化物作用为原药的 500 倍
灭酸类	甲灭酸 (mefenamic acid)（1961 年）	抗炎镇痛作用较阿司匹林强	风湿性及类风湿关节炎	较多。嗜睡、眩晕、头痛、恶心、腹泻	连续用药一般不超过 1 周
	氯灭酸 (chlofenamic acid)	抗炎镇痛作用较强	同上	较少	

续表

	药物	药理作用	临床应用	不良反应	备注
昔康类	吡罗昔康（piroxicam, 炎痛喜康）	镇痛、解热、抗炎、抗痛风作用较强，速效、强效、长效	风湿性、类风湿关节炎，多种原因疼痛，痛风	少见，易耐受。剂量过大或长期服用可致消化道出血、溃疡	抗炎作用强度似吲哚美辛
	替诺昔康（tenoxicam）	类似吡罗昔康	类似吡罗昔康	少见，耐受性比吡罗昔康好	口服吸收完全
异丁芬酸类	双氯芬酸（diclofenac）	为一种新型的强效消炎镇痛药，其镇痛、消炎及解热作用比吲哚美辛强2～2.5倍，比阿司匹林强26～50倍。	风湿性关节炎、粘连性脊椎炎、非炎性关节痛、关节炎、非关节性风湿病、非关节性炎症引起的疼痛，各种神经痛、癌症疼痛、创伤后疼痛及各种炎症所致发热等	胃肠道反应，肝、肾功能损伤；有导致骨髓抑制或使之加重的可能	可增强华法林的作用，因此，合用时应减少华法林的用量

四、解热镇痛药复方制剂

解热镇痛药常常相互配伍，以增强疗效和减少不良反应。目前，多遵循下列原则重新组方：①小剂量解热镇痛药之间作用相互增强。②加用小剂量兴奋药（如咖啡因）对抗中枢抑制作用，消除疲倦、嗜睡的症状。③合用抗组胺药（如氯苯那敏），起到抗过敏作用，减轻感冒发热的头痛、鼻塞等症状。④合用镇咳、祛痰药，解除咳嗽、痰多症状（表17-3）。应当注意，非那西汀久用可致肾乳头坏死、肾盂癌，氨基比林可导致粒细胞缺乏，二者已不单独使用，仅作为复方的一种成分，但对含氨基比林的复方使用时仍宜谨慎。

表17-3　常用复方解热镇痛药成分

名称	扑热息痛	伪麻黄碱	氯苯那敏	右美沙芬	其他成分
美息伪麻片	+	+		+	苯海拉明
咖酚伪麻片（银得菲）	+	+			咖啡因
双扑伪麻碱	+	+	+		
日夜百服宁（日片）	+	+		+	
日夜百服宁（夜片）	+	+	+	+	
白加黑日片	+	+			
白加黑夜片	+	+		+	苯海拉明
胺酚伪麻片	+	+			
酚麻美敏片（泰诺）	+	+	+	+	
儿童退热片	+		+		
速效伤风胶囊	+	+			咖啡因、人工牛黄
散利痛	+				咖啡因、安替比林
复方氨酚烷胺胶囊（快克）	+				咖啡因、人工牛黄、金刚烷胺
锌布颗粒（臣功再欣）	+				葡萄糖酸锌、布洛芬
感冒通片			+		人工牛黄、双氯灭痛
康必得胶囊	+				葡萄糖酸锌、板蓝根、异丙嗪
新康泰克胶囊		+	+		

注：表中打"＋"者为该药所含组方成分。

第二节　抗痛风药

痛风是体内嘌呤代谢紊乱引起的一种疾病，表现为血液中嘌呤代谢终产物尿酸浓度过高，沉积于关节、结缔组织和肾脏，引起粒细胞局部浸润而产生炎症反应。急性痛风发作时外周关节（常为大趾关节）出现红、肿、热和剧烈疼痛，慢性痛风则由痛风反复间歇发作造成，尿酸盐析出结晶沉积在组织中形成痛风结石。在关节形成结石，可导致关节畸形和功能障碍；在肾脏形成结石，可导致肾脏慢性损害。

抗痛风药可通过抑制嘌呤代谢从而减少尿酸生成、促进尿酸排泄或抑制粒细胞浸润而产生作用，迅速终止急性关节炎，减少反复间歇发作，防止关节和肾脏损害。治疗急性痛风和慢性痛风的药物有所不同。

1. 主要用于急性痛风药　有秋水仙碱类、非甾体类抗炎药。秋水仙碱是治疗急性痛风的经典药物，能迅速控制急性痛风性关节炎。非甾体类抗炎药，如吲哚美辛、布洛芬、萘普生等，对于急性痛风和痛风反复间歇发作的炎症和疼痛有较好疗效，有些药物如保泰松等还具有促进尿酸排泄的作用。甾体类抗炎药只用于上述抗痛风药不能耐受或顽固的病例，不能作为常规用药。

2. 主要用于慢性痛风药　本类药物通过抑制尿酸生成或促进尿酸排泄，从而控制慢性痛风的复发性发作。分别有：①抑制尿酸生成药：别嘌醇、奥昔嘌醇、巯异嘌呤等，这类药物用于肾功能损害的病人更为合适。②促尿酸排泄药：丙磺舒、乙磺舒、苯溴马隆等，能抑制尿酸在肾小管吸收，促进尿酸排泄，降低血中尿酸浓度。抑制尿酸生成药与促尿酸排泄药适当的联合应用可提高疗效。

常用抗痛风药的药理作用、临床应用与不良反应见表 17-4。

表 17-4　常用抗痛风药

药物	药理作用	临床应用	不良反应	备注
秋水仙碱（colchicine）（1820 年）	抑制急性发作时粒细胞浸润及吞噬功能；抑制细胞有丝分裂，有一定的抗肿瘤作用	急性痛风性关节炎；对非痛风性疼痛及其他类型关节炎无效	胃肠道反应，中毒时出现水样便、血便、骨髓抑制等	静脉注射比口服好，胃肠反应减少
地美可辛（demecolcine，秋水仙胺）	与秋水仙碱相同	急性痛风	比秋水仙碱轻	
丙磺舒（probenecid，羧苯磺胺）（1952 年）	抑制肾小管对尿酸的再吸收，促进尿酸排泄	慢性痛风；无镇痛、抗炎作用，对急性痛风无效	较少，磺胺类过敏及肾功能不全者禁用，孕妇慎用	用药同时大量饮水或碱化尿液，以避免大量尿酸排泄时在泌尿道形成结石
磺吡酮（sulfinpyrazone）	抑制肾小管对尿酸的再吸收，减少尿酸盐在组织中沉积；抗血栓	尿酸结石性痛风；不适于急性痛风	胃肠道反应，偶见骨髓抑制、肾功能损害	
苯溴马隆（benzbromarone，痛风利仙）	抑制肾小管对尿酸的再吸收	慢性痛风	胃肠道反应，偶见过敏反应	水杨酸类拮抗本药，不能合用

续表

药物	药理作用	临床应用	不良反应	备注
别嘌醇 （allopurinol， 别嘌呤醇）	次黄嘌呤的异构体，抑制黄嘌呤氧化酶，阻止黄嘌呤等转化为尿酸，减少尿酸生成。代谢物奥昔嘌醇可抑制黄嘌呤氧化酶，且在组织中停留时间较长	慢性痛风，防止尿酸盐在骨、关节及肾脏形成结石；也用于其他疾病或药物及肿瘤放、化疗引起的继发性高尿酸血症	偶见皮疹、白细胞减少、胃肠道反应、转氨酶增高等	用药期间定期检查肝功能和血象

第十八章

镇痛药

镇痛药（analgesics）是一类主要作用于中枢神经系统，能选择性减轻或缓解疼痛的感觉，同时还可减轻疼痛引起的精神紧张和烦躁不安等情绪反应，但不影响意识及其他感觉的药物。多数镇痛药反复使用可以成瘾，故又称为成瘾性镇痛药或麻醉性镇痛药。

镇痛药可分三类：①阿片生物碱类镇痛药，如吗啡和可待因。②人工合成镇痛药，如哌替啶和美沙酮。③其他镇痛药，如罗通定等。

疼痛是许多疾病的一种常见症状，是机体受到伤害性刺激的一种保护反应。剧烈的疼痛不仅可以使患者产生痛苦和紧张不安的情绪反应，还可引起机体呼吸和心血管等生理功能的紊乱，诱发休克，甚至危及生命。因此合理使用镇痛药，有效控制疼痛十分必要。

第一节　阿片生物碱类镇痛药

阿片（opium）为罂粟科植物罂粟（Papaver somniferum）未成熟蒴果浆汁的干燥物，含有20多种生物碱。根据化学结构，可将其分为菲类和异喹啉两大类。前者如吗啡（morphine）和可待因（codeine）约占10%和0.5%，有镇痛作用；后者如罂粟碱（papaverine）约占1%，有松弛平滑肌和扩张血管作用。

【构效关系】

吗啡的分子结构由四部分组成（图18-1）：①保留四个双键的氢化菲核（环A、B、C和D）。②与菲核环B相稠合的N-甲基哌啶环。③连接环A与环C的氧桥。④环A上的一个酚羟基与环C上的醇羟基。酚羟基上的氢原子被甲基取代，则中枢镇痛作用减弱（如可待因）；叔胺氮（17位）上的甲基被烯丙基取代，则不仅镇痛作用减弱，而且成为吗啡的拮抗药，如烯丙吗啡和纳洛酮（表18-1）。

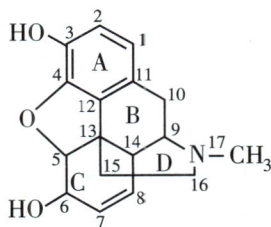

图 18-1　吗啡的化学结构

表 18-1　吗啡及其衍生物的构效关系

药名	取代部位和取代基团					效应特点
	3	6	14	17	7 和 8	
吗啡	-OH	-OH	-H	-CH$_3$	双键	激动药
可待因	-OCH$_3$	-OH	-H	-CH$_3$	双键	激动药
海洛因	-OCOCH$_3$	-OCOCH$_3$	-H	-CH$_3$	双键	激动药
纳洛酮	-OH	=O	-OH	-CH$_2$CH=CH$_2$	单键	拮抗药
烯丙吗啡	-OH	-OH	-H	-CH$_2$CH=CH$_2$	单键	部分激动药

吗 啡

吗啡（morphine）是阿片中的主要药用成分，属于菲类生物碱。

【体内过程】

口服易吸收，但首过效应明显，生物利用度仅 25%，故常采用注射给药，其中皮下注射吸收不恒定，肌内注射吸收良好。约 1/3 与血浆蛋白结合，未结合型吗啡迅速分布于全身，仅有少量通过血脑屏障。主要在肝脏代谢，与葡萄糖醛酸结合，部分代谢物失去药理活性，而另一部分代谢产物吗啡-6-葡萄糖醛酸苷（morphine-6-glucuronide，M6G），其镇痛活性是吗啡的 4～6 倍，M6G 极性强不易通过血脑屏障。吗啡及其代谢产物大部分经肾排泄，血浆 $t_{1/2}$ 为 2.5～3 小时。吗啡有少量经乳腺排泄，也可通过胎盘屏障。

【药理作用】

1. 中枢作用

（1）镇痛　吗啡有强大的镇痛作用，皮下注射 5～10mg 或口服 30mg 即能明显减轻或消除疼痛，镇痛作用可维持 4～6 小时，而不影响意识和其他感觉。对各种疼痛都有效，但对慢性钝痛的镇痛效果大于间断性锐痛，对神经性疼痛的效果差。其镇痛机制主要与激动脊髓胶质区、丘脑内侧、脑室及导水管周围灰质的阿片受体有关。

（2）镇静和致欣快作用　吗啡能消除由疼痛所引起的焦虑、紧张、恐惧等情绪反应，提高对疼痛的耐受力。随着疼痛的缓解以及对情绪的影响，可出现欣快感。外界安静时患者易入睡，但睡眠较浅。

（3）抑制呼吸　治疗剂量的吗啡可引起呼吸抑制作用，使呼吸频率减慢，潮气量减小。吗啡抑制呼吸与其作用于呼吸中枢的阿片受体有关，能降低脑干呼吸中枢对血液中 CO_2 的敏感性，并能直接抑制桥脑呼吸调节中枢。呼吸抑制是吗啡急性中毒致死的主要原因。

（4）镇咳　吗啡直接抑制咳嗽中枢，使咳嗽反射减轻或消失，可能与激动延脑孤束核的阿片受体有关。吗啡镇咳作用虽然很强，但易成瘾，临床上多以可待因替代。

（5）缩瞳　吗啡作用于中脑顶盖前核阿片受体，兴奋支配瞳孔的副交感神经而缩瞳，中毒时瞳孔可缩小至针尖样。

（6）催吐　兴奋延髓催吐化学感受区（CTZ）而引起恶心和呕吐。连续用药时催吐作用可消失。

（7）其他　抑制下丘脑促性腺激素释放激素（GnRH）和促肾上腺皮质激素释放激素（CRH）的释放，导致黄体生成素（LH）、卵泡刺激素（FSH）和促肾上腺皮质激素（ACTH）释放减少。此外，还能促进抗利尿激素、催乳素和促生长激素的释放。

2. 外周作用

（1）消化系统　治疗剂量吗啡兴奋胃肠道平滑肌。增加胃窦张力，减慢胃排空速度；增加小肠和结肠的张力，使推进性蠕动减弱，延缓肠内容物通过；同时因抑制胆汁、胰液和肠液分泌，加之对中枢神经系统的抑制作用，使便意迟钝而引起便秘。吗啡还能兴奋胆道奥狄括约肌，使胆道和胆囊内压增加，致上腹部不适，甚至诱发或加重胆绞痛，阿托品可部分缓解。

（2）心血管系统　吗啡能扩张动脉和静脉，外周血管阻力降低，可引起体位性低血压。此作用部分与该药促进组胺释放有关。吗啡的抑制呼吸作用致体内 CO_2 积聚，可使脑血管扩张，颅内压升高。吗啡对心率及节律均无明显影响。

（3）其他　治疗量吗啡能提高膀胱括约肌张力和膀胱容积，导致排尿困难；也可降低分娩子宫张力、收缩频率和幅度，而延长产程；对支气管平滑肌有收缩作用，治疗量很少出现此反应，但在支气管哮喘患者可诱发哮喘发作。

3. 免疫系统 吗啡对细胞免疫和体液免疫均有抑制作用，包括抑制淋巴细胞增殖，减少细胞因子的分泌，减弱自然杀伤细胞（NKC）的细胞毒作用。使机体免疫功能下降，易患感染性疾病。此外，抑制人类免疫缺陷病毒（HIV）蛋白诱导的免疫反应，这可能是吗啡吸食者易感 HIV 病毒的主要原因。

【作用机制】

1962 年我国学者邹岗等证实吗啡镇痛作用部位在中枢第三脑室和中脑导水管周围灰质。1973 年 Snyder 和 Peter 利用放射性标记的方法，证实大鼠脑内阿片受体的广泛存在。1975 年科学家们成功地从脑内分离出两种五肽，即甲硫氨酸脑啡肽（M-enkephalin）和亮氨酸脑啡肽（L-enkephalin），它们具有吗啡样作用，在脑内分布也与阿片受体的分布近似，并能被吗啡拮抗药纳洛酮所拮抗。1978 年后陆续证实脑、脊髓胶质区及胃肠道存在阿片受体。并认为丘脑内侧、脑室及导水管周围灰质和脊髓胶质区阿片受体密度高，与疼痛刺激传入痛觉的整合及感受有关；在边缘系统及蓝斑核密度最高，与情绪及精神活动有关；脑干中阿片受体，高度集中在孤束核和极后区，与咳嗽反射、胃液分泌、恶心和呕吐有关。阿片受体也存在于回肠及输精管。

痛觉刺激感觉神经末梢释放兴奋性递质（P 物质、谷氨酸等），作用于相应的受体，将冲动传至中枢引起疼痛。内阿片样肽由特定的神经元释放后可激动感觉神经末梢的阿片受体产生突触前抑制，使突触前膜谷氨酸、P 物质释放减少，或作用于突触后膜上的阿片受体，使突触后膜超极化，减弱或阻止痛觉冲动向中枢的传递而产生镇痛作用（图 18-2）。吗啡等外源性阿片类镇痛药通过激动脊髓胶质区、丘脑内侧、脑室及导水管周围灰质等部位的阿片受体，模拟内阿片样肽而起到镇痛作用。

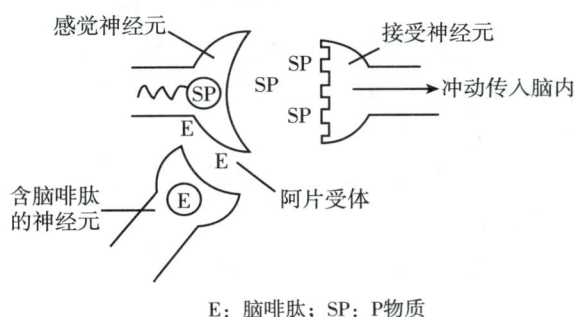

E：脑啡肽；SP：P 物质

含脑啡肽的神经元释放脑啡肽，后者可与感觉神经末梢上的阿片受体结合，
减少感觉神经末梢在疼痛刺激时释放 P 物质，从而阻止痛觉冲动传入脑内。

图 18-2 含脑啡肽的神经元与疼痛

目前已知阿片受体至少存在 μ、κ 和 δ 三种主要类型受体，并且都已克隆，它们都属于 G-蛋白耦联受体，是七次跨膜结构的蛋白质。各型受体又分为几种亚型：μ_1、μ_2、κ_1、κ_2、κ_3、δ_1 和 δ_2 等，各亚型激动后可产生不同的效应。μ_1 受体主要参与脊髓以上水平的镇痛，μ_2 主要参与呼吸抑制、心率减慢、欣快等效应；脊髓及脊髓以上部位的 κ_1 和 κ_3 受体介导镇痛、镇静和缩瞳等效应；δ 受体激动可引起平滑肌收缩，并参与镇痛的调控。阿片类药物对不同亚型的阿片受体的亲和力和内在活性也不完全相同（表 18-2）。吗啡与 μ 受体的亲和力最强，比与 κ 和 δ 受体的亲和力分别高 2000 倍和 300 倍。

表 18-2 阿片类药物对各型阿片受体作用特点比较

药物	受体类型			药物	受体类型		
	μ	δ	κ		μ	δ	κ
激动药				**部分激动药**			
吗啡	+++	+	++	喷他佐辛	(+)	+	++
可待因	+	+	+	烯丙吗啡	++	(++)	(++)
哌替啶	++	+	+	丁丙诺啡	(+++)	−	−
美沙酮	+++			**拮抗药**			
芬太尼	+++	+	−	纳洛酮	***	*	**
				纳曲酮	***	*	***

注：＋激动作用；＊拮抗作用；（＋）部分激动作用；—无作用。

在分子水平上，内源性阿片肽和外源性阿片类药物作用于 G 蛋白耦联阿片受体，发挥对细胞膜离子通道、细胞内 Ca^{2+} 浓度以及蛋白磷酸化的调节作用。阿片类药物对神经细胞主要有两种调节机制：①开放突触后膜 K^+ 通道，使突触后膜处于超极化状态，从而抑制冲动传导。②关闭突触前电压敏感 Ca^{2+} 通道，减少 Ca^{2+} 内流，使突触前膜 5-HT 和 P 物质等兴奋性递质释放减少。

【临床应用】

1. 疼痛 吗啡对各种原因引起的疼痛均有强大的镇痛作用，但易成瘾，一般仅短期用于其他镇痛药无效的剧痛，如骨折、严重创伤、烧伤、手术后和晚期恶性肿瘤疼痛等。对心肌梗死的剧痛，血压正常者可用吗啡，除镇痛外，可减轻患者的焦虑和心脏负担；对胆绞痛和肾绞痛需加用解痉剂，如阿托品等；但对神经压迫性疼痛疗效较差。

2. 心源性哮喘 心源性哮喘是因急性左心衰竭患者突发肺水肿，导致肺泡换气功能障碍，二氧化碳潴留刺激呼吸中枢，引起浅而快的气促、窒息感和呼吸困难。临床常采用综合性治疗（包括强心、利尿和扩张血管等）措施。静脉注射吗啡也是主要的治疗方法。其机制：①吗啡具有镇静作用，可消除病人的紧张和恐惧情绪。②抑制呼吸中枢对 CO_2 敏感性，使呼吸由浅快变得深慢。③同时还能扩张外周血管，降低外周阻力，减轻心脏前、后负荷，有利于肺水肿的消除。

3. 腹泻 吗啡可用于急、慢性消耗性腹泻以减轻症状。可选用阿片酊或复方樟脑酊。如伴有细菌感染，应同时应用有效的抗菌药。

4. 咳嗽 吗啡止咳作用强大，但因成瘾性强，一般不用。

【不良反应】

1. 一般反应 治疗量的吗啡有恶心、呕吐、呼吸抑制、嗜睡、眩晕、便秘、尿潴留、体位性低血压和免疫功能下降等副作用。

2. 耐受性及依赖性 耐受性是指阿片类药物长期反复使用后，其药效逐渐减弱，需增加剂量和缩短给药间隔才可获得原来的作用。依赖性又分为躯体依赖性（即成瘾性）和精神依赖性（即习惯性）。躯体依赖性表现为机体对药物产生适应性改变，一旦停药则可出现兴奋、失眠、流泪、流涕、出汗、震颤、呕吐、腹泻，甚至虚脱、意识丧失等戒断症状。吗啡和海洛因停药后 6～10 小时开始出现戒断症状，36～48 小时症状最严重。精神依赖性则使患者产生一种继续需求药物的病态心理。成瘾者为追求吗啡的欣快感及避免停药所致戒断症状的痛苦，常不择手段、千方百计来获取和使用药物，称为"强迫性觅药行为"，对社会造成极大的危害。

吗啡耐受性与依赖性的机制尚未阐明，目前认为，在生理情况下，中枢阿片受体仅部分被内源性阿片肽占领，应用吗啡类药物后，与未被占领的阿片受体结合，产生镇痛作用。当反复使用吗啡类药物后，通过负反馈机制使内源性阿片肽释放减少或停止，所以必须应用较大剂量的吗啡进行补偿，于是产生耐受性。一旦停用吗啡类药物，阿片受体既无外源性吗啡占领，又无内源性阿片肽结合，则出现戒断症状。研究还发现，蓝斑核存在密集的阿片受体和去甲肾上腺素受体，与吗啡成瘾及戒断症状有密切关系。吗啡和内源性阿片肽都能抑制蓝斑核放电。当对吗啡耐受或成瘾后，蓝斑核放电也出现耐受，一旦停用吗啡，去甲肾上腺素能神经元活动增强，放电加速，出现戒断症状。抑制蓝斑核放电的可乐定能缓解吗啡的戒断症状。

成瘾的治疗：临床观察发现，停用阿片类药物7天左右，可基本脱瘾。但停用期间病人的戒断症状较为严重，不用药物治疗，很难坚持。因此成瘾的治疗常用"替代药物递减疗法"帮助患者脱瘾。即先使用依赖性较低以及作用维持时间长的阿片类药来代替成瘾性强的吗啡或海洛因，使成瘾者平稳渡过戒断症状发作期，然后递减替代药的剂量，在两周内到达平稳脱毒的目的。其中美沙酮为较好的脱瘾药物。后期出现戒断症状可用地西泮、东莨菪碱和可乐定治疗。

3. 急性中毒 主要表现为昏迷、针尖样瞳孔、呼吸高度抑制、血压降低，甚至休克。呼吸麻痹是中毒致死的主要原因，需采用人工呼吸、适量吸氧和阿片受体阻断药纳洛酮抢救。

【禁忌证】

禁用于分娩止痛、哺乳妇女止痛、支气管哮喘、肺心病患者、颅脑损伤致颅内压增高患者、肝功能严重减退患者等。

可待因

可待因（codeine）又称甲基吗啡，在阿片中含量约0.5%。口服易吸收，生物利用度为20%～40%，$t_{1/2}$为3～4小时，吸收后约有10%的可待因在肝内脱去甲基而转变为吗啡，代谢产物由尿液排出。

可待因药理作用与吗啡相似，但比吗啡弱。其本身对阿片受体的亲和力很低，其镇痛作用可能与其在机体内转变为吗啡有关。可待因的镇痛作用仅为吗啡的1/10；镇静作用不明显，欣快感及成瘾性弱于吗啡；镇咳作用为其1/4。因其抑制支气管腺体分泌，故不宜用于痰多且黏稠的患者，适用于干咳患者。

第二节 人工合成阿片类镇痛药

哌替啶

哌替啶（pethidine，度冷丁）为苯基哌啶的衍生物，是目前临床上应用最广泛的镇痛药。

【体内过程】

口服易吸收，但生物利用度较低（52%），故一般注射给药。血浆蛋白结合率为60%，$t_{1/2}$为3小时。主要经肝脏代谢成哌替啶酸和去甲哌替啶。后者$t_{1/2}$为15～30小时，有明显中枢兴奋作用。

【药理作用】

主要激动μ型阿片受体，作用性质与吗啡相似。

1. 中枢神经系统

（1）镇痛、镇静 镇痛作用弱于吗啡，其效价强度相当于吗啡的1/10～1/7。镇痛的同时，可产生明显的镇静作用，可消除患者的紧张、烦躁情绪，部分患者有欣快感。

（2）抑制呼吸　哌替啶与吗啡在等效剂量时抑制呼吸的程度相当，但维持时间较短，对呼吸功能正常者无明显影响，但对肺功能不良及颅脑损伤者则可危及生命。

（3）其他作用　哌替啶轻度抑制咳嗽中枢，并能兴奋延髓催吐化学感受器、增加前庭器官的敏感性，引起恶心、呕吐和眩晕等。

2. 心血管系统　治疗剂量哌替啶偶可引起直立性低血压。哌替啶有明显的抗 M 胆碱受体作用，心动过速的患者不宜应用。

3. 平滑肌　对胃肠道平滑肌及括约肌的作用与吗啡相似，但较弱；无明显止泻和引起便秘作用；治疗剂量的哌替啶对支气管平滑肌无明显作用，大剂量可引起收缩。

【临床应用】

1. 镇痛　代替吗啡用于治疗创伤、烧伤和晚期癌症等各种剧痛，但对胆绞痛和肾绞痛等内脏绞痛需加用阿托品。由于新生儿对哌替啶的呼吸抑制作用特别敏感，故本品用于分娩止痛时，临产前 2～4 小时内不宜使用。

2. 心源性哮喘　代替吗啡用于心源性哮喘的辅助治疗，其机制与吗啡相同。

3. 麻醉前给药　解除患者对术前的紧张及恐惧情绪，减少麻醉药用量。

4. 人工冬眠　与氯丙嗪、异丙嗪组成冬眠合剂。

【不良反应】

治疗量可致眩晕、恶心、呕吐、口干、心动过速及直立性低血压等；剂量过大可至震颤、肌肉抽搐、反射亢进，甚至惊厥；与吗啡不同，大剂量哌替啶可扩大瞳孔，并引起眼反射亢进；术后给药可引起严重的低血压；由于其抗胆碱作用，部分患者有口干和视物模糊。长期反复应用也易产生耐受性和成瘾性；过量亦明显抑制呼吸，支气管哮喘和颅脑外伤病人禁用。

美沙酮

美沙酮（methadone）为 μ 型阿片受体激动药，是左、右旋异构体各半的消旋体，镇痛作用主要为左旋美沙酮。口服生物利用度为 92%，血浆蛋白结合率为 89%，$t_{1/2}$ 为 15～40 小时。主要经肝脏代谢并从肾脏排泄。美沙酮镇痛作用强度与吗啡相当，起效慢，服药后 30～45 分钟起效，作用维持时间为 6～8 小时。但镇静、抑制呼吸、缩瞳、致便秘及升高胆囊内压等作用弱于吗啡。耐受性与成瘾性发生较慢，戒断症状明显轻于吗啡。临床用于创伤、手术及晚期癌症等所致剧痛，也用于吗啡和海洛因的脱毒治疗，是目前常用的阿片类的替代治疗药物。

芬太尼

芬太尼（fentanyl）化学结构与哌替啶相似，主要激动 μ 型阿片受体，其效价强度约为吗啡的80 倍，可产生明显欣快、呼吸抑制和成瘾性。特点是作用起效快，维持时间短，静脉注射后 1 分钟起效，5 分钟达高峰，维持 15～30 分钟；肌内注射 15 分钟起效，维持 1～2 小时。用于各种剧痛。与氟哌利多（droperidol）合用于神经阻滞镇痛，帮助完成某些小手术或医疗检查，如烧伤换药、内窥镜检查等。与氧化亚氮或其他吸入麻醉剂合用，增强麻醉效果。不良反应比吗啡轻，有轻度呼吸抑制，偶见眩晕、恶心、呕吐及胆道平滑肌痉挛，静脉注射剂量过大能产生肌肉僵直。禁用于支气管哮喘、颅脑肿瘤或颅脑外伤引起昏迷的患者以及 2 岁以下儿童。

喷他佐辛

喷他佐辛（pentazocine）又名镇痛新，为阿片受体部分激动药，主要激动 κ 阿片受体发挥镇痛作用，对 μ 型阿片受体有弱的拮抗作用。口服和注射给药均易吸收，口服生物利用度为 55%，血浆蛋白结合率为 65%，$t_{1/2}$ 为 4.5 小时，主要经肝脏代谢及肾脏排泄。因其局部刺激性，不推荐皮下注射给药。相对高的剂量重复给药，大约 10% 患者出现烦躁、焦虑和幻觉等精神症状，可用纳洛酮拮抗。对心血管系统的影响与吗啡不同，大剂量可引起血压升高、心率加快，禁用于心功能低下患者。尽管喷他佐辛轻度拮抗 μ 受体，无明显欣快感和成瘾性，但不能拮抗吗啡的呼吸抑制作用，并能促进吗啡成瘾者出现戒断症状。临床主要用于轻、中度疼痛的短期止痛。此药在药政管理上已列入非麻醉品。

布托啡诺

口服首过消除明显，生物利用度低。肌内注射吸收迅速而完全，30 分钟达血浆峰浓度，$t_{1/2}$ 为 4~5 小时。血浆蛋白结合率为 80%，主要经肝代谢，大部分通过肾排泄。布托啡诺（butorphanol）激动 κ 受体，对 μ 受体有弱的竞争性拮抗作用，作用性质与喷他佐辛相似。镇痛和呼吸抑制作用为吗啡的 5 倍，但药物剂量增加呼吸抑制程度并不加重。缓解急性疼痛效果优于慢性疼痛。不良反应常见有镇静、恶心、出汗和漂浮感，可见头痛、眩晕、嗜睡和精神错乱等。因本品可增加外周血管阻力和肺血管阻力，增加心脏做功，故禁用于心力衰竭和心肌梗死患者的止痛。

丁丙诺啡

丁丙诺啡（buprenorphine）是 μ 受体的部分激动剂和 κ 受体的阻断剂。镇痛作用是吗啡的 25~40 倍，起效快，维持时间在 6 小时以上，属于中长效镇痛药。因其对心、肺和肾等重要器官无明显影响，故心肌梗死患者可以使用。本药依赖性低，短期给药不会出现依赖现象；若长期连续用药，停药后会出现较轻的戒断症状。临床适用于中、重度疼痛的治疗，阿片依赖者的脱毒治疗和维持治疗也可使用。

纳布啡

纳布啡（nalbuphine）属菲类化合物，化学结构与烯丙吗啡相似。激动 κ 受体呈现镇痛作用，对 μ 受体有一定阻断作用。镇痛效能与吗啡相似，作用时间稍长于吗啡。镇痛效能有最高限，静脉注射超过 0.4mg/kg，效能不再增加。临床用于心肌梗死和心绞痛患者的止痛，口服对各种疼痛都有效，但生物利用度仅为 20%。

第三节 其他镇痛药

曲马多

曲马多（tramadol）为中枢性镇痛药，镇痛效力与喷他佐辛相当，镇咳效力为可待因的 1/2，呼吸抑制作用弱，对胃肠道无影响，亦无明显的心血管作用。镇痛作用机制尚未阐明，本药的代谢物 O-去甲基曲马多对阿片 μ 受体的亲和力比原形药高 4 倍，但其镇痛效应不被纳洛酮完全拮抗，提示其镇痛作用可能有其他机制参与。现认为，本品有较弱的 μ 受体激动作用，并能抑制 NA 和 5-HT 再摄取。本品适用于中度以上的急、慢性疼痛，如手术、创伤、分娩及晚期肿瘤疼痛等。不良反应和其他镇痛药相似，偶有多汗、头晕、恶心、呕吐、口干、疲劳等。静脉注射过快可有颜面潮红、一过性心动过速。长期应用也可成瘾。抗癫痫药卡马西平可降低曲马多血药浓度，减弱其镇痛作用。地西泮可增强其镇痛作用，合用时应调整剂量。

布桂嗪

布桂嗪（bucinnazine）又名强痛定（fortanodyn），其镇痛效力约为吗啡的 1/3。口服 10～30 分钟或皮下注射 10 分钟后起效，持续 3～6 小时。呼吸抑制和胃肠道作用较轻。临床多用于偏头痛、三叉神经痛、炎症性和外伤性疼痛、关节痛、痛经及晚期癌痛。偶有恶心、头晕、困倦等神经系统反应，停药后即消失。有一定的成瘾性。

罗通定

罗通定（rotundine）又名延胡索乙素，即消旋四氢巴马汀的左旋体。为罂粟科草本植物玄胡（元胡）的有效成分，能活血散瘀、行气止痛。《本草纲目》中曾记载"治一身上下诸痛，用之中的，妙不可言"。1964 年在我国发现千金藤属植物块根中罗通定含量很高，是目前提取该药的主要原料。

我国学者对该药的研究较多，证实罗通定有镇静、安定、镇痛和中枢性肌肉松弛作用。其作用机制与阿片受体无关，也无明显成瘾性。罗通定可阻断脑内多巴胺受体，亦可增加与痛觉有关的特定脑区内脑啡肽神经元和内啡肽神经元的 mRNA 表达，促进脑啡肽和内啡肽的释放，产生明显镇静、催眠、安定和镇痛作用。

临床主要用于头痛和脑震荡后头痛，对治疗胃肠及肝胆系统等引起的钝痛效果好，也用于痛经及分娩止痛（对产程及胎儿均无不良影响）等。镇痛作用较解热镇痛药强。一次口服 60～100mg，10～30 分钟出现镇痛作用，可维持作用 2～5 小时。对创伤、手术及晚期恶性肿瘤疼痛的疗效较差。

第四节　阿片受体拮抗药

阿片受体拮抗药主要对阿片 μ 受体有高亲和力，但不激动 μ 受体产生效应，对其他受体亲和力较低。给予阿片受体拮抗药对正常人无明显作用。但对阿片样物质成瘾者，可迅速逆转激动药的作用，并能引发戒断症状。

纳洛酮

纳洛酮（naloxone）化学结构与吗啡相似，为阿片受体完全拮抗药，不产生吗啡样激动作用，对 μ、δ 和 κ 受体有竞争性拮抗作用，对 μ 受体的亲和力高出 κ 受体 100 倍。纳洛酮口服给药作用较弱，注射给药起效快，但维持时间较短。主要通过肝脏的葡萄糖苷化而失活。

在无阿片受体激动药存在时，单独使用一定剂量的纳洛酮无明显的药理作用，但对吗啡急性中毒的患者，一般静脉注射 0.1～0.4mg 纳洛酮，可以在 1～3 分钟内迅速逆转阿片激动作用，但必须重复给药，直至解除吗啡过量中毒，有效地消除呼吸抑制、意识模糊、瞳孔缩小和肠蠕动减弱等中毒症状。对阿片类药物成瘾的患者，能迅速诱导出戒断症状，可用于阿片类药物成瘾者的鉴别和诊断。另外，也试用于急性酒精中毒、休克、脊髓损伤、脑卒中以及脑外伤的救治。

纳曲酮

纳曲酮（naltrexone）口服生物利用度 30%，$t_{1/2}$ 约为 10 小时。作用与纳洛酮相似，但对 κ 受体的阻断作用较纳洛酮强。应用同纳洛酮。严重不良反应为与剂量相关的肝毒性。

第十九章

中枢兴奋药

扫一扫，查阅本章数字资源，含PPT、音视频、图片等

中枢兴奋药（central stimulants）是能提高中枢神经机能活动的一类药物。根据它们的主要作用部位或效应可分为三类：①主要兴奋大脑皮质的药物，如咖啡因、哌甲酯等。②主要兴奋延髓呼吸中枢的药物，通常称为呼吸兴奋药，如尼可刹米、洛贝林等。③主要兴奋脊髓的药物，如士的宁等。这类药物因毒性大，临床应用很少，主要用于实验研究。以上分类是相对的，随着剂量增加，其中枢作用部位也随之扩大，过量可引起中枢各部位广泛兴奋而导致惊厥。

第一节　主要兴奋大脑皮质药

咖啡因

咖啡因（caffeine）是从茶叶或咖啡豆中提取的一种生物碱，在化学结构上属于甲基黄嘌呤类。纯的咖啡因是白色的，强烈苦味的粉状物。

【体内过程】

咖啡因脂溶性高，口服、直肠或非肠道均易吸收。吸收后迅速透过血脑屏障到达中枢神经系统，亦可通过胎盘进入胎儿体内。主要在肝脏代谢，代谢物及少部分原形药物经肾排出。咖啡因的半衰期受年龄、肝功能、怀孕与否以及同时服用其他药物的影响。正常人 $t_{1/2}$ 为 3～4 小时，已怀孕的女性为 9～11 个小时，但用于早产儿，可长达 50 小时以上。当有严重的肝脏疾病时，半衰期延长至 96 小时以上。吸烟等也会缩短咖啡因的半衰期。

【药理作用】

1. 中枢作用　咖啡因对大脑皮质有选择性兴奋作用，增强兴奋过程。小剂量（50～200mg）兴奋大脑皮质，可出现精神兴奋，思维活跃，提高对外界的感应性。较大剂量（300～500mg）则可直接兴奋延髓呼吸中枢和血管运动中枢，使呼吸加深加快、血压升高，特别是中枢处于抑制状态时作用更明显。中毒量可兴奋脊髓，导致阵挛性惊厥。

2. 心血管作用　小剂量兴奋迷走神经，引起心率减慢；大剂量对心脏有直接兴奋作用，使心率加快、心肌收缩力增强。咖啡因能直接扩张皮肤、肺、肾血管及冠状血管，而对脑血管却是收缩作用，这也是其缓解偏头痛的机制。

3. 其他作用　对支气管平滑肌和胆道平滑肌有舒张作用；增加肾小球的滤过率，减少肾小管对钠离子的重吸收而产生利尿作用；还可刺激垂体-肾上腺皮质轴，使肾上腺皮质激素和皮质醇的合成增加。

【作用机制】

咖啡因的作用机制尚不清晰。在细胞水平主要有四种机制：①抑制磷酸二酯酶，使 cAMP 降解减少，细胞内 cAMP 含量增多而引起平滑肌松弛等效应。②阻断腺苷受体，直接与神经元突触后膜上 A_1 型腺苷受体结合，阻断腺苷的抑制性效应；或拮抗腺苷对兴奋性递质（如 Ach）释放的抑制作用。③具有 γ-氨基丁酸受体拮抗作用。④促进肌浆网释放钙离子，增加细胞内钙离子浓度，同时增强肌纤维对钙离子的敏感性。

【临床应用】

1. 中枢抑制状态 如严重传染病、镇静催眠药或抗组胺药过量引起的昏睡及呼吸、循环抑制等，如吗啡过量引起的呼吸抑制。

2. 偏头痛 与麦角胺配伍制成麦角胺咖啡因片。

3. 一般性头痛 与解热镇痛药配伍。

4. 神经官能症 与溴化物合用（咖溴合剂、巴氏合剂）。

【不良反应】

治疗量咖啡因不良反应少见；过量可致激动、不安、失眠、心悸、头痛、恶心、呕吐；剂量过大也可致惊厥。婴儿高热时易发生惊厥，不宜用含咖啡因的解热复方制剂。因增加胃酸分泌，消化性溃疡病患者不宜久用。少数人用药后出现耐受。动物实验发现能引起仔鼠先天缺损，骨骼发育迟缓，故孕妇慎用。

【药物相互作用】

与麻黄碱或肾上腺素有相互增强作用，不宜同时注射。

哌甲酯

哌甲酯（methylphenidate，利他林，ritalin）为人工合成药，化学结构与苯丙胺相似。

【体内过程】

口服易吸收，2 小时血药浓度达峰值，首过消除明显。血浆蛋白结合率低，脑内浓度高于血浆浓度。在体内迅速被代谢，80% 酯解成哌甲酯酸经肾排出，少量经肠道排泄。$t_{1/2}$ 约为 2 小时。

【药理作用及作用机制】

哌甲酯中枢兴奋作用温和，对精神的兴奋强于对运动的兴奋，可消除睡意、缓解抑郁症状、振奋精神、活跃思维和减轻疲乏。较大剂量能兴奋呼吸中枢，中毒剂量引起惊厥。其作用机制可能与促进脑内神经末梢释放兴奋性单胺类（NA、DA），抑制其再摄取单胺类递质有关。

【临床应用】

1. 小儿遗尿症 因其兴奋大脑皮质，使皮质处于活跃状态，易被尿意唤醒。

2. 儿童多动综合征 可能是由于脑干网状结构上行激活系统内 NA、DA 和 5-HT 等神经递质中的某一种缺乏所致。本药能促进这类递质的释放，可使 50%～75% 的患儿注意力集中，自制力增强，学习能力提高。

3. 其他 可对抗中枢抑制药中毒引起的昏睡、呼吸抑制、发作性睡眠障碍和轻度抑郁症等。

【不良反应】

治疗量时不良反应较少，偶有失眠、心悸、厌食和焦虑等；大剂量时可使血压升高、头疼、眩晕甚至惊厥；久用可产生耐受性和精神依赖性。癫痫、高血压、过度兴奋患者以及 6 岁以下儿童禁用。

第二节　主要兴奋延髓呼吸中枢药

尼可刹米

【药理作用】

尼可刹米（nikethamide）又名可拉明（coramine），作用温和，起效快，作用时间短，静脉注射一次仅维持 5～10 分钟，安全范围大。治疗量能直接兴奋延髓呼吸中枢，提高其对二氧化碳的敏感性；也可刺激颈动脉体和主动脉体化学感受器，反射性兴奋呼吸中枢。当呼吸处于抑制状态时，兴奋作用更为明显，可使呼吸加深加快，换气量明显增加。对大脑皮质、血管运动中枢及脊髓有轻度的兴奋作用，过量会引起惊厥。

【临床应用】

用于各种原因引起的呼吸抑制，对肺心病引起的呼吸衰竭及吗啡中毒引起的呼吸抑制疗效较好。由于作用时间短，因此常采用静脉间歇多次给药。

【不良反应】

治疗量不良反应少，常见有恶心、呕吐、烦躁不安。过量致血压上升、心动过速、肌震颤及僵直、惊厥，可静脉注射地西泮解救。

洛贝林

【药理作用】

洛贝林（lobeline）又名山梗菜碱，是从山梗菜中提出的生物碱，现用人工合成品。本品无直接兴奋中枢的作用，但可通过兴奋颈动脉体和主动脉体的化学感受器，反射性兴奋延髓呼吸中枢。作用短暂，仅持续数分钟，安全范围大，不易引起惊厥。

【临床应用】

临床常用于新生儿窒息、小儿感染性疾病引起的呼吸衰竭以及一氧化碳、阿片类药物中毒等各种原因引起的中枢性呼吸抑制。

【不良反应】

大剂量可兴奋迷走神经中枢而致心动过缓和传导阻滞。过大剂量亦可兴奋交感神经节及肾上腺髓质而致心动过速，甚至可引起惊厥。

贝美格

贝美格（bemegride）又称美解眠，为人工合成药，直接兴奋呼吸中枢及血管运动中枢，使呼吸增强，血压微升。作用迅速，维持时间短，主要用于巴比妥类等中枢抑制药过量中毒的解救。

第三节　主要兴奋脊髓的药物

本类药物主要选择性兴奋脊髓，中毒剂量兴奋整个中枢神经系统，导致骨骼肌过度痉挛，出现肌肉强直等症状，临床已少用，主要作为工具药使用。

士的宁（strychnine），药理作用主要是兴奋脊髓，使神经冲动在脊髓中容易传导，对延髓呼吸中枢和心血管中暑也有一定兴奋作用。临床可应用于巴比妥类药物的中毒等。安全范围窄，过量可引起强直性惊厥。

第四节　中枢兴奋药的应用原则

一、适应证

本类药物主要用于严重疾病或药物中毒引起的呼吸衰竭、呼吸中枢抑制及中枢抑制状态。常用安全范围较大的尼可刹米和洛贝林。对呼吸肌麻痹引起的呼吸功能不全，中枢兴奋药往往无效，宜用新斯的明解救。对循环衰竭、心搏骤停引起的呼吸功能不全，应少用或者不用中枢兴奋药，因为中枢兴奋药可提高脑组织细胞代谢，增加其耗氧量，在呼吸不良状态下更加重脑组织细胞的缺氧状态。

二、剂量

多数中枢兴奋药选择性一般都不高，安全范围小，兴奋呼吸中枢的剂量与致惊厥剂量之间的距离小。对深度中枢抑制的患者，大多数中枢兴奋药在不产生惊厥的剂量时往往无效。另外，它们的作用时间都很短，需要反复用药才能长时间维持患者呼吸，因而很难避免惊厥的发生。所以除严格掌握剂量外，这类药物的应用宜限于短时就能纠正的呼吸衰竭患者。临床主要采用人工呼吸、吸氧等综合措施，中枢兴奋药仅作为辅助治疗。

第四篇

影响自身活性物质的药物

　　自体活性物质（autacoids）又称局部激素（local hormones），体内许多组织均能合成，释放后激动附近靶器官上的相关受体，产生强而广泛的生理效应或病理反应。这类物质包括组胺、磷脂及花生四烯酸代谢物、5-羟色胺和多肽类（如血管紧张素、激肽类、利尿钠肽、P物质、内皮素、血管活性肽、降钙素基因相关肽和神经肽 Y 等），以及一氧化氮和腺苷等。有的自体活性物质尚无治疗作用，但其高选择性的受体激动剂或阻断剂却有重要的临床价值。

第二十章
组胺及抗组胺药

扫一扫，查阅本章数字资源，含PPT、音视频、图片等

第一节　组胺及组胺受体激动药

组　胺

组胺（histamine）是由 L-组氨酸脱羧而成，人体大多数组织均含有组胺，主要集中在肥大细胞及嗜碱性粒细胞中，因此有较多肥大细胞及嗜碱性粒细胞的肺、皮肤和胃肠道组胺浓度较高。在肥大细胞及嗜碱性粒细胞中，组胺与酸性蛋白质、高分子肝素结合，以复合物的形式储存于细胞内的颗粒中，结合型组胺无生理活性。肥大细胞膜上的 IgE 受体或含补体成分 C_{3a}、C_{5a}的受体激动时，细胞脱颗粒，通过胞吐方式释放组胺。而一些碱性药物如吗啡、筒箭毒碱则通过非受体方式促组胺释放。cAMP 和能使 cAMP 升高的药物如 β 受体激动药、茶碱类能抑制组胺释放。组胺释放后，与邻近靶细胞上的组胺受体亚型结合，产生强大的生物效应，参与Ⅰ型超敏反应、炎症等病理过程。目前发现的组胺受体有 H_1、H_2、H_3、H_4 四种亚型，其分布组织、效应和阻断药见表 20-1。组胺本身无治疗用途，可作为生理药理研究的工具药。

表 20-1　组胺受体分布及效应

受体亚型	分布组织	生物效应	阻断药
	支气管，胃肠，子宫平滑肌	收缩	
H_1	皮肤血管	扩张，皮内注射致三重反应	氯雷他定，赛庚啶，氯苯那敏，苯海拉明，异丙嗪等
	心房，房室结	收缩增强，传导减慢	
	胃壁细胞	胃酸分泌增多	
H_2	某些血管	扩张	西咪替丁，雷尼替丁，法莫替丁等
	心室，窦房结	收缩增强，心率加快	
H_3	中枢，外周神经末梢	负反馈调节组胺合成与释放	噻普酰胺
H_4	造血起源细胞	参与炎症和过敏反应	JNJ7777120

【药理作用】

1. 扩张血管、加快心率　组胺激动血管平滑肌细胞 H_1、H_2受体，使小动脉、小静脉扩张，外周阻力降低，回心血量减少，血压下降。激动 H_1受体可使毛细血管扩张，毛细血管通透性增加，引起局部水肿。注射大剂量组胺，可发生强烈而持久的血压下降，甚至休克。组胺引起的心率加快是由于血压下降后的反射作用和组胺激动心脏 H_2受体直接所致。

小剂量组胺皮内注射，可出现"三重反应"，即毛细血管扩张出现红斑；毛细血管通透性增加，在红斑上形成丘疹；最后，通过轴索反射致降钙素基因相关肽（CGRP）释放，CGRP扩张局部血管，在丘疹周围形成红晕。

2. 促进腺体分泌　组胺能激动胃壁细胞 H_2 受体，具有强大的促胃酸分泌作用，也可引起胃蛋白酶分泌增加。另外，还能促进唾液腺、胰腺和支气管腺体的分泌，但作用较弱。

3. 兴奋平滑肌　组胺能激动平滑肌细胞 H_1 受体，兴奋平滑肌。可使支气管平滑肌收缩，引起呼吸困难，支气管哮喘患者尤为敏感，健康人敏感性较低。组胺对多种动物胃肠平滑肌都有兴奋作用，豚鼠回肠最为敏感，可作为组胺生物鉴定的标本。组胺对子宫平滑肌的作用有种属差异，豚鼠呈收缩，大鼠为松弛，人子宫平滑肌不敏感。

倍他司汀

倍他司汀（betahistine，抗眩啶）能激动 H_1 受体，导致血管扩张，但不增加毛细血管通透性。可促进脑干和迷路的血液循环，纠正内耳血管痉挛，减轻膜迷路积水。尚有抗血小板聚集及血栓形成作用。临床用于内耳眩晕病，能消除眩晕、耳鸣、恶心及头痛等症状，近期治愈率较高。还可用于慢性缺血性脑血管病以及多种原因引起的头痛。不良反应较少，偶有恶心、头晕、心悸、胃部不适等症状。溃疡病患者慎用，支气管哮喘、嗜铬细胞瘤患者禁用。

英普咪定

英普咪定（impromidine，甲双咪呱）能高选择性地激动 H_2 受体，促胃酸分泌，用于胃功能检查。

（R）α-甲基组胺

（R）α-甲基组胺〔（R）α-methyl-histamine〕能选择性地激动 H_3 受体，抑制脑肥大细胞释放组胺，但不影响脑肥大细胞和神经元释放 5-HT。

第二节　抗组胺药

抗组胺药（antihistamines）能竞争性阻断组胺受体，分为 H_1 受体阻断药、H_2 受体阻断药、H_3 受体阻断药和 H_4 受体阻断药，其中 H_1 受体阻断药和 H_2 受体阻断药被广泛应用于临床。此外，色甘酸钠（sodiumcromoglicate，咽泰）、奈多罗米（nedocromil）和 β_2 受体激动药能抑制肥大细胞脱颗粒，减少组胺释放。

一、H_1 受体阻断药

H_1 受体阻断药多具有乙基胺的共同结构，乙基胺与组胺的侧链相似，对 H_1 受体有亲和力，但无内在活性，能竞争性阻断 H_1 受体。H_1 受体阻断药品种较多，药理作用和临床应用相似，有第一代和第二代之分。前者有镇静催眠作用，常用药物有氯苯那敏、赛庚啶、苯海拉明、酮替芬等。后者多数作用持久，因不易通过血脑屏障，故中枢作用较弱或无，其中氯雷他定、阿司咪唑、阿伐斯汀、特非拉丁、西替利嗪较为常用（表20-2）。

表 20-2　常用 H_1 受体阻断药的作用特点与应用

药物	持续时间（小时）	镇静催眠	抗晕止吐	其他作用	除变态反应外的其他应用
第一代药物					
氯苯那敏（chlorphenamine）	3～6	+			
氯马斯汀（clemastine）	12	+			
苯海拉明（diphenhydramine）	4～6	+++	++	抗胆碱、局麻	催眠
茶苯海明（dimenhydrinate）	4～6	+++	+++	抗胆碱	晕动病
异丙嗪（promethazine）	4～6	+++	++	抗胆碱、局麻	晕动病
曲吡那敏（tripelennamine）	4～6	++		抗胆碱、局麻	
羟嗪（hydroxyzine）		+		肌肉松弛	焦虑
布克利嗪（buclizine）	16～18	+			
美克洛嗪（meclozine）	12～24	+	+	抗胆碱、局麻	晕动病
赛庚啶（cyproheptadine）		+	+	抗 5-HT、抗胆碱	偏头痛
酮替芬（ketotifen）		+		抑制过敏介质释放、抗 5-HT 和 LTs、抗胆碱	支气管哮喘
氮䓬斯汀（azelastin）		++			哮喘、鼻炎
第二代药物					
西替利嗪（cetirizine）	12～24	−			支气管哮喘
左卡巴斯汀（levocabastine）	6				
氯雷他定（loratadine）	24	−		抑制 LTs 释放	
阿司咪唑（astemizole）	>24	−			
特非那定（terfenadine）	12～24	−			鼻炎
非索非那定（fexofenadine）	>12	−			慢性特发性荨麻疹
阿伐斯汀（acrivastine）	3～6	−			
咪唑斯汀（mizolastine）	>24	−		抗炎症介质	
苯茚胺（phenindamine）	3～6	−		弱的兴奋中枢	配合其他药物治疗震颤麻痹

【体内过程】

大多数口服吸收良好，1～2 小时内达峰，作用持续 4～6 小时，但有些药物作用持久。大多数药物在体内分布广泛，第二代药物不能通过血脑屏障。药物经肝代谢后从肾脏排出。特非那定、阿司咪唑的代谢产物仍有活性，因此作用持久。

【药理作用】

1. 阻断 H_1 受体　H_1 受体阻断药能完全对抗组胺引起的支气管、胃肠道平滑肌收缩；显著对抗组胺引起的毛细血管扩张和通透性增加；对组胺引起的血管扩张和血压下降，只有部分对抗作用，若同时合用 H_2 受体阻断药则能完全对抗。

2. 抑制中枢　多数药物可通过血脑屏障，阻断中枢的 H_1 受体，拮抗组胺介导的觉醒反应，有不同程度的中枢抑制作用，表现为镇静、嗜睡，其中，苯海拉明和异丙嗪最强。第二代药物如阿司咪唑等无中枢抑制作用。

3. 其他　苯海拉明、异丙嗪等具有中枢抗胆碱作用，防晕止吐作用较强。苯海拉明局部注射有弱的局麻作用。

【临床应用】

1. 皮肤、黏膜变态反应性疾病　本类药物对荨麻疹、花粉症等疗效较好，可作为首选药物，现多用第二代药物。对昆虫咬伤所致的皮肤瘙痒和水肿亦有良效；对血清病、过敏性鼻炎、药疹和接触性皮炎也有一定疗效。尽管组胺能产生许多与炎症相关的症状和体征，但肥大细胞被激活时，还能释放肝素、白三烯类、前列腺素 PGD_2、血小板活化因子（PAF）、神经生长因子和一些白细胞介素等炎症介质，因此 H_1 受体阻断药对急性炎症并无太大的作用。对支气管哮喘效果差，对过敏性休克无效。

2. 防晕止吐　预防晕动病和其他原因引起的恶心特别是迷路紊乱，常用茶苯海明和异丙嗪。

3. 镇静　苯海拉明、异丙嗪可用于紧张不安、失眠等。

【不良反应】

1. 中枢神经反应　常见镇静、嗜睡、乏力等，以苯海拉明、异丙嗪最明显，驾驶员或高空作业者工作期间不宜使用，第二代药物无此反应。酒精或其他中枢抑制药可增强本类药物这一不良反应。

2. 消化道反应　如口干、厌食、恶心、呕吐、便秘或腹泻等。

3. 其他　偶见粒细胞减少及溶血性贫血。美可洛嗪及布克利嗪可致动物畸胎，孕妇不宜用。阿司咪唑禁用于孕妇及哺乳期妇女。特非那定过量可引起严重的心律失常，单用时这种风险较低，但如果同服葡萄柚汁或药酶抑制剂则风险增加，非索非那定（特非那定的代谢产物）无此现象。

【药物相互作用】

本类药物单独使用抗胆碱作用较弱，但与其他也有此作用的抗精神失常药、三环类抗抑郁症药、丁酰苯类、抗胆碱药等合用时，此反应增强。多数药物有药酶诱导作用，能加速自身及合用药的代谢。

二、H_2 受体阻断药

H_2 受体阻断药能选择性阻断壁细胞 H_2 受体，拮抗组胺引起的胃酸分泌。不仅能抑制基础胃酸分泌，对促胃液素、咖啡因、进食和刺激迷走神经等引起的胃酸分泌均有抑制作用，主要用于消化性溃疡、胃食管反流病、预防应激性溃疡的发生（见第二十九章）。常用药物有西咪替丁（cimetidine，甲氰咪胍）、雷尼替丁（ranitidine）、法莫替丁（famotidine）、尼扎替丁（nizatidine）、罗沙替丁（roxatidine）等。

本类药物具有调节免疫作用。目前认为，组胺能激动免疫细胞（特别是 T 细胞）上的 H_2 受体，产生一种组胺诱生的抑制因子（histamine induced suppresser factor，HSF），HSF 有免疫抑制作用，使细胞免疫和体液免疫功能均降低。H_2 受体阻断药能拮抗组胺引起的免疫抑制，其机制为：阻断 T 细胞上的 H_2 受体，减少 HSF 生成，使淋巴细胞增殖，促进淋巴因子如白细胞介素-2、γ-干扰素和抗体生成，可用于各种原因引起的免疫功能低下和肿瘤辅助治疗。

西咪替丁有抗雄性激素和药酶抑制作用，能延缓华法林、苯妥英钠、茶碱、苯巴比妥、地西泮、卡马西平、普萘洛尔等药物的代谢，合用时应调整合用药的剂量，雷尼替丁有弱的药酶抑制作用，法莫替丁、尼扎替丁不影响药酶活性。

第二十一章
其他影响自体活性物质的药物

第一节　膜磷脂代谢物及其拮抗药

磷脂在体内首先代谢生成花生四烯酸（arachidonic acid，AA）和血小板活化因子（platelet activating factor，PAF），AA 进一步代谢生成一系列有广泛、强大的生物活性的花生四烯酸代谢物（又称廿碳烯酸类，eicosanoids），如前列腺素类（prostaglandines，PGs）、血栓素类（thromboxanes，TXs）、白三烯类（leukotrienes，LTs）和环氧二十碳三烯酸（epoxyeicosatrienoic acids，EETs）等。

一、前列腺素类（PGs）和血栓素（TXs）

天然 PGs 代谢快、选择性差、不良反应多。而一些人工合成的 PGs 类似物在心血管系统、消化系统和生殖系统疾病的治疗中有一定的临床价值。

1. 心血管系统疾病　PGE_1 性质较稳定，已用于高血压的治疗。PGI_2 及其类似物也有临床应用。常用药物见表 21-1。

表 21-1　作用于心血管的 PGs 类药物

药物	作用特点	主要临床应用	不良反应与注意事项
前列地尔（alprostadil，PGE_1）	扩张血管，抗血小板聚集	动脉导管未闭和急性心脏缺血（血管内注射）、阴茎注射诊断和治疗阳痿	头痛、食欲减退、腹泻、低血压、心动过速等，孕妇禁用
依前列醇（epoprostenol，PGI_2）	扩张血管，抗血小板聚集作用强	防治血栓病、外周血管病、缺血性心脏病、肺动脉高压	低血压、潮红、红质、胃肠道反应等
伊洛前列素（iloprost）	PGI_2 衍生物，性质稳定，与依前列醇相同	与依前列醇相同	同依前列醇

2. 消化性溃疡　PGs 分布于整个消化道特别是胃和十二指肠，人工合成的是 PGE。溃疡病时，PGs 含量或合成力显著下降，特别是在急性期，胃体及胃窦黏膜以及胃液中 PGE 和 PGI_2 较正常显著减少，溃疡愈合时则升高。PGE 对胃黏膜有良好的保护作用，但口服无效，作用时间短，选择性差，副作用多，目前常用的类似物（见第二十九章）。

3. 催产和引产　PGE_2 和 $PGF_{2\alpha}$ 及其衍生物能收缩子宫平滑肌，用于催产、引产和人工流产（见第三十一章）。

二、白三烯拮抗药

白三烯拮抗药分为白三烯受体阻断药和白三烯生物合成抑制药。

1. 白三烯受体阻断药　由于白三烯受体组织分布广泛，种属间差异较大，目前对 LTB_4、LTC_4、LTD_4 和 LTE_4 受体及其阻断剂的研究较为深入。一般认为 LTD_4 与 LTE_4 受体的特性极为相似。这类药物的研究尚处于初始阶段，已发现的有：①羟乙酰苯类，可阻断 LTD_4 与 LTE_4 受体，松弛内脏平滑肌，能对抗 LTD_4 与 LTE_4 引起的豚鼠支气管和回肠收缩，抑制 LTD_4 引起的皮肤毛细血管通透性增加。②LTD_4 结构类似物，可竞争性阻断 LTD_4 受体松弛支气管平滑肌。

2. 白三烯合成和释放抑制药　如齐留通（zileuton），可抑制 5-脂氧酶活性，单用或与糖皮质激素联合用于支气管哮喘的防治。糖皮质激素抑制白三烯合成，色甘酸盐可抑制白三烯、组胺和血小板活化因子的释放，可用于治疗支气管哮喘。

第二节　5-羟色胺和抗 5-羟色胺药

一、5-羟色胺拟似药

本类药物能激动不同亚型的 5-HT 受体，药理作用和临床应用有所不同。常见的 5-HT 受体激动药见表 21-2。

表 21-2　5-羟色胺受体激动药

药物	作用特点	主要临床应用	不良反应与注意事项
乌拉地尔（urapidil）	阻断 α 受体扩张血管，激动中枢 $5-HT_{1A}$ 抑制交感神经张力，降低血压，但对正常人无影响	高血压病	少而短暂，有嗜睡（4%）、恶心（2.5%）、头痛、乏力、心悸等
西沙必利（cisapride）伦扎必利（renzapride）	激动 $5-HT_4$ 受体，促胃肠动力（见第二十九章）	胃、食道反流症、功能性消化不良、胃轻瘫	较轻，常见肠鸣、腹泻、腹痛等，继续用药自行消失
右芬氟拉明（dexfenfluramine）	激动 $5-HT_1$ 受体，抑制食欲	肥胖症	主要有口干、恶心、便秘、腹泻、乏力等，但继续用药可消失。心律失常、肝、肾功能不全者慎用。青光眼、孕妇、哺乳期忌用。如有动脉压升高，应停药
丁螺环酮（buspirone）	激动 $5-HT_{1A}$ 受体，抗焦虑	焦虑症	头晕、头痛、恶心、呕吐及胃肠功能紊乱
吉哌隆（gepirone）	激动 $5-HT_{1A}$ 受体，抗焦虑	焦虑症	眩晕、恶心等
氟西汀（fluoxetine）	抑制脑内 5-HT 再摄取	抑郁症	见第十五章
麦角胺（ergotamine）	激动 $5-HT_{1D}$ 受体，收缩血管，抗偏头痛机制不清，可能与激动 $5-HT_{1D}$ 受体有关	偏头痛急性发作	恶心、呕吐、上腹部不适、不安等，严重的有肢体感觉异常、疼痛、乏力等

续表

药物	作用特点	主要临床应用	不良反应与注意事项
双氢麦角胺 (dihydroergotamine)	激动 5-HT$_{1D}$ 受体，对偏头痛急性发作优于麦角胺，强度是麦角胺的 6 倍	偏头痛急性发作	较少，只有麦角胺的 1/8
桑莫去痛 （sumatriptan)	激动 5-HT$_{1D}$ 受体，收缩处于扩张状态的硬脑膜血管和阻断神经源性炎症反应而缓解偏头痛	偏头痛急性发作	恶心呕吐（0.96%）、味觉异常（0.76%），皮下注射有短时局部疼痛、发红

二、抗 5-羟色胺药

本类药物可阻断不同亚型的 5-HT 受体，其作用和用途各异。常用的抗 5-羟色胺药见表 21-3。

表 21-3　抗 5-羟色胺药

药物	作用特点	主要临床应用	不良反应与注意事项
美西麦角 (methysergide)	阻断 5-HT$_2$ 受体，收缩血管作用弱、抑制血小板聚集、抗炎	预防偏头痛	胃肠道反应、紧张失眠、欣快、共济失调、心绞痛样疼痛、四肢发冷麻木等
赛庚啶 (cyproheptadine)	阻断 5-HT$_2$、H$_1$ 受体、M 受体（弱），有抗组胺作用	皮肤黏膜过敏预防偏头痛	口干、恶心、乏力、嗜睡，食欲体重增加
苯噻啶 (pizotifen)	阻断 5-HT$_2$、H$_1$ 受体 M 受体（弱），有抗组胺作用	皮肤黏膜过敏预防偏头痛	口干、恶心、乏力、嗜睡，食欲体重增加
阿米替林 (amitriptyline)	阻断 5-HT$_2$ 受体	预防偏头痛	治疗初期可能出现抗胆碱能反应，如多汗、口干、视物模糊、排尿困难、便秘等。中枢神经系统不良反应可出现嗜睡，震颤、眩晕。可发生体位性低血压。偶见癫痫发作、骨髓抑制及中毒性肝损害等
酮色林 (ketanserin)	阻断 5-HT$_2$、5-HT$_{2A}$、α（弱）和 H$_1$ 受体（弱），能扩张血管、减慢心率、收缩支气管、血小板聚集作用，降低血压下降	高血压病、血管痉挛	年轻人有嗜睡、乏力口干，老年人为头痛。严重的不良反应是致 Q-T 间期延长
昂丹司琼 (ondansetron)	阻断 5-HT$_3$ 受体，对放化疗引起的恶心、呕吐，具有强大的预防作用	癌症放疗、化疗引起的恶心、呕吐	头痛、疲劳、便秘或腹泻
溴隐亭 (bromocriptine)	激动 DA 受体，阻断 5-HT 受体，抑制催乳素和生长素释放	帕金森病	有恶心、嗳气、呕吐、便秘等

第三节　多肽类

多肽类在细胞间、神经和内分泌系统有非常重要的生理作用。本节主要介绍直接收缩和松弛血管和其他平滑肌的多肽类。

一、血管紧张素

肾素-血管紧张素-醛固酮系统（RAAS）与循环系统功能密切相关，抑制肾素分泌药（可乐定、甲基多巴、普萘洛尔等）、血管紧张素转化酶抑制药（ACEI）和血管紧张素 II 受体（AT$_2$）

阻断药对高血压和 CHF 均有显著疗效（见第二十三章和第二十四章）。

二、影响激肽释放酶-激肽系统药

抑肽酶（aprotinin）是一种由 58 个氨基酸组成的激肽释放酶抑制剂，还能抑制胰蛋白酶、糜蛋白酶等蛋白水解酶，使激肽原不能形成激肽。用于急性胰腺炎、中毒性休克等血浆激肽过高症，也用于减轻肿瘤症状。

艾替班特（icatibant）为 β_2 受体阻断药，已试用于支气管哮喘。

第四节　一氧化氮及其供体与抑制剂

1980 年 Kurchgott 和 Zawadzki 发现，血管内皮细胞在 Ach 的作用下能产生一种内皮依赖性舒张因子（EDRF），后来证明 EDRF 就是一氧化氮（nitric oxide，NO）。许多细胞都能合成 NO，NO 在调节心血管、免疫和神经功能方面发挥着重要的作用（表 21-4）。

表 21-4　与一氧化氮相关的药物

药物	作用特点	主要临床应用
NO 气体	吸入能扩张支气管平滑肌，降低肺动脉压	肺动脉高压、呼吸窘迫症
硝酸酯类、硝普钠、有机硝酸盐、呋喃唑酮、亚硝酸基硫醇类、咪唑亚胺类等	为 NO 前药，在体内经过代谢生成 NO 而发挥扩血管作用	冠心病、心肌缺血、肺动脉高压、阳痿
L-单甲基-精氨酸、L-硝基-精氨酸、L-硝基精氨酸甲酯、氨基胍	为 NOS 抑制剂，抑制 NO 合成，升高血压，调节免疫、保护 NMDA 诱发的癫痫，减轻内毒素性休克时的低血压	休克、癫痫、炎症
甲氨蝶呤、N-乙酰 5-羟色胺、2,4-二氨基-6-羟基吡啶	抑制四氢生物嘌呤（HB_4）合成，减少 NO 合成。HB_4 是 NO 合成的辅助因子	炎症

第五篇

作用于心血管系统的药物

离子通道（ion channels）是细胞膜中的跨膜蛋白质分子，在脂质双分子层中构成具有高度选择性的亲水孔道，对某些离子能选择通透，其功能是细胞生物电活动的基础。随着电生理学和分子生物学发展，特别是膜片钳技术和分子克隆技术的应用，对离子通道特性及作用于离子通道药物的作用机制已经有了较深入的认识。

第一节　离子通道概论

一、离子通道的特征

活体细胞不停地进行新陈代谢活动，必须不断地与周围环境进行物质交换，细胞膜上的离子通道就是这种物质交换的重要途径之一。离子通道是一种跨膜蛋白，可以使离子顺电化学梯度快速进出细胞，通过快速的离子流而产生电信号。离子通道也参与机体水盐代谢、激素分泌、渗透压平衡及代谢等过程。

离子通道具有三个特性：通透性、选择性和门控特性。选择性包括对离子大小和电荷的选择性，某种离子在特定的条件下只能通过与其相应的通道跨膜扩散。离子通道的开放和关闭，称为门控。离子通道必须能够开放和关闭，才能实现其产生和传导电信号的生理功能。正常情况下，大多数离子通道处于关闭状态，通道的闸门只有在特定条件下才能开启，引起相应离子的跨膜转运，通道在特定条件下可表现为激活、失活或者关闭的状态，通道蛋白质会发生不同的分子构象变化，表现出不同的功能状态。通道激活状态，在外界因素干预下，通道允许某种或者某些离子顺浓度梯度和电位差通过细胞膜，即通道开放；通道关闭状态，静息时通道所处状态，如遇适当刺激，通道可以激活；通道失活状态，不仅通道处于关闭状态，即使有外来刺激也不能使其进入开放状态。

二、离子通道的分类

（一）根据门控机制的不同，离子通道按激活的方式分为电压门控通道、配体门控通道和机械敏感通道等

1. 电压门控性离子通道（voltage-gated ion channels）　即膜电压变化激活的离子通道，又称电压依赖性离子通道或电压敏感性离子通道。通道开放和关闭一方面与膜电位有关，即电压依赖性，另一方面与电位变化的时间有关，即时间依赖性。按通过的离子命名，包括电压依赖性钾通

道、钠通道、钙通道和氯通道等，每型又分为若干亚型。

2. 配体门控性离子通道（ligand-gated ion channels）　又称化学门控性离子通道，由递质与通道蛋白质受体分子上的结合位点结合而开启，如烟碱型乙酰胆碱受体通道、谷氨酸受体通道、环核苷酸门控通道、K_{ATP}通道等。

3. 机械门控性离子通道（mechanically-gated ion channels）　又称机械敏感性离子通道，是一类感受细胞膜表面应力变化，实现胞外机械信号向胞内转导的通道，根据通透性分为离子选择性和非离子选择性通道，根据功能作用分为张力激活型和张力失活型离子通道。

（二）根据对离子的选择性，离子通道可分为钠通道、钾通道、钙通道

1. 钠通道　钠离子通道（sodium channels）是选择性允许 Na^+ 跨膜通过的离子通道，属于电压依赖性离子通道，主要功能是维持细胞膜兴奋及传导。钠通道主要存在于心房肌、心室肌细胞和希氏束-浦肯野系统，动作电位起始于快钠通道，所产生的内向钠电流使心肌细胞出现快速去极化，引发动作电位的 0 期去极化。

（1）钠通道的结构　由 α、$β_1$ 和 $β_2$ 亚单位组成。α 亚单位包括四个跨膜功能区，每个功能区含有 6 个 α 螺旋片段（$S_1 \sim S_6$），即总共有 24 个跨膜区，每一个 β 亚基单元横跨细胞膜一次。

（2）钠通道的分类　根据对钠通道阻断剂河豚毒素（tetrodotoxin，TTX）和芋螺毒素（μ-conotoxin，μCTX）的敏感性不同，可分为以下三类：

1）神经类钠通道　对 TTX 和河蚌甲藻毒素（saxitoxin，STX）敏感性高，而对 μCTX 的敏感性低。

2）骨骼肌类钠通道　对 TTX 和 μCTX 敏感性均高。

3）心肌类钠通道（H_1）　对 TTX 和 μCTX 敏感性均低。

根据电压依赖性和对 TTX 的敏感性不同，分为快钠通道和慢钠通道。其中快钠通道参与心室肌动作电位 0 期去极化。慢钠通道参与和维持心肌动作电位 2 相平台期。

（3）钠通道特征　钠通道有三大特征：①对钠离子的选择通透。②电压依赖性激活。③电压依赖性失活。钠通道的激活和失活都很快，Na^+ 内流仅持续数毫秒。细胞膜去极化将引起钠通道开放，大量 Na^+ 从细胞外液经钠通道快速内流，导致膜去极化引发动作电位。因而钠通道在维持细胞的兴奋性中非常重要。同时它还是重要的药物作用部分，如局麻药和 I 类抗心律失常药就是分别选择性地阻断神经细胞和心肌细胞上的钠通道，起到阻断兴奋传播和降低细胞兴奋性的作用。

2. 钾通道　钾离子通道（potassium channels）是选择性允许 K^+ 跨膜通过的离子通道，是目前发现分布最广、类型最多的一类离子通道，广泛分布于骨骼肌、神经、心脏、血管、气管、胃肠道、血液及腺体等，发挥多种生物功能。钾通道根据其电生理特征不同可分为电压依赖性钾通道、钙依赖性钾通道和内向整流钾通道。

（1）电压依赖性钾通道（voltage-dependent K^+ channels）　电压依赖性钾通道是由 α 和 β 亚单位组成的糖基化多肽复合体。每个亚单位有一个功能区，是由六个跨膜片段组成，所以电压门控钾通道的一个亚单位相当于钠通道和钙通道的一个跨膜区，而且对称排列组成跨膜孔道。这类钾通道活性受膜电位变化的调控，主要分为以下三类。

1）瞬时外向钾通道（transient outward K^+ channels，I_{to}）　在去极化明显时才被激活，激活迅速、失活快，具有电压依赖性、时间依赖性和频率依赖性，参与心肌动作电位 1 相的复极过程，并通过影响平台期起始部分调控钙电流密度。I_{to} 可分为对 4-氨基吡啶（4-AP）敏感的钾电流

I_{to1}，对钙敏感的 I_{to2}，实际为钙依赖性氯电流。

2）外向延迟整流钾通道（delayed rectifier K⁺ channels，I_k）　其电流主要包括三种成分，缓慢成分（I_{Ks}）、快速成分（I_{Kr}）和超快速成分（I_{Kur}）。I_{Ks} 和 I_{Kr} 具有延迟整流特性、时间依赖性和电压依赖性，它们不同程度地存在于心脏所有组织中。I_{Ks} 和 I_{Kr} 是动作电位 2、3 相的主要复极电流。I_{Kur} 存在于人心房肌细胞中，激活时间 50 毫秒，在调控心房复极中起重要作用，与房性心律失常的发生密切相关。

3）起搏电流（pacemaker current，I_f）　又称超极化激活起搏电流。I_f 是非特异性阳离子电流，可由一种以上单价阳离子，如 K⁺ 和 Na⁺ 共同携带的离子电流。膜电位大于-50mV 时，I_f 激活，是窦房结、房室结和浦肯野纤维细胞的起搏电流之一，控制细胞的起搏活动，与心脏自律性有关，主要参与心肌细胞舒张期的去极化过程，影响心率。I_f 受神经递质调节，β 受体兴奋时，I_f 增大，当 M 受体兴奋时，I_f 减小。细胞内 cAMP 水平也调节 I_f，细胞内 cAMP 升高，I_f 增强。

（2）钙激活钾通道（calcium-activated potassium channels，K_{Ca}）　是一类对电压和 Ca²⁺ 敏感的钾通道，该通道的开放不但与膜电位有关，而且依赖于细胞内 Ca²⁺ 的浓度，每个通道需结合两个 Ca²⁺ 才能活化。其广泛分布于血管平滑肌，在调控血管尤其是阻力血管的肌源性张力中起主要作用，可被四乙胺、N′-四乙酸（EGTA）、奎尼丁和 Ba²⁺ 阻断。

（3）内向整流钾通道（inward rectifier K⁺ channel，Kir）　具有内向整流特性、时间依赖性和电压依赖性，引起内向电流大于外向电流。主要参与动作电位 3 相复极晚期和 4 相静息膜电位的维持，包括内向整流钾通道（Kir）、ATP 敏感的钾通道（K_{ATP}）和乙酰胆碱激活的钾通道（K_{Ach}）。

1）内向整流钾通道（inward rectifier K⁺ channel，I_{kl}）　心房肌、心室肌和浦肯野细胞均有 Kir 通道，以心室肌细胞最为丰富，窦房结 P 细胞无 Kir 通道。Kir 通道主要参与维持心肌细胞 4 相静息电位，防止由于 Na⁺-K⁺ 泵的作用使细胞膜超级化大于钾平衡电位，也参与动作电位的 3 相复极。

2）ATP 敏感的钾通道［ATP-sensitive potassium channel，$I_{K(ATP)}$］　此通道为代谢性调节 K⁺ 外流的通道，主要分布于骨骼肌、心脏、血管平滑肌、胰岛 β 细胞、神经内分泌细胞及肾上腺皮质细胞等，能够调节血管舒张、神经和骨骼肌兴奋及离子传递等。K_{ATP} 受细胞内 ATP 抑制，当缺氧、能量消耗及细胞内 ATP 浓度降低时能够接触抑制，使通道开放，动作电位时程缩短，Ca²⁺ 内流减少，使心肌收缩性降低，减少缺血区能量消耗及细胞内 Ca²⁻ 超载，保护心肌。

3）乙酰胆碱激活的钾通道［acetylcholine-activated potassium channel，$I_{K(Ach)}$］　K_{Ach} 是一种电导大、门控过程快的钾通道，分为受体耦联类钾通道（receptor-coupled K channels）和非选择性阳离子通道（non-selective channels）。受体耦联类钾通道包括：① M 受体钾通道（M-receptor coupled K⁺ channels），又称为毒蕈碱失活钾通道，分布于中枢神经系统，有时间和电压依赖性的钾通道。②心房毒蕈碱激活钾通道（atrial muscarinic activated K⁺ channels），又称为 Ach 调节钾通道，在窦房结、房室结和心房肌细胞中存在，主要由 Ach 和 GTP 激活，激活该通道能够增加舒张电位，导致负性频率作用。

3. 钙通道　钙通道（calcium channels）是选择性允许 Ca²⁺ 顺其电化学梯度方向进入细胞内的离子通道，存在于机体各种组织细胞，是调节细胞内 Ca²⁺ 浓度的主要途径，可分为电压门控钙通道和配体门控钙通道。

(1) 电压门控钙通道（voltage-gated Ca^{2+} channels）　该通道是由 α_1、α_2、β、γ 和 δ 亚单位组成的大分子糖蛋白复合体，α_1 亚单位是主要功能单位，可形成离子通道孔，具有各种钙通道阻断药的结合位点，有通道和电压感受器的双重作用，控制 Ca^{2+} 内流。β 亚单位能够提高 α_1 亚单位的活性，帮助打开钙通道（图 22-1）。

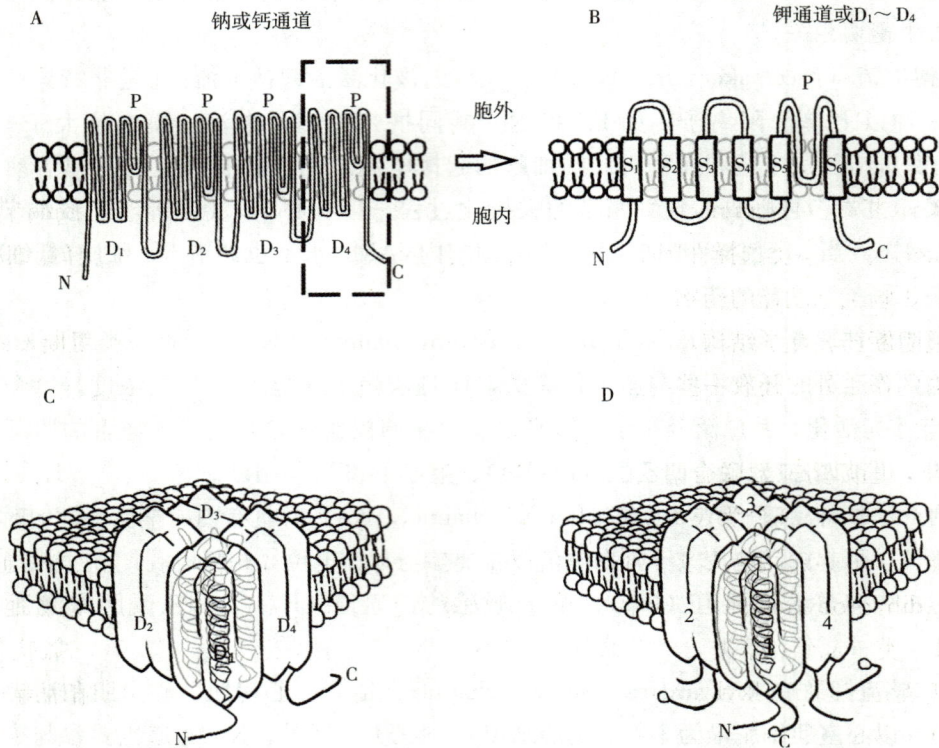

图 22-1　经典电压门控 Na^+、Ca^{2+}、K^+ 通道拓扑结构

A. 经典电压门控 Na^+、Ca^{2+} 通道的 α 亚基由四个同源区（$D_1 \sim D_4$）组成。

B. 每区包括 6 个跨膜片段（$S_1 \sim S_6$），1 个 P 区，P 区嵌入细胞膜形成孔道。1 个 K^+ 通道的 α 亚基相当于 Na^+、Ca^{2+} 通道的一个区。

C. $D_1 \sim D_4$ 组成的对称四聚体形成电压门控 Na^+、Ca^{2+} 通道。

D. 4 个 K^+ 通道的 α 亚基组成的对称四聚体形成电压门控 K^+ 通道。

根据其电生理和药理学特性不同又分为 L、T、N、P、Q 和 R 6 个亚型。心血管系统电压门控性钙通道主要为 L 型和 T 型。

1）L 型钙通道（Long-lasting calcium channel）　即长程型慢钙通道，因二氢吡啶类（DHPs）钙通道阻断剂选择性阻断该通道，又称 DHPs 敏感的钙通道。其为高电压激活通道，电导为 25pS，失活速度慢，开放持续时间长，是细胞兴奋过程中外 Ca^{2+} 内流的主要途径。其普遍存在于心肌、骨骼肌、神经元、内分泌等细胞中，功能上与兴奋-收缩耦联及兴奋-分泌耦联有密切关系，能被双氢吡啶类、维拉帕米类和地尔硫草类有效地阻断。

2）T 型钙通道（Transient calcium channel）　即瞬时钙通道，低电压激活，电导为 5 ～ 8pS，失活速度快，持续时间短。主要分布在心肌、神经元和血管平滑肌细胞中，参加窦房结与神经元的起步活动及重复发放，并调节细胞生长与增殖，能被米贝地尔特异性阻断。

（2）配体门控钙通道（receptor-operated Ca^{2+} channels）　该类通道存在于细胞器如肌浆网和内质网膜上，是胞内钙释放进入胞质的途径。因三磷酸肌醇或 Ca^{2+} 等第二信使激活细胞器上相应受体引起该通道开放，故称为细胞内配体门控离子通道。当细胞膜去极化时，电压门控钙通道开放，Ca^{2+} 内流使细胞内 Ca^{2+} 增加触发胞内 Ca^{2+} 释放，从而引起细胞兴奋-收缩耦联等生理活动，称为 Ca^{2+} 诱导 Ca^{2+} 释放，主要包括 Ryanodine 受体（RyRs）钙释放通道和 IP_3 受体通道。

第二节 作用于心血管系统离子通道的药物

一、作用于钙通道的药物

钙通道阻断药（calcium channel blockers），又称钙拮抗药（calcium antagonists，calcium entry blockers），是一类选择性阻断电压依赖性钙通道，抑制细胞外 Ca^{2+} 内流，降低细胞内 Ca^{2+} 浓度，进而影响细胞功能的药物。

钙通道阻断药在化学结构及化学特性上存在极大差别，它们除具有选择性阻断 Ca^{2+} 经钙通道流入胞内的作用外，还有一些其他的药理作用。

【分类】

1992 年，国际药理学联合会（IUPHAR）按照电压依赖性钙通道的亚型（L、T、N、P、R、Q）将钙通道阻断药分为三类：

1. Ⅰ类 选择性作用于 L 型钙通道的药物，根据其化学结构特点又分为四亚类：Ⅰa 类（二氢吡啶类，dihydropyridines，DHPs）：包括硝苯地平、尼卡地平、尼群地平、氨氯地平、尼莫地平等；Ⅰb 类（地尔硫䓬类，diltiazems，BTZs）：包括地尔硫䓬、克仑硫䓬、二氯呋利等；Ⅰc 类（苯烷胺类，phenyl alkyl amines，PAAs）：包括维拉帕米、戈洛帕米、噻帕米等；Ⅰd 类：粉防己碱（tetrandrine）。

2. Ⅱ类 选择性地作用于其他电压依赖性钙通道的药物：①作用于 T 型钙通道：米贝地尔（mibefradil）、苯妥英钠。②作用于 N 型钙通道：CTX。③作用于 P 型钙通道：某些蜘蛛毒素。

3. Ⅲ类 非选择性钙通道调节药：包括双苯烷胺类及普尼拉明（prenylamine）、苄普地尔（bepridil）、卡罗维林（caroverine）和氟桂利嗪（flunarizine）等。

按照药物的研发轨迹及作用特点，又可分为三代：

第一代：该类药物的疗效稳定，不良反应少，代表药物有维拉帕米、硝苯地平、地尔硫䓬，广泛应用于心律失常、高血压的治疗及心绞痛的防治。

第二代：该类药是以二氢吡啶结构为基础发展起来，具有选择性高、性质稳定、疗效确切等优势，代表药有非洛地平、尼莫地平、尼群地平、尼卡地平等。

第三代：该类药物除具有高度的血管选择性外，还具有半衰期长、作用持久的特点。代表药有普拉地平、氨氯地平及苄普地尔等。

【体内过程】

钙通道阻断药均为脂溶性药物，口服给药易吸收，但首过效应明显，生物利用率较低，与血浆蛋白结合率高。大多数药物经肝脏代谢，主要经肾脏排泄，肝功能受损者用药量应减少。常用的几种钙通道阻断药的药代动力学参数见表 22-1。

表 22-1　几种常用钙通道阻断剂药动学参数

药动学参数	维拉帕米	地尔硫䓬	硝苯地平	氨氯地平
口服吸收率（%）	>90	>90	>90	>90
生物利用度（%）	10~20	45	40~70	35~50
蛋白结合率（%）	90	85	90	97.5
治疗血药浓度（ng/mL）	30~300	50~200	25~100	2~12
分布容积（L/kg）	6.1	5.3	1.3	21
峰时间（h）	3~5	0.5	1~2	6~12
血浆半衰期（h）	8	5	5	35~45
血浆清除率（L/h）	58	49	32	28
肾排泄（%）	70	30	90	60

【药理作用及作用机制】

1. 对心脏的作用

（1）负性肌力作用　钙通道阻断药阻断 Ca^{2+} 内流，使胞质内 Ca^{2+} 浓度降低，心肌收缩力减弱，即呈现负性肌力作用。钙通道阻断药虽影响心肌动作电位 2 相平台期，但在不影响动作电位 0 相及整个复极过程的情况下，明显降低心肌收缩力，产生心肌兴奋-收缩脱耦联，降低心肌耗氧量。

钙通道的负性肌力作用有剂量依赖性，并取决于不同的条件。在离体条件下负性肌力作用相对强度Ⅰa>Ⅰc>Ⅰb。但在整体条件下，二氢吡啶类药物如硝苯地平因明显扩张外周血管，引起外周血管阻力降低，血压下降，使交感神经活性反射性增高，从而抵消直接的负性肌力作用，甚至可表现出心肌收缩力增强。

（2）负性频率和负性传导作用　窦房结和房室结等慢反应细胞的 0 相除极和 4 相缓慢除极均由 Ca^{2+} 内流所引起，故其传导速度和自律性由 Ca^{2+} 所决定。钙通道阻断药可降低窦房结的自律性，同时减慢房室结的传导速度，延长有效不应期，消除折返激动，是钙通道阻断药治疗室上性心动过速的理论基础。对心脏的负性频率和负性传导以维拉帕米和地尔硫䓬作用最强，而硝苯地平对窦房结和房室结的抑制作用弱，但扩张血管作用强，整体条件下可反射性加快心率。

（3）对缺血心肌的保护作用　心肌缺血时细胞能量代谢发生障碍，因钠泵、钙泵功能降低及钙的被动转运加强，导致细胞内 Ca^{2+} 超负荷，最终引起心肌细胞坏死和心脏功能降低。钙通道阻断药可通过抑制 Ca^{2+} 内流，从而防止细胞内 Ca^{2+} 超负荷，保护线粒体功能，减少 ATP 消耗，抑制自由基产生和脂质过氧化，保护细胞膜功能，因而对缺血心肌有保护作用。

（4）抗心肌肥厚作用　钙通道阻断药可通过抑制血管紧张素Ⅱ、去甲肾上腺素、内皮素等内源性物质通过 Ca^{2+} 介导的促生长作用，防止和逆转左心室肥厚。其负性肌力作用可舒张心肌，使左室舒张顺应性增加，改善心室充盈，增加冠状动脉储备，减少室性心律失常的发生率，维持左室泵功能。

2. 对平滑肌的作用

（1）血管平滑肌　因血管平滑肌的肌浆网发育较差，血管收缩时所需要的 Ca^{2+} 主要来自细胞外，故血管平滑肌对钙通道阻断药的作用很敏感。但各类血管平滑肌因细胞膜通道、膜受体等分布不完全相同，故对钙通道阻断药敏感程度也有差别。钙通道阻断药主要舒张动脉，对静脉影响较小。动脉中又以冠状血管较为敏感，能舒张大的输送血管和小的阻力血管，增加冠脉流量及侧支循环血流量。脑血管对钙通道阻断药也较敏感，尼莫地平舒张脑血管作用强，能增加脑血流量。钙通道阻断药也能舒张外周血管，解除痉挛，故可用于外周血管痉挛性疾病的治疗。钙通道阻断药对心血管作用的比较见表 22-2。

表 22-2　五种常用的钙通道阻断药对心血管作用的比较

作用	地尔硫革	尼卡地平	硝苯地平	尼莫地平	维拉帕米
扩张外周血管和冠状动脉	++	+++	+++	+++	+++
抑制心肌收缩性	++	−	+ *	+	+++
抑制窦房结自律性	+++	+	+	+	+++
抑制房室结传导	+++	−	−	−	+++

注："−"无作用，"+"～"+++"作用逐渐增强，"*"可反射性增强心肌收缩力。

（2）其他平滑肌　钙通道阻断药对支气管的松弛作用明显，较大剂量也能松弛胃肠道平滑肌、输尿管平滑肌及子宫平滑肌。

3. 抗动脉粥样硬化作用　动脉壁平滑肌细胞内 Ca^{2+} 含量超负荷是动脉粥样硬化形成的重要因素之一，钙通道阻断药可干扰动脉粥样硬化的多种病理过程，如减轻 Ca^{2+} 超载引起的动脉壁损伤，抑制平滑肌细胞增殖和动脉基质蛋白的合成，增加血管壁顺应性，抗血小板聚集，抑制脂质过氧化，保护内皮细胞。硝苯地平可因增加细胞内 cAMP 含量，提高溶酶体酶和胆固醇酯的水解活性，有助于动脉壁脂蛋白的代谢，从而降低细胞内胆固醇水平。

4. 对红细胞和血小板的影响

（1）对红细胞的影响　Ca^{2+} 能激活磷脂酶使红细胞膜磷脂降解，膜结构破坏，脆性增加，在外界因素作用下易引起溶血。钙通道阻断药可通过抑制 Ca^{2+} 内流而降低细胞内 Ca^{2+} 含量，减轻 Ca^{2+} 超负荷对红细胞的损伤，增强红细胞的变形能力，降低血液黏度。

（2）对血小板活化的抑制作用　钙通道阻断药可通过抑制 Ca^{2+} 内流，抑制血小板内源性 ADP 释放和 TXA_2 的合成，稳定血小板膜，从而发挥抗血小板聚集的作用。

5. 对肾脏的影响　钙通道阻断药可扩张肾入球微动脉和出球微动脉，有效地降低肾血管阻力，增加肾血流量和肾小球滤过率，并抑制肾小管对水、钠的重吸收，有不同程度的排钠利尿作用，且无水钠潴留作用。钙通道阻断药可抑制肾脏肥厚，特别是抑制肾小球系膜的增生，改善肾微循环，减轻尿毒症患者的肾钙质沉着，抑制生长因子的促有丝分裂作用，减少压力诱导的 Ca^{2+} 内流和自由基产生，在伴有肾功能障碍的高血压和心功能不全的治疗中有重要意义。

6. 对内分泌功能的影响　钙通道阻断药可通过抑制 Ca^{2+} 内流而降低细胞内 Ca^{2+} 含量，抑制内分泌腺细胞的兴奋-分泌耦联过程，减少多种内分泌激素的分泌。

【临床应用】

1. 心血管系统疾病

（1）高血压　应用钙通道阻断药治疗高血压已得到肯定。其中二氢吡啶类药物如硝苯地平、尼莫地平等扩张外周血管作用较强，可用于治疗中、重度高血压患者。长期用药后，外周阻力和肺循环阻力明显下降，故尤其适用于并发心性哮喘的高血压危象患者。维拉帕米和地尔硫革可用于轻、中度高血压。临床应根据具体病情选用适当的药物。

（2）心绞痛　钙通道阻断药对于各型心绞痛都有不同程度的疗效。对于变异型心绞痛硝苯地平疗效好，维拉帕米和地尔硫革均可用于稳定型心绞痛，对于昼夜均可发作的不稳定型心绞痛维拉帕米和地尔硫革均有较好的疗效，硝苯地平宜与 β 受体阻断药合用。

（3）心律失常　钙通道阻断药通过减慢房室传导速度和延长不应期，取消折返，对室上性心动过速及后除极触发活动引起的心律失常效果良好，但三类钙通道阻断药减慢心率的作用程度有异。维拉帕米和地尔硫䓬减慢心率作用明显，其中维拉帕米是治疗阵发性室上性心动过速的首选药，硝苯地平可反射性引起心率加快，故一般不用于治疗心律失常。

（4）充血性心力衰竭　因钙通道阻断药具有负性肌力作用和反射性兴奋交感神经的作用，对心力衰竭不利，故临床用于心衰有争议。长效钙通道阻断药氨氯地平负性肌力作用明显小于硝苯地平，现已在临床上试用。目前较为一致的观点是：当充血性心力衰竭合并有心绞痛或高血压时，可应用钙通道阻断药与硝酸酯类药物或利尿药、血管紧张素转化酶抑制药合用，对心室舒张功能障碍型心衰的疗效较心室收缩功能障碍型心衰好。

（5）肥厚性心肌病　维拉帕米疗效确切。可改善运动耐量及舒张功能，减轻心肌缺血。但因其减轻心脏后负荷可使左心室腔与流出道间压力梯度增加，故不宜用于梗阻型心肌病的治疗。

（6）动脉粥样硬化　钙通道阻断药能防止新的血管损伤形成，可延缓动脉粥样硬化的发展过程。

2. 其他系统的疾病

（1）脑血管疾病　尼莫地平、氟桂利嗪等钙通道阻断药能明显舒张脑血管，增加脑血流量，可治疗短暂性脑缺血发作、脑血栓形成及脑栓塞等。维拉帕米等可有效地预防偏头痛的发作，用药 3 个月以上可减轻症状，减少发作频率和发作时间。

（2）外周血管疾病　尼莫地平、硝苯地平等可扩张肢端小动脉，解除肢端小动脉收缩痉挛，因此可用于外周血管痉挛性疾病如雷诺病。

（3）支气管哮喘　硝苯地平等可松弛支气管平滑肌，减少组胺等过敏性递质的释放和白三烯的合成，并减少黏液的分泌，临床可用于防治哮喘。

（4）其他　对防治早产、消化性溃疡、糖尿病肾病等有一定的疗效。

【不良反应】

钙通道阻断药相对较安全，但因作用广泛，选择性相对较低。其不良反应与其扩张血管、抑制心肌等作用有关。常见不良反应有颜面潮红、头痛、眩晕、恶心、便秘、脚踝水肿等。严重不良反应有低血压、心动过缓或心脏停搏、心功能抑制等。基础血压偏低、左室收缩功能减弱、病窦综合征和房室结传导阻滞者慎用。

二、作用于钾通道的药物

包括钾通道开放药和钾通道阻断药，通过影响钾通道的开放和关闭产生药理作用。

（一）钾通道开放药

钾通道开放药（potassium channel openers，PCOs）选择性地作用于钾通道，使细胞膜对钾离子的通透性增加，促进 K^+ 外流。目前合成的钾通道开放药均作用于 K_{ATP} 通道，常用药有尼可地尔（nicorandil）、吡那地尔（pinacidil）、克罗卡林（cromakalim）、米诺地尔（minoxidil）、二氮嗪（diazoxide）等。

【体内过程】

尼可地尔口服吸收快而完全，生物利用度 75%～100%，蛋白结合率约 75%，服药后 0.5～1 小时血药浓度达峰值，$t_{1/2}$ 约为 1 小时，有效作用时间约为 12 小时。主要在肝内代谢，代谢产物药理活性较低。吡那地尔口服后吸收迅速，与血浆蛋白结合率约为 50%，生物利用度约为 60%，主要在肝脏代谢，其代谢产物仍有活性。米诺地尔口服吸收完全，几不与血浆蛋白结合，给药后 1 小时血中药物浓度达峰值，$t_{1/2}$ 为 2.8～4.2 小时。因能较持久地储存在小动脉平滑肌中，一次给药作用可维持 24 小时以上。

【药理作用及机制】

PCOs 主要通过激活 K_{ATP} 通道，引起细胞膜电位超极化，继而导致电压门控性钙通道关闭，尤其使 T 型和 N 型钙通道失活，抑制 Ca^{2+} 内流，并阻止线粒体、肌浆网等对 Ca^{2+} 重摄取、储存和释放，促进 Na^{+}-Ca^{2+} 交换，降低细胞内 Ca^{2+} 浓度，从而使血管扩张，降低血压。PCOs 能直接激活缺血心肌 K_{ATP} 通道，使细胞膜超极化，恢复紊乱的电解质及电生理平衡，降低能耗，减轻 Ca^{2+} 超载和自由基损伤，从而具有心肌保护作用。

【临床应用】

1. 高血压　PCOs 可开放血管平滑肌钾通道，使细胞膜超极化，可高选择性舒张阻力血管而具有抗高血压作用。PCOs 对正常和高血压动物的降压作用比钙通道药强，且具有较强地增加肾血流的作用。但 PCOs 在降压时常伴有反射性心动过速和心排血量增加，故少单独应用而与利尿剂和 β 受体阻断剂合用，治疗中、重度高血压。

2. 心绞痛及心肌梗死　尼可地尔为一强而有效抗心绞痛药，该药具有促进 K_{ATP} 通道开放和增加细胞内 cGMP 的双重作用机制，能够同时降低前、后负荷，高选择性地扩张正常及有病变的冠脉，改善冠脉血供。该药也可直接作用于心肌，其心肌保护和抗心绞痛作用较其他药物为优。该药对闭塞性和非闭塞性冠脉均有扩张作用，对闭塞性冠脉的扩张作用比硝酸异山梨酯强，防止冠脉痉挛的作用强于硝苯地平。该药治疗稳定性心绞痛的疗效优于钙通道阻断药和 β 受体阻断药。该药用于心肌梗死，可减少不可逆性心肌梗死面积。

3. 充血性心力衰竭　尼可地尔可降低安静及运动时的左、右心室负荷，增加充血性心衰患者的心排出量，对外周动脉压的影响比较小，心率轻度增加，并改善缺血区室壁运动。

【不良反应】

多由直接的血管扩张引起，如出现反射性心动过速、头痛、水肿等，亦有某些心血管以外的不良反应，如多毛症和毛发增生，糖尿病患者慎用。

（二）钾通道阻断药

钾通道阻断药（potassium channel blockers，PCBs）是一类可抑制 K^{+} 通过膜通道外流的化合物。PCBs 分为选择性和非选择性，选择性 PCBs 主要有格列苯脲（glibenclamide），可选择性阻断 ATP 敏感钾通道，常被用作 ATP 敏感钾通道研究的工具药，临床亦用于治疗轻、中度糖尿病；蜂毒明肽（apamin）可抑制平滑肌细胞、神经细胞和肝细胞膜上的钙激活钾通道。非选择性 PCBs 主要是有机化合物如四乙基铵（tetraethyl ammonium，TEA）和 4-氨基吡啶（4-aminopyridine，4-AP）。TEA 和 4-AP 能够阻断 K^{+} 通道，K^{+} 外流减少，膜去极化，致 Ca^{2+} 内流增加，均能促进神经冲动引起的递质释放。临床上 4-AP 主要用于对抗肌松药过量引起的肌肉麻痹，也可用于重症肌无力，还可用于解除氯胺酮、地西泮、苯巴比妥等对中枢的抑制作用，也可用于老年性痴呆。

三、作用于钠通道的药物

目前临床上常用的钠通道阻断药主要有局部麻醉药（如利多卡因、普鲁卡因等）、抗癫痫药和抗惊厥药及 I 类抗心律失常药，参见相关各章节。

第二十三章
治疗慢性心功能不全的药物

第一节　慢性心功能不全的病理生理机制和临床常用药物作用的环节

慢性心功能不全（chronic heart failure）也称充血性心力衰竭（congestive heart failure，CHF），是指在适当的静脉回流下，心脏排出量绝对或相对减少，不能满足全身组织器官代谢需要的一种病理状态。同时又是一种"超负荷心肌病"，此时心肌收缩功能和（或）舒张功能出现障碍，造成体循环和/或肺循环淤血而组织供血不足，最终发展成为 CHF，也是多种心脏疾病终末阶段的表现。

CHF 的药物治疗以往多限于缓解症状，改善血流动力学变化。20 世纪 90 年代后对 CHF 的发生机制研究不断深化，对 CHF 的治疗给予了新的评价，当前的药物治疗目标以降低病死率作为最终要求。

一、CHF 的病理生理机制及药物的作用环节

1. 交感神经激活和 β 受体信号转导的变化　在 CHF 发展的相对早期阶段，心脏和全身的交感神经系统激活，可以触发多种病理生理学过程，包括心肌的重构，β 受体下调，心率加快和心肌缺血。因此，治疗可采用 β 受体阻断药，特别是 $β_1$ 受体阻断药如美托洛尔，和 $β_1$、$β_2$、$α_1$ 受体阻断药卡维地洛等，它们不仅可以拮抗 CHF 时过高的交感神经活性，而且更为重要的是长期应用也能上调 β 受体。

2. 肾素-血管紧张素-醛固酮系统（renin-angiotensin-aldosterone system，RAAS）　心输出量减少和交感神经张力的增加可以作用于肾脏，促进肾素释放。在严重 CHF 的急性发作或恶化时，可见到 RAAS 的激活和血浆肾素水平的增加，肾排尿量减少。

血管紧张素Ⅱ（angiotensin Ⅱ，AngⅡ）是一个强的血管收缩和生长促进肽，与心肌的重构有关。AngⅡ可能促进心肌纤维生长和间质纤维化，这个作用可被血管紧张素转化酶（angiotensin converting enzyme，ACE）抑制药和 AngⅡ受体（AT1 受体）阻断药所阻断。此外 AngⅡ对 CHF 尚有其他的影响，如增加中枢交感神经张力，促进神经末梢释放 NA，促进醛固酮的分泌等。

醛固酮对 CHF 的发展以及心肌的肥厚也会产生重要的影响，如可引起心肌和血管的纤维化，直接损伤心肌和血管，损伤压力感受器的功能，并可能促进交感神经的激活和抑制副交感神经的功能，还可以阻止心肌再摄取 NA。在心肌细胞、成纤维细胞、血管平滑肌细胞中存在大量的醛固酮受体，它们参与心脏重构的过程，醛固酮拮抗药可以抑制醛固酮的致纤维化作用。

3. 心肌重构（cardium remodeling） 20世纪90年代后，人们逐渐明确了心肌重构是CHF发生发展的基本机制。心脏重构定义为，在心脏损伤和（或）在血液动力学的应激反应时，导致心脏的大小、形状和功能发生变化。与重构有关的主要因素是压力超负荷（室壁张力）、交感神经激活、AngⅡ和醛固酮含量增加。调节心肌重构的药物治疗，可以选用ACE抑制药、β受体阻断药和醛固酮拮抗药等，它们均已被证实可以明显降低CHF病人的发病率和死亡率。

CHF药物治疗目标是：①减少充血性心力衰竭急性发作次数。②预防心律失常（心律不齐）病理发展。③改善患者心脏功能，降低死亡率。④提高患者生活质量。

CHF的病理生理机制和临床常用药物作用的环节见图23-1。

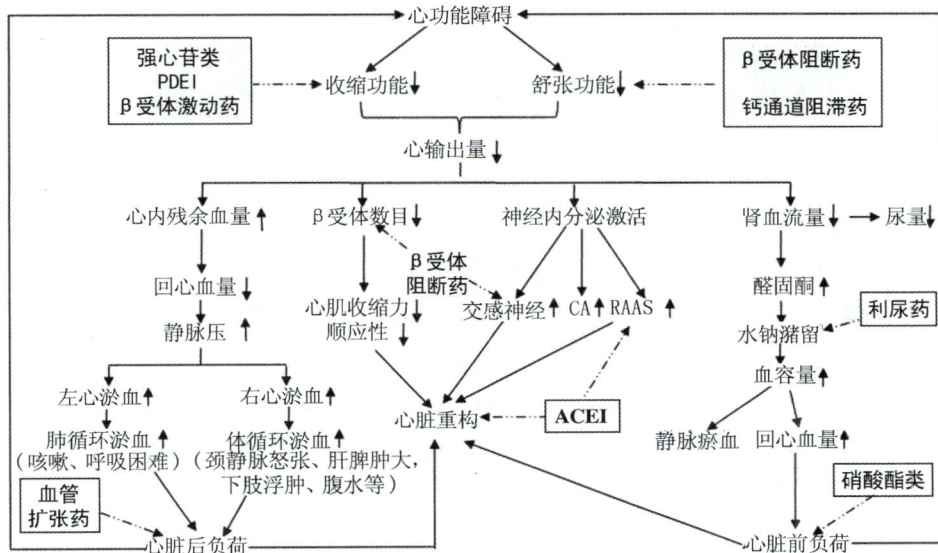

图 23-1　CHF 的病理生理机制和临床常用药物作用的环节

二、目前用于治疗 CHF 的药物

1. 正性肌力药

（1）强心苷类　地高辛、洋地黄毒苷、毒毛花苷 K 等。

（2）非强心苷类　磷酸二酯酶Ⅲ抑制剂（如氨力农、米力农）、β受体激动剂（如多巴酚丁胺）等。

2. 肾素-血管紧张素-醛固酮系统抑制药

（1）血管紧张素转化酶（ACE）抑制药　卡托普利、依那普利等。

（2）血管紧张素Ⅱ受体（AT_1）阻断药　氯沙坦、伊贝沙坦等。

（3）醛固酮拮抗药　螺内酯等。

3. 血管扩张药

（1）直接扩张血管药　硝酸甘油、肼屈嗪、硝普钠、哌唑嗪等。

（2）钙通道阻断药　氨氯地平等。

4. β受体阻断药　美托洛尔、卡维地洛、比索洛尔等。

5. 利尿药　氢氯噻嗪、呋塞米等。

第二节   正性肌力药

一、强心苷类

强心苷（cardiac glycosides）是一类选择性作用于心脏，具有加强心肌收缩力作用的苷类化合物，临床用于治疗 CHF 已有 200 多年历史。

【来源与化学】

强心苷主要来源于植物，天然存在于植物中的为一级强心苷，在提取过程中水解产生的为二级强心苷，如地高辛（digoxin）、洋地黄毒苷（digitoxin）等。临床常用的强心苷多来自玄参科（紫花洋地黄和毛花洋地黄）和夹竹桃科植物，如洋地黄毒苷、地高辛、西地兰（毛花洋地黄苷 C，cedilanid）和毒毛花苷 K（strophanthin K）等。此外从海葱、羊角拗、马利筋、葶苈子、罗布麻等植物中也发现了强心苷类活性物质。动物药蟾酥中也含有强心苷。强心苷由苷元（配基）和糖结合而成（图 23-2）。其中苷元具有强心作用，由不饱和内酯环和

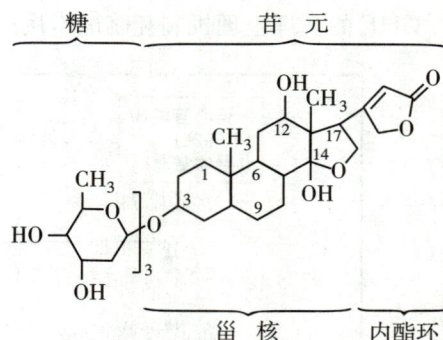

图 23-2   强心苷类药物的基本结构

甾核构成，甾核 C_3、C_{14} 的 β 构型羟基以及 C_{17} 连接的 β 构型不饱和内酯环为产生强心作用的必需结构。强心苷所含的糖除葡萄糖外多为稀有糖，如洋地黄毒糖。糖的部分对强心苷的强心作用无根本影响，但可通过改变药物分子极性，而影响强心苷的药物代谢动力学特征。

【体内过程】

强心苷类的药理作用基本相同，但因药物分子极性不同，因而体内过程各不相同，故药物作用有快慢、长短之分（表 23-1）。如洋地黄毒苷分子极性小，脂溶性高，口服易吸收，血浆蛋白结合率高，且因其经肝与胆道排入肠道后被再吸收，形成肝肠循环，故血浆半衰期长，作用时间长。毒毛花苷 K 分子极性大，脂溶性低，很少形成肝肠循环，故血浆半衰期短，作用维持时间短。另外地高辛 60%～90% 以原形从肾脏排出，患者肾功能不全时容易蓄积中毒。常用强心苷类药物药动学参数总结见表 23-1。

表 23-1   常用强心苷类药物的药动学参数

药动学参数	洋地黄毒苷	地高辛	毛花苷 C	毒毛花苷 K
口服吸收率（%）	90～100	60～85	20～40	2～5
蛋白结合（%）	97	25	<20	5
肝-肠循环（%）	27	6.8	少	少
生物转化（%）	30～70	5～10	少	0
原形经肾排出（%）	10	60～90	90～100	90～100
单位分布容积（L/kg）	0.6	5～8	4.4	-
血浆半衰期	5～7 天	33～36 小时	23 小时	12～19 小时
治疗血浆浓度（ng/mL）	10～35	0.5～2.0	—	—
给药途径	口服	口服	静脉注射	静脉注射
起效时间（分钟）	120	60～120	10～30	5～10

续表

药动学参数	洋地黄毒苷	地高辛	毛花苷 C	毒毛花苷 K
T_{max}（小时）	8～12	4～8	1～2	0.5～2
作用完全消失时间（天）	14～21	5～7	4～5	1～3
毒性完全消失时间（天）	3～10	1～2	1～1.5	6h
全效量（mg）	0.8～1.2	0.7～1.2	1～1.2	0.25～0.5
维持量（mg）	0.05～0.3	0.125～0.5	—	—

【药理作用】

1. 增强心肌收缩力　又称正性肌力作用。其加强心肌收缩力的作用特点是：①治疗剂量下可选择性地直接作用于心脏。②心肌收缩时最大张力提高。③加快心肌收缩速度，表现为左心室压力上升最大速率（$+dp/dt_{max}$）增大，心肌最大缩短速率（V_{max}）加快，即达到某一程度的最高张力所需的时间减少。由于强心苷的正性肌力作用，在心脏前、后负荷不变的条件下，心脏每搏做功明显增加，搏出量增加。临床表现只增加 CHF 患者的心输出量而不增加正常人心输出量。原因是强心苷对正常人有收缩血管作用，从而增加外周血管阻力，限制了心搏出量的增加；CHF 状态下，强心苷抑制了交感神经活性，减弱血管收缩效应，外周阻力无明显升高，从而增加衰竭心脏的心输出量。④降低衰竭心脏心肌耗氧量。

2. 减慢心率　即负性频率作用。CHF 时心肌收缩无力，心输出量减少，交感神经代偿性兴奋，心率加快。治疗量的强心苷使心肌收缩力加强，心输出量增加，从而刺激主动脉弓和颈动脉窦压力感受器，反射性地使迷走神经兴奋性增加，交感神经兴奋性降低，减慢心率。因此强心苷的负性频率作用是其正性肌力作用的继发结果。同时强心苷还能兴奋迷走神经中枢，并提高窦房结对乙酰胆碱的敏感性，从而减慢心率。心率减慢有利于心脏休息，并且舒张期延长，静脉回流充分，回心血量增多，可保证心输出量提高。同时冠状动脉血液灌注增加，有益于心肌的营养供应，对衰竭心脏有利。

3. 对传导组织和心肌电生理特性的影响　强心苷对心肌电生理特性的影响既有对心肌细胞的直接作用，也有通过提高迷走神经兴奋性的间接作用，其表现随药物剂量等因素不同、机制也各不相同。

（1）降低窦房结自律性　治疗量强心苷主要通过加强迷走神经活性而降低窦房结自律性，迷走神经加速 K^+ 外流，使最大舒张电位（MDP）与阈电位（threshold potential）间距加大，因此自律性下降而窦性频率减慢。

（2）提高浦肯野纤维自律性　因迷走神经对浦肯野纤维无重大影响，所以强心苷的直接作用起了主要影响，即抑制膜 Na^+-K^+-ATP 酶，使浦肯野纤维细胞内失 K^+，MDP 减少（负值减小），与阈电位间距缩短，自律性提高，这是强心苷引起室性早搏等心律失常的原因之一。

（3）减慢房室结传导速度　这主要是迷走神经所介导。迷走神经兴奋减慢 Ca^{2+} 内流，使呈慢反应电活动的房室结的除极减慢，因而其传导速度减慢。减慢传导是强心苷治疗心房颤动时降低心室率的重要依据。

（4）缩短心房有效不应期　通过增加迷走神经活性加速 K^+ 外流的间接作用所致，这一作用与强心苷治疗心房扑动的作用有关。

4. 对心电图的影响（图 23-3）　强心苷对心肌电生理的影响在心电图中有相应的具体体现。治疗量的强心苷可使心电图呈现如下变化：Q-T 间期缩短，反映心室肌兴奋过程缩短；P-R 间期延长，反映房室传导减慢；P-P 间期增大，反映窦性心率减慢；T 波幅度变小或倒置，反映各部心肌动作电位时程缩短；S-T 段下降呈鱼钩状，反映动作电位 2 相时程缩短。

强心苷中毒时可出现各种心律失常的心电图表现，如室性期前收缩、房性心动过速、室性心动过速、室颤等，部分中毒病人还表现为心动过缓和房室结传导阻滞，其中室性期前收缩出现较早，为强心苷中毒的特异性表现。

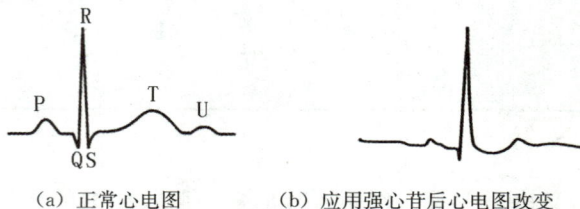

（a）正常心电图　　　　（b）应用强心苷后心电图改变

图 23-3　强心苷对心电图的影响

5. 其他作用

（1）**收缩血管平滑肌**　强心苷可使下肢血管、肠系膜血管及冠状血管收缩，正常人外周血管阻力可增加 20%，局部血流减少。但在 CHF 患者，强心苷可直接或间接抑制交感神经活性，其作用超过强心苷的直接缩血管效应，反而使外周阻力有所下降。

（2）**利尿**　CHF 时强心苷通过加强心肌收缩力，使心输出量增多，肾血流增加，可间接产生利尿作用。强心苷还可抑制肾小管细胞 Na^+-K^+-ATP 酶，减少肾小管对 Na^+ 的重吸收，产生直接利尿作用。

（3）**对神经系统的作用**　中毒剂量的强心苷可兴奋延脑极后区催吐化学感受区而引起呕吐。严重中毒时还引起中枢兴奋症状，如行为失常、精神失常、谵妄甚至惊厥。中毒量强心苷引起中枢和外周条件的改变，明显增强交感神经的活性，参与心律失常的发病过程。

（4）**抑制肾素-血管紧张素-醛固酮（RAAS）系统**　血管紧张素 II 和醛固酮都有促进心肌细胞肥大、增殖，引起心室重构，加剧心衰恶化的作用。强心苷可使血浆肾素活性降低，减少血管紧张素 II 及醛固酮的含量，对心功能不全时过度激活的 RAAS 产生拮抗作用。

【强心苷正性肌力作用机制】

目前认为心肌细胞膜上的 Na^+-K^+-ATP 酶是强心苷的受体，治疗量强心苷与之结合使酶活性下降，从而抑制 Na^+-K^+ 交换，导致细胞内 Na^+ 量增多，K^+ 量减少。进而通过 Na^+-Ca^{2+} 交换机制，减少 Na^+ 内流，增加 Ca^{2+} 内流，使细胞内 Ca^{2+} 量增加。增加的细胞内 Ca^{2+} 激活肌浆网上的 Ca^{2+} 依赖性钙通道的开放，使肌浆网内储存的 Ca^{2+} 进入心肌细胞内，使心肌细胞内 Ca^{2+} 含量进一步增加，心肌收缩力增强。该现象称之为"以钙释钙"。

强心苷中毒时 Na^+-K^+-ATP 酶活性受到明显抑制，此时心肌细胞内 Ca^{2+} 超载，Na^+ 外流及 K^+ 内流明显减低，细胞内低 K^+ 导致膜电位减小，自律性增加，可引起各种心律失常。

【临床应用】

1. 慢性心功能不全　强心苷增强心肌收缩性，使心输出量增加，从而改善动脉系统缺血状况；强心苷使心排空完全，舒张期延长，使回心血量增多，静脉压下降，从而解除静脉系统淤血症状。强心苷对不同原因引起的心功能不全有不同程度的疗效：对伴有心房颤动或心室率过快的慢性心功能不全疗效最好；对心瓣膜病、先天性心脏病、动脉硬化及高血压引起的心力衰竭效果良好；对继发于甲状腺功能亢进、重症贫血及维生素 B_1 缺乏等疾病的心功能不全，疗效较差，因心肌能量代谢障碍；对肺源性心脏病、严重心肌损伤或活动性心肌炎（如风湿活动期）等，疗效不佳，因此时心肌缺氧、能量产生障碍，且缺氧又使血中儿茶酚胺增多和细胞进一步缺钾，这些因素都易引起强心苷中毒；对伴有机械性阻塞的心功能不全，如缩窄性心包炎、严重二尖瓣狭窄等疗效不佳或无效，因心室舒张和充盈受阻，药物难以使之改善。

2. 心律失常　强心苷适用于某些室上性心律失常，是治疗心房纤颤和心房扑动的常用药物。

（1）心房颤动　由于心房发生大量而杂乱的冲动（400～650次/分），使心室率快（100～200次/分）而不规则，影响心脏排出足够的血液，导致严重循环衰竭。强心苷可通过兴奋迷走神经或直接抑制房室结，增加房室结的隐匿性传导（隐匿性传导是指心房发生的细微冲动，引起房室结的微弱兴奋，但所形成的动作电位幅度低，在传导过程中隐匿而不能到达心室，并留下不应期，阻碍后继冲动的通过）。强心苷增加房室结的隐匿性传导可使较多的心房冲动不能通过房室结下达到心室，从而减慢心室率。

（2）心房扑动　是快速而规则的心房异位节律，每分钟为250～300次，节律比心房颤动时规则，冲动穿透力强，更容易传入心室，使心室率过快而难以控制。强心苷可缩短心房的有效不应期，使心房扑动转为颤动，继而减慢心室率。

（3）阵发性室上性心动过速　强心苷能兴奋迷走神经，降低心房内自律细胞的自律性，而终止阵发性室上性心动过速的发作。

【不良反应】

强心苷的安全范围小，有效血药浓度接近中毒血药浓度的60%，且患者对强心苷的敏感性及耐受性有较大的个体差异，容易发生毒性反应。

1. 胃肠反应　为强心苷中毒的最常见的早期表现。可出现厌食、恶心、呕吐、腹泻等，须注意与强心苷用量不足，心衰未被控制导致的胃肠道静脉淤血所引起的胃肠道反应相区别。

2. 中枢神经系统反应　包括眩晕、头痛、疲倦、失眠、谵妄及视物模糊、黄视症和绿视症等症状。其中视色障碍是强心苷中毒时的特有症状，可作为停药的指征。

3. 心脏毒性　为强心苷最严重的中毒反应，可引起多种类型的心律失常。①快速性心律失常可有室性早搏、二联律、三联律，以及有异位节律点所致的房性、房室结性或室性心动过速，甚至发展为室颤其中室性早搏及联律最常见且最早出现，约占心脏反应的33%，属中毒先兆，为停药指征。室性心动过速最为严重，应立即停药并抢救，以免发展为致死性的室颤。②各种程度的房室传导阻滞，约占18%。③窦性心动过缓，当心率降至60次/分以下时为中毒先兆，应停止使用强心苷。

【中毒防治】

识别强心苷的中毒先兆并及时停药，对于防止严重中毒反应的发生十分重要。除根据患者的临床表现、心电图变化诊断是否发生中毒反应外，测定强心苷的血药浓度也可作为诊断依据。一般地高辛血药浓度超过3ng/mL，洋地黄毒苷超过45ng/mL即可诊断为中毒。

1. 预防　低血K^+、低血Mg^{2+}、高血Ca^{2+}、心肌缺氧和肾功能低下等均是强心苷中毒的诱发因素，用药过程中需加以注意。患者一旦出现中毒先兆症状，如室性早搏、窦性心动过缓（心率低于60次/分）、视色障碍等，都应及时减量或停药，并停用排钾利尿药和肾上腺皮质激素类药物。

2. 治疗　首先应停用强心苷。对于表现为快速型心律失常的中毒患者，应及时补钾，可选用苯妥英钠，与强心苷竞争Na^+-K^+-ATP酶，控制期前收缩并减慢房室传导。对于室性心律失常，还可选用利多卡因解救。对于极其严重的地高辛中毒患者，可静脉注射地高辛抗体Fab片段，与地高辛结合后，解除其对Na^+-K^+-ATP酶的抑制作用而迅速缓解药物的毒性反应。对于窦性心动过缓或传导阻滞者，可用阿托品治疗。

【给药方法】

1. 全效量法 强心苷出现最大疗效的最小剂量称为全效量，或"洋地黄化量"。若患者病情较急，且在 2 周内未使用过强心苷，可在 24 小时内（速给法）或 3～4 天（缓给法）给足全效量，之后每日给予维持量。

速给法适用于急性 CHF 患者，多采用速效强心苷如毛花苷 C 等静脉注射。

缓给法适用于病情较缓和的患者，一般使用口服制剂，如：首次口服地高辛 0.25～0.5mg，以后每 6～8 小时口服 0.25mg，直至总药量达 1.25～2.5mg（全效量），之后每日给予 0.125～0.5mg（维持量）。

由于个体间对强心苷的敏感性存在较大差异，此种给药方式必须做到剂量个体化，并根据患者个体的并发症及毒性反应随时调整给药剂量。

2. 维持量法 为减少强心苷的毒性反应，对于非急症患者，可按照一级消除动力学的规律，按照恒定的时间间隔给予恒定剂量的药物，4～5 个半衰期后血中的药物浓度便达"稳态"而发挥恒定疗效。如地高辛 $t_{1/2}$ 为 33～36 小时，每日给予维持量 0.25mg，6～7 天后即可获得疗效，而不良反应明显减少。

【药物相互作用】

奎尼丁、胺碘酮、维拉帕米、心律平等能提高地高辛血药浓度，其中奎尼丁能使 90％患者的地高辛血药浓度提高约 1 倍。消胆胺在肠道与地高辛结合而使后者吸收减少，血药浓度降低。甲氧氯普安（胃复安）因促进胃肠运动可降低地高辛的口服生物利用度，丙胺太林则与之相反。

二、非苷类正性肌力药

非强心苷类正性肌力药主要有 β 受体激动剂和磷酸二酯酶Ⅲ（phosphodiesterase-Ⅲ，PDE-Ⅲ）抑制剂等，但长期用其治疗严重的 CHF 时，可引起室性心律失常的发生率和死亡率升高，故不宜作为治疗 CHF 的常规用药。

近年来还研究了用于治疗 CHF 的钙增敏剂，如匹莫苯（pimobendan）、硫马唑（sulmazole）。这些药物除具有钙增敏作用（调节肌丝对钙的反应）外，还具有磷酸二酯酶Ⅲ的抑制作用，因而可增强心肌的收缩力，常用药物见表 23-2。

表 23-2 常用非强心苷类正性肌力药

类别	药物	作用	应用	不良反应
磷酸二酯酶Ⅲ抑制药	氨力农（amrinone，氨吡酮）（1983 年）	抑制心肌和血管平滑肌内磷酸二酯酶Ⅲ，减少心肌细胞内 cAMP 的灭活而增加 cAMP 含量，进而增加 Ca^{2+} 浓度，降低血管平滑肌细胞内 Ca^{2+} 浓度，产生正性肌力和扩血管作用	严重及对强心苷和利尿药不敏感的 CHF 患者	较多且重，如食欲减退、恶心、呕吐、心律失常、肝脏毒性等，长期使用约 15％患者出现血小板减少，可导致死亡，现已少用
	米力农（milrinone，甲氰吡酮）（1989 年）	作用强度大于氨力农	同氨力农，基本取代其用于治疗重度 CHF	较少，大剂量可引起心律失常、心绞痛和低血压、血小板减少，较氨力农少见。长期口服治疗 CHF，致预后恶化、死亡率升高，故不宜长期口服，仅供短期静脉滴注

续表

类别	药物	作用	应用	不良反应
β受体激动剂	多巴酚丁胺（dobutamine）异波帕胺（ibopamine）	选择性地兴奋心脏β₁受体，对β₂和α受体作用轻微，正性肌力作用大于正性频率作用，故仅轻度加速心率	急性心肌梗死伴发心力衰竭	静脉滴注速度过快，剂量过大可引起血压升高、心率加快及室性早搏。原有高血压及有严重低血压者均不宜使用

第三节　肾素-血管紧张素-醛固酮系统抑制药

一、血管紧张素转化酶（ACE）抑制药

常用药物见第二十四章，本类药物已经成为治疗 CHF 的基础用药，能降低左心室重构的发生率，提高 CHF 病人的生存率。对无症状的左心室功能障碍的病人，ACE 抑制药能预防或延迟症状出现。对心肌梗死后伴随左心室功能障碍的病人，ACE 抑制药减少 CHF 的发生率，同时明显提高心肌梗死后 CHF 病人的生存率。此外，ACE 抑制药可以明显提高有症状的 CHF 病人的运动耐力，提高生活质量。本类药抗 CHF 的主要作用环节是：

1. 减少血液循环和局部组织中的 AngⅡ 的产生和醛固酮的产生，降低交感神经的活性，加强利尿药的利尿作用。

2. 增加缓激肽的水平。该类药物可减少缓激肽降解，进而通过后者刺激 NO、cGMP、血管活性前列腺素的产生，而发挥扩张血管等作用。

3. 调节心脏重构的过程。ACE 抑制药抑制心脏的重构和肥厚是其降低 CHF 病死率的重要原因。其减少循环中特别是局部组织中 AngⅡ 的产生，阻止 AngⅡ、NA 和醛固酮的促生长作用可抑制心脏的重构。

本类药物的主要不良反应是高血钾症、低血压、咳嗽、肾功能不全和水肿。

二、血管紧张素Ⅱ受体（AT₁）阻断药

现有的血管紧张素Ⅱ受体阻断药主要拮抗 AT₁ 受体，它们可以剂量依赖性的降低左心室充盈压，能阻断血管紧张素Ⅱ的致心肌肥厚作用，且对神经激素无明显不良影响。

目前该类药物还在临床评价中。常用药物有氯沙坦（losartan）、伊贝沙坦（irbesartan，厄贝沙坦）等（见第二十四章）。

三、醛固酮拮抗药

CHF 发生时，血中的醛固酮水平明显增加，可能引起心脏、血管的重构，还可阻止心肌摄取去甲肾上腺素，游离的去甲肾上腺素增加可进一步诱发冠脉痉挛和心律失常，加速心衰过程。此外，长期应用血管紧张素转化酶抑制药和 AT₁ 受体拮抗药治疗 CHF 时，患者血中醛固酮水平可能不降反而升高（醛固酮"逃逸"），进一步加剧症状。

目前使用的药物有螺内酯（spironolactone）和依普利酮（eplerenone）等。在常规治疗基础上加用醛固酮拮抗药，可有效减轻醛固酮"逃逸"现象，防止心肌纤维化，改善血流动力学，降低 CHF 病死率。

第四节 血管扩张药

一、直接扩张血管药

血管扩张药通过扩张血管，可明显降低心脏的前后负荷，降低心肌耗氧量，改善心脏的泵血功能。血管扩张药不仅可以改善 CHF 的症状，提高患者生活质量，与强心苷及利尿药合用时，还可加强后者的治疗效果，降低 CHF 的病死率。

常用于治疗 CHF 的血管扩张药有硝普钠、肼屈嗪、硝酸甘油及 α₁受体阻断药哌唑嗪等。不同种类的血管扩张药对动脉和/或静脉血管的选择性扩张作用不同，可根据心衰患者血流动力学变化的主要特点选择使用见表 23-3。

表 23-3 常用于治疗 CHF 的血管扩张药

药物	扩张血管	应用
硝酸甘油	V	前负荷加重为主，肺淤血明显者
肼屈嗪	A	后负荷加重为主，心输出量明显减少者。但长期单独应用难以持续生效
硝普钠	V、A	前后负荷均加重者，常用于急性心肌梗死及高血压时的 CHF
哌唑嗪	V、A	前后负荷均加重者，但因有快速耐受现象而难以长期有效

注：V 为静脉，A 为动脉。

二、钙通道阻断药

长效钙通道阻断药如氨氯地平，因起效慢，作用持久，反射性兴奋交感神经作用较短效钙通道阻断药（如硝苯地平）轻。该类药物的作用是：①扩张外周动脉，减轻心脏后负荷，改善 CHF 的血流动力学。②降低心肌细胞内的钙负荷，改善心室的舒张功能。③抗左室肥厚。④抗心肌缺血、抗动脉粥样硬化等。可用于治疗伴有高血压、心绞痛或因肥厚型心肌病所致 CHF。

第五节 β 受体阻断药

β 受体阻断药是治疗心绞痛、高血压及心律失常等心血管系统疾病的常用药物，但由于抑制心肌收缩力，曾一直被认为应禁用于 CHF。随着对 CHF 发病过程中交感神经活性增高及其不良影响的认识不断深入，1975 年，瑞典哥德堡大学的医生 Wagstein F 等将第一个选择性 β 受体阻断药普萘洛尔用于扩张性心肌病导致的严重 CHF，使症状缓解。由此改变了对 CHF 的治疗学概念。

β 受体阻断药对 CHF 的治疗作用主要包括：①促使衰竭心肌细胞的 β 受体密度上调，恢复心肌对儿茶酚胺的敏感性。②抑制交感神经兴奋介导的血管收缩和 RAAS 激活。③降低血中儿茶酚胺水平，改善儿茶酚胺增高引起的心血管损害。④降低心肌耗氧量和心脏做功，改善心肌功能。⑤减少心室重构。⑥减少 CHF 时心律失常的出现，改善预后，降低 CHF 时猝死的发生率。

常用于治疗 CHF 的 β 受体阻断药有卡维地洛（carvedilol）、拉贝洛尔（labetalol）、比索洛尔（bisoprolol）和美托洛尔（metoprolol）等。目前 β 受体阻断药仅在常规治疗无效或合并有高血压、心律失常、冠心病、心肌梗死等用药指征时，才谨慎使用。

第二十四章
抗高血压药

高血压（hypertension）是以体循环动脉血压增高为主要表现的一种临床综合征，是严重危害人类健康的常见病、多发病。持续的动脉血压升高可导致心、脑、肾和血管等靶器官病变，引起脑卒中、心肌梗死、心功能及肾功能不全等严重并发症。

按中国高血压防治指南（2018年修订版）规定，目前我国高血压的诊断标准为在未服抗高血压药情况下，成人非同日3次测量诊室血压，收缩压≥140mmHg和（或）舒张压≥90mmHg即可诊断为高血压。

高血压按发病的原因分为两类，即原发性高血压和继发性高血压。前者病因不明，又称为高血压病，患病率占高血压人群的90%~95%，目前尚无针对病因的根治方法；后者是由某些确定的疾病或病因所引起的血压升高，如继发于肾动脉狭窄者、妊娠中毒症、原发性醛固酮增多症、嗜铬细胞瘤等，又称为症状性高血压，占高血压人群的5%~10%，只要治愈原发疾病或消除病因，血压就会降低。按血压升高程度高血压可分为Ⅰ级、Ⅱ级、Ⅲ级高血压或轻、中、重度高血压（表24-1）。根据高血压起病的急缓和病情进展的快慢，又可分为缓进型和急进型高血压。

表 24-1　血压的分类或高血压的分级

分类	收缩压（mmHg）		舒张压（mmHg）
正常血压	<120	和	<80
正常高值	120~139	和（或）	80~89
高血压	≥140	和（或）	≥90
Ⅰ级高血压（轻度）	140~159	和（或）	90~99
Ⅱ级高血压（中度）	160~179	和（或）	100~109
Ⅲ级高血压（重度）	≥180	和（或）	≥110
单纯收缩期高血压	≥140	和	<90

抗高血压药（antihypertensive drugs）又称为降压药（hypotensive drugs），是一类能降低血压而用于高血压治疗的药物。合理地应用降压药可有效地控制血压，不仅可改善高血压患者的症状，同时还能延缓因高血压所引发的重要脏器并发症，减少心、脑、肾和血管等靶器官的损伤，从而提高患者的生活质量，降低病死率，延长寿命。

第一节　抗高血压药的分类

影响动脉血压的基本因素有：外周血管阻力、心脏功能及循环血量。高血压的发病机制尚未完全明了，但目前已知高血压的发生发展与多个系统神经-体液调节机制紊乱有关，如交感神经-肾上腺素系统、肾素-血管紧张素系统（RAS）、血管内皮松弛-收缩因子系统等。抗高血压药可通过不同的方式直接或间接影响这些环节而发挥降压作用（图 24-1）。

根据抗高血压药的作用部位或作用机制，可将其分为以下几类：

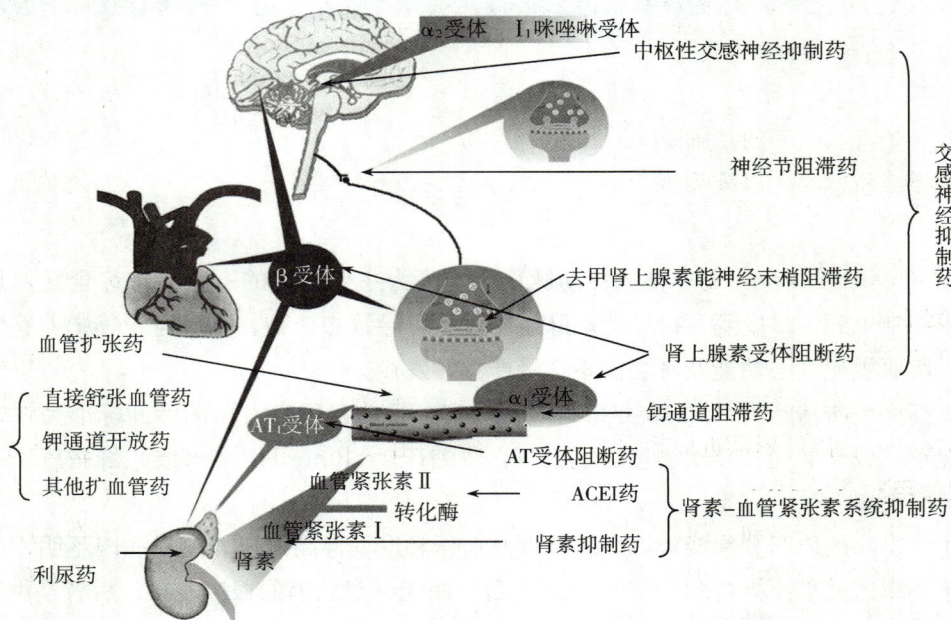

图 24-1　抗高血压药作用部位示意图

1. 利尿降压药　氢氯噻嗪等。

2. 肾素-血管紧张素-醛固酮系统抑制药

（1）血管紧张素 I 转化酶（ACE）抑制药　卡托普利、依那普利等。

（2）血管紧张素 II 受体（AT_1）阻断药　氯沙坦、缬沙坦等。

（3）肾素抑制药　瑞米吉仑等。

3. 钙通道阻断药　硝苯地平、氨氯地平、非洛地平等。

4. 血管扩张药

（1）直接扩张血管药　肼屈嗪，硝普钠等。

（2）钾通道开放药　吡那地尔、米诺地尔等。

（3）其他扩血管药　酮色林、吲达帕胺等。

5. 交感神经抑制药

（1）中枢性交感神经抑制药　可乐定、甲基多巴等。

（2）神经节阻断药　美加明、咪噻芬等。

（3）去甲肾上腺素能神经末梢阻断药　利血平、胍乙啶等。

（4）肾上腺素受体阻断药

1）β 受体阻断药　普萘洛尔、美托洛尔等。

2）α_1 受体阻断药　哌唑嗪等。

3）α 和 β 受体阻断药　拉贝洛尔等。

目前临床常用的一线抗高血压的药物有利尿药、血管紧张素 I 转化酶（ACE）抑制药、血管紧张素Ⅱ受体阻断药、钙通道阻断药、β肾上腺素受体阻断药等。中枢神经抑制药和血管扩张药等，现已较少单独使用，多用于联合用药和复方制剂中。

第二节　常用抗高血压药

一、利尿药

利尿药是治疗高血压的基础药物，各类利尿药单用即有降压作用，并可增加其他降压药的作用。临床常用于抗高血压以噻嗪类利尿药（thiazide diuretics）为主，其中以氢氯噻嗪最为常用。

氢氯噻嗪

【体内过程】

氢氯噻嗪（hydrochlorothiazide）口服吸收迅速但不完全，分布于各组织，以肾脏含量最高，肝脏次之，一般口服后 1 小时产生降压效应，约 2 小时血药浓度达峰值，维持 12～18 小时，$t_{1/2}$ 约为 12 小时。95％以原形从近曲小管分泌，由尿液排出。可通过胎盘屏障，并能从乳汁排泄。

【药理作用】

氢氯噻嗪降压作用温和、缓慢、持久，对卧、立位血压均有降低作用，可使收缩压与舒张压成比例下降，降压过程平稳，大多数病人用药 2～4 周就可以达到最大疗效。长期用药无明显耐受性，一般不引起体位性低血压。单用降压作用较弱，与血管扩张药及某些交感神经抑制药合用，可产生协同或相加作用。

【作用机制】

氢氯噻嗪降压作用机制为：①早期用药是通过排钠利尿，使有效血容量减少、心输出量减少而降压。②长期用药使体内轻度缺 Na^+，血管平滑肌内 Na^+ 的浓度降低，通过影响 Na^+-Ca^{2+} 交换机制，使细胞内 Ca^{2+} 减少，降低血管平滑肌细胞对去甲肾上腺素等缩血管物质的反应性，血管张力下降而降压；氢氯噻嗪还可诱导动脉壁产生激肽、前列腺素（PGE_2）等扩血管物质，使血管扩张，血压下降。

【临床应用】

氢氯噻嗪单用适用于轻、中度高血压，与其他抗高血压药联合，可用于治疗中、重度高血压，同时还能防止其他降压药引起的水钠潴留，尤其适用于伴有心力衰竭的高血压患者。

【不良反应与注意事项】

小剂量应用无明显不良反应，长期大剂量应用可导致电解质紊乱，如低血钠、低血钾、高血钙，用药时应适度限钠、注意补钾或与保钾利尿药合用；对糖代谢及脂质代谢出现不良影响，如高血糖、高血脂，故高血压患者合并有糖尿病或高脂血症者慎用；并可使血浆肾素活性增高，激活肾素-血管紧张素-醛固酮系统而不利于降压，可与 β 受体阻断药等降低肾素活性的药物合用；还可以致高尿酸血症、高氮质血症，故痛风患者和肾功能减退者等慎用。

二、肾素-血管紧张素-醛固酮系统抑制药

肾素-血管紧张素-醛固酮系统（renin-angiotensin-aldosterone system，RAAS）是由肾素、血管紧张素及其受体所构成，在血压和水、电解质平衡调节中起十分重要的作用，在高血压的发病中起重要作用。RAAS 可分为两类：一类存在于循环血液中，称为循环 RAAS；一类存在于心

血管等组织中，称为组织 RAAS。肾素是肾小球旁器细胞在血容量降低或 β 受体激动时分泌的一种酶，能使肝脏产生的血管紧张素原转成为血管紧张素Ⅰ（angiotensinⅠ，AngⅠ），在血管紧张素转化酶（angiotensin-converting enzyme，ACE）作用下，AngⅠ转变为血管紧张素Ⅱ（angiotensinⅡ，AngⅡ）。AngⅡ的产生除了 ACE 途径之外，还可以由糜蛋白酶生成。血浆中的 AngⅡ能激动循环系统的血管紧张素受体（angiotensin receptor，AT），可引起外周血管收缩，促进醛固酮的分泌，升高血压等生物效应；组织中的 AngⅡ也能直接激动局部组织的 AT_1 受体，收缩外周阻力血管，更直接地参与升高血压的调节。同时，AngⅡ参与刺激血管平滑肌增生和血管重构，血管重构在高血压的长期发展中起重要作用。

作用于 RAAS 的药物有：①血管紧张素Ⅰ转化酶抑制药（angiotensin converting enzyme inhibitor，ACEI）。②血管紧张素Ⅱ受体（AT_1）阻断药（angiotensin Ⅱ receptor blockers，ARBs）。③肾素抑制药（图 24-2）。

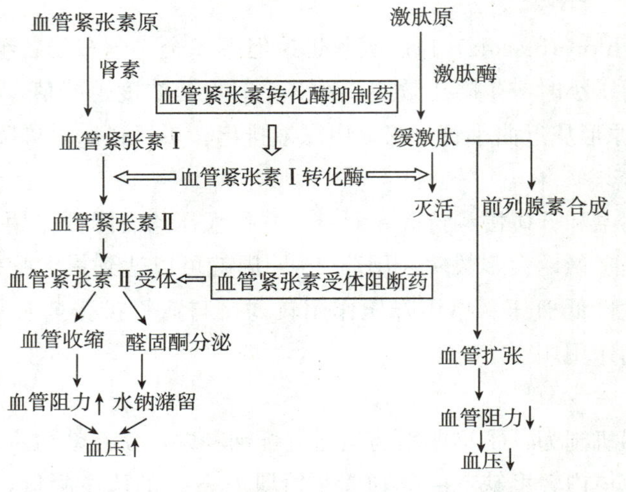

图 24-2　ACEI 及血管紧张素Ⅱ受体阻断药作用环节

（一）血管紧张素Ⅰ转化酶抑制药（ACEI）

ACEI 是目前治高血压最常用的药物，卡托普利（captopril）为第一个有效的 ACEI，目前已有 20 余种高效、长效且不良反应少的 ACEI，如依那普利（enalapril）、贝那普利（benazepril）、西拉普利（cilazapril）、培哚普利（perindopril）、福辛普利（fosinopril）等。

ACEI 降压作用的优点是：①降压效果确切，对绝大多数高血压均有效。②降压同时，不伴有反射性心率加快，对心输出量亦无明显影响。③降压的同时，能防止和逆转高血压患者心肌和血管壁的重构，改善心肌和动脉顺应性，提高患者生活质量和降低死亡率。④不易引起脂质代谢紊乱和电解质紊乱，能增加肾血流量，保护肾脏。⑤久用无耐受性及停药的反跳现象。临床已将该类药物列为高血压合并糖尿病、左心室肥厚、左心功能障碍、急性心肌梗死、慢性肾病患者及预防脑卒中复发等的首选药。

卡托普利

【体内过程】

卡托普利（captopril，巯甲丙脯酸，开搏通）口服吸收快，给药后 1 小时血中药物浓度达峰值，生物利用度为 75%，食物能影响其吸收，因此宜在进餐前 1 小时服用。血浆蛋白结合率约为 30%。分布较广，但分布至中枢神经系统及哺乳妇女乳汁中的浓度较低。消除较快，$t_{1/2}$ 为 2 小时，其巯基在体内易被氧化而成为二硫化合物。主要从肾脏排泄，肾功能不全者应减少用量。

【药理作用】

卡托普利具有轻、中等强度的降压作用，起效快，口服后 15～30 分钟血压开始下降，对正常血压也有降压作用。长期应用尚能减轻或逆转高血压所致的心血管壁增厚和心肌肥厚，保护靶器官。卡托普利不易引起体位性低血压及水钠潴留，久用无耐受性。

【作用机制】

卡托普利通过抑制 ACE，拮抗 Ang I 转换为 Ang II，从而产生以下作用：①扩张血管，使血压下降。②抑制肾脏组织中醛固酮的生成，水钠潴留减轻而降低血压。③抑制缓激肽水解，缓激肽是血管内皮-L-精氨酸-NO 途径的重要激活剂，可发挥强大的扩张血管作用，缓激肽还可刺激前列腺素合成，增强扩张血管效应。④抑制 Ang II 对血管和心肌的细胞生长因子的促进作用，减轻或逆转心肌肥厚及血管壁增厚，抑制心肌和血管重构。

【临床应用】

1. 高血压 卡托普利适用于各种类型高血压，对原发性高血压和肾性高血压较好，尤其适用于伴有慢性心功能不全、缺血性心脏病或糖尿病所致肾病的高血压病人。治疗中、重度高血压需与其他的抗高血压药如利尿药、钙拮抗药、β 受体阻断药合用。

2. 慢性心功能不全 卡托普利能舒张阻力血管和容量血管，降低醛固酮水平，减轻心脏前、后负荷，改善心功能，故可用于治疗顽固性慢性心功能不全，对洋地黄、利尿剂和血管扩张药无效的慢性心功能不全患者也有效。

3. 心肌梗死 对缺血心肌有保护作用，能减轻缺血再灌注损伤以及引起的心律失常。心梗患者早期使用卡托普利可改善心功能和降低死亡率。

【不良反应】

卡托普利的毒性小，耐受性良好，每日剂量在 150mg 以下时不良反应少，一般有低血压反应，故宜从小剂量开始用药；长期用药可致血锌降低，引起嗅觉缺损、脱发，嗜酸细胞增多等，宜补锌克服；卡托普利可引起肺血管床内缓激肽及前列腺素等物质的聚积，出现刺激性干咳、血管神经性水肿，一般停药后可自行消失；卡托普利虽无致畸作用，但持续应用，可引起胎儿颅盖发育不全，生长迟缓，甚至胎儿死亡，故妊娠初期禁用；卡托普利因减少醛固酮分泌而升高血钾，故肾功能不良者慎用。

其他 ACEI 的特点见表 24-2。

表 24-2 其他 ACEI 的特点

药名	药动学特点	作用特点	临床用途	不良反应
依那普利（恩那普利、悦宁定）	口服易吸收，不受食物影响，体内分布广泛，$t_{1/2}$ 为 11 小时，经肾排泄	长效、高效 ACEI，作用机制似卡托普利，其抑制 ACE 作用比卡托普利强 10 倍，作用持续 24 小时以上	各型原发性高血压及肾性高血压，充血性心力衰竭	与卡托普利相似，因不含巯基，味觉缺失少见

续表

药名	药动学特点	作用特点	临床用途	不良反应
贝那普利（苯那普利、洛汀新）	口服吸收迅速，生物利用度较低，$t_{1/2}$约为 22 小时；经肾和胆汁排泄	长效、强效 ACEI，原形与代谢产物均具有药理活性；降压作用与依那普利类似	各型高血压和充血性心力衰竭	与依那普利相似，但轻少、较轻
西拉普利（抑平舒）	口服吸收迅速，受食物影响，生物利用度约为60%。$t_{1/2}$为 9 小时，并以原形从肾脏排出	含巯基 ACEI，口服4~6小时呈现最大的降压作用，可持续 24 小时	原发性高血压和肾性高血压，也可与洋地黄和（或）利尿剂合用作治疗慢性心力衰竭的辅助药物	与依那普利，肾功能低下时宜减量。有胚胎毒性，故禁用于妊娠期妇女
培哚普利（哌林多普利、雅施达）	口服吸收迅速，受食物影响，生物利用度约为60%。$t_{1/2}$ 9~18 小时，持续 24 小时以上。从肾排泄	长效、强效 ACEI，在肝内代谢为有活性的培朵普利拉。作用产生较慢	各型高血压和充血性心力衰竭	与依那普利相似。肾功能低下时宜减量
福辛普利（磷诺普利，蒙诺）	口服易吸收，起效快，生物利用度约为 36%。$t_{1/2}$ 11.5 小时，持续 24 小时以上。从肾排泄	长效、强效 ACEI，较卡托普利强 3 倍，肝肾功能不全者对本药的清除无影响	各型高血压，包括老年人及伴有肝肾功能不全高血压	咳嗽的发生率低。肝肾功能不全及老年患者不需要减量

（二）血管紧张素Ⅱ受体阻断药

血管紧张素Ⅱ受体有两种亚型，即 AT_1 受体和 AT_2 受体。AngⅡ的心血管作用由 AT_1 受体介导，而 AT_2 受体生理作用尚不完全清楚。

AT_1 受体阻断药可直接阻断 AngⅡ的作用，与 ACEI 相比：①对 AngⅡ的拮抗作用更完全，降压作用更强，更持久。②不影响缓激肽的降解，故无咳嗽、血管神经性水肿等不良反应。早期发现 AT_1 受体阻断药为肽类，但因不能口服且作用时间短，现已不用。现在用于临床的是非肽类 AT_1 受体阻断药，常用有氯沙坦（losartan）、缬沙坦（valsartan）、厄贝沙坦（irbesartan）、坎替沙坦（candesartan）、替米沙坦（telmisartan）等。

氯沙坦

氯沙坦（losartan，洛沙坦）是第一个用于临床的 AT_1 受体阻断药，具有高选择性、高亲和力、高专一性、可口服等特点。降压作用缓慢、平稳、持久。

【体内过程】

口服易吸收，首过效应明显，生物利用度约为 33%，达峰时间约为 1 小时，$t_{1/2}$ 约为 2 小时，部分在体内转化成作用更强、维持时间更长的活性代谢产物。

【药理作用及作用机制】

氯沙坦在体内代谢后生成 EXP3174 而起作用，对 AT_1 受体有选择性阻断作用，对 AT_1 受体的亲和力比对 AT_2 受体的亲和力高 25000~30000 倍。能竞争性阻断 AngⅡ与 AT_1 受体结合，从而拮抗 AngⅡ的缩血管作用及增强交感神经活性的作用，使血压下降；还能阻止 AngⅡ对心肌细胞和血管平滑肌细胞的肥大增殖作用，从而抑制心肌重构和血管重构等作用。同时，还能增加肾血流量和肾小球滤过率、减少醛固酮的分泌，增加尿液的排出，具有肾脏保护作用。

【临床应用】

用于治疗各型高血压及慢性心功能不全。

【不良反应】

不良反应发生率较卡托普利低，偶有头晕、高血钾和体位性低血压等。孕妇及哺乳期妇女禁用。

缬沙坦

缬沙坦（valsartan）口服吸收迅速，生物利用度约为23％，与血浆蛋白结合率高，为94％～97％，主要从胆汁排泄。药理作用与氯沙坦相似，对AT_1受体有选择性阻断作用，对AT_1受体的亲和力比对AT_2受体的亲和力高约24000倍，能竞争性阻断AngⅡ与AT_1受体结合。临床可用于治疗高血压，高血压患者一次服用后2小时血压开始下降，4～6小时下降达最大效应，降压作用时间可持续24小时以上。长期用药也可逆转心肌肥厚和血管重构。不良反应发生率低，偶有肝功能指标升高。钠和血容量不足、肾动脉狭窄、严重肾功能不全以及胆道梗阻患者服用缬沙坦有低血压危险。禁用于孕妇和哺乳期妇女。

（三）肾素抑制药

肾素可催化血管紧张素原转化形成AngⅠ；肾素抑制药则通过降低肾素活性，进而抑制AngⅠ的形成，降低血压。是一类新型抗高血压药，代表药物有瑞米吉仑（remikiren）。

瑞米吉仑

瑞米吉仑（remikiren）作用较强，口服有效，在降压同时还可增加肾血流量，对不宜用ACEI的病人可试用该类药物。

（四）醛固酮拮抗药

螺内酯（spironolactone）是醛固酮拮抗药，可与其他降压药联合使用治疗难控性高血压。

依普利酮（eplerenone）是一种新型的选择性醛固酮受体阻断药，可减轻心、脑和肾等靶器官的损害，改善高血压患者的预后。

三、钙通道阻断药

钙通道阻断药（calcium channel blockers，CCBs）又称钙拮抗药（calcium antagonists）。该类药物选择性阻断电压依赖性钙通道，抑制细胞外Ca^{2+}内流，使血管平滑肌细胞缺乏足够的Ca^{2+}，导致血管平滑肌松弛，血管扩张，血压下降。本类药物在降压时具有以下特点：①降压的同时可改善心、脑、肾等重要器官的血流量。②可改善或逆转高血压所致的心肌肥厚和血管肥厚，对缺血心肌有保护作用。③有排钠利尿作用，一般不引起水钠潴留。④不明显影响糖、脂质代谢。⑤激活交感神经活性，降压同时增加心率。临床用于抗高血压的钙通道阻断药主要是二氢吡啶类药物，有硝苯地平（nifedipine）、尼群地平（nitrendipine）、氨氯地平（amlodipine）等。

硝苯地平

【体内过程】

硝苯地平（nifedipine，心痛定）口服易吸收，20～30分钟起效，1～2小时达最大效应，作用持续 6～7 小时，舌下含服 5～15 分钟起效，喷雾给药 10 分钟即现降压作用。与血浆蛋白结合率高达 98%，主要经肾脏排泄。

【药理作用及作用机制】

作为二氢吡啶类钙拮抗药，硝苯地平对血管有较高的选择性，能抑制细胞外 Ca^{2+} 的内流，使血管平滑肌细胞内缺 Ca^{2+}，导致小动脉平滑肌松弛，动脉血管扩张，外周阻力下降，血压降低。但对正常血压者影响不明显。

【临床应用】

可用于轻、中、重各型高血压，对高血压伴有心绞痛、糖尿病、脑血管病、肾功能不良等并发症疗效好，可单用。因降压时能反射性使交感神经活动增高，引起心率增快、心排出量增加、血浆肾素活性增高，故常与利尿药、β 受体阻断药、ACEI 合用。目前多用其控释与缓释制剂。

【不良反应】

不良反应较轻。常见有面部潮红，头痛、头晕、心悸、低血压、踝部水肿等；少数患者因血压降低而反射性引起心率加快，加重心肌缺血，诱发心绞痛和心肌梗死等；低血压患者禁用，肝肾功能不良者应减量。

尼群地平

尼群地平（nitrendipine）口服易吸收，30 分钟后血药浓度达高峰，血浆蛋白结合率达 98%，$t_{1/2}$ 为 2～4 小时。其药理作用与硝苯地平相似，降压作用温和而持久，对血管扩张作用比硝苯地平强 10 倍，同时有明显利尿作用。适用于各型高血压长期治疗，也可用于缺血性心脏病和慢性心功能不全，对高血压伴有心、脑供血不足疗效好。可用于血管性痴呆的延缓或预防。其不良反应较少，少数患者可产生有头痛、面部潮红、眩晕、疲倦、周围水肿等不良反应。用于慢性心功能不全时，如与地高辛合用可使后者血药浓度高达一倍，故宜减少后者的用量。

氨氯地平

氨氯地平（amlodipine，络活喜）降压作用与硝苯地平相似，其降压作用缓慢而持久，$t_{1/2}$ 为 40～50 小时，每日只需口服 1 次即可，其降压作用更为平稳。对血管的选择性更高，可舒张全身血管和冠状血管，降低血压，增加冠脉血流量，为目前治疗原发性高血压的常用药，也可用于稳定型心绞痛和变异型心绞痛。不良反应发生率较硝苯地平低，以水肿，面部潮红稍多见，一般不引起反射性交感神经活性增加。肝肾功能不全者禁用。

四、肾上腺素受体阻断药

（一）β受体阻断药

β 受体阻断药能抗心绞痛、抗心律失常，同时还有良好的抗高血压作用，目前用于治疗高血压的 β 受体阻断药有普萘洛尔（propranolol）、纳多洛尔（nadolol）、美托洛尔（metoprolol）、阿替洛尔（atenolol）等。

普萘洛尔

【药理作用】

普萘洛尔（propranolol，心得安）具有中等程度的降压作用，口服给药起效缓慢，通常给药

2～3周后才出现降压作用，降压作用持久。长期用药不引起体位性低血压，不易产生耐受性，无水钠潴留。

【作用机制】

普萘洛尔为非选择性 β 受体阻断药，降压机制与阻断 β 受体有关。①阻断心脏 β_1 受体，使心肌收缩力减弱，心排血量减少。②阻断肾小球旁细胞上的 β_1 受体，使肾素分泌减少，Ang Ⅱ 生成减少。③阻断血管的去甲肾上腺素能神经突触前膜上的 β_2 受体，抑制其正反馈作用，减少 NA 的释放。④抑制下丘脑、延髓等部位的 β 受体，抑制兴奋性神经元，降低交感神经中枢的张力。⑤降低血管壁上压力感受器的敏感性。⑥增加前列环素的合成，扩张血管。

【临床应用】

单独应用适用于轻、中度高血压，尤对高血压伴有心输出量偏高或血浆肾素水平偏高的患者疗效较好，与利尿药合用降压作用增强。对伴有快速型心律失常、冠心病、脑血管病变的高血压病人也有显著效果。

【不良反应】

长期应用可影响脂代谢，使血脂升高，故禁用于高血脂的患者；可延缓血糖恢复速度，故伴有糖尿病、禁食后或麻醉病人慎用普萘洛尔；因收缩支气管平滑肌和血管平滑肌，伴有支气管哮喘、外周血管痉挛性疾病患者禁用；因抑制心脏，故伴有心力衰竭、传导阻滞、窦性心动过缓者不宜使用；因降低肾血流量及肾小球滤过率，伴肾功能不良者慎用；该药用量个体差异较大，一般应从小剂量开始，逐渐递增；该药长期使用不能突然停药，突然停药可出现"停药综合征"，应逐渐减量至停药，以免诱发或加重高血压、心绞痛等。

美托洛尔

美托洛尔（metoprolol）口服吸收完全，口服后约 1 小时生效，作用持续 3～6 小时。为选择性 β_1 受体阻断药，主要作用于心脏 β_1 受体，减慢心率，减弱心脏收缩力，减少心输出量，降低收缩压，立位血压和卧位血压均可降低。在较大剂量时对支气管和血管平滑肌 β_2 受体有影响但较小。其降压作用持久，其控释制剂每日用药 1 次即可。临床用于高血压和心绞痛的治疗。不良反应较少，偶有胃部不适、眩晕、头痛、疲倦、失眠等，哮喘病人不宜大剂量服用。

阿替洛尔

阿替洛尔（atenolol，氨酰心安）口服吸收不完全，其生物利用度较低，服药后 1～3 小时血药浓度达高峰，其作用机制同普萘洛尔。在低剂量时，对心脏 β_1 受体有较好的选择性，对血管和支气管平滑肌 β_2 受体影响较小。无膜稳定作用，无内在拟交感活性。口服可用于各型高血压，降压作用持久且安全，每日用药 1 次即可，作用优于普萘洛尔。也可用于心绞痛中心律失常患者。个别患者用后出现心动过缓。

（二）α_1 受体阻断药

该类药物可选择性阻断血管平滑肌突触后膜 α_1 受体，使血管扩张，血压下降，临床常用的药物有哌唑嗪（prazosin）、特拉唑嗪（terazosin）、多沙唑嗪（doxazosin）、曲马唑嗪（trimazosin）等。

哌唑嗪

【体内过程】

哌唑嗪（prazosin）口服易吸收，约 30 分钟起效，生物利用度为 60%～70%，1～3 小时血药浓度达峰值，与血浆蛋白结合率高，约为 90%，主要经肝代谢，大部分经胆汁排泄。

【药理作用及作用机制】

哌唑嗪对 α_1 受体的亲和力比 α_2 受体亲和力高 1000 倍，可选择性阻断 α_1 受体，使小动脉和小静脉血管扩张，从而降低外周阻力，血压下降。其降压作用中等偏强。对突触前膜 α_2 受体几无阻断作用，故在降压时无反射性心率加快与肾素分泌，对肾血流量和肾小球滤过率也无明显影响。长时间应用有降血脂作用，对糖代谢无影响。哌唑嗪可阻断膀胱和尿道平滑肌 α_1 受体，使平滑肌松弛，可减轻前列腺增生患者排尿困难的症状。

【临床应用】

1. 各型高血压　可适用于轻、中、重度的高血压，亦可用于合并前列腺肥大的高血压患者。用于重度高血压，需与利尿药或 β 受体阻断药合用。

2. 慢性心功能不全　哌唑嗪可扩张动、静脉血管，降低心脏前后负荷，从而可改善慢性心功能不全患者的临床症状。

3. 其他　用于嗜铬细胞瘤的治疗。

【不良反应】

主要不良反应为"首剂现象"，部分病人首次用药在 90 分钟内出现体位性低血压，表现为心悸、晕厥、意识消失。首次剂量减半，并在临睡前服用，可避免首剂现象的发生。在服用哌唑嗪前一天停止使用利尿药，也可减轻首剂现象。另有眩晕、疲乏、鼻塞、口干、尿频、头痛、嗜睡及胃肠道反应等不良反应。严重心脏病、精神病患者慎用，过敏者忌用。

特拉唑嗪

特拉唑嗪（terazosin，高特灵、降压宁）可选择性阻断突触后 α_1 受体，其降压作用与哌唑嗪相似，但作用持续时间长。长时间应用有降血脂作用，可降低血清总胆固醇、低密度脂蛋白、极低密度脂蛋白及提高高密度脂蛋白。试验表明，特拉唑嗪能抑制去羟肾上腺素所致的前列腺组织痉挛，可以改善前列腺肥大患者的尿流动力学和临床症状，临床可用于高血压和前列腺肥大的治疗。不良反应与哌唑嗪相似，但"首剂现象"较少。

（三）α、β 受体阻断药

拉贝洛尔

拉贝洛尔（labetalol，柳胺苄心定）对 α_1 和 β 受体均有竞争性阻断作用。其 β 受体阻断作用比 α_1 受体阻断作用强、β_1 受体阻断作用与 β_2 受体阻断相似、只阻断 α_1 受体无 α_2 受体阻断作用。其降压作用出现较快、但作用温和，对心率影响不明显。临床可用于各型高血压，尤其是伴有心绞痛的高血压病人，静脉注射可用于高血压危象。可诱发支气管平滑肌痉挛，故支气管哮喘患者禁用。头皮刺麻感是拉贝洛尔的特殊反应。其他尚有胃肠道反应、头痛、乏力和过敏反应等。

第三节　其他抗高血压药

一、交感神经抑制药

（一）中枢交感神经抑制药

可乐定

【药理作用】

可乐定（clonidine，可乐宁）具有中等偏强的降压作用。静注后可见血压短暂升高，随后血压持续下降，口服只有降压作用而无升高效应。对正常血压亦有降低作用。可乐定还能抑制胃肠道的分泌和运动；可乐定有一定的镇静、镇痛作用，与其促进内源性阿片肽的释放有关，该作用可被阿片受体阻断药纳洛酮拮抗。

【作用机制】

可乐定降压作用机制较为复杂，可能的机制是：①选择性激动延髓孤束核次一级神经元（抑制性神经元）突触后膜的 α_2 受体，和延髓腹外侧核吻侧端的咪唑啉 I_1 受体，使外周交感神经张力降低。②激动外周交感神经突触前膜的 α_2 受体及其相邻的咪唑啉受体，引起负反馈，减少外周交感神经末梢 NA 释放。

【临床应用】

目前较少单独应用。可用于治疗中度高血压，适用于兼有溃疡病的高血压及肾性高血压患者。还可作为吗啡类成瘾药物的戒毒药。滴眼液可用于治疗开角型青光眼。

【不良反应】

常见不良反应有口干、便秘等；有镇静、嗜睡、头痛、勃起障碍等（停药后都能自行消失）；久用可引起水、钠潴留，合用利尿药可克服；少数患者在突然停药后出现停药反应，可出现短时的交感神经功能亢进现象，如心悸、出汗、血压突然升高等，可再用可乐定或酚妥拉明治疗。

莫索尼定

莫索尼定（moxonidine）为第二代中枢性降压药，通过选择性激动中枢 I_1 咪唑啉受体，使外周交感神经活性降低，血管扩张，血压下降。莫索尼定对 I_1 咪唑啉受体的亲和力高于可乐定，对中枢和外周 α_2 受体的亲和力小，因此其降压作用不被 α_2 受体阻断药所阻断。莫索尼定口服有效，作用维持时间长，降压作用与 ACEI 相当，降压同时不减慢心率，也无明显的中枢抑制作用，长期用药可逆转左心室肥厚。临床主要用于轻、中度高血压。不良反应较可乐定少。停药后反跳现象不明显。

（二）神经节阻断药

本类药物对交感神经和副交感神经节均有阻断作用，降压作用快且强大，过去曾用于治疗高血压，但因不良反应多而严重，目前已基本不用，仅限用于高血危象、高血压脑病或外科手术麻醉时的控制性降压等。代表药物有美卡拉明（mecamylamine，美加明）、樟磺咪芬（trimethaphan，阿方那特）等。

（三）交感神经末梢抑制药

主要作用于去甲肾上腺素能神经末梢部位，通过影响 NA 的储存及释放，使递质耗竭，从而产生降压作用。常用有利血平（reserpine，利舍平）、胍乙啶（guanethidine）。

利血平

利血平（reserpine）降压作用缓慢、温和、持久，在降低血压的同时伴有心率减慢。临床主要用于轻度的高血压，与噻嗪类利尿药合用可提高疗效。

利血平不良反应较多，可引起副交感神经功能亢进如鼻塞、胃酸过多、胃肠道运动增加、腹泻等，长期用药可引起抑郁症及性功能障碍等。现很少单独应用。仅作为一些传统的抗高血压药的复方制剂的成分，或是作为研究交感神经活动的工具药。

胍乙啶

胍乙啶（guanethidine）能阻止交感神经末梢突触前膜 NA 的释放，并耗竭其贮存，产生快速、强大且持久的降压作用。但由于该药的不良反应较多，如体位性低血压、心脑血流灌注不足等，故不单独应用，一般与其他抗高血压药合用治疗重度高血压或顽固性高血压。

二、血管扩张药

（一）直接扩血管药

本类药物能直接作用于小动脉，松弛血管平滑肌，使外周阻力降低，血压下降。降压同时反射性兴奋交感神经，提高血浆肾素活性，部分抵消药物的降压作用，引起水钠潴留，故极少单独应用，需与利尿药及 β 受体阻断药合用。常用药物有硝普钠（sodium nitroprusside）、肼屈嗪（hydralazine）等。

硝普钠

【体内过程】

硝普钠（sodium nitroprusside，亚硝基铁氰化钠）口服不吸收，需静脉滴注给药，起效快，1～2 分钟可出现明显的降压作用，降压作用强，但维持时间短，$t_{1/2}$ 短，1～3 分钟后血压恢复。其水溶液不稳定，遇光、热或长时间贮存易产生有毒的氰化物，故需现用现配。

【药理作用及作用机制】

硝普钠能直接松弛全身小动脉与小静脉，使血压明显下降。硝普钠属硝基类扩血管药，在血管平滑肌内代谢产生 NO，激活血管平滑肌中鸟苷酸环化酶（GC），使 cGMP 升高，从而导致血管平滑肌松弛。

【临床应用】

1. 高血压急症　如高血压危象、高血压脑病、恶性高血压、嗜铬细胞瘤引起的高血压，也可用于麻醉时控制性降压。

2. 慢性心功能不全　可用于难治性慢性心功不全的治疗和伴有心力衰竭的高血压患者。

【不良反应】

静脉滴注过快可引起血压过度降低，表现为头痛、心悸、恶心、呕吐等，停药后可消失。长期或大剂量用药其代谢产物硫氰酸盐体内积蓄而引起中毒反应，可用硫代硫酸钠抢救。硫氰酸盐还可抑制甲状腺对碘的摄取，致甲状腺功能低下。肝、肾功能不全者禁用。该药对光敏感，易被破坏，滴注时需用黑纸包裹避光。

肼屈嗪

肼屈嗪（hydralazine）又名肼苯哒嗪，能直接舒张小动脉平滑，使外周阻力降低，血压下降，对舒张压的降低作用强于收缩压。对静脉无明显舒张作用，不引起直立性低血压。口服有效，作用快而强，一次给药维持 12 小时。其降压作用机制目前认为是干预血管平滑肌细胞钙内流或干预钙从细胞储存库的释放。临床适用于中、重度高血压，常与其他降压药联用。

常见不良反应较多，有头痛、眩晕、面色潮红、心悸、低血压等血管扩张反应、反射性交感活性升高；因扩张动脉可引起血液从缺血区向非缺血区窃流，故老年人或伴有冠心病的患者要慎用，避免诱发或加重心绞痛；长期大量使用可引起全身性红斑狼疮样综合征，发病者应立即停药，并用糖皮质激素处理；妊娠早期妇女禁用。

（二）钾通道开放药

又称为钾通道激活药（potassium channel activators），为一类新型血管扩张药。可激活血管平滑肌细胞膜上 ATP 敏感性 K^+ 通道，促进 K^+ 外流，导致平滑肌细胞膜超极化，最终使 Ca^{2+} 通道失活，Ca^{2+} 内流减少，导致小动脉平滑肌舒张，外周血管阻力降低，血压下降。常用药物有米诺地尔（minoxidil）、二氮嗪（diazoxide）等。

米诺地尔

米诺地尔（minoxidil）较持久地作用于动脉平滑肌，促使 ATP 敏感性 K^+ 通道开放，引起小动脉舒张，但对小静脉无明显影响，降压作用强。临床常用于难治性严重的原发性或肾性高血压或其他降压药无效时的高血压患者，一般与利尿药和 β 受体阻断药合用，可避免反射性交感神经兴奋，水钠潴留等不良反应。

该药连用数月 80% 的患者可出现多毛症，故亦用于男性脱发的治疗。

（三）其他扩血管药

吲达帕胺

吲达帕胺（indapamide）具有利尿和钙拮抗作用，且钙拮抗作用强于利尿作用，降压作用强且维持时间长。通过抑制血管平滑肌细胞 Ca^{2+} 内流，减少细胞内 Ca^{2+} 浓度，从而舒张全身小动脉与小静脉，降低外周阻力，从而降低血压。临床多用于轻、中度原发性高血压。该药对脂代谢、糖代谢无不良影响，也不降低血钾，尤其适合于老年人、糖尿病与肾功能不全的高血压患者。该药不良反应较少，偶有轻度恶心、头晕，长期服用可引起低血钾。

酮色林

酮色林（ketanserin，酮舍林，ritanserin）为 5-HT 受体阻断药，对 5-HT_2 受体有选择性阻断作用，亦有较弱的 α 受体和 H_1 受体拮抗作用。能降低高血压患者的外周阻力，对正常血压无明显影响。临床可用于各型高血压，也可用于充血性心力衰竭、雷诺病、间歇性跛行。有头晕、乏力、水肿、口干、体重增加等不良反应，低血钾时用药后可见 Q-T 延长，故不宜与排钾利尿药合用。

第四节　抗高血压药物的合理应用

高血压的发病原因和机制尚未完全阐明，目前尚无针对病因的根治方法。抗高血压药物的治疗目标，不仅是为了尽可能地将血压维持于正常水平，更为重要的是减少心、脑、肾和血管并发症的出现，提高患者的生活质量，延长患者寿命。抗高血压药物各类繁多，临床必须根据药物的特点、患者的病情以及个体差异等合理选择药物，同时要注意联合用药。

一、平稳降压和长期治疗

高血压病一旦确诊，就应积极治疗，选择确有疗效的降压药物，平衡地降低患者的血压。高血压患者的血压波动性是靶器官损伤的重要因素之一，因此在降压的同时，要保持血压的平稳性。降压药物宜从小剂量开始，逐步增量，达到目标血压后改用维持量以巩固疗效，避免降压过快、过于剧烈。尽量使用中、长效药物，或者多使用缓释剂、控释剂，平稳降压并有效保护靶器官，从而延缓或减少心、脑、肾和血管等重要脏器并发症的发生，降低患者的死亡率。

高血压病的治疗需要长期用药甚至是终生用药，应提高患者对长期治疗重要性的认识，坚持按医嘱用药，即使血压趋向正常也不随便停药，更换药物时也亦逐步替代。

二、根据高血压程度选择药物

轻度高血压病人血压不高一般先不用药物治疗，可采用控制体重、低盐低脂肪饮食、加强运动、改变生活方式等非药物治疗措施。若采取这些措施仍未能见效时，才选择适当的抗高血压药物进行治疗。轻度的高血压患者可单独选用利尿药、钙拮抗药、β 受体阻断药、ACEI、ARBs 等其中一种即可；中度高血压患者可在利尿药或二氢吡啶类钙拮抗剂的基础上加用其他一线降压药；重度高血压患者可采用三药联用，即在上述各种两药联合方式中加上另一种降压药物，构成三药联合方案；高血压危象可选用硝普钠静脉滴注给药。

三、根据并发症与不良反应的特点选用药物

一般认为：①高血压合并肾功能不良者，宜用 ACEI/ARBs、钙通道阻断药，避免使用 β 受体阻断药。②高血压合并窦性心动过速，年龄在 50 岁以下者，宜用 β 受体阻断药。③高血压合并消化性溃疡者，宜用可乐定而禁用利血平。④高血压合并糖尿病或痛风者，不宜用噻嗪类利尿药，宜用 ACEI、α_1 受体阻断药和钙通道阻断药。⑤高血压合并心功能不全、支气管哮喘者，宜用利尿药、哌唑嗪等，不宜用 β 受体阻断药。⑥在老年性高血压病人中，还应注意避免选用能引起体位性低血压的药物（如大剂量利尿药、α_1 受体阻断药等）和影响认知能力的药物，如可乐定等。

四、联合用药

轻、中度高血压初始采用单独用药，单药治疗效果不理想，可采用二联用药，一般以利尿药为基础，加用 β 受体阻断药、ACEI、AT_1 受体阻断药、α_1 受体阻断药和钙通道阻断药，若仍无效，则可三联用药，即在二联用药的基础上加上中枢性降压药或血管扩张药。联合用药不仅能增强疗效，还可减少各药的不良反应。但应注意同类药物一般不宜合用。

五、个体化治疗方案

不同患者或同一患者在不同病程阶段，所需要的药物和药物的剂量不同，应根据"最好疗效，最小不良反应"的原则，综合患者的病情、药物特点及个人长期承受能力，选择适合该患者的降压药，采用个体化治疗方案。随着分子生物学技术的发展，有可能对病人进行抗高血压药物反应的敏感性试验，据此选药。

第二十五章
抗心绞痛药

心绞痛（angina pectoris）是由冠状动脉供血不足引起的心肌急剧的、暂时性缺血和缺氧的临床综合征。发作时疼痛特征性地分布于胸、臂和颈，可以由劳累、寒冷或兴奋诱发。冠状动脉粥样硬化是引起心绞痛的最常见病因。

心绞痛发作的主要病理生理机制是心肌需氧和供氧间的平衡失调，致使心肌暂时性缺血缺氧，继而无氧代谢产物（乳酸、丙酮酸、组胺、缓激肽、K^+ 等）聚集在心肌组织内，刺激心肌传入神经末梢至中枢后引发疼痛（图 25-1）。

决定心肌耗氧量的主要因素有：①心室壁张力：与心肌耗氧量成正比。心室壁张力与心室腔内压力（相当于收缩期动脉血压）及心室容积成正比，即动脉血压增高、心室容积增大时，可使心室壁张力增高，心肌耗氧量增加。②每分射血时间：与心肌耗氧量成正比。每分射血时间即每搏射血时间×心率，当心肌处于射血期时，心室壁张力最大，即每搏射血时间延长或心率加快均可增加心肌耗氧量。③心肌收缩力：与心肌耗氧量成正比。当心肌收缩力增加或收缩速度加快时，均可使心肌做功增加而增加心肌耗氧量。此外，心脏的基础代谢水平、动作电位生成等因素也可影响心肌耗氧量。

心肌的血/氧供给来自冠脉循环，与冠脉血流量、冠脉灌注压、侧支循环和心舒张期长短等因素有关。冠脉循环由冠状动脉、毛细血管和静脉组成，冠状动脉分支的起始部分走行于心脏表面（心外膜下），称为输送血管，具有调节冠脉流量的作用，且不受心肌收缩压迫的影响。之后冠状动脉继续分支为小动脉、微动脉，垂直穿入心肌层分布于心内膜下，为心肌和心内膜下供血，这部分血管易受心脏收缩的挤压，使得心内膜下区域容易发生缺血、缺氧，当心室内压增加，特别是左室舒张末期压力（LVEDP）增加时，缺血/氧加重。

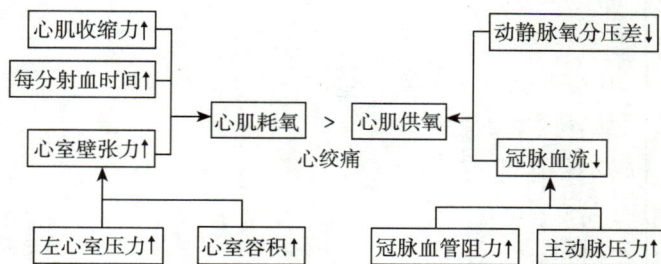

图 25-1　心绞痛发作的主要病理生理机制

根据世界卫生组织"缺血性心脏病的命名及诊断标准"，将心绞痛分为以下 3 种类型：①劳累性心绞痛（angina of effort，classic angina 或 atherosclerotic angina）：是由劳累、情绪波动或其他增加心肌耗氧量的因素所诱发，休息或舌下含服硝酸甘油可缓解。此类心绞痛根据病程发作频率及转归又可分为 3 种类型：稳定型心绞痛（亦称普通型心绞痛）、初发型心绞痛、恶化型心绞痛。②自发性心绞痛（angina pectoris at rest）：心绞痛发作与心肌需氧量无明显关系，多发于安静状态，与劳累性心绞痛相比，疼痛持续时间一般较长，程度较重，且不易为硝酸甘油所缓解，此类心绞痛又可分为 4 种类型：卧位型心绞痛（亦称休息时心绞痛）、变异型心绞痛、中间综合征（亦称冠状动脉功能不全）、梗死后心绞痛。③混合性心绞痛（mixed pattern of angina）：劳累型和自发型心绞痛混合出现，由于冠状动脉的病变使冠状动脉血流贮备固定地减少，同时又发生短暂的再减损所致。在心肌需氧量增加或无明显增加时都可发生。临床常将初发型、恶化型及自发性心绞痛统称为不稳定型心绞痛，除此之外还包括冠状动脉成形术后心绞痛、冠状动脉旁路术后心绞痛等新类型，多数不稳定型心绞痛是由于动脉粥样硬化斑块破裂，血小板黏附、聚集，从而使冠脉流量减少所致。

抗心绞痛药通过改善心肌灌注和/或降低其代谢需求而改善心肌氧的供需失衡。目前临床用于治疗心绞痛的药物主要有三类：硝酸酯类、β受体阻断药和钙通道阻断药。前两类药物主要通过舒张血管产生上述两种作用。β受体阻断药可以减慢心率，从而降低代谢需求。此外抗血小板药、抗血栓药也有助于心绞痛的治疗。

第一节　硝酸酯类

硝酸酯类（nitrate esters）药物于 1867 年开始用于临床，至今已有 100 多年历史。主要药物有：硝酸甘油（nitroglycerin）、硝酸异山梨酯（isosorbide dinitrate）、单硝酸异山梨酯（isosorbide mononitrate）和戊四硝酯（pentaerithrityl tetranitrate）等。它们作用相似，仅显效快慢和作用维持时间有所不同，其中硝酸甘油临床最为常用。

硝酸甘油

【体内过程】

硝酸甘油（nitroglycerin）口服时，因肝脏首过消除显著，生物利用度仅为 8%，不宜口服。宜通过口腔黏膜吸收，且可避免首过消除，生物利用度达 80%。舌下给药 2~3 分钟起效，5 分钟达最大效应，作用持续 10~30 分钟。硝酸甘油在肝脏代谢，经谷胱甘肽-有机硝酸酯还原酶转化为二硝酸酯或单硝酸酯，与葡萄糖醛酸结合经肾脏排出。代谢产物二硝酸酯具有较弱的舒张血管作用。皮肤吸收良好，应用透皮贴剂可以获得更持久的作用。

【药理作用】

以硝酸甘油为代表的硝酸酯类的基本作用是直接松弛各种平滑肌，尤其是血管平滑肌。硝酸甘油能引起显著的静脉舒张，同时中心静脉压下降。治疗剂量对于小的阻力动脉的作用不如对静脉的强，加大剂量，阻力动脉和小动脉舒张，动脉压都下降。其抗心绞痛作用与下列因素有关：

1. 降低心肌耗氧量　主要作用包括：①扩张静脉血管，降低左心室前负荷：硝酸甘油主要先舒张静脉，特别是较大的静脉，增加静脉容量，使血液储存于静脉系统，减少回心血量，减轻心脏前负荷，缩小心室腔容积，降低心室壁张力，射血间期缩短，从而减少心肌耗氧量。②舒张动脉血管，降低左心室后负荷：主要舒张较大的动脉，对小动脉影响较小。外周血管扩张，可降低心脏的射血阻抗，导致左室内压降低，心室壁张力下降，因而降低心肌耗氧量。但血管舒张同时血压下降，可反射性兴奋心脏导致心率加快，心肌收缩力加强，使心绞痛加重。因此，硝酸甘油用量需要合理控制。

2. 改善心肌血液分布，增加缺血区供血　主要作用包括：①降低左室充盈压，增加心内膜下供血：由于冠脉循环的特点使心内膜下区域的供血易受心脏收缩和心室内压力的影响，故心绞痛发作时，心内膜下区域缺血最为严重。由于硝酸甘油可扩张外周动、静脉血管，能减少回心血量，降低左室充盈压和室壁张力，降低对心内膜下血管的压力，从而增加心内膜下区域的血液供应。②扩张冠状动脉，改善缺血区的灌注：硝酸甘油可选择性扩张心外膜较大的输送血管，而对小阻力血管舒张作用较弱。心肌缺血区的阻力血管因缺血缺氧和代谢产物堆积而处于被动扩张状态，硝酸甘油扩张缺血区较大输送血管，有利于血液向缺血区流动，增加缺血区的血液供应；同时硝酸甘油扩张非缺血区较大输送血管，有利于血液经侧支更多地分流到缺血区，改善缺血区的缺血状态。③促进侧支循环生成，或开放侧支循环，增加缺血区的血流：由于冠脉的自身调节机制，使缺血区的血管因缺氧而本身处于被动扩张状态，阻力低于非缺血区，有利于血流经侧支循环流向缺血区，从而增加缺血区供血。硝酸甘油可促进侧支生成或开放已有的侧支循环。④保护缺血心肌细胞，减轻心肌损伤。硝酸甘油释放 NO，促进内源性 PGI_2、降钙素基因相关肽的生成与释放，可直接保护心肌细胞。

3. 抑制血小板聚集和黏附，抗血栓形成　硝酸甘油通过释放 NO 还能抑制血小板聚集和黏附，防止血栓形成，亦有利于冠心病和心绞痛的治疗。

【作用机制】

硝酸甘油在平滑肌细胞内经谷胱甘肽转移酶催化释放出一氧化氮（nitric oxide，NO），NO为血管内皮衍生舒张因子（endothelium derived relaxing factor，EDRF），可激活可溶性鸟苷酸环化酶，增加血管平滑肌细胞内 cGMP 的合成，cGMP 激活蛋白激酶 G，减少细胞内 Ca^{2+} 的释放和外 Ca^{2+} 内流，降低细胞内 Ca^{2+} 浓度，使肌球蛋白轻链去磷酸化，阻止肌球蛋白与肌动蛋白相互作用，最终引起血管平滑肌舒张。

在冠状动脉粥样硬化以及急性心肌缺血时，血管内皮细胞释放的 EDRF 减少，由于硝酸酯类药物本身是 NO 供体，无须借助血管内皮细胞即可产生 NO 而扩张血管，故对病变血管仍有明显扩张作用。

【临床应用】

1. 心绞痛　硝酸甘油适用于治疗各种类型的心绞痛，其中对于稳定型心绞痛为首选药。控制急性发作时，应舌下含服或气雾吸入；对于频繁发作的患者可静脉给药；在预计可能发作前用药也可预防发作，但硝酸甘油作用维持时间短，不宜作为长期预防用药。

2. 急性心肌梗死　早期应用可缩小心室容积，减少心肌梗死并发症的发生，降低前壁心肌梗死的病死率。但须注意用药剂量，否则引起血压过低，反而加重心肌缺血。

3. 慢性心功能不全　详见第二十三章。

4. 急性呼吸衰竭及肺动脉高压　硝酸甘油可舒张肺血管，降低肺血管阻力，改善肺通气。

【不良反应】

硝酸甘油不良反应主要因扩张外周血管引起，以颜面潮红最常见；其次为反射性心率加快和搏动性头疼，后者与扩张脑血管、增加颅内压有关，也能升高眼压，诱发青光眼，故颅内压高与青光眼患者忌用。

硝酸甘油血药浓度过高可引起血压降低，大剂量可致呕吐和发绀（高铁血红蛋白血症表现），偶可引起直立性低血压以及意识丧失，表现为头昏、虚弱等脑缺血症状。为避免以上反应，硝酸甘油用药应从小剂量开始，服药时宜取坐位或卧位，出现头昏时可采取头低脚高的卧位，以增加静脉回流，从而增加脑部供血。

硝酸甘油大剂量或长期连续服用可产生耐受性，其耐受机制不十分清楚，目前认为有两种机制，一种是"血管耐受"，可能是在血管平滑肌细胞内生成 NO 过程中需要-SH，长期或大量应用硝酸酯类使细胞内-SH 耗竭所致。停药 1~2 周后细胞内-SH 恢复，可重新获得药效；另一种为非血管机制，称之为"伪耐受"，可能与硝酸酯类使血管扩张，机体通过代偿增强交感活性，释放去甲肾上腺素，激活肾素-血管紧张素系统，产生对抗机制，并使水、钠潴留，血容量增加所致。因此，应避免大剂量给药和无间歇给药，减少耐受性的发生。

硝酸异山梨酯与戊四硝酯

硝酸异山梨酯（消心痛）与戊四硝酯（硝酸戊四醇酯）为长效硝酸酯类药物，其药理作用与硝酸甘油相似而作用强度较弱。舌下含服起效慢，口服吸收较硝酸甘油完全，但生物利用度个体差异较大（1%~75%）。口服给药 20~30 分钟起效，作用持续约 4 小时。

主要用于预防心绞痛发作。不良反应与硝酸甘油相似。

单硝酸异山梨酯

单硝酸异山梨酯为硝酸异山梨酯的主要活性代谢产物，作用与硝酸异山梨酯相同，口服吸收迅速，无首过效应，生物利用度高，作用维持时间长。

适用于冠心病的长期治疗和预防心绞痛发作，也适用于心肌梗死后的治疗和肺循环高压的治疗。

不良反应与硝酸甘油相似。

第二节　β肾上腺素受体阻断药

β 受体阻断药（β-adrenoceptor antagonists）于 20 世纪 60 年代开始用于治疗心绞痛，目前临床使用的药物有十余种，主要包括普萘洛尔（propranolol）、美托洛尔（metoprolol）、阿替洛尔（atenolol）、阿普洛尔（alprenolol）、吲哚洛尔（pindolol）、索他洛尔（sotalol）、醋丁洛尔（acebutolol）、噻吗洛尔（timolol）、艾司洛尔（esmolol）、拉贝洛尔（labetalol）等。其中普萘洛尔、美托洛尔、阿替洛尔是最常用的抗心绞痛药物。

【抗心绞痛作用机制】

本类药物在预防心绞痛和治疗稳定性心绞痛方面有重要作用，其抗心绞痛作用机制与下列因素有关：

1. 降低心肌耗氧量　心绞痛发作时交感神经兴奋性增强，心肌局部和血液中儿茶酚胺的浓度增加，可激动心脏上的 β_1 受体及血管平滑肌上的 α 受体，使心肌收缩力增强，心率加快，外周血管收缩阻力增加，心脏负荷加重，心肌耗氧量提高，从而导致心肌供氧和需氧进一步失衡。β 受体阻断药通过阻断心脏上的 β_1 受体，减慢心率、减弱心肌收缩力及收缩速度、降低血压等作用，明显降低心肌耗氧量，为本类药物抗心绞痛作用的主要机制。

2. 增加缺血区供血　冠状血管上 β 受体阻断后，血管阻力增高，尤其在非缺血区更明显，因此非缺血区和缺血区血管压力差增加，促使血液流向代偿性扩张的缺血区，增加缺血区血流量；另外，由于心率减慢，使心脏的舒张期相对延长，从而增加缺血区的血液灌注时间，有利于血液从心外膜流入易缺血的心内膜区。

3. 改善心肌代谢 心肌缺血时，儿茶酚胺类物质分泌增加，使游离脂肪酸（FFA）生成增多，因 FFA 本身代谢时消耗大量的氧，从而加重心肌缺血、缺氧的程度。β 受体阻断药可抑制脂肪分解酶活性，减少心肌 FFA 的含量，同时通过增加心肌对葡萄糖的利用，既保证缺血心肌的能量供应，又降低心肌耗氧量。

此外，本类药物可促进氧合血红蛋白解离，增加心脏及全身组织的供氧。

【临床应用】

1. 心绞痛 本类药物是临床治疗心绞痛的常用药物和有效药物，但对不同类型的心绞痛作用不同。

对于稳定型心绞痛，本类药物主要用于对硝酸酯类药物不敏感或疗效差的患者，可减少心绞痛的发作次数和程度，提高患者运动耐量，改善生活和工作能力。与硝酸酯类药物合用时可减少后者的用量，缓解耐受性的产生。由于本类药物具有减慢心率、抗高血压和抗心律失常作用，故对伴有心率加快、高血压和心律失常的患者更为适用。

因 β 受体阻断药易导致冠状动脉收缩，故禁用于变异型心绞痛。

2. 心肌梗死 能够降低心肌梗死后死亡的风险，可能是通过其抗心律失常作用实现。

【不良反应】

与阻断 β 受体有关。

1. 抑制心脏 窦房结功能不全者可致心动过缓、房室传导阻滞；心功能不全者可加重心脏抑制；低血压者可使症状加重。具有内在拟交感活性（ISA）的药物对心脏的抑制作用较小，但大剂量时仍可能导致心脏功能的严重抑制。

2. 诱发和加重哮喘 选择性 β 受体阻断药以及具有 ISA 的药物相对较轻，但大剂量时仍有诱发哮喘的危险。

3. 反跳现象 长期使用 β 受体阻断药的患者体内受体上调，如果突然停药可出现 β 受体激动的表现，如心率加快、心绞痛加重，甚至出现室性心律失常、心肌梗死或猝死，故须逐渐减量停药。

【禁忌证】

心动过缓、低血压、严重心功能不全、哮喘、慢性阻塞性肺病患者禁用。

第三节 钙通道阻断药

钙通道阻断药（calcium channel blockers）是 20 世纪 70 年代以来被广泛用于心血管系统疾病的一类主要药物。既可单独使用，也可与硝酸酯类或 β 受体阻断药合用。常用于治疗心绞痛的药物主要有：维拉帕米（verapamil）、硝苯地平（nifedipine）、地尔硫草（diltiazem）、普尼拉明（prenylamine，心可定）和哌克昔林（perhexiline）等。因钙通道阻断药主要作用于心脏和平滑肌，有显著解除冠脉痉挛作用，故对变异型心绞痛疗效最为突出。

【抗心绞痛作用机制】

1. 对缺血心肌的保护作用 心肌缺血缺氧时，细胞膜通透性增加，外钙内流增加，而 Ca^{2+} 从细胞内排出到细胞外的能力下降，使细胞内 Ca^{2+} 超载，特别是线粒体内 Ca^{2+} 聚积，失去氧化磷酸化的能力，促使细胞凋亡和死亡。钙通道阻断药能阻止外钙内流，减轻缺血心肌细胞的钙超载而保护心肌细胞。

2. 降低心肌耗氧量 主要与下述作用环节有关：①扩张血管，减轻心脏负荷：钙通道阻断药阻断血管平滑肌细胞膜上的钙离子通道，扩张外周小动脉和静脉，其中对小动脉的扩张作用更为明显，从而减轻心脏的前后负荷，降低心室壁张力，减少心肌耗氧量。②抑制心肌收缩力，减慢心率：阻断心肌细胞膜上的钙离子通道，可使心肌收缩力减弱，心率减慢，降低心肌耗氧量。

3. 增加缺血区心肌供血　钙通道阻断药对较大的心外膜输送血管、小的阻力血管及侧支血管均有直接的扩张作用，并能解除冠状动脉痉挛，从而增加冠脉流量，并通过开放侧支循环，改善缺血区的供血和供氧。

4. 抑制血小板聚集　钙通道阻断药可阻止 Ca^{2+} 内流，降低血小板内 Ca^{2+} 浓度，抑制血小板黏附与聚集。

【临床应用】

可用于稳定型和不稳定型心绞痛，其中对冠脉痉挛所致的变异型心绞痛最为有效，其扩张冠状动脉的作用强度顺序为：硝苯地平＞维拉帕米＞地尔硫䓬。对不稳定型心绞痛患者需合用硝酸酯类、β 受体阻断药。但本类药物与 β 受体阻断药均有阻断房室传导及抑制心肌收缩功能的作用，使用时须注意。

硝苯地平

硝苯地平（nifedipine，心痛定）属二氢吡啶类，硝苯地平对平滑肌的作用要大于心脏。扩张冠状动脉作用强，可解除冠脉痉挛，对变异型心绞痛效果好。扩张外周血管引起血压降低，可反射性兴奋心脏使心率加快，增加心肌耗氧量。对稳定型心绞痛效果不如 β 受体阻断药，两者合用可提高疗效，不良反应也相应减少。

常见不良反应是由扩血管作用所引起，有面色潮红、血压下降、头痛、心悸和踝部水肿等。

维拉帕米

维拉帕米（verapamil，异搏定，戊脉安）属苯烷胺类钙通道阻断药。优先作用于心脏，可抑制心脏，能减慢心率，具有抗心律失常作用。扩张冠状动脉作用较强，对外周血管的作用弱于硝苯地平，较少引起低血压。

用于稳定型和不稳定型心绞痛，对伴有心律失常的心绞痛患者尤其适用。与 β 受体阻断药合用可显著抑制心肌收缩力和传导速度，易引起心脏停搏需注意。与地高辛合用可提高后者的血药浓度，容易引起中毒。

地尔硫䓬

地尔硫䓬（diltiazem）作用强度介于硝苯地平与维拉帕米之间。能选择性扩张冠状血管，对外周血管作用较弱。具有减慢心率和抑制传导作用。

主要用于治疗冠脉痉挛引起的变异型心绞痛，以及不稳定型心绞痛。还可降低心肌梗死后心绞痛的发病率。

第四节　其他抗心绞痛药

尼可地尔

尼可地尔（nicorandil）是一种新型的血管扩张药，既可释放 NO，增加血管平滑肌细胞内

cGMP 的生成，又能激活血管平滑肌细胞膜 K^+ 通道，促进 K^+ 外流，引起细胞超极化，阻止 Ca^{2+} 内流，主要扩张冠状动脉的输送血管，对阻力血管影响弱。用于变异型心绞痛，且不易产生耐受性。

第五节 抗心绞痛药的联合应用

为了提高治疗心绞痛的疗效，减少药物的不良反应，联合用药是心绞痛治疗的重要措施。常见的联合用药方案有：

1. β 受体阻断药与硝酸酯类合用 β 受体阻断药可抑制硝酸酯类扩张外周血管所致的反射性心率加快，而硝酸酯类可降低 β 受体阻断药引起的心室容积扩大和外周血管阻力增高，两类药物在作用上互补，可协同降低心肌耗氧量，并相互抵消不良反应。

2. 硝酸酯类与钙通道阻断药合用 硝酸酯类主要扩张静脉血管，钙通道阻断药主要扩张小动脉，并可显著扩张冠状动脉，两类药物合用既可减轻心脏的前、后负荷，有效降低心肌耗氧量，又可增加冠脉血流量，改善心肌供血，有利于提高临床疗效。但硝苯地平一般不宜与硝酸酯类合用，因两者均有较强的扩张血管作用，可导致反射性心率加快，增加心肌耗氧量，不利于心绞痛的治疗。

3. β 受体阻断药与钙通道阻断药合用 硝苯地平扩张外周血管引起血压降低，可反射性兴奋心脏使心率加快，增加心肌耗氧量。β 受体阻断药可抑制心脏，减慢心率，降低心肌耗氧量。两者合用可提高疗效，不良反应也相应减少。但维拉帕米抑制心脏的作用明显，与 β 受体阻断药合用需谨慎。

主要抗心绞痛药的作用比较见表 25-1。

表 25-1 主要抗心绞痛药的作用比较

作用	硝酸酯类	β 受体阻断药	钙通道阻断药
血压	↓	↓	↓
心率	↑（反射性）	↓	±
心肌收缩力	↑（反射性）	↓	±
射血时间	缩短	延长	±
舒张期灌流时间	缩短	延长	±
左室舒张末压	↓	↑	↓
心室容积	↓	↑	±
侧支血流量	↑	↑	↑

心律失常（cardiac arrhythmia）是指心脏搏动的频率或（和）节律异常。心律正常时心脏协调而有规律地收缩、舒张，顺利地完成泵血功能。心律失常时心脏泵血功能受损，影响全身器官的供血，某些类型的心律失常，如心室颤动，会危及生命，必须及时纠正。临床上心律失常可分为缓慢型和快速型两类。缓慢型心律失常主要有窦性心动过缓、房室传导阻滞等。快速型心律失常主要包括室上性快速型心律失常（窦性心动过速、房性期前收缩、房性心动过速、心房扑动、心房颤动、阵发性室上性心动过速等）和室性快速型心律失常（室性期前收缩、室性心动过速、心室颤动等）。心律失常的治疗方式有药物治疗和非药物治疗（起搏器、电复律、导管消融和手术等）两种。缓慢型心律失常常用异丙肾上腺素和阿托品等药物来进行治疗，本章介绍的是治疗快速型心律失常的药物。药物治疗在抗心律失常方面发挥着重要作用，但抗心律失常药又存在致心律失常的副作用。要正确合理地应用抗心律失常药，必须掌握心脏电生理特征、心律失常发生机制和药物作用机制。

第一节　心律失常的电生理学基础

一、正常心肌电生理

1. 心肌细胞膜电位　心肌细胞在静息状态时，细胞膜两侧处于内负外正的极化状态，此电位差称为静息膜电位。当心肌细胞受刺激而兴奋时，发生除极和复极，形成动作电位（action potential，AP）。按其发生顺序，AP 分为不同的时相，如快反应细胞（心房肌、心室肌、浦肯野纤维）的 AP 分为 5 个时相（图26-1）：0 相为快速除极期，是 Na^+ 快速内流所致。1 相为快速复极初期，由 K^+ 短暂外流所致。2 相为缓慢复极期，由 Ca^{2+} 及少量 Na^+ 经慢通道内流与 K^+ 外流所致，此相的复极缓慢，图形较平坦，又称平台期。3 相为快速复极末期，由大量 K^+ 快速外流所致。0 相到 3

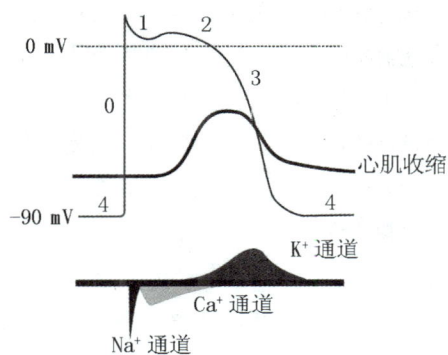

图 26-1　心室肌细胞动作电位示意图

相的时程称为动作电位时程（action potential duration，APD）。4 相为静息期，非自律细胞的膜电位维持在静息水平，自律细胞则为自发性舒张期除极，是特殊 Na^+ 内流所致。

2. 自律性　窦房结、房室结和浦肯野纤维细胞在没有外来刺激的作用下，自发地发生节律性兴奋的特性称为自律性。自律细胞在复极达到最大舒张电位（maximum diastolic potential，

MDP）后，立即开始自动缓慢除极，当达到阈电位时，引起动作电位再次发生。快反应细胞的自动除极主要由 Na^+ 内流引起，慢反应细胞则由 Ca^{2+} 内流引起。影响自律性的因素主要是 4 相自动除极的速率。自动除极的速率快，达到阈电位的时间短，单位时间内发生兴奋的次数多，自律性就高；反之则自律性低。影响自律性的因素还有阈电位与 MDP 之间的差距，该差距减小，自律性就增高；反之降低。

3. 膜反应性和传导速度　膜反应性是指膜电位水平与其所激发的 0 相除极化最大速率 V_{max} 之间的关系，是决定传导速度的重要因素。一般膜电位越大，0 相除极上升速率越快，动作电位振幅越大，兴奋的传导则越快；反之则传导减慢。

4. 快反应和慢反应电活动　心脏工作肌和传导系统的静息膜电位负值较大，除极速率快，传导速度也快，呈快反应电活动，其除极化主要由 Na^+ 内流引起。窦房结和房室结细胞的膜电位负值较小，除极慢，传导速度也慢，呈慢反应电活动，其除极化主要由 Ca^{2+} 内流引起。心肌病变时，由于缺血、缺氧等使膜电位减小，快反应细胞也呈现出慢反应电活动。

5. 兴奋性与有效不应期　兴奋性是指细胞受到刺激后产生动作电位的能力，受静息膜电位水平、阈电位以及有效不应期的影响。复极过程中膜电位恢复到-60～-50mV 时，细胞才对刺激产生可扩布的动作电位。从 0 相除极开始到这以前的一段时间即为有效不应期（effective refractory period，ERP），反映钠通道恢复有效开放所需的最短时间。此段时间内心肌细胞对刺激不起反应，或虽产生兴奋，但兴奋并不向周围扩布。ERP 的时间长短一般与 APD 长短变化相适应，但程度有所不同（以 ERP/APD 比值表示），如 ERP 的延长程度大于 APD，即 ERP/APD 的比值加大，心肌在一个动作电位时程中不起反应的时间相对较长，则兴奋性降低，不易发生快速型心律失常。

二、心律失常的发生机制

窦房结是心脏的正常起搏点，窦房结的兴奋沿着正常传导通路依次传导下行，直至整个心脏兴奋，完成一次正常的心脏节律。当冲动形成障碍及冲动传导障碍或二者兼有，就会产生心律失常。

（一）冲动形成障碍

1. 自律性增高　窦房结、心房传导系统、房室结、浦氏纤维均为自律细胞，其中窦房结为正常起搏点。正常人在安静状态下，窦房结有规律地发出 60～100 次/分的冲动，产生正常窦性心律。当窦房结自律性异常增高、减低或不规则时，即可分别产生窦性心动过速、窦性心动过缓或窦性心律不齐等心律失常。当窦房结以外的潜在起搏点自律性增高时，则可产生期前收缩、异位性心动过速等心律失常。另外，心房肌、心室肌等非自律心肌细胞，在缺血缺氧条件下，当静息电位降低到-60mV 以下亦会出现异常自律性，这种异常自律性向周围组织扩布也会发生心律失常。

2. 后除极与触发活动　某些情况下，心肌细胞在一个动作电位后产生一个提前的除极化，称为后除极。其振幅小，频率快，呈震荡性波动，膜电位不稳，到达阈电位时可引起可扩布的动作电位，产生异常冲动的发放，即触发活动（图 26-2），产生心律失常。根据后除极发生时间不同，分为早后除极和迟后除极两种。早后除极发生在正常动作电位 2 相（缓慢复极期）或 3 相（快速复极末期），主要由 Ca^{2+} 内流增多所引起，心肌细胞复极过程显著延长时易于发生，诱因有低血钾、药物的作用等，所触发的心律失常以尖端扭转型心动过速（伴 Q-T 间期延长）最为常见；迟后除极发生在复极化完成以后的 4 相（静息期），是心肌细胞内 Ca^{2+} 过多诱发 Na^+ 短暂内流所引起，如强心苷中毒、心肌缺血、细胞外高钙等。

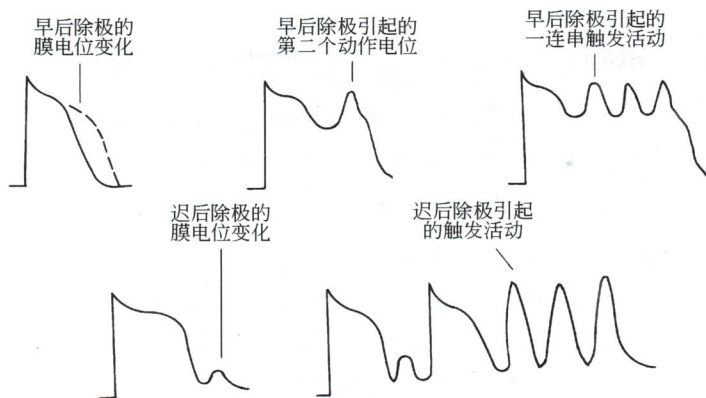

图 26-2 后除极与触发活动示意图

（二）冲动传导异常

正常心脏冲动自窦房结发出后，按一定顺序和速度传导，如果传导顺序和速度发生异常，就可能产生相应的心律失常。

1. 单纯性传导阻滞 包括单向传导阻滞、传导阻滞、传导减慢等。当激动抵达部位的心肌细胞仍处于绝对不应期或有效不应期，此时不能兴奋或不能发生可扩布性兴奋，即发生完全性传导阻滞；如若抵达部位的心肌细胞处于相对不应期，此时传导速度变慢，即发生传导减慢和不完全性传导阻滞。传导阻滞发生于病理性延长的不应期时，称为病理性传导阻滞；发生于生理性不应期时，称为生理性传导阻滞或干扰现象。

2. 折返 折返指一次冲动沿传导通路下传后，又顺另一条传导通路返回至原处，再次兴奋原已兴奋的心肌，并可反复运行的现象（图 26-3），是引发期前收缩、心动过速、心房扑动、心房颤动、心室扑动、心室颤动等快速型心律失常的重要机制之一。折返有两种主要类型：解剖性折返和功能性折返。当心脏内两点间存在不止一条传导通路，而且这些通路具有不同的电生理特征时容易发生解剖性折返，如预激综合征。解剖性折返的发生有三个决定因素：①心肌组织存在解剖上的环形传导通路。②环路中各部位的不应期不一致。③环路中有传导性下降的部位。而功能性折返在无明显解剖环路时即可发生，如冲动扩布途中遇到急性心肌梗死后的缺血区，传导受阻，会改道通过另一支，以较缓慢的速度又回到原先的地方所导致的折返型室性心动过速。此外，相邻细胞 ERP 长短不一也会引起功能性折返。

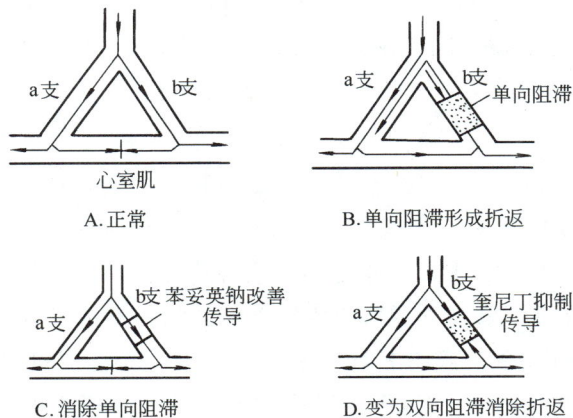

图 26-3 折返形成机制及抗心律失常药消除折返原理示意图

（三）其他

心律失常发生的离子靶点假说。心肌细胞膜上存在多种离子通道，产生如 I_{Na}，I_{Ca}，I_{Kr}/HERG，I_{Ks}，I_{Kur}，I_{K1}，I_{to}，I_{KM3}，I_{KATP} 等电流，这些通道表达和功能的彼此平衡是心脏正常功能的基础。当编码心肌细胞离子通道亚单位的基因发生变异时，某种通道的功能或表达出现异常，通道间平衡被打破，将出现心律失常。如编码 I_{Na}，I_{Kr}/HERG，I_{Ks} 电流通路的基因发生突变，引起 Na^+ 内流增加或 K^+ 外流减少，使心肌复极减缓，产生 Q-T 间期延长综合征。对 I_{Na} 抑制过强，将出现传导阻滞，易诱发折返激动而致心律失常。I_{Na}，I_{Ca}，I_{Kr}/HERG，I_{Ks}，I_{K1} 等与心律失常发生、发展及消除关系密切，是抗心律失常药物作用的最佳靶点。一个理想的抗心律失常药物应对上述靶点有调控作用，使失衡的通道恢复平衡。

第二节　抗心律失常药的基本作用机制和分类

一、抗心律失常药的基本作用机制

抗心律失常药主要通过选择性作用于心肌细胞的离子通道，影响离子流，改变细胞的电生理特性，从而减少异位起搏活动、调节折返环路的传导性或有效不应期以消除折返，发挥抗快速型心律失常的作用。能够达到以上目的而治疗心律失常的机制有：①阻断钠通道。②拮抗心脏的交感效应。③调节钾通道，适度延长有效不应期。④阻断钙通道。针对心律失常发生的机制，抗心律失常药的基本电生理作用有：

（一）降低自律性

抗心律失常药可通过降低动作电位 4 相斜率（β肾上腺素受体阻断药）、提高动作电位的发生阈值（钠通道或钙通道阻断药）、增加静息膜电位绝对值（腺苷和乙酰胆碱）、延长 APD（钾通道阻断药）等方式降低自律性。

（二）减少后除极

早后除极的发生与心肌细胞复极过程显著延长、Ca^{2+} 内流增多有关，钙通道阻断药或促进复极、缩短 APD 的药物可减少早后除极的发生。迟后除极与心肌细胞内 Ca^{2+} 过多诱发 Na^+ 短暂内流有关，因此钠通道及钙通道阻断药（如奎尼丁或维拉帕米）可通过减少细胞内钙蓄积、抑制钠内流来减少迟后除极的发生。降低后除极发生率，会有效地防止触发活动引起的心律失常。

（三）消除折返

1. 改变传导性　改变传导性有两种方式，一是抑制 0 相 Na^+ 或 Ca^{2+} 内流，减慢传导，使单向传导阻滞变为双相传导阻滞；二是促进 K^+ 外流，加大膜电位，从而加快 0 相除极化速率，加速传导，消除单向传导阻滞。加快传导和减慢传导都可以取消折返激动。如钙通道阻断药和β肾上腺素受体阻断药可减缓房室结的传导性而消除房室结折返所致的室上性心动过速。

2. 改变 ERP 及 APD，使邻近细胞 ERP 长短趋于一致　改变 ERP 有两种方式：①延长 ERP 和 APD，但使 ERP 延长更为显著，ERP/APD 的比值加大，钠通道阻断药（奎尼丁）、钙通道阻断药（维拉帕米）和钾通道阻断药能延长 ERP，称为绝对延长 ERP。②缩短 ERP 和 APD，但缩短 APD 更为显著，钠通道阻断药（利多卡因）有此作用。因缩短 APD 更明显，ERP/APD 的比值增大，称之为相对延长 ERP。抗心律失常药物无论使 ERP 相对延长还是绝对延长，最终促使邻近心肌细胞不均一（长短不一）的 ERP 趋向均一化，使冲动同步下传，能有效防止或取消折返。

二、抗心律失常药的分类

目前抗快速型心律失常药分为四大类：

（一）Ⅰ类　钠通道阻断药

本类药物能阻断心肌细胞膜快钠通道，抑制 4 相 Na^+ 内流，降低自律性，降低 0 相上升速率，减慢传导。根据阻断钠通道特性及程度的不同又将其分为Ⅰa、Ⅰb、Ⅰc 三个亚类。

1.Ⅰa类　适度阻断钠通道，降低动作电位 0 相上升速率，此外，还能不同程度抑制心肌细胞膜 K^+、Ca^{2+} 通透性，延长复极过程，且以延长 ERP 更为显著。代表药物有奎尼丁、普鲁卡因胺等。

2.Ⅰb类　轻度阻断钠通道，轻度降低动作电位 0 相上升速率，对传导的影响较轻，对 K^+ 外流有促进作用，能促进复极、缩短 APD。代表药物有利多卡因、苯妥英钠等。

3.Ⅰc类　重度阻断钠通道，显著降低动作电位 0 相上升速率和幅度，减慢传导性的作用最为明显，对复极过程影响小。代表药物有普罗帕酮、氟卡尼等。

（二）Ⅱ类　β肾上腺素受体阻断药

阻断心肌的β受体，同时也有阻断钠通道的作用，使自律性降低，传导减慢，复极时间缩短。代表药物有普萘洛尔、美托洛尔等。

（三）Ⅲ类　延长动作电位时程药

抑制多种钾电流，故又称为钾通道阻断药。明显阻断钾外流，使复极时间延长，显著延长 APD 和 ERP，对动作电位的幅度和去极化速率影响小，不影响传导速度。代表药物有胺碘酮、索他洛尔等。

（四）Ⅳ类　钙通道阻断药

阻断钙内流，降低窦房结和房室结细胞的自律性，减慢房室结的传导速度，延长房室结不应期。代表药物有维拉帕米、地尔硫䓬等。

第三节　常用抗心律失常药

一、Ⅰ类　钠通道阻断药

（一）Ⅰa类——适度钠通道阻断药

奎尼丁

奎尼丁（quinidine）是由茜草科植物金鸡纳树皮中提取出的生物碱，是抗疟药奎宁的右旋体。两者对心脏都有作用，但奎尼丁对心脏的作用比奎宁强 5～10 倍，因而临床用于防治心律失常。

【体内过程】

口服吸收好，几乎全部被胃肠道吸收，经 1～2 小时血药浓度达高峰，生物利用度为 70%～80%。有效血药浓度为 3～6μg/mL，超过 6～8μg/mL，即可中毒。在血浆中约 80% 与蛋白结合，心肌中的药物浓度是血中浓度的 10 倍以上。口服后 30 分钟起效，作用持续 6 小时，$t_{1/2}$ 为 5～7 小时。主要经过肝脏 P$_{450}$ 氧化代谢为仍有活性的三羟奎尼丁，代谢物及少量原型药物经肾脏排出，酸化尿液可使排泄加快。

【药理作用】

奎尼丁除了能够适度阻断心肌细胞膜钠通道外，尚能抑制 K$^+$ 外流和 Ca^{2+} 内流。此外，它还具有明显的抗胆碱作用和阻断外周血管 α 受体作用。

1. 降低自律性　通过阻断钠通道，适度抑制 Na$^+$ 内流，4 相自动除极速率减慢，心房肌、心室肌和浦肯野纤维的自律性降低，其中对心房肌的作用更强。在治疗剂量下对正常窦房结的自律性影响很小，但对病窦综合征患者则明显降低其自律性。

2. 减慢传导速度　适度抑制 Na$^+$ 内流，使动作电位 0 相上升的速率和振幅降低，因而减慢心房肌、心室肌、浦肯野纤维的传导速度，可使病理情况下的单向传导阻滞变为双向阻滞，从而消除折返激动。但其抗胆碱作用可能加快房室结的传导，应用奎尼丁治疗心房纤颤和心房扑动时，可能出现心室率加快，故应用该药前可先用强心苷类药物减慢房室结的传导，以防心室率过快。

3. 延长 ERP　奎尼丁对钾通道及钙通道有一定抑制作用。由于减慢了 2 相 Ca^{2+} 内流和 3 相 K$^+$ 外流，因而 APD 和 ERP 均可延长，但对 ERP 的延长作用更明显，加大了 ERP/APD 比值，使异位冲动或折返冲动落入 ERP 中而被消除。此外，在心肌局部病变时，某些浦肯野纤维末梢部位 ERP 缩短，造成临近细胞复极不均一致而形成折返。奎尼丁可使这些末梢部位 ERP 延长并趋于均一化，从而减少折返的形成。

4. 其他　奎尼丁有明显的抗胆碱作用，竞争性地阻断 M 受体，使心率加快、房室结传导加快；还可阻断 α 受体，使外周血管舒张，血压下降而反射性兴奋交感神经。此外，抑制 Ca^{2+} 内流会对心肌产生负性肌力作用。

【临床应用】

奎尼丁为广谱抗心律失常药，适用于心房纤颤、心房扑动、室上性和室性心动过速的转复和预防，以及频发室上性和室性期前收缩的治疗。对心房纤颤、心房扑动目前虽多采用电转律法，但奎尼丁仍有应用价值，电转律后用奎尼丁可维持窦性心律，防止复发。

【不良反应】

奎尼丁安全范围小，用药过程中约 1/3 患者出现不良反应，使其应用受限。不良反应主要包括：

1. 胃肠道反应　用药早期常有恶心、呕吐、腹泻等，常使患者难以继续用药。

2. 心血管反应　奎尼丁可引起多种心律失常，QRS 波增宽、Q-T 间期延长、房室传导阻滞、心力衰竭等。严重者表现为尖端扭转型室性心动过速、心室颤动、心脏停搏、晕厥等，称为奎尼丁晕厥。奎尼丁抑制心肌收缩力及扩血管作用可引起血压下降。因此，服药期间应进行心电和血压监护，如出现收缩压低于 90mmHg、心率低于 60 次/分、Q-T 间期延长超过 30% 等严重反应时，均需停药。

3. 金鸡纳反应　长期用药可引起。轻者表现为头痛、头晕、耳鸣、腹泻、恶心、视物模糊等症状。重者出现谵妄、精神失常等。

4. 过敏反应　偶见发热、皮疹、血小板减少等。

【禁忌证】

严重心肌损害、心功能不全、重度房室传导阻滞、低血压、强心苷中毒及对奎尼丁过敏者禁用。肝、肾功能不全者慎用。

【药物相互作用】

与肝药酶诱导剂（如苯巴比妥、苯妥英钠）合用，可加速奎尼丁的代谢，使血药浓度降低。与地高辛合用，可致地高辛肾清除率降低，血药浓度升高，应减少其用量。与抗凝血药（双香豆素、华法林）合用，可竞争与血浆蛋白结合，使后者抗凝作用增强，应注意调整剂量。

普鲁卡因胺

普鲁卡因胺（procainamide）是普鲁卡因的衍生物，对血浆酯酶的耐受性较强，作用较久。

【体内过程】

口服吸收迅速而完全，1 小时血药浓度达高峰，肌注后 0.5～1 小时血药浓度达峰值。生物利用度约 80%，$t_{1/2}$ 为 3～6 小时。血中药物迅速而广泛地分布于多种组织。在肝中被代谢为 N-乙酰普鲁卡因胺，后者具有第Ⅲ类抗心律失常药的活性。受遗传因素的影响，快乙酰化患者代谢迅速，$t_{1/2}$ 较短，N-乙酰普鲁卡因胺浓度相对较高，狼疮综合征不常见；反之在慢乙酰化者，$t_{1/2}$ 较长，血浆普鲁卡因胺浓度较高，可引起狼疮综合征。

【药理作用】

普鲁卡因胺对心肌的直接作用与奎尼丁相似，但无明显阻断胆碱受体或 α 肾上腺素受体作用。能抑制 0 相和 4 相 Na^+ 内流，降低自律性，减慢传导，延长大部分心脏组织的 APD 和 ERP。抑制心肌收缩力及扩张血管作用较奎尼丁弱，抗胆碱作用亦弱。

【临床应用】

为广谱抗心律失常药，对房性、室性心律失常均有效，但对心房扑动及心房纤颤的转复作用弱于奎尼丁，临床主要用于室性心律失常，可用作奎尼丁的替换药。静脉注射或静脉滴注用于抢救危急病例，但对于急性心肌梗死时的持续性室性心律失常，普鲁卡因胺不作首选（首选利多卡因）。

【不良反应】

口服时常见厌食、恶心、呕吐、腹泻等胃肠道反应；静脉给药可引起低血压。剂量过大可引起低血压、传导阻滞和室性心律失常。过敏反应也较常见，如出现皮疹、药热、白细胞减少、肌痛等。长期应用可出现系统性红斑狼疮样综合征。低血压、房室传导阻滞、心衰患者慎用。禁忌证同奎尼丁。

丙吡胺

【体内过程】

丙吡胺（disopyramide）口服吸收良好，服后 1～3 小时血药浓度达峰值，吸收率达 90%。在体内广泛分布，血浆蛋白结合率约 50%。部分经肝脏代谢，约 50% 以原形经肾排出。$t_{1/2}$ 为 6～10 小时，肾功能降低时，$t_{1/2}$ 延长。

【药理作用】

对心肌电生理的影响与奎尼丁和普鲁卡因胺相类似，可抑制 4 相和 0 相 Na^+ 内流，降低自律性，减慢传导，均较奎尼丁弱；在抑制心肌兴奋性，延长房室有效不应期方面较奎尼丁强。此外，还有明显的抗胆碱作用。

【临床应用】

对室上性和室性期前收缩，阵发性心动过速、预激综合征伴心房颤动、心房扑动和室上性心动过速都有效。静注用于利多卡因治疗无效的室性心动过速。

【不良反应】

有较强的抗胆碱作用，常引起口干、便秘、视物模糊、排尿困难、失眠等。因抑制钙内流而出现的心血管反应可有心肌收缩力减弱、心脏停搏、传导阻滞和室性心律失常。心衰病人用药后可加重心衰，如与普萘洛尔合用则更易发生。房室传导阻滞、青光眼、前列腺增生患者禁用。肝、肾功能不全者及老年人慎用。

（二）Ⅰb类——轻度钠通道阻断药

利多卡因

利多卡因（lidocaine）是一局部麻醉药，现广泛用于治疗室性心律失常，尤其是心肌梗死并发的心律失常。

【体内过程】

口服吸收好，但首过效应明显，生物利用度低，仅1/3进入血液循环，故不宜口服而常静脉注射给药，血浆蛋白结合率为70%。分布广泛，主要在肝脏代谢，5%～10%以原型经肾排出，$t_{1/2}$为2小时。

【药理作用】

利多卡因对心脏的直接作用是抑制Na^+内流，促进K^+外流，但只对希-浦系统发生影响，对其他组织及植物神经并无作用。

1. 降低自律性　可选择性作用于心室内浦肯野纤维，轻度抑制4相Na^+内流，促进K^+外流，降低了浦肯野纤维的自律性，并提高心室肌的阈电位水平，提高其致颤阈值。治疗剂量对正常窦房结没明显影响。

2. 改变传导速度　对传导速度的影响比较复杂。治疗量对正常心肌传导性无明显影响，但在病理情况下对浦肯野纤维传导速度的影响则与血K^+浓度有关：①当细胞外液K^+浓度升高时（如心肌缺血），它可抑制Na^+内流，减慢传导，使单向传导阻滞变为双向阻滞而消除折返。②当细胞外液K^+浓度降低时（如低血钾）或心肌部分除极时，可促进K^+外流，加快传导，消除单向阻滞而中止折返。高浓度（10μg/mL）的利多卡因则明显抑制0相上升速率而减慢传导。

3. 相对延长ERP　能促进K^+外流，缩短心室肌和浦肯野纤维的APD和ERP，但缩短APD更显著，使ERP/APD比值加大，相对延长ERP，有利于消除折返。

【临床应用】

为一窄谱抗心律失常药，对心房的作用弱，仅用于治疗室性心律失常，如心脏手术、心导管术、急性心肌梗死或强心苷中毒所致的室性心动过速或心室纤颤。特别适用于危急病例，是治疗急性心肌梗死引起的室性心律失常的首选药。

【不良反应】

肝功能不良或注射过快，可出现嗜睡、头痛、视物模糊、惊厥甚至呼吸抑制。剂量过大可引起心率减慢、房室传导阻滞或低血压。禁用于严重室内和房室传导阻滞者。心衰、肝功能不全者长期滴注后可产生药物蓄积，儿童或老年人应适当减量。

美西律

美西律（mexiletine）的化学结构与利多卡因相似，但可口服，且作用时间较久。口服吸收迅速、完全，3 小时血药浓度达峰值，作用维持 8 小时，生物利用度为 90％，$t_{1/2}$ 约 12 小时。

美西律电生理作用和药理作用与利多卡因相似，亦属窄谱抗心律失常药。用于室性心律失常，特别对心肌梗死和洋地黄中毒引起的室性心律失常有效。对利多卡因治疗无效的患者，此药仍可有效。对室上性心律失常疗效较差。不良反应常有恶心、呕吐等胃肠反应，久用后可见中枢神经系统症状，如震颤、共济失调、复视、精神失常等。心血管反应一般较少发生。

苯妥英钠

苯妥英钠（phenytoin sodium）原为抗癫痫药。20 世纪 50 年代初发现其有抗心律失常作用，1958 年以其治疗耐奎尼丁的室性心动过速获得成功。

【药理作用】

苯妥英钠药理作用及临床应用与利多卡因类似，也仅作用于希-浦系统。除能阻断钠通道，减慢部分除极的浦肯野纤维 4 相自发除极速率，降低其自律性外，还能与强心苷竞争 Na^+-K^+-ATP 酶，抑制强心苷中毒所致的迟后除极及触发活动。

【临床应用】

主要用于治疗室性心律失常，特别对强心苷中毒引起的室性心律失常有效，亦可用于心肌梗死、心脏手术、心导管术等所引发的室性心律失常，但疗效不如利多卡因。静脉注射剂量过大或过快时可出现低血压、心动过缓等心血管抑制的毒性反应。

【不良反应】

常见中枢不良反应有头昏、眩晕、震颤、共济失调等，严重者出现呼吸抑制。低血压时慎用，窦性心动过缓及二、三度房室传导阻滞者禁用。孕妇用药可致胎儿畸形，禁用。

妥卡尼

妥卡尼（tocainide）是利多卡因的衍生物，其药理作用及临床应用均与利多卡因相似，但口服吸收迅速、完全，生物利用度高，作用持久。妥卡尼可提高心室致颤阈，缓解各种室性心律失常，尤其是急性心肌梗死和强心苷中毒所致室性心律失常。不良反应与美西律相似，包括：①食欲减退、恶心、呕吐等胃肠道反应。②眩晕、嗜睡、震颤、视力及听力下降等神经系统反应。③可致心律失常、传导阻滞。④偶致骨髓抑制和肺纤维化。

（三）Ⅰc 类——重度钠通道阻断药

普罗帕酮

【体内过程】

普罗帕酮（propafenone）口服吸收良好，但由于肝脏首过效应，生物利用度只有 24％。口服后 0.5～1 小时起效，2～3 小时血药浓度达峰值，作用较久，可达 11 小时。大部分经肝脏代谢。约 1％原形药经肾排出，$t_{1/2}$ 为 3～4 小时。有效血药浓度个体差异大。

【药理作用】

普罗帕酮具有重度阻断钠通道的电生理作用。尚有一定的钙通道阻断作用。其化学结构与普萘洛尔相似，有较弱的 β 受体阻断作用。

1. 降低自律性　明显抑制 4 相 Na^+ 内流，并提高心室肌的阈电位水平，降低浦肯野纤维和心室肌细胞的自律性。

2. 明显减慢传导速度　明显抑制 0 相 Na^+ 内流，使 0 相上升的速率和振幅降低，可使心房、心室和浦肯野纤维的传导速度明显减慢。

3. 适度延长 ERP 和 APD　但对复极过程影响较奎尼丁弱。

4. 轻度抑制心肌收缩力

【临床应用】

适用于室上性、室性期前收缩、室性和室上性心动过速、伴发心动过速和心房颤动的预激综合征。

【不良反应】

常见的不良反应有恶心、呕吐、味觉改变等。还可引起房室传导阻滞与体位性低血压、加重充血性心衰，其减慢传导作用易致折返，引发快速型心律失常。肝肾功能不全时应减量。心电图 QRS 延长超过 20％或 Q-T 间期明显延长者，宜减量或停药。本药一般不宜与其他抗心律失常药合用，以避免心脏抑制。

【药物相互作用】

普罗帕酮与其他抗心律失常药合用时，因对心脏的抑制作用加强，可加重心脏不良反应。该药可使地高辛、华法林的清除率降低，血药浓度升高，作用增强，合用时应注意调整剂量。

其他 Ⅰc 类药物有英卡尼（encainide）、氟卡尼（flecainide）、劳卡尼（lorcainide）等，药理作用与普罗帕酮相似。因这些药物致心律失常作用明显，所以现已少用。

二、Ⅱ类　β 肾上腺素受体阻断药

β 肾上腺素受体阻断药主要通过阻断 β 受体而对心脏发生影响，有些药物在高浓度尚有膜稳定作用。常用于抗心律失常的药物主要有普萘洛尔（propranolol），美托洛尔（metoprolol），阿替洛尔（atenolol），纳多洛尔（nadolol），醋丁洛尔（acebutolol），噻吗洛尔（timolol），阿普洛尔（alprenolol），艾司洛尔（esmolol）等。

普萘洛尔

【药理作用】

1. 降低自律性　交感活动加强时，儿茶酚胺释放增多，可加快窦房结 4 相除极速度和异位起搏速率。普萘洛尔能阻断窦房结 β 受体，防止交感活动对 4 相除极和异位起搏的影响，降低窦房结、心房、浦肯野纤维自律性。对正常心律影响小，但对运动、情绪激动或窦房结功能异常而引起的心率加快，则使之明显减慢，也能降低儿茶酚胺所致的迟后除极而防止触发活动。

2. 减慢传导　大剂量（血药浓度超过 100ng/mL）具有膜稳定作用，可降低 0 相上升速率，明显减慢房室结及浦肯野纤维的传导。

3. 延长 ERP　治疗剂量能缩短浦肯野纤维的 APD 和 ERP，但缩短 APD 更明显，相对延长 ERP；较大剂量绝对延长 ERP，有利于消除折返激动。对房室结 ERP 有明显的延长作用。

【临床应用】

适用于治疗与交感神经兴奋有关的各种心律失常。主要用于室上性心律失常，如心房颤动、心房扑动及阵发性室上性心动过速等。尤其对于交感神经兴奋性过高、甲状腺功能亢进及嗜铬细胞瘤等引起的窦性心动过速效果更好。与强心苷或地尔硫草合用，控制心房扑动、心房纤颤及阵发性室上性心动过速时的室性频率过快效果较好。普萘洛尔还可用于运动或情绪变动所引发的室性心律失常，减少肥厚型心肌病所致的心律失常。对急性心肌梗死患者，长期使用可减少心律失常的发生，缩小心肌梗死范围，从而降低病死率。

【不良反应】

可致窦性心动过缓、房室传导阻滞，心力衰竭、低血压等，并可能诱发哮喘、精神压抑、记忆力减退等，对有病态窦房结综合征、房室传导阻滞、严重左室心功能不全、支气管哮喘患者禁用。长期应用对脂质代谢和糖代谢有不良影响，慎用于高脂血症和糖尿病患者。突然停药可产生反跳现象。

美托洛尔

美托洛尔（metoprolol）为短效 β_1 受体阻断药，具有心脏选择性，其作用与普萘洛尔相似但较弱。明显抑制窦房结及房室结的自律性、传导性，对儿茶酚胺所诱发的室性、室上性心律失常疗效较好。禁用于病态窦房结综合征、严重心动过缓、房室传导阻滞、严重左室心功能不全、低血压患者。

阿替洛尔

阿替洛尔（atenolol）是长效 β_1 受体阻断药，对心脏 β_1 受体作用较强，对血管和支气管 β_2 受体作用较弱。本药抑制窦房结及房室结自律性，减慢房室结传导，对希-浦系统也有抑制作用。可用于室上性心律失常的治疗，减慢心房颤动和心房扑动时的心室率。对室性心律失常亦有效。口服后 2~3 小时达峰浓度，$t_{1/2}$ 为 7 小时。不良反应与普萘洛尔相似，但可用于糖尿病和哮喘患者，但须注意剂量不宜过大。

三、Ⅲ类 延长动作电位时程药

该类药物又称钾通道阻断药，减少 K^+ 外流，明显抑制心肌的复极过程，能选择性延长 APD，主要延长心房肌、心室肌和浦肯野纤维的 APD 和 ERP，但对动作电位 0 相除极化幅度和速率影响轻微，较少影响传导速度。

胺碘酮

【体内过程】

胺碘酮（amiodarone）口服、静脉注射给药均可。口服给药吸收缓慢，生物利用度 40%~50%，血浆蛋白结合率 95%。静脉注射 10 分钟起效，吸收后药物迅速分布到各组织器官中，尤以脂肪组织及血流量较高的器官为多。主要在肝脏代谢，由胆汁和粪便排泄，$t_{1/2}$ 长达数周，停药后作用可持续 4~6 周。

【药理作用】

胺碘酮对心脏多种离子通道均有抑制作用，它能阻断心肌细胞膜钾通道，明显延长复极过程，还能阻断钠通道和钙通道。此外，本药尚有轻度拮抗 α、β 受体和舒张外周血管的作用，能扩张冠状动脉,增加冠脉流量,减少心肌耗氧量。

1. 降低自律性　主要降低窦房结和浦肯野纤维的自律性,与阻断钠、钙通道及拮抗 β 受体的作用有关。

2. 减慢传导　减慢房室结和浦肯野纤维的传导速度,也与阻断钠、钙通道有关。对心房肌的传导速度少有影响。

3. 显著延长 APD 和 ERP　抑制 K^+ 外流,明显延缓复极过程,显著延长心房肌、心室肌、浦肯野纤维和房室旁路的 APD 和 ERP。胺碘酮延长 APD 的作用不依赖于心率的快慢,无翻转使用依赖性。翻转使用依赖性是指心率快时,药物延长 APD 的作用不明显,而当心率慢时,却 APD 明显延长,此作用也易诱发尖端扭转型室性心动过速。

【临床应用】

为广谱抗心律失常药,对各型期前收缩、室上性心动过速、室性心动过速、房扑、房颤和预激综合征所致的房室折返性心动过速等有较好的疗效。由于该药抗快速性心律失常效率高,且可减少心肌耗氧量,故是目前治疗冠心病等器质性心脏病或心功能不全伴潜在恶性和恶性快速型心律失常的最常用抗心律失常药物。

【不良反应】

不良反应较多,且与用药量大小及给药时间长短成正比。常见心血管反应如窦性心动过缓、房室传导阻滞及 Q-T 间期延长,偶见尖端扭转型室性心动过速。静脉注射过快可引起血压下降、心力衰竭。因少量经泪腺排出,可在角膜形成棕黄色药物颗粒沉着,一般不影响视力,停药后微粒可逐渐消失。长期服用可引起甲状腺功能亢进或低下及肝坏死。偶致间质性肺炎或肺纤维化,预后严重。还可引起胃肠道反应及皮肤光过敏反应等。长期服用者应定期进行肺部 X 光检查、肝功能检查及血清 T_3、T_4 监测。有心动过缓、房室传导阻滞、Q-T 间期延长综合征、甲状腺功能障碍及对碘过敏者禁用本品。

索他洛尔

索他洛尔(sotalol)为钾通道阻断药,也是非选择性 β 受体阻断药,可以通过多途径起到抗心律失常作用。口服吸收快,无首过消除,生物利用度为 90%～100%。在体内不代谢,以原形形式经肾脏排泄。$t_{1/2}$ 为 12～15 小时。该药阻断 β 受体,降低自律性,减慢房室结传导。抑制 K^+ 外流,延长心房、心室及浦肯野纤维的 APD 和 ERP。临床适用于各种严重室性心律失常,也可治疗阵发性室上性心动过速及心房颤动。不良反应少,可见 β 受体阻断的副作用,如低血压、心动过缓和诱发哮喘发作等;最严重的是导致心律失常,少数 Q-T 间期延长者偶可出现尖端扭转型室性心动过速。

四、Ⅳ类　钙通道阻断药

钙通道阻断药能与膜上的钙通道蛋白结合,阻止 Ca^{2+} 内流进入胞质,降低胞质内 Ca^{2+} 浓度,抑制 Ca^{2+} 所调节的细胞功能,故又称为钙拮抗药。现有钙通道阻断药主要作用于心血管系统,成为一类重要的治疗心血管疾病的药物。

维拉帕米

【体内过程】

维拉帕米(verapamil)口服吸收迅速而完全。口服后 2～3 小时血药浓度达峰值。由于首过消除，生物利用度仅 10%～35%。静脉注射立即起效，血浆蛋白结合率 90%。大部分在肝脏代谢，其代谢物去甲维拉帕米仍有活性，$t_{1/2}$ 为 3～7 小时。

【药理作用】

维拉帕米阻断心肌细胞膜的 L-型钙通道，抑制 Ca^{2+} 内流，对 I_{Kr} 钾通道也有抑制作用。此外尚有扩张冠状动脉及外周血管的作用。

1. 降低自律性。减慢 4 相自动除极化速率，从而降低窦房结、房室结的自律性。也能降低缺血时心房、心室和浦肯野纤维的异常自律性，减少或取消后除极所引发的触发活动。

2. 减慢传导速度。抑制动作电位 0 相除极最大上升速率、振幅减小而使冲动传导减慢，可变单向传导阻滞为双向阻滞，从而消除折返。这一作用可终止房室结的折返激动，还可减慢心房颤动、心房扑动时的心室率。

3. 延长 APD 和 ERP。维拉帕米阻断钙通道而延长恢复开放所需的时间，延长窦房结、房室结的 ERP。大剂量也能抑制复极过程，延长浦肯野纤维的 APD 和 ERP。

4. 抑制心肌收缩力、扩张冠脉、扩张外周血管。

【临床应用】

治疗室上性和房室结折返引起的心律失常效果好，对急性心肌梗死、心肌缺血及强心苷中毒引起的室性期前收缩有效，为阵发性室上性心动过速治疗的首选药。可减少心房颤动和扑动的心室率，并可使部分患者恢复为窦性节律。对伴有冠心病、高血压的心律失常患者尤为适用。

【不良反应】

口服安全，可出现便秘、腹胀、腹泻、头痛、瘙痒等。静脉注射过快或剂量过大可引起心动过缓、房室传导阻滞甚至心脏停搏，也可引起血压下降，诱发心力衰竭。二、三度房室传导阻滞、心功能不全、心源性休克病人禁用此药，老年人、肾功能低下者慎用。

地尔硫䓬

地尔硫䓬（diltiazem）口服吸收迅速而完全，生物利用度为 40%，其中 65% 由肝脏代谢。$t_{1/2}$ 为 4 小时。地尔硫䓬的电生理作用与维拉帕米相似，能降低自律性，抑制房室传导并延长不应期。此外，还可抑制心肌收缩力，扩张血管。临床常用于阵发性、室上性心动过速的治疗。不良反应与维拉帕米相似，有眩晕、口干、低血压和心动过缓等。

五、其他抗心律失常药

腺 苷

腺苷（adenosine）是内源性嘌呤核苷酸，为三磷酸腺苷（ATP）的前体和降解产物，作用于 G 蛋白耦联的腺苷受体，激活窦房结、房室结和心房肌的乙酰胆碱敏感 K^+ 通道，促进 K^+ 外流，缩短 APD，使心肌细胞膜超极化，降低其自律性。腺苷还可抑制 cAMP 激活的 Ca^{2+} 内流，延长房室结 ERP，减慢房室传导，抑制交感神经兴奋所致的迟后除极。静脉注射后迅速起效，$t_{1/2}$ 约 10 秒。本药可被体内大多数组织细胞所摄取，并被腺苷脱氨酶灭活，使用时需要静脉快速注射给药，否则在药物到达心脏前即被灭活。临床主要用于迅速终止折返性室上性心动过速。不良反应主要为胸闷、呼吸困难，静脉注射过快可致短暂心脏停搏。本药不宜用于伴支气管哮喘、病态窦房结综合征和房室传导阻滞患者。

第四节 抗快速型心律失常药的合理应用

抗心律失常药物种类繁多，不同类型的抗心律失常药其临床适应证各不相同，又易引发不同类型的不良反应。因此，其合理选用务必考虑诸多影响因素。应明确心律失常的类型，掌握各药的作用机制、作用特点和适应证，特别要充分注意药物的不良反应，尤其是致心律失常作用，以及药物的禁忌证和药物相互作用等。

1. 消除引起心律失常的诱因 电解质紊乱（如低钾血症），心肌缺血缺氧，药物如强心苷类、茶碱类，病理状态如甲状腺功能亢进症，都是导致心律失常的诱发因素。去除诱发因素是最基本的抗心律失常治疗措施。

2. 严格掌握适应证合理选药 以奎尼丁、普萘洛尔、维拉帕米为代表的三类药物为广谱抗心律失常药，对室上性和室性心律失常都有一定疗效。而普萘洛尔和维拉帕米类主要对室上性心律失常疗效佳。普萘洛尔是控制窦性心动过速最有效的药物，维拉帕米对阵发性室上性心动过速疗效佳。利多卡因、苯妥英钠主要对室性心律失常有效，也是治疗洋地黄中毒所致室性心律失常最有效的药物。伴有心肌缺血或心肌梗死的室性心律失常首选利多卡因，无效或疗效不佳时可选用美西律等药物。普萘洛尔、维拉帕米兼有降压和抗心绞痛作用，对合并这些疾病的患者尤为适用。

3. 联合用药 抗快速型心律失常药的联合用药容易产生严重的心脏毒性反应，一般不要轻易采用。但在应用单一药物治疗疗效不佳或为增强疗效减少各药不良反应时，可联合应用抗心律失常药。

4. 减少不良反应 抗心律失常药既能抗心律失常也能导致心律失常，后者即为药物的"致心律失常作用"，它包含引起新的心律失常和加重原有的心律失常两种情况。Ⅰa类和Ⅲ类药物所致的尖端扭转型室速、Ⅰc类中的氟卡尼所致的恶性室速均易导致室颤及猝死。为此，上述药物必须选用时，应在心电监护下，小剂量慎用。一些非心血管疾病亦可影响抗心律失常药物的选择，如慢性类风湿关节炎患者不用普鲁卡因胺，以减少红斑狼疮发生的可能性；有慢性肺部疾病的患者不用胺碘酮，以避免药物所致肺纤维化的出现。

扫一扫，查阅本章数字资源，含PPT、音视频、图片等

动脉粥样硬化（atherosclerosis，AS）是一种慢性炎症过程，主要发生在大动脉及中动脉，特别是冠状动脉、脑动脉和主动脉，是心、脑血管病的主要病理学基础。常用于防治动脉粥样硬化的药物包括调血脂药、抗氧化剂、多烯脂肪酸类及保护动脉内皮药等，其中调血脂药又包括他汀类、胆固醇吸收抑制剂、PCSK9 抑制药、贝特类及烟酸类。

第一节　调血脂药

血脂是血浆中脂肪和类脂等脂类物质的总称，包括胆固醇（cholesterol，Ch）、三酰甘油（triglyceride，TG）、磷脂（phospholipid，PL）和游离脂肪酸（free fatty acid，FFA）等。胆固醇又分为胆固醇酯（cholesterol ester，CE）和游离胆固醇（free cholesterol，FC），两者相加为总胆固醇（total cholesterol，TC）。由于脂质不溶于水或微溶于水，必须与载脂蛋白（apo）结合形成脂蛋白后才易溶于血浆。血浆脂蛋白包括乳糜微粒（chylomicron，CM）、极低密度脂蛋白（very low density lipoprotein，VLDL）、中间密度脂蛋白（intermediate density lipoprotein，IDL）、低密度脂蛋白（low density lipoprotein，LDL）和高密度脂蛋白（high density lipoprotein，HDL），此外还有脂蛋白（a）［lipoprotein（a），LP（a）］，是 LDL 的变异体。血浆脂蛋白中的蛋白质部分称载脂蛋白，现已发现并将结构弄清楚的有 a、b、c、d、e、f、g 及 h 等十几大类。不同脂蛋白的功能不同，其中 LDL 主要将 Ch 运输至外周组织，携带 Ch 最多，也是致 AS 的主要脂蛋白。HDL 则为抗 AS 脂蛋白，能将 Ch 从肝外组织逆转运到肝脏。

各种脂蛋白在血浆中有基本恒定的浓度以维持相互间的平衡，一旦比例失调则为脂代谢失常。某些血脂或脂蛋白高出正常范围则称为高脂血症（即高脂蛋白血症），高脂血症可促进 AS 的形成和发展。一般将高脂蛋白血症分为六型（表 27-1），其中Ⅱa、Ⅱb、Ⅲ和Ⅳ型致 AS 风险较高，Ⅰ和Ⅴ风险较低。除高脂血症外，LP（a）、apoB 升高和 HDL、apoA 降低等也是 AS 的危险因素。

表 27-1　高脂血症的分型

类型	脂蛋白变化	脂质变化	
		TC	TG
Ⅰ	CM 增加	↑	↑↑↑
Ⅱa	LDL 增加	↑↑	
Ⅱb	LDL 和 VLDL 同时增加	↑↑	↑↑
Ⅲ	IDL 增加	↑↑	↑↑

续表

类型	脂蛋白变化	脂质变化	
		TC	TG
Ⅳ	VLDL 增加	↑	↑↑
Ⅴ	VLDL 和 CM 同时增加	↑	↑↑↑

血脂异常的治疗首先应采用合理饮食，限制热量，控制体重。在合理饮食、改善生活方式 3～6 个月后，脂质异常仍不能显著纠正，可选用恰当的调血脂药。

临床上主要使用的调血脂药主要通过：①降低脂蛋白的生成。②增加血浆脂蛋白的代谢。③增加胆固醇的清除等途径改善血脂异常（图 27-1）。

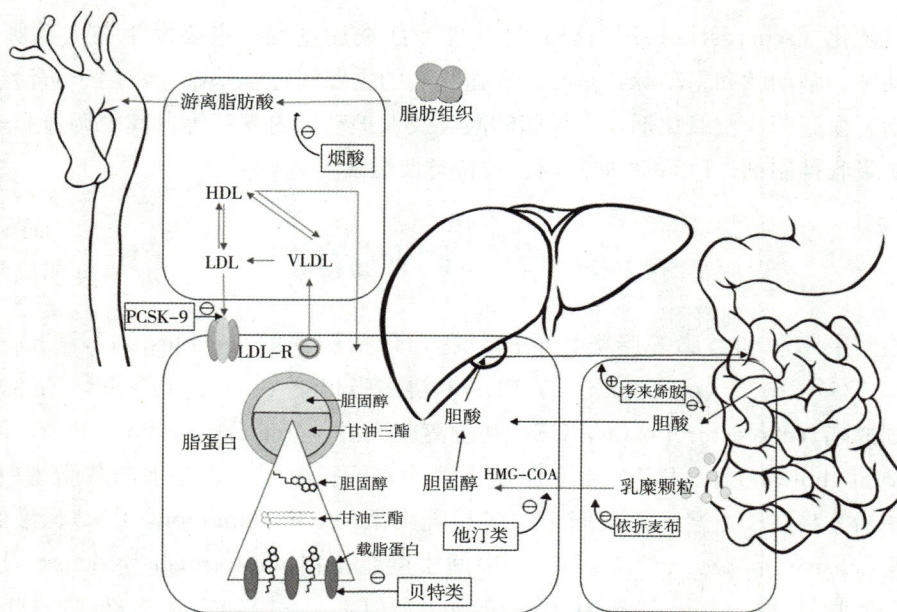

图 27-1　调血脂药作用环节示意图

一、降低 TC 和 LDL 的药物

（一）他汀类

他汀类（statins）是 3-羟基-3-甲基戊二酰辅酶 A（3-hydroxyl-3-methylglutaryl-coenzyme A，HMG－CoA）还原酶抑制药，最初从枯青霉菌培养液中发现，是治疗高胆固醇和 LDL 最有效的药物，临床常用药物有洛伐他汀（lovastatin）、普伐他汀（pravastatin）、辛伐他汀（simvastatin）以及人工合成的氟伐他汀（fluvastatin）、阿托伐他汀（atorvastatin）和瑞舒伐他汀（rosuvastatin）等。

【体内过程】

他汀类都具有二羟基庚酸结构，为内酯环或者开环羟基酸，是抑制 HMG－CoA 还原酶所必需基团，但是内酯环必须转换成相应的开环羟基酸形式才具有药理活性。普伐他汀和氟伐他汀本身为具有药理活性的开环羟基酸结构，而洛伐他汀和辛伐他汀是没有药理活性的内酯环结构，需要经肝水解成羟酸型而活化。他汀类药物一般以羟酸型吸收较好，很少进入外周组织，大部分在肝脏代谢，经胆汁排泄，少部分由肾脏排泄。常用的他汀类药物代谢动力学特点见表 27-2。

表 27-2　常用的他汀类药物的代谢动力学比较

药物	有无活性代谢物	口服吸收（%）	血浆蛋白结合率（%）	半衰期（h）	肝代谢率（%）	肾脏排泄率（%）	剂量范围（mg/d）
洛伐他汀	有	30	>95	3	≥70	<10	10～80
普伐他汀	无	34	50	<2	50	20	10～40
辛伐他汀	有	60～85	>95	<2	≥80	13	5～40
氟伐他汀	无	>98	>98	1	≥90	5	20～40

【药理作用】

1. 调血脂作用　HMG-CoA 还原酶是合成胆固醇的限速酶。他汀类药物竞争性抑制 HMG-CoA 还原酶，从而阻断 HMG-CoA 向甲羟戊酸（mevalonic acid，MVA）转化，使肝内胆固醇合成减少。同时肝细胞内胆固醇的降低促使 LDL 受体蛋白上调，使血浆中 LDL、IDL 摄入肝脏增加，血浆中 LDL、IDL 的含量降低，继而导致 VLDL 代谢加快。胆固醇合成减少也可使肝合成载脂蛋白 B 减少，使 VLDL 减少，HDL 升高。

2. 非调脂作用　包括：①改善血管内皮功能。②抑制血管平滑肌细胞增殖和迁移。③延缓巨噬细胞泡沫化。④降低脂蛋白的氧化。⑤抑制血小板的黏附和聚集，阻止血栓形成等。这些作用都有助于防治动脉粥样硬化病变。

【临床应用】

适用于高胆固醇血症和以胆固醇升高为主的混合性高脂血症，既是伴有胆固醇升高的Ⅱ和Ⅲ型高脂血症的首选药，也是糖尿病和肾病性高脂血症的首选药物。

【不良反应】

他汀类有较好的耐受性和安全性，不良反应较少见，但儿童、孕妇、哺乳期妇女及肝、肾功能异常者不宜使用，原有肝病史者慎用。主要的不良反应主要是：

1. 肌病发生率<0.1%，以强烈肌痛为特征，首先是手臂和大腿，然后全身类似流感样疲劳无力，肌酸磷酸激酶（CPK）超过正常上限的 10 倍。罕见横纹肌溶解症，导致急性肾衰，以辛伐他汀引起肌病的发病率最高，普伐他汀和氟伐他汀此反应少。

2. 肝毒性表现为无症状性转氨酶升高，与剂量有关，发生后应立即停药。可在开始用药或增加剂量 3～6 个月测定转氨酶。

3. 胃肠道反应、皮肤潮红、头痛等暂时性反应。

【药物相互作用】

他汀类与大环内酯类抗生素（克拉霉素和红霉素），降血脂药烟酸类或者贝特类联合，会使循环中他汀类药物浓度升高，增加肌病的危险性。尤其是吉非贝齐可以干扰他汀类的糖脂化，减少他汀类从肾的清除，增加横纹肌溶解症的发生率，故应避免合用。

（二）胆固醇吸收抑制剂

肠道内的胆固醇主要来自源于饮食摄入和胆汁，其中由肝脏形成并经胆汁排泌入肠道的胆固醇约占四分之三。小肠的胆固醇吸收能力与血循环中 LDL-C 的水平呈正相关。肠黏膜吸收胆固醇的过程非常复杂，但位于小肠黏膜刷状缘的一种特殊转运蛋白尼曼-匹克 C1 型类似蛋白 1（Niemann-Pick type C1 Like-1，NPC1L1）起到至关重要的作用。胆固醇吸收抑制剂可选择性抑制 NPC1L1 的活性，从而减少肠道内胆固醇的吸收，降低血浆胆固醇的水平以及肝脏胆固醇的储量。

依折麦布

依折麦布（依泽替米贝，ezetimibe）是第一个胆固醇吸收抑制剂类降脂药，通过抑制小肠黏膜上皮细胞胆固醇吸收而降低 TC 和 LDL。

【体内过程】

口服后迅速吸收，在小肠和肝脏转化成活性的葡萄糖醛酸结合形式，即依折麦布-葡萄糖醛酸复合物。该复合物在口服后 1～2 小时内达到平均血浆峰浓度，随后主要经胆汁排泄，通过肠肝循环可以持续作用于小肠刷状缘上皮的靶点。依折麦布及其葡萄糖醛酸结合物的血浆蛋白结合率分别为 99.7% 及 88%～92%，由胆汁及肾脏排出，消除 $t_{1/2}$ 约为 22 小时。

【药理作用】

依折麦布是第一个胆固醇吸收抑制剂类降脂药，是一种口服、强效的降脂药物，能附在小肠绒毛的刷状缘，选择性抑制 NPC1L1 受体而特异地抑制肠道内胆固醇的吸收，从而减少小肠中胆固醇向肝脏转运，降低肝脏胆固醇的储量，继之增加血液中胆固醇的清除。可以降低 TC、LDL-C、载脂蛋白 B 和 TG，升高 HDL。该药既不增加胆汁分泌，也不抑制胆固醇在肝脏的合成（如他汀类）。

【临床应用】

依折麦布可单独或联合用于以胆固醇升高为主的患者，特别适合作为不能耐受他汀治疗者的替代。主要用于：

1. 原发性高胆固醇血症　作为饮食控制基础上的辅助治疗，可单独或与他汀类联合应用。

2. 纯合子家族性高胆固醇血症　可联合应用他汀类。

3. 纯合子谷甾醇血症（或植物甾醇血症）　可作为饮食控制的辅助治疗。

【不良反应】

不良反应少，少数患者偶见：①肌肉损害。②肝脏反应。③过敏反应等。

（三）胆酸螯合剂

胆酸螯合剂又称为胆汁酸结合树脂，包括考来烯胺（cholestyramine，消胆胺）、考来替泊（colestipol，降胆宁）和降胆葡胺等药物，口服不吸收，主要在肠内与胆汁酸结合，阻碍胆汁酸的重吸收，干扰胆汁酸肠肝循环，促进胆固醇排泄。

考来烯胺

【药理作用】

考来烯胺可降低 TC、LDL-C 和载脂蛋白 B 水平，对 HDL 没有影响，对 TG 无降低甚或稍有升高。其作用机制为：考来烯胺为碱性阴离子交换树脂，在肠道与胆汁酸结合随粪便排出，阻碍胆汁酸的肝肠循环，促进胆酸或胆固醇随粪便排出；肝中胆汁酸降低，可使肝细胞内胆固醇向胆汁酸转化的限速酶 7-α 羟化酶处于激活状态，促进肝脏将胆固醇转化为胆汁酸。胆汁酸也是肠道吸收胆固醇所必需的物质，胆汁酸减少，也会影响胆固醇的吸收。肝细胞内胆固醇浓度下降促使 LDL 受体合成上调及吸收 LDL-C，从而降低血浆胆固醇和 LDL-C 水平，该作用与他汀类相似。

【临床应用】

1. 高胆固醇血症　Ⅱa 及 Ⅱb 及家族性杂合子高脂血症。对纯合子家族性高脂血症，因患者肝细胞膜上缺乏 LDL 受体，这类药物无效。

2. 胆汁淤积性黄疸　考来烯胺具有利胆、改善肝功能作用，可以减轻血中胆汁酸含量增加引起的瘙痒。

【不良反应】

由于用量大和味道难闻，少数人用后出现食欲不振、呕吐、腹胀、便秘等。长期服用可使肠内结合胆盐减少，引起脂肪吸收不良，应适当补充维生素 A、D、K 等脂溶性维生素及钙盐。

【药物相互作用】

本类药物能减少地高辛、华法林、甲状腺素、保泰松、β 受体阻断药和其他一些阴离子药物的吸收，故这些药物需在服用胆酸螯合剂 1 小时前或 4 小时后服用。

（四）新型调脂药

PCSK9 抑制剂

前白蛋白转化酶枯草菌素 9（proprotein convertase subtilisin/kexin type 9，PCSK9）是肝脏产生的丝氨酸蛋白酶，可与肝细胞表面的 LDL 受体结合，使其降解，血浆 LDL-C 水平升高。PCSK9 抑制剂通过不同途径影响体内 PCSK9 的功能和数量，使 LDL-C 水平下降 40%～70%。PCSK9 抑制剂的作用机制有三种：①阻断 PCSK9 与 LDL 受体的结合。②干扰 PCSK9 分泌过程。③抑制 PCSK9 的表达。围绕这三种机制，研究人员探寻作用于不同环节和靶点的 PSCK9 抑制剂，包括单克隆抗体、肽模拟物、反义寡核苷酸、小干扰 RNA（siRNA）、疫苗、CRISPR 疗法、抗体模拟物、小剂量分子。目前已经用于临床的 PCSK9 抑制剂主要有单克隆抗体（依洛尤单抗和阿利西尤单抗）和小干扰 RNA（Inclisiran）。

载脂蛋白 B 合成抑制剂

载脂蛋白 B-100 是 LDL 和 VLDL 的载脂蛋白，是致动脉粥样硬化的载脂蛋白，合成减少会降低 LDL-C 水平。米泊美生钠（Mipomersen Sodium）是以人载脂蛋白 B-100 信使核糖核酸为靶点的反义寡聚核苷酸，是载脂蛋白 B 合成抑制剂，也是第 2 代反义寡核苷酸。米泊美生钠能与载脂蛋白 B-100 蛋白的信使 RNA 编码区互补配对，抑制其翻译合成，从而阻止胆固醇和三酰甘油转运蛋白的合成，可使 LDL-C 降低 25%。

二、降低 TG 和 VLDL 的药物

（一）贝特类

贝特类亦称苯氧芳酸类药物，主要包括吉非贝齐（gemfibrozil）、苯扎贝特（benzafibrate）、非诺贝特（fenofibrate），氯贝丁酯（clofibrate，氯贝特）等。由于该类调脂药中多数药物的译名中含有"贝特"二字，故常将此类药物又称为贝特类调脂药。

【体内过程】

口服吸收完全，在肝脏代谢，血浆蛋白结合率高，不易分布到外周组织，主要由肾脏排泄。吉非贝特和苯扎贝具活性酸形式，吸收后发挥作用快，持续时间短，半衰期 1～2 小时；氯贝丁酯和非诺贝特需水解成活性酸形式发挥作用，半衰期长。

【药理作用】

1. 调血脂作用　通过激活过氧化物酶增殖体激活受体 α（peroxisome proliferator activated receptor-α，PPAR-α），调控相关基因的表达，使脂蛋白脂肪酶（lipoprotein lipase，LPL）和 ApoA-1 的生成增多。LPL 增加，可以促进 CM 和 VLDL 分解代谢；ApoA-1 增加，使 HDL 合成增加。因此，该类药物显著降低血清 TG、VLDL-C，中度降低 TC 和 LDL-C，升高 HDL-C，使胆固醇的逆向转运增加。

2. 非调脂作用　有抗炎、抗凝血、加速纤维蛋白溶解、改善胰岛素敏感性等调脂以外的抗动脉粥样硬化作用。

【临床应用】

主要用于Ⅱb、Ⅲ、Ⅳ、Ⅴ型高脂血症，对Ⅲ型（家族性血β脂蛋白异常）疗效好，可消除黄色瘤；也用于 2 型糖尿病的高脂蛋白血症治疗。尤其适用于高 TG 或以高 TG 升高为主的混合型高脂血症和低 HDL-C 血症患者。

【不良反应】

除氯贝丁酯外，其他药物一般耐受良好，胃肠道反应最常见，表现为食欲下降、恶心、腹胀等。其次为乏力、头痛、失眠、皮疹、阳痿等。偶有肌痛、尿素氮增加、转氨酶升高，停药后可恢复。与他汀类药联合应用，可能增加肌病的发生。贝特类增强口服抗凝药的抗凝活性。肝胆疾病患者、孕妇、儿童及肾功能不全者禁用。

<h2 style="text-align:center">非诺贝特</h2>

非诺贝特（fenofibrate）为氯贝丁酸衍生物类血脂调节药，具有广谱降血脂作用。口服吸收快，与食物同服能增加吸收，在肝和肠道转化为活性物质，半衰期为 22 小时左右，血浆蛋白结合率大约为 99%，65% 经肾脏排泄。其降 TG 及混合型血脂异常作用较胆固醇作用明显。不良反应发生率为 2%～15%。禁用于患肝胆疾病、孕妇、儿童及肾功不全者。

（二）烟酸

烟酸（nicotinic acid）是水溶性 B 族维生素，为最早使用的广谱调血脂药，大剂量应用时可明显改善血脂，但其不良反应（皮肤潮红和消化不良）限制了其应用，目前临床多用副作用较少的衍生物如阿昔莫司、烟酸肌醇酯和烟酸维生素 E 酯等。

【体内过程】

烟酸经胃肠道吸收迅速完全，分布于人体各组织器官和体液中。血浆蛋白结合率低，半衰期为 45 分钟左右，代谢产物或原形药物可随乳汁或汗液分泌，但大部分从尿液中排出。

【药理作用】

1. 调血脂作用　抑制脂肪酶的活性，使脂肪组织中的 TG 不易分解出 FFA，肝脏合成 TG 的原料不足，减少 VLDL 的合成和释放，也使 VLDL 的降解产物 LDL 降低，可以下调 TG 35%～45%，LDL 20%～30%。烟酸还可通过 LPL 途径增加 VLDL 的清除率，进一步降低 TG 水平。其次，烟酸是升高 HDL（升高 30%～40%）的最佳药物，其原因是 TG 浓度降低而导致 HDL 分解代谢减少所致。HDL 的增加增强了胆固醇的逆向转运。烟酸还是少有的降低 LP（a）（降低约 40%）的药物。

2. 非调脂作用　抑制 TXA_2 的生成，增加 PGI_2 的合成，从而发挥抑制血栓形成和扩张血管的作用。

【临床应用】

广谱调血脂药，可用于Ⅱ、Ⅲ、Ⅳ、Ⅴ型高脂血症，对Ⅱb 和Ⅳ型最好。适用于高 TG 血症，LDL 血症或以 TG 升高为主的混合型高脂血症，以及高 LP（a）血症。其次，可用于防治糙皮病等烟酸缺乏症。

【不良反应】

烟酸在肾功能正常时几乎不会发生毒性反应，但副作用多见。常有皮肤潮红及瘙痒等。大剂量可引起头痛、皮肤干涩、恶心、呕吐、胃肠刺激症状等；大剂量偶尔可引起高血糖、高尿酸和肝功能异常。溃疡病、糖尿病及肝功能异常者禁用。

阿昔莫司

阿昔莫司（acipimox）是烟酸的衍生物，口服吸收迅速，2 小时达血药浓度高峰，半衰期为 2 小时，原形通过肾脏排泄。药理作用类似烟酸，可使血浆 TG、VLDL、LDL 降低，HDL 升高。与烟酸比较有如下优势：①降脂作用更强而持久。②能明显改善胰岛素抵抗，不与口服降糖药发生交互作用，能用于糖尿病患者。③不引起尿酸代谢异常。④不良反应少而轻。主要用于治疗Ⅱb、Ⅲ、Ⅳ型高脂血症和 2 型糖尿病伴高脂血症患者。

第二节 抗氧化药

氧自由基对 LDL 进行氧化修饰后产生氧化型 LDL（oxydized LDL，ox-LDL）。ox-LDL 可损伤血管内皮，诱导单核细胞黏附并向内皮下趋化，促进巨噬细胞泡沫化，加剧 AS 的发生和发展。抗氧化药如普罗布考、维生素 E 等可阻止 ox-LDL 形成，有抗动脉粥样硬化的作用。

普罗布考

【体内过程】

普罗布考（probucol，丙丁酚）口服吸收少，生物利用度 5%～10%，血清浓度较低，24 小时达血药浓度峰值，3～4 个月达稳态。与食物同服可增高血药浓度，脂溶性强，主要蓄积在脂肪组织和肾上腺。服后 4 天内粪便排出 90%，仅 2% 经肾排泄。

【药理作用】

1. 抗氧化作用 普罗布考抗氧化作用强大。其进入体内分布于各脂蛋白，本身被氧化为普罗布考自由基，阻滞脂质过氧化，减少脂质过氧化物（lipid peroxidates，LPO）的产生。

2. 调血脂作用 能抑制 HMG-CoA 还原酶，减少 Ch 的合成，并通过受体及非受体途径增加 LDL 的清除，降低血浆 TC、LDL-C。显著下调 HDL-C，降低 HDL 颗粒中的 Ch，使其颗粒变小，但数量和活性提高，有利于其对 Ch 的转运清除。对 TG 和 VLDL 基本无影响。

3. 对 AS 病变的影响 久用可使冠心病发病率降低，已形成的 AS 病变停止发展或消退，黄色瘤明显缩小或消除。

【临床应用】

1. 适用于各型高胆固醇血症，包括纯合子和杂合子家族性高胆固醇血症。对于继发于肾病综合征或糖尿病的Ⅱ型脂蛋白血症也有效。

2. 防治 PTCA 后再狭窄。

3. 抗动脉粥样硬化，预防冠心病或治疗心绞痛。

【不良反应】

不良反应少而轻，以胃肠道反应为主，如恶心、腹痛、腹泻等。偶有嗜酸性粒细胞增多、肝功能不全、血管神经性水肿、心率减慢等。偶见 Q-T 间期延长，勿与奎尼丁等延长 Q-T 间期的药物同用。有心肌损害者、儿童和孕妇禁用。

第三节　多烯脂肪酸

多烯脂肪酸（polyunsaturated fatty acids，PUFAs）又称多烯不饱和脂肪酸类，根据其不饱和键在脂肪酸链中开始出现的位置不同分为 ω-3（或 n-3）型和 ω-6（或 n-6）型。

一、ω-3 型不饱和脂肪酸

流行病学资料显示，格陵兰因纽特人心脑血管疾病发生率低主要与食用海鱼等海生动物有关，其中主要成分是二十碳五烯酸（eicosapentaenoic acid，EPA）和二十二碳六烯酸（docosahexaenoic acid，DHA）。EPA 和 DHA 同属于 ω-3 型不饱和脂肪酸，也属亚麻酸类，为长链不饱和脂肪酸，主要存在于海洋生物藻、鱼及贝壳类中，也是人体必需脂肪酸。药用有多烯康胶丸等鱼油制剂。

【药理作用】

1. 调脂作用　EPA 和 DHA 有明显调脂效应，降低 TG 和 VLDL 的作用较强，升高 HDL，但对 TC 和 LDL 作用弱。调脂作用可能与抑制肝脏合成 TG 和 apo B，提高 LPL 活性促进 VLDL 分解有关。

2. 非调脂作用　EPA 被誉为"心血管清道夫"，能抑制血小板聚集、扩张血管、抗血栓和防治动脉粥样硬化等；DHA 俗称"脑黄金"，能有效活化脑细胞，提高脑神经信息传送速度，增强记忆力，延缓衰老。

【临床应用】

主要用于高 TG 血症患者，也可与他汀类联合治疗混合型高脂血症。

【不良反应】

一般无不良反应，但长期大剂量应用可增加出血危险。

二、ω-6 型不饱和脂肪酸

ω-6 型不饱和脂肪酸主要来源于植物油，常用月见草油（evening primrose oil）和亚油酸（linoleic acid）。有调血脂和抗 AS 作用，用于防治冠心病及心肌梗死等，但作用较弱。

第四节　保护血管内皮药

在 AS 的发病过程中，防止血管内皮损伤有重要意义。受伤的血管内皮通透性改变，引起白细胞和血小板黏附，并释放各种活性因子，导致内皮进一步损伤，最终促使动脉粥样硬化斑块形成。所以保护血管内皮免受各种因子损伤，是抗动脉粥样硬化的重要措施。

目前应用的保护血管内皮药主要是多糖类，包括硫酸乙酰肝素（heparan sulfate）、硫酸皮肤素（dermatan sulfate）、硫酸软骨素（chondroitin sulfate）及冠心舒等。这类药物含有大量阴电荷，结合在血管内皮表面，阻止 LDL 与动脉壁结合，防止白细胞、血小板的黏附及有害因子的释放，产生血管内皮保护作用，也能抑制血管平滑肌细胞增生，同时兼有调脂、抗凝和抑制血小板聚集的作用，临床主要用于防治 AS、心绞痛和心肌梗死。其副作用少。

第六篇

作用于内脏系统和血液系统的药物

第二十八章
利尿药与脱水药

第一节　利尿药

利尿药（diuretics）是一类直接作用于肾脏，促进电解质和水的排出，增加尿量的药物。主要用于各种原因引起的水肿；亦用于某些非水肿性疾病，如高血压、肾结石等，并可加速毒物排泄。

为便于理解利尿药的作用及机制，先了解与利尿药作用有关的肾脏泌尿生理学基础及各类利尿药的作用部位。

一、利尿药作用的肾脏生理学基础及作用部位

尿的生成过程包括肾小球滤过、肾小管和集合管重吸收及分泌。

（一）肾小球的滤过

血液流经肾小球，除蛋白质和血细胞外，其他成分均可经肾小球滤过而形成原尿，但绝大部分被重吸收。影响原尿量的主要因素是肾血流量和有效滤过压，有些药物（如强心苷、氨茶碱）虽能通过增加肾血流量和肾小球滤过率，使原尿量增多，但由于肾脏存在球管平衡机制，终尿量增加并不多，只能产生较弱的利尿作用。

（二）肾小管和集合管的重吸收

这部分包括近曲小管、髓袢、远曲小管和集合管。正常人每日可生成原尿180L，但其中99%被重吸收，终尿量仅1～2L，约占原尿量1%。如果药物能使肾小管重吸收减少1%，则终尿量可增加1倍。由于各段肾小管对Na^+、Cl^-和水等重吸收的方式和程度不同，而使各类利尿药的作用强度也因其所影响的肾小管的部位不同而有明显差别。

1. 近曲小管　原尿中65%～70%的Na^+在此段被重吸收，Na^+主要通过钠泵和H^+-Na^+交换的方式被重吸收。近曲小管上皮细胞中，CO_2和H_2O在碳酸酐酶的催化下生成H_2CO_3，H_2CO_3再经碳酸酐酶催化分解成H^+和HCO_3^-。H^+对于H^+-Na^+反向运输系统的作用非常重要。碳酸酐酶抑制药乙酰唑胺可通过减少H^+的生成，从而抑制H^+-Na^+交换，促进Na^+排出产生利尿作用（图28-1）。但由于近曲小管本身及其以下各段肾小管代偿性重吸收增加的影响，乙酰唑胺的利尿作用较弱，又因HCO_3^-排出较多，易致代谢性酸中毒，现已很少作为利尿药使用。

2. 髓袢降支细段　此段髓质高渗，水被渗透压驱动而重吸收。

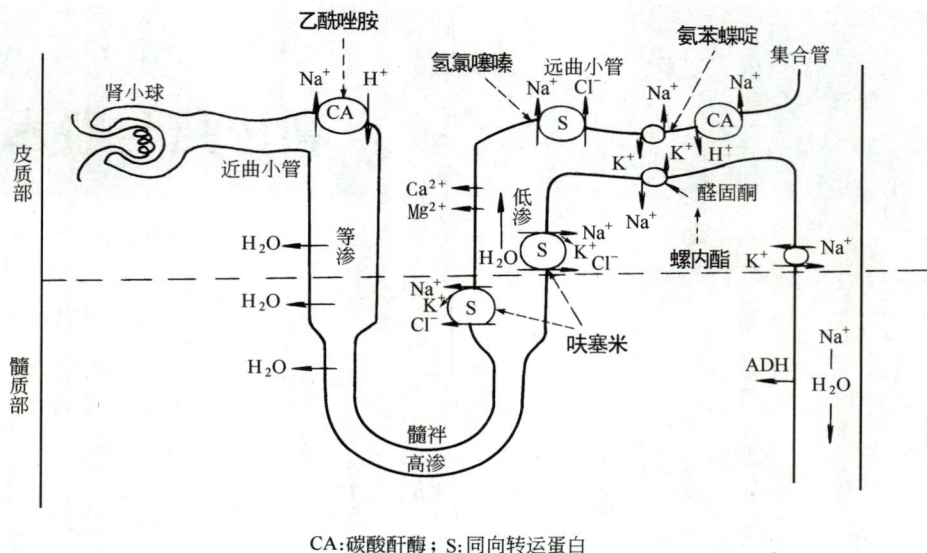

CA:碳酸酐酶；S:同向转运蛋白

图 28-1 肾小管各段对水和电解质重吸收及利尿药作用部位示意图

3. 髓袢升支粗段 此段是高效利尿药的重要作用部位。原尿中的 $20\%\sim25\%$ 的 Na^+ 在此段被重吸收，但不伴有水的重吸收。此段管腔膜上存在着 Na^+-K^+-$2Cl^-$ 同向转运体（co-transporter），基侧膜存在着 Na^+-K^+ 泵（Na^+-K^+-ATP 酶）。该泵首先将肾小管上皮细胞内的 Na^+ 泵出到组织间液，在细胞内与管腔液间形成 Na^+ 的浓度差，进而启动管腔膜上的 Na^+-K^+-$2Cl^-$ 共同向转运载体，将 1 个 Na^+、1 个 K^+ 和 2 个 Cl^- 转运到细胞内，进入细胞的 K^+ 可经管腔膜上的 K^+ 通道再循环返回管腔，重新参与 Na^+-K^+-$2Cl^-$ 转运循环。细胞内的 Cl^- 可通过基侧膜的 Cl^- 通道进入组织间液。由于 Cl^- 转运到细胞内和 K^+ 的返回管腔，造成管腔内呈正电位状态，进而驱动 Mg^{2+} 和 Ca^{2+} 的重吸收（图 28-2）。

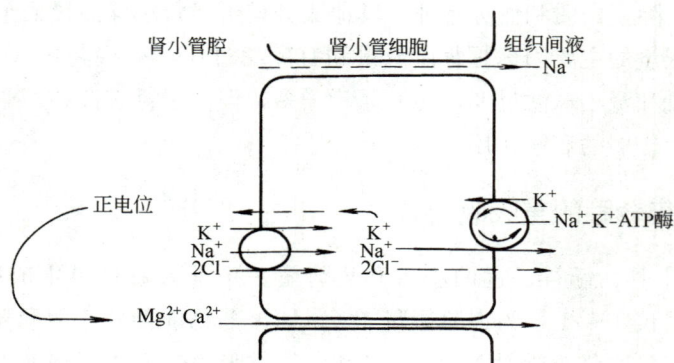

实线表示主动转运或继发性主动转运；虚线表示被动或易化扩散

图 28-2 髓袢升支粗段细胞的 Na^+-K^+-$2Cl^-$ 同向转运系统

由于此段几乎不伴有水的重吸收，原尿流经该段从肾乳头到肾皮质的过程中随着 Na^+、Cl^- 的重吸收而被逐渐稀释，渗透压也逐渐由高渗变为低渗，直至形成无溶质的净水，此即尿液的稀释过程。同时 Na^+、Cl^- 被转运到髓质间液，与尿素一同形成髓质高渗区。当低渗尿流经处于髓质高渗区的集合管时，在抗利尿激素（antidiuretic hormone，ADH）的影响下，大量水被重吸收，形成高渗尿，此即尿液的浓缩过程。以呋塞米为代表的髓袢利尿药通过抑制 Na^+-K^+-$2Cl^-$

同向转运体，对尿的稀释和浓缩过程均有影响，既降低了肾的稀释功能，又使髓质的高渗无法维持而降低了肾的浓缩功能，故利尿作用强大（图 28-1）。

4. 远曲小管和集合管　原尿中的 Na^+ 约 10% 在远曲小管被重吸收，2%～5% 在集合管被重吸收。Na^+ 重吸收的方式主要通过：①远曲小管近端的 Na^+-Cl^- 同向转运体：该转运体可将 Na^+、Cl^- 同向转运进入细胞内，再由钠泵将 Na^+ 泵出间质，Cl^- 则被动重吸收。此段中 Na^+、Cl^- 同向转运不受 K^+ 影响，转运速率较粗段为慢。噻嗪类利尿药主要抑制 Na^+-Cl^- 同向转运体，影响尿液的稀释过程而利尿。②远曲小管远端和集合管 H^+-Na^+ 交换：管腔液中的 Na^+ 可与该段肾小管分泌的 H^+ 进行 H^+-Na^+ 交换，进入管腔中的 H^+ 则与肾小管上皮细胞产生的 NH_3 结合成 NH_4^+ 从尿中排出（图 28-3）。③K^+-Na^+ 交换：远曲小管远端和集合管管腔膜侧存在着 Na^+ 和 K^+ 通道，管腔液中的 Na^+ 经 Na^+ 通道进入细胞内，而细胞内的 K^+ 则经 K^+ 通道排入管腔液，形成 K^+-Na^+ 交换。此过程主要受醛固酮的调节，醛固酮受体拮抗药如螺内酯抑制 K^+-Na^+ 交换，排 Na^+ 留 K^+ 而产生利尿作用。氨苯蝶啶和氨氯吡咪则通过抑制该段 Na^+ 通道，减少 Na^+ 和水的重吸收而利尿。由于作用于此部位的药物均能排钠保钾而利尿，故又称为保钾利尿药。

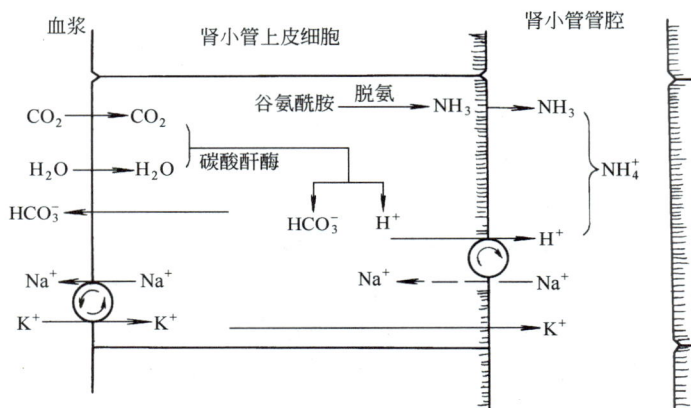

图 28-3　肾小管上皮细胞离子交换示意图

集合管内的尿液流经髓质高渗区时，在 ADH 作用下，水分被大量重吸收而排出浓缩的终尿。髓袢利尿药除影响尿液稀释外，还可影响髓质高渗区的形成，减少水分在集合管的重吸收，从而产生强大的利尿作用。

利尿药通过作用于肾小管的不同部位（图 28-1），影响尿生成的不同环节而产生强弱不等的利尿作用，而对电解质的排泄与药物的作用部位有关。现有的各种利尿药大都通过促进 Na^+、Cl^- 排泄而发挥利尿作用，用药后 Na^+ 和 Cl^- 的排泄都是增加的，其排泄量的多少与利尿效应力一致，对钾的排泄，除保钾利尿药外，其他利尿药都能促进钾的排泄，故应用这些利尿药时应注意补钾。

二、常用利尿药的分类及作用机制

常用利尿药按其效能及作用机制可分为以下三类：

1. 高效利尿药　也称髓袢利尿药或 Na^+-K^+-$2Cl^-$ 同向转运体抑制药。常用药物有呋塞米、依他尼酸、布美他尼、托拉塞米等。主要作用于髓袢升支粗段，抑制 Na^+-K^+-$2Cl^-$ 同向转运体，使 Na^+、Cl^- 重吸收减少，肾脏稀释功能降低，NaCl 排出量增多。同时使肾髓质间液渗透压降低，影响肾脏浓缩功能，集合管对水的重吸收减少，从而产生强大的利尿作用。由于排 Na^+ 较多，促进了远端肾单位 H^+-Na^+ 交换和 H^+-K^+ 交换，尿中 H^+ 和 K^+ 排出增多，故可引起低血钾。

2. 中效利尿药 即噻嗪类利尿药或 Na^+-Cl^- 同向转运体抑制药。常用药物有氢氯噻嗪、氢氟噻嗪等，氯噻酮虽与噻嗪类化学结构不同，但药理特性相似。主要作用于远曲小管近端的 Na^+-Cl^- 同向转运载体，减少 Na^+、Cl^- 的重吸收，影响肾脏的稀释功能而产生利尿作用。因本类药物对尿液的浓缩过程无影响，故利尿效能中等。此外，本类药物对碳酸酐酶也有轻度抑制作用，使 H^+-Na^+ 交换减少，Na^+-K^+ 交换增加，故可引起低血钾。

3. 低效利尿药 常用药物有乙酰唑胺、螺内酯和氨苯蝶啶。乙酰唑胺通过抑制碳酸酐酶，使 H^+ 的生成减少，抑制 H^+-Na^+ 交换，Na^+ 排出增多而产生利尿作用。螺内酯结构与醛固酮相似，通过竞争醛固酮受体，抑制 Na^+-K^+ 交换，减少 Na^+ 的重吸收和 K^+ 的分泌，产生保钾利尿作用。氨苯蝶啶则通过抑制远曲小管和集合管的 Na^+ 通道，使 Na^+-K^+ 交换减少，排 Na^+ 增加，也表现为保钾利尿。故螺内酯和氨苯蝶啶又称保钾利尿药。

三、常用利尿药

（一）高效利尿药

呋塞米

【体内过程】

呋塞米（furosemide，呋喃苯胺酸，速尿）口服吸收迅速，生物利用度约为 60%，约 30 分钟起效，1～2 小时达高峰，持续 2～3 小时。静脉注射 5～10 分钟起效，30 分钟达高峰，$t_{1/2}$ 受肾功能影响，一般约 1 小时，维持 2～3 小时，肾功能不全时可延长至 10 小时，血浆蛋白结合率约 98%。大部分以原形经近曲小管有机酸分泌系统随尿排出。反复给药不易蓄积。

【药理作用】

1. 利尿 作用强大、迅速而短暂，排出大量等渗尿。利尿同时，尿中的 Na^+、K^+、Cl^-、Ca^{2+}、Mg^{2+} 排出量增多，HCO_3^- 排出增加。大剂量或者长期使用，排出的 Cl^- 多于 Na^+，可引起低氯性碱中毒，K^+ 排出增加，可引起低钾血症。

2. 扩张血管 能扩张肾血管，降低肾血管阻力，增加肾血流量，改变肾皮质内血流分布；还能扩张小静脉，降低左室充盈压，减轻肺水肿。扩血管机制可能与本药促进前列腺素 E 合成，抑制其分解有关。

【临床应用】

1. 严重水肿 主要用于其他利尿药无效的严重水肿，如急性肺水肿、急性脑水肿以及其他水肿性疾病，如慢性心力衰竭、肝硬化、肾炎和肾病综合征等。由于利尿作用强，易引起电解质紊乱，一般水肿不宜常规使用。治疗急性肺水肿主要机制是：①扩张血管，降低外周阻力，减轻心脏负荷。②强大的利尿作用使血容量减少，回心血量也减少，左室舒张末期压力因而降低。治疗脑水肿则是由于利尿后血液浓缩，血浆渗透压增高，而利于脑水肿的消除，脑水肿合并心衰者尤为适用。

2. 急、慢性肾功能衰竭 治疗急性肾衰竭主要机制是：①通过扩张肾血管，增加肾血流量，可改善急性肾衰竭早期的少尿及肾缺血。②通过强大的利尿作用可冲洗肾小管，防止其萎缩和坏死，故可用于急性肾衰竭早期的防治。大剂量呋塞米可治疗慢性肾衰竭，尿量增加，但禁用于无尿病人。

3. 急性药物中毒 应用本类药物，配合输液，使尿量增加。主要用于某些经肾排泄的药物或毒物中毒的抢救。如长效巴比妥类、水杨酸类、溴剂、氟化物等。

4. 高血钾症和高血钙症 可增加钾排出，抑制 Ca^{2+} 重吸收，降低血钾和血钙。

【不良反应】

1. 水和电解质紊乱 由于利尿过度或长期用药引起，表现为低血容量、低血钠、低血钾、低血镁及低氯性碱中毒。以低血钾最为常见，其症状为恶心、呕吐、腹胀、肌无力及心律失常等，严重时可引起心肌、骨骼肌及肾小管的器质性损害及肝昏迷，应注意及时补钾，或加服保钾利尿药有一定预防作用。

2. 耳毒性 呈剂量依赖性，表现为眩晕、耳鸣、听力下降或暂时性耳聋。肾功能减退或大剂量静脉注射时易发生，应避免与有耳毒性的氨基糖苷类抗生素合用。耳毒性可能与药物损伤耳蜗管基底膜毛细胞，内耳淋巴液电解质成分如 Na^+、Cl^- 增加有关。

3. 高尿酸血症 这与利尿后血容量降低、细胞外液容积减少、导致尿酸经近曲小管的重吸收增加有关；另外，该药和尿酸竞争有机酸分泌途径也是原因之一。长期用药可减少尿酸排泄而致高尿酸血症。

4. 胃肠道反应 口服或静脉注射时可致恶心、呕吐、上腹不适及腹泻，大剂量可致胃肠道出血。

5. 其他 过敏反应，表现为皮疹、嗜酸性细胞增多、间质性肾炎等，偶致骨髓抑制。严重肝肾功能不全、糖尿病、痛风者及小儿慎用，高氮质血症及孕妇忌用。

高效利尿药还有依他尼酸（etacrynic acid，利尿酸）和布美他尼（bumetanide）等，见表 28-1。

（二）中效利尿药

噻嗪类（thiazides）是临床广泛应用的一类口服利尿药和降压药，本类药物的基本结构由杂环苯并噻二嗪与一个磺酰胺基（$-SO_2NH_2$）组成（图 28-4），在 2、3、6 位代入不同基团可得到一系列的衍生物。它们的作用部位及作用机制相同，药理作用相似，效能基本一致。因其化学结构上的微小差异，使药物在效价强度和作用时间等方面产生了明显差异，由于本类药物毒性小，治疗剂量范围较宽，其效价强度的大小在实际应用中并无重要意义。代表药物是氢氯噻嗪。

图 28-4 噻嗪类基本结构

还有一些药物结构中有磺酰胺基，但无噻嗪环，作用与噻嗪类相似，称为噻嗪类样利尿药，如氯噻酮（chlortalidone）、吲达帕胺（indapamide）等，作用特点见表 28-1。

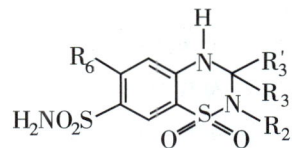

氢氯噻嗪

【体内过程】

氢氯噻嗪（hydrochlorothiazide，双氢克尿噻）脂溶性较高，口服吸收迅速而完全，生物利用度为 71%±15%，口服后 2 小时起效，4～6 小时血药浓度达高峰，可持续 6～12 小时。可通过胎盘进入胎儿体内，血浆蛋白结合率为 64%，主要以原形从近曲小管分泌自尿排出。尿毒症患者对氢氯噻嗪清除率下降，半衰期延长。

【药理作用】

1. 利尿 作用温和持久。用药后尿量及尿中 Na^+、Cl^-、K^+ 排出均增加,还可使 Mg^{2+} 及 HCO_3^- 排出增多。此外,能增强远曲小管对钙的重吸收,可使 Ca^{2+} 从肾排出减少,还可以减少尿酸排泄。

2. 抗尿崩症 氢氯噻嗪能明显减少尿崩症患者的尿量。其机制与氢氯噻嗪对磷酸二酯酶的抑制作用有关,能增加远曲小管及集合管细胞内 cAMP 的含量,后者能提高远曲小管对水的通透性,同时因增加 Na^+、Cl^- 的排出,造成负盐平衡,导致血浆渗透压下降,从而减轻病人渴感而减少饮水量,使尿量减少。

3. 降压 用药初期通过利尿、减少血容量而降压,长期用药则通过扩张外周血管而产生降压(见第二十四章)。

【临床应用】

1. 水肿 可用于各种原因引起的水肿。是轻、中度心源性水肿的首选药;对肾性水肿的疗效与肾功能损害程度有关,受损较轻者效果较好;肝性水肿在应用时要注意防止低血钾诱发肝昏迷。但本药由于抑制碳酸酐酶,减少 H^+ 分泌,可使 NH_3 排出减少,可致血氨升高,有加重肝昏迷的危险,应慎用。

2. 高血压 轻、中度高血压可单用或与其他利尿药合用。

3. 尿崩症 用于肾性尿崩症及加压素无效的垂体性尿崩症。轻症效果好,重症疗效差。

4. 特发性高钙尿症和肾结石 治疗量氢氯噻嗪可使正常人、原发性甲状旁腺功能亢进及高钙尿症病人尿钙的排出显著降低,用于防止肾钙结石的形成。

【不良反应】

1. 电解质紊乱 长期用药可引起低血钾、低血钠、低血镁、低氯血症、代谢性碱血症,合用保钾利尿药可防治。

2. 代谢异常 ①血糖升高,与剂量有关,一般在用药2~3个月后出现,停药后能自行恢复。可能因其抑制胰岛素的分泌,减少组织利用葡萄糖。②高脂血症,可升高 TG、TC 和 LDL,降低 HDL。糖尿病患者和高脂血症者慎用。

3. 高尿酸血症 减少细胞外液容量,增加近曲小管对尿酸的重吸收,并竞争性抑制尿酸从肾小管分泌,痛风者慎用。

4. 加重肾功能不良 可使肾小球滤过率下降,血尿素氮增高,肾功能不良者慎用。

5. 过敏 偶有过敏性皮炎、粒细胞减少、血小板减少等过敏反应。

(三)低效利尿药

这类药利尿作用较弱,较少单用,不作首选药物,主要与其他利尿药合用。除乙酰唑胺外,均为直接或间接对抗醛固酮的作用,所以亦称保钾利尿药。

螺内酯

螺内酯(spironolactone;安体舒通,antisterone)是人工合成的抗醛固酮药。

【药理作用】

螺内酯及其代谢产物的结构均与醛固酮相似,能与远曲小管远端和集合管细胞浆内的醛固酮受体结合,竞争性拮抗醛固酮的作用,使远曲小管和集合管的 K^+-Na^+ 交换减少,具有排钠保钾的利尿作用。作用特点为:①作用弱,起效缓慢而持久。口服后1天起效,2~4天达高峰。②作用的发挥依赖于体内醛固酮的存在，对切除肾上腺的机体则无利尿作用。

【临床应用】

螺内酯利尿作用弱，缓慢而持久，其利尿作用与体内醛固酮水平有关，醛固酮增高的水肿患者效果较好。利尿效果弱，临床较少单用，常与其他利尿药合用，治疗伴有醛固酮升高的顽固性水肿，如肝硬化腹水、充血性心力衰竭、肾病综合征。

【不良反应】

不良反应较轻，少数患者可出现头痛、困倦、精神错乱等。久用可致高血钾，肾功能不全及血钾过高者禁用。此外，还有性激素样副作用，如男性乳房发育和性功能障碍；女性多毛、声音变粗、月经不调等，停药后可消失。

保钾利尿药还有氨苯蝶啶和阿米洛利，作用特点见表 28-1。

第二节　脱水药

脱水药（dehydrate agent）又称渗透性利尿药（osmotic diuretics），是能提高血浆渗透压而使组织脱水的药物。它们的共同特点是：①静脉注射后不易透过毛细血管进入组织。②易经肾小球滤过，但不易被肾小管重吸收。③在体内不易被代谢。④无明显的其他药理作用。⑤对机体无毒性作用和过敏反应。本类药物包括甘露醇、山梨醇、高渗葡萄糖等。

甘露醇

甘露醇（mannitol）为己六醇结构，分子式为 $HOCH_2(CHOH)_4CH_2OH$，分子量为 180，可溶于水，临床上用其 20% 的高渗溶液静脉注射或静脉滴注。

【药理作用】

1. 脱水　口服甘露醇不吸收，只发挥渗透性腹泻，可用于从胃肠道消除毒性物质。常用 20% 高渗溶液静脉注射，能迅速提高血浆渗透压，促使组织间液向血浆转移而产生组织脱水作用，可降低颅内压和眼内压。静脉滴注后 20 分钟起效，2~3 小时达峰，持续 6~8 小时。

2. 利尿　静脉注射甘露醇后，血浆渗透压升高，血容量增加，血液黏滞度降低，并通过稀释血液而增加循环血容量及肾小球滤过率。该药经肾小球滤过后在肾小管内不易被重吸收，使水在髓袢升支和近曲小管的重吸收减少，而产生利尿作用。

【临床应用】

1. 脑水肿及青光眼　该药是目前降低颅内压安全有效的首选药。该药不易进入脑组织或眼前房等有屏障的特殊组织，静脉滴入后对这些组织特别容易发生脱水作用，适用于多种原因如脑瘤、颅脑外伤或组织缺氧等引起的脑水肿，以及青光眼病人手术前降低眼内压。

2. 预防急性肾功能衰竭　在急性肾功能衰竭时，及时用甘露醇，使肾小管液中发生渗透效应，阻止水分重吸收，维持足够尿流量，使肾小管内有害物质稀释，防止肾小管萎缩坏死。同时由于使血浆高渗，可减轻肾间质水肿，血容量增加，可改善肾血流，而达到预防急性肾功能衰竭的目的。

【不良反应】

少见。静脉注射过快可引起一过性头痛、眩晕和视物模糊。

慢性心功能不全者、尿闭者禁用。另外，活动性颅内出血者禁用，但开颅手术除外。

常用利尿药和脱水药见表 28-1。

表 28-1 常用利尿药和脱水药

药物	作用时间			作用特点	临床应用	主要不良反应
	起效（分钟）	达峰（小时）	维持（小时）			
强效利尿药						
呋塞米（furosemide, 呋喃苯胺酸）	口服 30～60 静注 5～10	1～2 0.33～1	6～8 1～3	作用快、强、短	严重水肿，急性脑水肿及肺水肿，急慢性肾衰竭，排出毒物	水和电解质紊乱、耳毒性、胃肠道反应、过敏反应、尿酸及尿素氮升高
依他尼酸（ethacrynic acid, 利尿酸）	口服 30 静注 5～10	1～2 0.25～0.5	6～8 1～3	同呋塞米	同呋塞米，但毒性较大现已少用	同呋塞米，可致永久性耳聋
布美他尼（bumetanide, 丁尿胺）	口服 30～60 静注 5～10	1～2 0.25～0.5	4～6 3.5～4	作用较呋塞米强 50 倍	作为呋塞米的代用品用于顽固性水肿	排钾作用小于呋塞米，耳毒性发生率稍低
中效利尿药						
氢氯噻嗪（hydrochloro-thiazide, 双氢氯噻嗪, 双氢克尿噻）	120	4	6～12	利尿作用中等，作用温和持久	各型轻、中度水肿，高血压，轻度尿崩症	电解质紊乱、低血钾、低血氯、高血糖、高血脂、高尿酸血症
氢氟噻嗪（hydroflumethia-zide）	60～120	3～4	18～24	同上，效价稍强	同上	同上
苄氟噻嗪（bendroflumethi-azide）	60～120	6～12	18～24	同上，效价较强	同上	同上
环戊噻嗪（cy-clopenthiazide）	6（小时）	7～12	18～24	同上，效价最强	同上	同上
氯噻酮（chlortalidone）	120	2	24～72	吸收排泄均较慢，作用更持久	同上	虽较少引起低血钾，但可致畸胎、死胎
吲达帕胺（indapamide）	60～120	24		对 K^+ 影响较小，对血脂无不良影响	代替噻嗪类用于伴高脂血症的高血压	久用可产生低血钾，升高尿酸
低效利尿药						
螺内酯（spironolactone, 安体舒通）	24（小时）	48～72	48～72	作用弱，起效慢，维持时间久	高醛固酮型水肿，原发性醛固酮增多症，充血性心衰	高血钾、妇女多毛及男性乳腺发育、嗜睡、头痛
氨苯蝶啶（triamterene, 三氨蝶啶）	口服 120～240	4～6	7～9	保钾利尿，作用与醛固酮无关，促进尿酸排泄	与其他利尿药合用于顽固性水肿	高血钾、叶酸缺乏、消化道反应
阿米洛利（amiloride, 氨氯吡咪）	口服 120	6	12～24	为保钾利尿药中作用最强者。无降压作用	同上	
乙酰唑胺（acetazolamide）	口服 60	2～4	8～12	作用弱，易产生耐受性	青光眼和脑水肿	嗜睡，面部、四肢麻木感

药物	作用时间			作用特点	临床应用	主要不良反应
	起效（分钟）	达峰（小时）	维持（小时）			
脱水药						
甘露醇（mannitol）	静注 15～60	2～3	6～8	有利尿和脱水作用，还能增加肾血流量	脑水肿、青光眼、急性肾衰竭	注射过央可致一过性头痛及视物模糊
山梨醇（sorbitol）	静注 30	2	3～4	是甘露醇的同分异构体，作用弱，价廉	同上	同上
高渗葡萄糖（hypertonic glucose）				易被代谢，故维持时间短	脑水肿、青光眼	有反跳现象

第二十九章
消化系统药

扫一扫，查阅本章数字资源，含PPT、音视频、图片等

作用于消化系统的药物包括助消化药、抗消化性溃疡药、止吐药、泻药、止泻药、利胆药及胆石溶解药和治疗肝昏迷药等。

第一节　助消化药

助消化药（digestants）多为消化液的成分或促进消化液分泌的药物，能促进食物的消化及增加食欲，用于消化道分泌机能减弱时的替代治疗。有些药物能阻止肠道内异常过度发酵，用于消化不良的治疗。常见的助消化药见表 29-1。

表 29-1　常见助消化药物

药物	作用	应用	注意事项
胃蛋白酶 （pepsin）	一种消化酶，可分解蛋白质为蛋白胨	胃蛋白酶缺乏症、蛋白性食物过多致消化不良、病后恢复期消化功能减退	酸性环境中作用增强，常与稀盐酸同服，但不能与碱性药物配伍
胰酶 （pancreatin）	消化脂肪、蛋白质和淀粉。含胰蛋白酶、胰淀粉酶及胰脂肪酶	消化不良、食欲不振、胰液分泌不足、糖尿病性消化不良等	酸性溶液中易被破坏，制成肠衣片吞服，偶有过敏反应
乳酶生 （lactasin）	干燥活乳酸杆菌，分解糖类产生乳酸，增高肠内酸性，抑制肠内腐败菌的繁殖，减少蛋白质发酵和产气	消化不良、肠发酵、腹胀、小儿消化不良性腹泻，及二重感染的防治	不宜与抗菌药或收敛剂同时服用，以免降低疗效，冷暗处保存
干酵母 （dried yeast）	干燥活酵母菌，含少量 B 族维生素，尚含转化酶和麦芽糖酶	消化不良、食欲不振、维生素B缺乏症辅助用药	嚼碎服用，用量过大可发生腹泻
卡尼汀 （carnitine）	一种氨基酸衍生物，可调节胃肠功能，增进食欲，促唾液、胃液、胰液、胆液和肠液分泌	消化不良、食欲不振、慢性胃炎、高脂血症	急、慢性胰腺炎，胃酸过多者禁用
稀盐酸 （dilute hydrochloric acid）	口服后提高胃内酸度，增强胃蛋白酶活性	慢性胃炎、胃癌、发酵性消化不良等	10%盐酸溶液，宜在餐前或进餐时与胃蛋白酶同服

第二节　抗消化性溃疡药

消化性溃疡（peptic ulcer）是主要发生在胃和十二指肠的慢性消化系统疾病，具有自然缓解和反复发作的特点。其发病的主要原因是损伤胃肠黏膜的攻击因子（胃酸、胃蛋白酶、幽门螺杆菌、促胃液素、酒精和非类固醇抗炎药等）增强或防御因子（胃黏液与胃黏膜屏障、黏膜修复和前列腺素等）减弱等。抗消化性溃疡药可通过减弱攻击因子的影响、增强防御因子的作用而促进溃疡愈合。常用的抗消化性溃疡药有：抗酸药、抑制胃酸分泌药、黏膜保护药和抗幽门螺杆菌药。

一、抗酸药

抗酸药（antacids）为无机弱碱性物质，口服后能中和胃酸，抑制胃蛋白酶活性，降低或消除胃酸、胃蛋白酶对胃、十二指肠黏膜的侵蚀和对溃疡面的刺激，缓解疼痛，而有利于溃疡面愈合。餐后服药可延长药物作用时间，合理用药应在餐后 1～1.5 小时及临睡前各服一次，一天 3 次。本类药物品种较多，作用基本相同，不良反应少。

常用的抗酸药物有氢氧化镁（magnesium hydroxide）、三硅酸镁（magnesium trisilicate）、氧化镁（magnesium oxide）、氢氧化铝（aluminum hydroxide）、碳酸钙（calcium carbonate）、碳酸氢钠（sodium bicarbonate）等，与 H_2 受体阻断药合用有增效作用，其作用特点见表 29-2。

表 29-2　抗酸药作用特点

药物	抗酸强度	显效时间	持续时间	收敛作用	产生 CO_2	碱血症	保护溃疡	影响排便
氢氧化镁	较强	较快	持久	−	−	−	−	轻泻
三硅酸镁	较弱	慢	持久	−	−	−	+	轻泻
氧化镁	强	慢	持久	−	−	−	−	轻泻
氢氧化铝	较强	缓慢	持久	+	−	−	+	便秘
碳酸钙	较强	较快	持久	+	+	−	−	便秘
碳酸氢钠	强	快	短	−	+	+	−	−

二、抑制胃酸分泌药

胃酸的分泌过程复杂，受到神经、内分泌和旁分泌的共同调控。抑制胃酸分泌药是一类能减少胃酸分泌、降低胃液酸度、缓解溃疡症状而有利于溃疡面愈合的药物。包括 M 受体阻断药、H_2 受体阻断药、促胃液素受体阻断药、质子泵抑制药和前列腺素类，而 H_2 受体阻断药和质子泵抑制药是临床上最常用的抑制胃酸分泌的药物。

主要调控胃酸分泌的内源性物质有组胺、促胃液素和乙酰胆碱等，它们能分别兴奋壁细胞（又称泌酸细胞）膜上的 H_2 受体、促胃液素受体和 M 受体，通过第二信使激活壁细胞的管状囊泡和分泌小管膜上的 H^+-K^+-ATP 酶（proton pump，质子泵或称 H^+ 泵），将 H^+ 从壁细胞内转运到胃腔，将 K^+ 从胃腔转运到壁细胞内进行 H^+-K^+ 交换，分泌胃酸（图 29-1）。

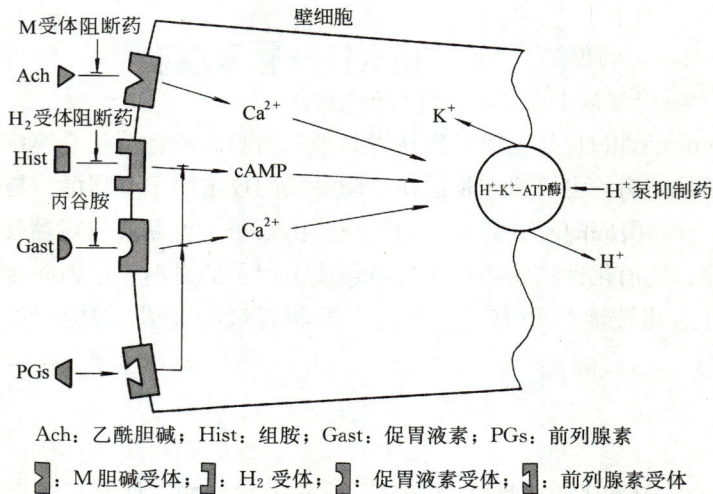

Ach：乙酰胆碱；Hist：组胺；Gast：促胃液素；PGs：前列腺素

▶：M胆碱受体；▶：H_2受体；▶：促胃液素受体；▶：前列腺素受体

图 29-1 抑制胃酸分泌作用部位

（一）M_1胆碱受体阻断药

M胆碱受体阻断药阿托品及其合成代用品可减少胃酸分泌、解除胃肠痉挛，但由于其抑制胃酸分泌作用较弱，不良反应也较多，目前已较少用于消化性溃疡的治疗。而M_1胆碱受体阻断药对引起胃酸分泌的M_1胆碱受体亲和力较高，抑制胃酸分泌作用明显；对其他胆碱受体亚型亲和力低，不良反应较轻。药物有哌仑西平、替仑西平等。

哌仑西平（pirenzepine，哌吡氮平，哌吡草酮）为选择性阻断M_1胆碱受体，抑制基础胃酸分泌及组胺、五肽胃泌素所致胃酸分泌。对消化性溃疡治疗的近期愈合率为70%～94%，效果与西咪替丁相仿，与西咪替丁合用可增强抑制胃酸分泌作用。不良反应主要表现为口干，此外可能有视物模糊、头痛、眩晕、嗜睡等，孕妇及有过敏史者禁用。

替仑西平（telenzepine）作用与应用同哌仑西平，抑制胃酸分泌作用更强，维持时间较长。

（二）H_2受体阻断药

本类药物选择性阻断壁细胞H_2受体，抑制胃酸分泌作用较M胆碱受体阻断药强而持久，治疗消化性溃疡疗程短，溃疡愈合率较高，不良反应较少。常用药物有西咪替丁、雷尼替丁、法莫替丁、尼扎替丁和罗沙替丁，它们的药理作用、临床应用和不良反应见第二十章。

（三）促胃液素受体阻断药

促胃液素受体阻断药与促胃液素竞争促胃液素受体，拮抗促胃液素的作用，抑制胃酸分泌。药物有丙谷胺等。

丙谷胺（proglumide，二丙谷酰胺）化学结构与促胃液素终末端相似。可竞争阻断促胃液素受体，减少胃酸和胃蛋白酶分泌，同时增加胃黏膜黏液合成，有保护胃黏膜和促进溃疡愈合的作用。用于胃和十二指肠溃疡、急性胃黏膜病变和急性上消化道出血。对胃和十二指肠溃疡疗效不如H_2受体阻断药，故很少单独用于溃疡病的治疗。少数病人有口干、便秘、腹泻、头痛、瘙痒等反应。

（四）质子泵抑制药

质子泵抑制药（proton pump inhibitor）又称 H^+-K^+-ATP 酶抑制药，该类药物进入壁细胞分泌小管并在酸性（pH 值小于 4）环境中生成活性成分次磺胺或环次磺胺，活性成分的硫原子与 H^+-K^+-ATP 酶上的硫基不可逆地结合，使质子泵（H^+ 泵）失活，产生强大而持久的抑制胃酸分泌作用，同时使胃蛋白酶分泌减少，具有胃黏膜保护作用。此类药物还对幽门螺杆菌（Hp）有抑制作用。本类药物作用和应用相似，只是在药动学和抑制药酶等方面有些不同。由于其疗效显著，此类药物已超过 H_2 受体阻断药，成为目前世界上应用最广的抑制胃酸分泌的药物。常用的药物有：奥美拉唑、兰索拉唑、泮托拉唑和雷贝拉唑。

奥美拉唑

奥美拉唑（omeprazole，喔米哌唑，losec，洛赛克）是由一个亚硫酰基连接苯咪唑环和吡啶环所形成。

【体内过程】

口服易吸收，单次给药生物利用度为 35％，重复给药，可因胃内 pH 值升高，生物利用度增至 70％。胃内容物可影响药物吸收，宜空腹服药，1～3 小时达血药浓度高峰，$t_{1/2}$ 为 0.5～1 小时。大部分代谢产物由肾排出。

【药理作用】

奥美拉唑口服后，富集于壁细胞分泌小管周围，选择性与 H^+-K^+-ATP 酶结合，抑制胃壁细胞 H^+ 泵功能，从而抑制胃酸的分泌，作用强且迅速持久。可缓解疼痛，增加贲门、胃体、胃窦处黏膜血流量，有利于溃疡愈合。足够剂量（20mg/d，7 日）的奥美拉唑可使每日胃酸降低 95％以上，停药后 4～5 日才恢复用药前水平。本品不影响内因子分泌。动物实验证明奥美拉唑对阿司匹林、乙醇、应激所致的胃黏膜损伤有预防保护作用。另外，奥美拉唑也有抗幽门螺杆菌作用，对胃蛋白酶的分泌有一定抑制作用。

【临床应用】

主要用于胃和十二指肠溃疡的治疗，对其他药包括 H_2 受体阻断药无效的消化性溃疡患者能收到较好效果，还用于反流性食道炎及胃泌素瘤，效果良好。幽门螺杆菌阳性患者合用抗菌药物，能使幽门螺杆菌数量下降，83％～88％患者幽门螺杆菌转阴。

【不良反应】

常见症状有头痛、头晕、失眠、外周神经等神经系统表现；在消化系统方面可见口干、恶心、呕吐、腹胀；其他可见皮疹、男性乳房女性化等。长期使用可持续抑制胃酸分泌，致使胃内细菌过度滋长。

常用的质子泵抑制药见表 29-3。

表 29-3 常用的质子泵抑制药

药物	口服生物利用度（％）	峰值时间（小时）	$t_{1/2}$（小时）	有效抑酸时间（小时）	抑制药酶	血清胃泌素	不良反应
奥美拉唑（omeprazole）	35～70	1～3	0.5～1	12～24	＋	＋	发生率 1.1％～2.8％，头痛、口干、恶心等
兰索拉唑（lansoprazole）	85	1.5	1.3～1.7	24	＋	＋	发生率 0.8％～3.8％，头痛、腹泻、便秘、恶心等
泮托拉唑（pantoprazole）	70～80	1.0	1.3	24	－	＋	少见

三、胃黏膜保护药

胃黏膜屏障包括细胞屏障和黏液碳酸氢盐屏障。前者由胃黏膜细胞顶部的细胞膜和细胞间的紧密连接组成；后者由胃黏膜细胞分泌的黏液和碳酸氢盐结合，在胃黏膜表面形成具有保护作用的黏液不动层，防止胃酸与胃蛋白酶损伤胃黏膜。当胃黏膜屏障功能受损时，可导致溃疡发作。黏膜保护药能增强胃黏膜屏障功能，用于消化性溃疡的治疗。本类药物主要有前列腺素衍生物、硫糖铝和铋制剂等。

（一）前列腺素衍生物

胃黏膜能合成前列腺素 E（PGE）和前列环素（PGI_2），有刺激胃黏液、碳酸氢盐分泌和抑制胃酸分泌作用。PGE 能预防化学刺激引起的胃黏膜出血、糜烂与坏死。但天然的前列腺素 E 体内代谢快、作用广泛、不良反应多。而前列腺素衍生物性质稳定，保护黏膜的作用强，用于消化性溃疡的防治。常见的前列腺素衍生物药物有：米索前列醇、恩前列醇、利奥前列素等。

米索前列醇

【体内过程】

口服吸收良好，$t_{1/2}$ 为 0.5～1 小时。

【药理作用】

口服后能抑制基础胃酸分泌和组胺、胃泌素、食物刺激所致的胃酸与胃蛋白酶分泌；增加胃黏膜血流量；促进黏液和碳酸氢盐分泌，增强黏液碳酸氢盐屏障；增强黏膜细胞对损伤因子的抵抗力；促进胃黏膜受损上皮细胞的重建和增殖。其能预防阿司匹林、乙醇等引起的胃出血、溃疡或坏死。本品为抗消化性溃疡二线药物。

【临床应用】

主要用于胃、十二指肠溃疡及急性胃炎出血。

【不良反应】

主要表现为稀便或腹泻。能引起子宫收缩，孕妇禁用。

常用的前列腺素衍生物药物的特点见表 29-4。

表 29-4　前列腺素衍生物药物

药物	作用	应用	不良反应
米索前列醇 (misoprostol，喜克溃)	PGE₁衍生物，抑制胃酸分泌，保护黏膜	消化性溃疡的防治	腹痛、腹泻约 13%；恶心、头痛等。孕妇禁用
恩前列醇 (enprostil)	PGE₂衍生物，抑制胃酸分泌和胃泌素的释放，保护黏膜作用持久	消化性溃疡的防治	稀便、腹泻。孕妇禁用
利奥前列素 (rioprostil)	PGE₁衍生物，抑制胃酸分泌，保护黏膜	消化性溃疡	稀便、腹泻。发生率 4.5%～20%
阿巴前列素 (arbaprostil)	PGE₂衍生物，抑制胃酸分泌，保护黏膜	消化性溃疡	稀便、腹泻。发生率 34%
曲莫前列素 (trimoprostil)	PGE₂衍生物，抑制胃酸分泌，保护黏膜	消化性溃疡	腹痛、恶心、呕吐

续表

药物	作用	应用	不良反应
罗沙前列醇 (rosaprostol)	抑制胃酸分泌，保护黏膜	消化性溃疡	哮喘病人禁用
依尼前列素 (enisoprost)	PGE_1衍生物，抑酸强而持久	消化性溃疡	不明显
美昔前列素 (mexiprostil)	PGE_1衍生物，抑制胃酸分泌，保护黏膜	消化性溃疡	不明显
诺氯前列素 (nocloprost)	PGE_2衍生物，抑酸作用弱	消化性溃疡	不明显

（二）其他黏膜保护药

本类药物能在黏膜表面，特别是溃疡表面形成保护层，从而阻止胃酸、胃蛋白酶对溃疡面的刺激和腐蚀，有利于溃疡的愈合。有的还有抑制胃酸分泌、促前列腺素合成等作用。

硫糖铝

【药理作用】

在酸性环境中（pH 值<4）分解出八硫酸蔗糖阴离子复合物，可聚合成胶状膜保护溃疡面。还能促进 PGE_2 合成和释放，增强黏液碳酸氢盐屏障；吸附表皮生长因子（EGF）在溃疡处富集，促进溃疡愈合；抑制幽门螺杆菌（Hp）繁殖，降低 Hp 在黏膜中的密度。

【临床应用】

主要用于消化性溃疡、慢性糜烂性胃炎、反流性食道炎。

【不良反应】

症状较轻，有便秘、口干、皮疹、头晕等。不与抗酸药、抑制胃酸分泌药同用。

其他黏膜保护药的特点见表 29-5。

表 29-5　其他黏膜保护药

药物	作用	应用	不良反应
硫糖铝 (sucralfate，舒克非)	聚合成保护胶冻，促 PGE_2 合成，增加胃黏液和碳酸氢盐分泌，抗 Hp	消化性溃疡、慢性糜烂性胃炎、反流性食道炎	便秘、口干、皮疹、头晕等。不与抗酸药、抑制胃酸分泌药同用
枸橼酸铋钾 (colloidal bismuth subcitrate)	形成氧化铋胶体，促黏液分泌，抗 Hp	消化性溃疡	服药期间舌、粪染黑，偶见恶心等消化道症状，牛奶、抗酸药可降低其作用
胶体果胶铋 (colloidal bismuth pectin)	形成保护胶体，促黏液分泌，抗 Hp	消化性溃疡	同胶体次枸橼酸铋
替普瑞酮 (teprenone)	增加黏液合成、分泌，促进 PGE_2 合成	消化性溃疡	可能引起肝功能障碍、黄疸等
麦滋林 (marzulene)	促 PGE_2 合成，抗炎，抑制胃蛋白酶活性	消化性溃疡，急、慢性胃炎，药物等引起的急性胃黏膜病变等	发生率低于 0.55%，胃肠道反应
思密达 (smecta)	增加黏液分泌，保护覆盖作用极强，促进 PGE_2 合成，抗 Hp	消化性溃疡	少数人可能产生轻度便秘

四、抗幽门螺杆菌药

幽门螺杆菌（Hp）为革兰氏阴性厌氧菌，在胃上皮表面生长，是慢性胃窦炎的主要病原体，产生的有害物质如酶和细胞毒素能损伤黏液层、上皮细胞、胃血流功能。Hp已公认为消化性溃疡和慢性胃炎发生的主要原因之一。根除Hp不仅能促进溃疡愈合，还可以明显降低消化性溃疡的复发率。

抗幽门螺杆菌药包括抗菌药、质子泵抑制药和铋剂。临床常用抗菌药如克拉霉素、阿莫西林、四环素、庆大霉素、甲硝唑、替硝唑、呋喃唑酮等2~3药联合，与1种质子泵抑制药或铋剂同时应用，组成三联或四联疗法，以增强疗效。如质子泵抑制药加克拉霉素、阿莫西林、甲硝唑或替硝唑中的任何2种，每日2次，连续1~2周，根除Hp感染率达90%左右。同时应该注意的是，已经发现Hp对硝基咪唑（甲硝哒唑）和大环内酯类（甲基红霉素）产生耐药性，但对四环素和阿莫西林的耐药性尚不多见，在合用抗生素时应加以注意。

第三节　止吐药

呕吐是临床常见症状，多种疾病（如胃肠道疾病、内耳眩晕症、手术后、妊娠、放射病等）及某些药物（癌症化疗药、阿片样物质、全身麻醉药和地高辛等）均可引起恶心、呕吐。反复剧烈的呕吐可引起脱水、电解质紊乱。兴奋催吐化学感受区（CTZ）和孤束核内的5-HT$_3$受体、多巴胺D$_2$受体、乙酰胆碱M受体和组胺H$_1$受体可引起呕吐。合理选用5-HT$_3$受体、多巴胺D$_2$受体、乙酰胆碱M受体和组胺H$_1$受体阻断药，可产生良好的止吐作用。常用的止吐药可分为：

（1）抗胆碱药　东莨菪碱，用于防治晕动病和内耳眩晕症（见第八章）。

（2）抗组胺药　苯海拉明、茶苯海明、异丙嗪、美克洛嗪、羟嗪和布克利嗪等，常用于晕动病，或内耳眩晕症、手术、妊娠呕吐（见第二十章）。

（3）抗精神失常（抗多巴胺）药　氯丙嗪、丙氯拉嗪、硫乙拉嗪、舒必利、阿立必利等，对各种原因引起的呕吐都有止吐作用，但对晕动病无效（见第十五章）。

（4）胃肠促动力药　甲氧氯普胺、多潘立酮、西沙必利等。

（5）5-HT$_3$受体阻断药　昂丹司琼、格拉司琼、托烷司琼等。

本节主要介绍胃肠促动力药和5-HT$_3$受体阻断药，常用止吐药的特点见表29-6。

表29-6　常用止吐药

药物	作用	应用	不良反应
甲氧氯普胺（metoclopramide，胃复安）	阻断CTZ的D$_2$受体而止吐；阻断胃肠多巴胺受体，促胃肠蠕动	肿瘤化疗、放疗引起的恶心、呕吐；慢性功能性消化不良；胃轻瘫；胃食管反流病	头晕、困倦；锥体外系反应如肌震颤、帕金森病等；高催乳素血症、男子乳房发育、溢乳等
多潘立酮（domperidon，吗丁啉）	阻断中枢D$_2$受体而止吐；阻断胃肠肌D受体而加强胃肠蠕动	偏头痛、颅外伤、放疗引起的恶心、呕吐；胃肠运动障碍；胃轻瘫；胃食管反流病	偶有轻度腹部痉挛，不易透过血脑屏障，少见锥体外系反应，但可升高催乳素
西沙必利（cisapride）	激动胃肠平滑肌5-HT$_4$受体，促乙酰胆碱释放，促进胃肠蠕动	胃食管反流病，慢性功能性、非溃疡性消化不良，胃轻瘫及便秘	发生率约3%，常见胃、食管及腹部痉挛、肠鸣、腹泻、腹痛等

续表

药物	作用	应用	不良反应
昂丹司琼 （ondansetron， 枢复宁）	阻断中枢及迷走神经传入纤维的 5-HT₃ 受体，止吐作用强大	肿瘤化疗、放疗引起的恶心、呕吐	头痛、疲劳、便秘或腹泻
格拉司琼 （granisetron， 康泉）	同昂丹司琼，拮抗 5-HT₃ 受体较昂丹司琼强 11 倍	肿瘤化疗、放疗引起的恶心、呕吐	便秘、眩晕、头痛乏力等
托烷司琼 （tropisetron，呕必停）	同昂丹司琼，较强	肿瘤化疗、放疗引起的恶心、呕吐	常见头痛、便秘疲劳等，大剂量出现幻视
硫乙拉嗪 （thiethylperazine， 吐来抗）	作用机制同氯丙嗪，镇吐作用强大，镇静作用弱	全麻药、吗啡、毒素、化疗放疗以及眩晕所致的恶心、呕吐	常见嗜睡、乏力和锥体外系反应如肌震颤、帕金森病等
舒必利 （sulpiride，止吐灵）	中枢性止吐药，较氯丙嗪强，为甲氧氯普胺的 5～7 倍，无镇静作用	各种原因引起的呕吐	常见失眠、焦虑、烦躁、消化道不适和体位性低血压；大剂量有锥体外系反应

一、胃肠促动力药

本类药物能促进胃肠运动，加速胃排空和肠推进，防止内容物反流，故名胃肠促动力药（prokinetic drugs）。常用药物有甲氧氯普胺（metoclopramide，胃复安，灭吐灵）、多潘立酮、西沙必利等。

甲氧氯普胺（metoclopramide），又名胃复安。口服易吸收，生物利用度为 75%，0.5～1 小时起效。易通过血脑屏障和胎盘屏障，$t_{1/2}$ 为 4～6 小时。其药理作用是阻断催吐化学感受区（CTZ）多巴胺受体（D_2）而止吐，与吩噻嗪类很相似，作用较氯丙嗪强 35 倍。其中枢作用部位在 CTZ，外周作用部位在胃肠道本身，可阻断胃肠多巴胺受体，贲门括约肌张力增高、幽门肌松弛，加速胃的正向排空和引起从食道至近段小肠平滑肌运动，使肠内容物从十二指肠向回盲部推进加快，发挥胃肠促动作用。抗胆碱药可减弱其作用。临床用于肿瘤化疗、放疗引起的呕吐，慢性功能性消化不良引起的胃肠运动障碍。不良反应常见头晕、困倦、嗜睡。大剂量静脉注射或长期应用，可引起锥体外系反应。也可引起高催乳素血症、男子乳房发育、溢乳等。孕妇慎用。

二、5-HT₃受体阻断药

5-HT₃受体广泛分布于周围组织及接受迷走神经传入纤维的孤束核、CTZ 等脑组织。肿瘤化疗、放疗引起的呕吐可能与其引起肠嗜铬细胞分泌 5-HT，激活腹腔迷走传入纤维有关。因此本类药物对上述呕吐具有极佳的止吐效果。

昂丹司琼（ondansetron），又名枢复宁（zofran）。餐前 1 小时服用，持续 2～6 小时，生物利用度为 60%，$t_{1/2}$ 为 3～4 小时，代谢产物大多经肾排泄。昂丹司琼能选择性阻断中枢及迷走神经传入纤维的 5-HT₃受体，止吐作用比甲氧氯普胺强 100 倍。对抗恶性肿瘤药顺铂、环磷酰胺、阿霉素等引起呕吐的作用迅速强大，但对晕动病及多巴胺激动剂去水吗啡引起的呕吐无效。临床用于肿瘤化疗、放疗及手术引起的恶心、呕吐。不良反应较轻，可有头痛、疲劳、便秘或腹泻。

格拉司琼（granisetron，康泉）、托烷司琼（tropisetron，呕必停）。拮抗 5-HT₃受体作用较昂丹司琼强，药理作用与临床应用同昂丹司琼。不良反应较少，有便秘、眩晕、头痛、乏力等。

托烷司琼大剂量出现幻视。

第四节　泻　药

泻药（laxatives，cathartics）指能增加肠内水分、促进肠蠕动、软化粪便、或润滑肠道促进排便的药物。临床主要用于功能性便秘，也用于术前清洁肠道以及加速肠内毒物和肠虫的排出。依作用方式分为容积性泻药（渗透性泻药）、接触性泻药（刺激性泻药）和润滑性泻药。

常用泻药特点见表 29-7。

表 29-7　常用泻药特点

药物	作用	应用	不良反应
容积性泻药			
硫酸镁（magnesium sulfate，$MgSO_4 \cdot 7H_2O$）	口服难吸收，在肠内形成高渗压阻止水分吸收，扩张肠道，促肠道蠕动而致泻；促胆汁分泌；注射给药抗惊厥和降压	排除肠内毒物、虫体；阻塞性黄疸；慢性胆囊炎	大量口服可引起反射性盆腔充血和失水；月经期、妊娠妇女及老人慎用
硫酸钠（sodium sulfate，$Na_2SO_4 \cdot 10H_2O$）	导泻作用较硫酸镁弱，但安全	同硫酸镁	同硫酸镁
乳果糖（lactulose）	口服不被吸收，提高肠内渗透压而导泻；未吸收部分进入结肠后被肠道菌代谢成乳酸，进一步提高肠内渗透压；降低结肠 pH 值，减少肠内氨的形成；H^+ 与氨形成铵离子（NH_4^+）而不被吸收，降低血氨	慢性门脉高压及肝性脑病；慢性功能性便秘	注意腹泻而造成水与电解质紊乱，使肝性脑病恶化；糖尿病患者慎用
接触性泻药			
酚酞（phenolphthalein，果导）	在肠道内与碱性肠液形成可溶性钠盐，促进结肠蠕动，服药后 6～8 小时排出软便，作用温和、持久，一次服药作用维持 3～4 天	慢性便秘；在结肠、直肠内镜检查或 X 线检查时作肠道清洁剂	过敏反应罕见；偶见肠绞痛、出血倾向
比沙可啶（bisacodyl，双醋苯啶）	作用于大肠。被肠道细菌转化为去乙酰基代谢物，抑制 Na^+-K^+-ATP 酶而阻止水和电解质吸收，使肠容物增加；亦增加肠黏膜 PGE_2 而致泻	便秘；腹部 X 线、内窥镜检查及术前后清洁肠道用	偶见腹痛，停药后消失；直肠给药有刺激性；可出现尿色异常，低血钾
润滑性泻药			
液体石蜡（liquid paraffin）	不被肠道吸收，滑润肠壁，软化粪便	便秘，尤适用于老人及痔疮、肛门手术者	久用妨碍脂溶性维生素和钙、磷吸收

泻药应用注意事项：

1. 治疗便秘，尤其是习惯性便秘，首先应从调节饮食、养成定时排便习惯着手，多吃蔬菜、水果等常能收到良好效果。

2. 应根据不同情况选择不同类型泻药。如排除毒物，应选硫酸镁、硫酸钠等盐类泻药；一般便秘，以接触性泻药较常用；老人、动脉瘤、肛门手术患者等，以润滑性泻药较好。

3. 腹痛患者在诊断不明情况下不能应用泻药。年老体弱者、妊娠或月经期妇女不能选作用强烈的泻药。

第五节　止泻药

腹泻是多种疾病的常见症状，其生理机制被认为是快速清除肠道内有害的或刺激性的物质，发病原因包括潜在的疾病、感染、毒素、焦虑以及药物或放疗的副作用。治疗时首先考虑对因治疗，例如：肠道细菌感染引起的腹泻，应首先选用抗菌药物；但剧烈而持久的腹泻，会引起脱水和电解质紊乱，可在对因治疗的同时，适当给予止泻药控制症状。常用药物见表 29-8。

表 29-8　常用止泻药

药物	作用	应用	不良反应
地芬诺酯 （diphenoxylate，苯乙哌啶）	哌替啶衍生物，作用类似阿片类，可提高肠肌张力和抑制肠道运动，大剂量可镇痛	急、慢性功能性腹泻	轻、少；大剂量长期服用引起欣快感
洛哌丁胺 （loperamide，苯丁哌胺，易蒙停）	作用肠壁阿片受体，阻止乙酰胆碱和前列腺素的释放，从而抑制肠蠕动。止泻作用快、强、持久	各种病因引起的急、慢性腹泻	轻，少数患者有口干，偶见便秘、恶心、眩晕及皮疹等
鞣酸蛋白 （albumin tannate）	在肠中释出鞣酸与肠黏膜表面的蛋白质形成沉淀，附着在肠黏膜上，减轻刺激，减少炎性渗出物，起收敛止泻作用	急性胃肠炎、小儿消化不良、非细菌性腹泻	口服可致恶心呕吐；不宜与胰蛋白酶、乳酶生同服，可降低后者药效
碱式碳酸铋 （bismuth subcarbonate）	同鞣酸蛋白	同鞣酸蛋白	同鞣酸蛋白
双歧三联活菌 （birid triple viable，培菲康）	调整肠道菌群，改善肠道微生态；直接补充正常生理性细菌，抑制肠道中有害菌类甚至致病菌，减少肠源性毒素的产生和吸收	菌群失调性腹泻与腹胀，轻中度急、慢性腹泻，以及缓解便秘	未见明显不良反应
促菌生 （cerebiogen）	活菌制剂，进入肠道后消耗肠内氧气，形成厌氧环境，以利于厌氧菌生长；帮助或恢复正常菌群中有益的分叉杆菌，抑制其他细菌繁殖和防止致病菌引起的腹泻	婴幼儿急、慢性肠炎和菌痢，肠道功能紊乱	用药期间使用抗菌药可降低本药药效

第六节　利胆药及胆石溶解药

利胆药指具有增加胆汁分泌和排出，或促进胆囊排空作用的药物。胆石溶解药是指能促使结石溶解的药物。常用药物见表 29-9。

表 29-9　常用利胆药和胆石溶解药

药物	作用	应用	不良反应
去氢胆酸 （dehydrocholic acid）	促进肝脏分泌黏度较低的胆汁，胆汁变稀，使胆道畅通而利胆；促进脂肪消化吸收	胆囊及胆道功能失调、胆道感染、胆结石	少数有口苦、皮肤瘙痒；胆道完全梗阻及严重肝肾功能减退者禁用
胆汁酸 （bile acids）	促胆汁分泌，抑制小肠对胆固醇的吸收与合成	胆石症、高脂血症	常见腹泻、瘙痒等

续表

药物	作用	应用	不良反应
硫酸镁 (magnesium sulfate)	口服后直接刺激十二指肠，反射性松弛胆总管括约肌，并收缩胆囊	胆囊炎、胆石症和阻塞性黄疸	腹泻等。肾功能障碍、妊娠期、月经期妇女、体弱和老年人慎用
胆维他 (anethol trithione)	促进胆汁、胆酸、胆色素分泌，增加肝脏解毒功能	胆囊炎，胆石症，急、慢性肝炎	长期应用引起甲亢，胆管阻塞者禁用
苯丙醇 (phenylpropanol)	促进胆汁分泌，松弛胆总管括约肌和胆道平滑肌；降低胆固醇	胆囊炎、胆道感染、胆石症、胆道术后综合征和高胆固醇血症	偶见腹部不适等胃肠反应，胆管阻塞者禁用
羟甲香豆素 (hymecromone，胆通)	舒张胆道口括约肌，增加胆汁分泌，加强胆囊收缩，促进胆石排出；抑菌作用	胆囊炎、胆道感染、胆石症、胆道术后综合征	初期可发生腹泻，个别出现头晕、腹胀、胸闷、皮疹等
曲匹布通 (trepibutone)	选择性松弛胆道平滑肌和括约肌，解痉作用强	胆囊炎、胆石症、胆道运动障	少数有恶心、呕吐、腹泻、食欲不振
熊去氧胆酸 (ursodeoxycholic acid)	减少胆酸和胆固醇吸收，抑制胆固醇合成与分泌，降低胆汁中胆固醇，阻止胆石形成，长期应用可溶解胆石	胆固醇性胆石症、胆道炎、胆囊炎、胆汁性消化不良；对胆色素结石、混合性结石无效	偶见腹泻、便秘、过敏、头痛、胃痛；胆道完全梗阻、严重肝肾功能减退、妊娠者禁用

第七节 治疗肝昏迷药

肝昏迷（肝性脑病）的发病机制复杂，有氨中毒学说、假性神经递质学说、氨基酸不平衡学说、硫醇及短链脂肪酸增多学说等，故治疗上多采用综合措施。常用药物见表 29-10。

表 29-10 治疗肝昏迷常用药

药物	作用	应用	不良反应
谷氨酸 (glutamic acid，麸氨酸)	与血氨结合成无毒的谷氨酰胺，在肾经谷氨酰胺酶将氨解离后由尿排出，以降低血氨；参与脑内蛋白质和糖代谢，促进氧化过程，改善中枢神经系统功能	预防肝昏迷、严重肝功能不全	大量口服可有恶心、呕吐、腹泻等；滴注过快可引起流涎、皮肤潮红和呕吐；肾功不全或无尿者慎用
精氨酸 (arginine)	在体内参与鸟氨酸循环，促进尿素生成并随尿排出。肝功不良者降低血氨不明显	肝性脑病；不宜使用谷氨酸和有碱中毒的肝昏迷	用量过大引起高氯酸血症；滴注过快同谷氨酸；肾功不全者忌用
乳果糖 (lactulose)	在结肠被细菌分解为乳酸和少量醋酸，使 pH 值下降，氢离子与氨结合生成难吸收的铵盐，随粪便排出，从而降低血氨	血氨增高的肝昏迷、慢性门脉高压	剂量过大引起胃肠胀气、厌食、恶心、呕吐及腹泻等
14-氨基酸注射液-800 (14-amino acid injection-800)	由占分量较多的支链氨基酸和占分量较少的芳香族氨基酸以及 14 种氨基酸组成，纠正血清支/芳比值偏低，促进患者苏醒和恢复，且利于肝细胞增生和肝功能的恢复	急、慢性损伤引起的肝昏迷	静滴过快可引起恶心、呕吐等，老年人和危重病人更应注意

第三十章
呼吸系统药

扫一扫，查阅本章数字资源，含PPT、音视频、图片等

呼吸系统直接与外界相通，容易受到环境中病原微生物及有害物质的损害发生各种疾病，如上呼吸道感染、支气管炎、支气管哮喘、肺炎等。喘息、咳嗽、咳痰是呼吸系统疾病的常见症状，三者往往同时存在，互为因果。例如，咳嗽可引起黏膜充血、分泌物增加，又可导致支气管痉挛而诱发哮喘；哮喘发作时，支气管痉挛，管腔狭窄，痰液易于滞留；而痰可刺激呼吸道感受器引起咳嗽，还可阻塞细支气管诱发哮喘。因此，临床常将平喘药（anti-asthmatic drugs）、镇咳药（antitussives）和祛痰药（expectorants）联合使用，以达到协同增效的目的。但需要注意的是，呼吸系统疾病多为病原微生物及有害物质引起的炎症性疾病，上述三种药物仅能缓解症状，属对症治疗药物；在应用时应注意结合病因，如应用抗菌药、抗病毒药等进行对因治疗。

第一节　平喘药

支气管哮喘（简称哮喘）是一种慢性气道炎症性疾病，它是由多种炎症细胞（如嗜酸性粒细胞、肥大细胞、T细胞等）和介质（如组胺、5-羟色氨、白三烯等）与气道的组织细胞间经复杂相互作用而引起。主要表现为发作性或持续性喘息，可由免疫（过敏性）或非免疫刺激引起。其病理变化主要包括：①可逆性气管狭窄，主要由支气管平滑肌痉挛、黏膜充血性水肿及腺体分泌亢进引起。②持续性支气管阻塞，主要由于支气管平滑肌增生、基膜增厚、腺体增生、支气管重构所导致。③慢性支气管炎症，以嗜酸性粒细胞浸润为主。④支气管高反应性，与黏膜上皮细胞脱落、感觉神经末梢暴露，导致支气管对可导致收缩的外界刺激（如化学物质、冷空气等）的敏感性增高有关。

近年来，对哮喘的治疗已由控制哮喘急性发作，向抗炎、抗过敏等多环节发展。因此，平喘药泛指能够预防、缓解或消除哮喘症状的药物，主要分为以下三类：①支气管扩张药，用于松弛气道平滑肌，主要包括 β_2 肾上腺素受体激动药、茶碱类、抗胆碱药物等。②抗炎平喘药，用于控制气道炎症，主要包括糖皮质激素与其他抗炎药物。③抗过敏平喘药，主要包括抗过敏药物，用于预防哮喘的发作。

一、支气管扩张药

支气管扩张药是常用的平喘药，有重要的治疗地位。目前包括 β 肾上腺素受体激动药、茶碱类和抗胆碱药三类。

（一）肾上腺素受体激动药（adrenergic receptor agonists）

人支气管中 β 肾上腺素受体主要是 β_2 受体，广泛分布于气道的不同效应细胞上。当 β_2 受体兴

奋时，可松弛气道平滑肌、抑制肥大细胞与中性粒细胞释放炎症介质与过敏介质、增强气道纤毛运动、促进气道分泌、降低血管通透性，这些效应均有利于缓解或消除喘息。但需注意的是，β受体激动药分为非选择性 β 受体激动药与选择性 β 受体激动药。非选择性 β 肾上腺素受体激动药，如肾上腺素、异丙肾上腺素等，除平喘作用外，对心血管有较强作用，易引起严重的心脏不良反应，应慎用，且多数不宜口服，久用易耐受。选择性 β₂ 受体激动药对呼吸道的选择性高，其最显著的作用是松弛支气管平滑肌，对 β₁ 受体的亲和力低，不良反应少，是控制哮喘症状的首选药。

肾上腺素 β₂ 受体激动药

【药理作用和临床应用】

选择性 β₂ 受体激动药（β₂-adrenergic receptor agonists）对 β₂ 受体有强大的兴奋性，对 α 受体无作用，对 β₁ 受体的亲和力低，常规剂量口服或吸入给药时很少产生心血管反应。其作用机制为：兴奋平滑肌细胞膜上的 β₂ 受体，引起受体构型改变，激活兴奋型 G 蛋白（Gs），从而活化腺苷酸环化酶，催化细胞内 ATP 转变为 cAMP，进而激活 cAMP 依赖性蛋白激酶 A（PKA），降低细胞内游离钙浓度，并使肌球蛋白轻链激酶失活、钾通道开放，从而松弛平滑肌；还具有抑制肥大细胞释放过敏介质、降低毛细血管通透性、促进黏液-纤毛系统清除功能的作用。常用的选择性 β₂ 受体激动药有：

沙丁胺醇（salbutamol，舒喘灵）对 β₂ 受体的选择性高，为异丙肾上腺素的 1375 倍。本品有口服、吸入（气雾、雾化、干粉）或静脉滴注等多种途径给药，扩张支气管作用的强度与异丙肾上腺素的作用相近，较特布他林为强。作用时间明显比异丙肾上腺素长，是中效的 β₂ 受体激动药。

福莫特罗（formoterol）为苯乙醇胺（phenylethanolamine）衍生物；沙美特罗（salmeterol）为沙丁胺醇的衍生物。二者作用强而持久，可维持 8～12 小时。主要用于慢性哮喘与慢性阻塞性肺病的缓解症状。

班布特罗（bambuterol）是特布他林的前体药，必须在体内经胆碱酯酶水解而释出特布他林，才发挥平喘作用。作用持续 24 小时以上，是目前唯一的口服长效 β₂ 受体激动药。

特布他林（terbutaline，博利康尼，间羟舒喘灵，叔丁喘宁）为间羟酚类代表药，对 β₂ 受体选择性高。有口服、气雾吸入、干粉吸入或静脉滴注等多种给药途径。其支气管扩张作用强度较沙丁胺醇弱，吸入后 5 分钟内即能出现明显的支气管扩张作用，迅速缓解喘息，作用持续时间4～6 小时，是中效 β₂ 受体激动药。

【不良反应与注意事项】

①心脏反应：β₂ 受体激动药对心脏的作用较轻，但在大剂量或注射给药时，仍可引起心脏反应，特别是原有心律失常的病人。②肌肉震颤：本类药物可激动骨骼肌慢收缩纤维的 β₂ 受体，引起肌肉震颤，主要发生部位在四肢与面颈部，轻者感到不舒服，重者影响生活与工作。气雾吸入时发生率较全身给药为低。部分病人可随着用药时间延长，肌肉震颤逐渐减轻或消失。③代谢功能紊乱：β₂ 激动药增加肌糖原分解，引起血乳酸、丙酮酸升高，并产生酮体。糖尿病人应用时应注意引起酮中毒或乳酸中毒。因 β₂ 激动药物兴奋骨骼肌细胞膜上 Na^+-K^+-ATP 酶，使 K^+ 进入细胞内而引起血钾降低，故过量应用时或与糖皮质激素合用时，可能引起低血钾症。

肾上腺素

肾上腺素（adrenaline）对 α、β 受体均有强大的兴奋作用，通过激动支气管平滑肌上的 α₁ 和

β₂受体，收缩血管、减轻黏膜充血性水肿，并扩张支气管平滑肌、减少过敏介质释放。皮下或肌内注射能迅速控制支气管哮喘的急性发作。但因其作用持续时间短暂、易引起心血管不良反应、易产生耐受性的缺点，目前已不作为平喘的常用药物，只适用于哮喘的急性发作。

麻黄碱

麻黄碱（ephedrine）能激动 α、β 受体，与肾上腺素相似，作用缓慢、温和持久，口服有效，可用于轻症哮喘和预防哮喘发作。

异丙肾上腺素

异丙肾上腺素（isoprenaline）是经典的非选择性 β 受体激动药。平喘作用强大，可以气雾吸入或注射给药，临床主要用于控制哮喘急性症状。由于它的 β₁受体兴奋作用，可引起严重的心脏反应，致病人心率增快，心悸，严重时引起心律失常和心绞痛，故已逐渐被选择性 β₂受体激动药取代。

（二）茶碱类（theophylline）

【药理作用与作用机制】

茶碱是一类甲基黄嘌呤类衍生物，为常用的支气管扩张药，对气道平滑肌有直接松弛作用，其作用机制包括以下几方面。

①抑制磷酸二酯酶（PDE）：茶碱为非选择性 PDE 抑制剂，包括抑制主要水解 cAMP 的 PDE_3、PDE_4，使细胞内 cAMP、cGMP 水平升高而舒张支气管平滑肌。②阻断腺苷受体：腺苷能使气道肥大细胞释放组胺和白三烯而引起气道收缩；茶碱在治疗浓度时为腺苷受体阻断药，可预防腺苷所致的哮喘患者的气道收缩作用。③干扰气道平滑肌的钙离子转运：茶碱可能通过受体操纵的钙通道，影响细胞外 Ca^{2+} 内流和细胞内质网储存 Ca^{2+} 释放或影响磷脂酰肌醇代谢，从而产生气道平滑肌的松弛作用。④增加内源性儿茶酚胺的释放：治疗浓度茶碱可使肾上腺髓质释放儿茶酚胺略有增高，但不足以引起明显的支气管舒张作用。⑤茶碱在较低的血浆浓度（5～10mg/L）时具有免疫调节作用与抗炎作用。⑥茶碱能增加膈肌收缩力，减轻因呼吸道阻塞、呼吸负荷增加而造成的呼吸肌疲劳，这一作用对于慢性阻塞性肺病的治疗尤其重要。

【临床应用】

1. 支气管哮喘　茶碱扩张支气管作用不及 β₂受体激动药强，起效慢，一般情况下不宜采用。当急性哮喘病例在吸入 β₂受体激动药疗效不显著时，可用静脉注射茶碱，以收到相加作用的疗效。茶碱主要用于慢性哮喘的维持治疗，以防止急性发作。

2. 慢性阻塞性肺病　对病人的气促症状有明显改善的疗效。这是由于茶碱具有支气管扩张、抗炎、增加纤毛清除功能、扩张肺动脉及降低肺动脉高压、增强膈肌收缩力、增强呼吸驱动、改善通气不足等作用的综合效应。

3. 中枢型睡眠呼吸暂停综合征　由于脑部疾病或原发性呼吸中枢导致的通气不足，茶碱对此有较好的疗效，使通气功能明显增强，改善症状。

【不良反应】

茶碱的安全范围较窄，不良反应较多见。不良反应的发生率与其血药浓度密切相关，血药浓度超过治疗水平（＞20mg/L）时，较易发生不良反应。可见上腹部疼痛、恶心、呕吐、失眠、震颤、胃食管反流、心动过速等症状。用量过大时出现严重的不良反应如心律失常、低血压、低血钾症、低血镁症、血糖升高、代谢性酸中毒、惊厥、昏迷等征象，甚至呼吸、心跳停止致死。偶见横纹肌溶解所致的急性肾功能衰竭，严重者致死。

氨茶碱

氨茶碱（aminophylline）为茶碱与乙二胺形成的复盐，含茶碱 $77\%\sim83\%$，可用于 β_2 受体激动药不能控制的急性哮喘发作，在急性重度哮喘或哮喘持续状态时可采用氨茶碱静脉注射或静脉滴注，以迅速缓解喘息与呼吸困难等症状。该药口服可防止慢性哮喘急性发，但因碱性较强，局部刺激性大，易引起胃肠道刺激症状。

胆茶碱

胆茶碱（choline theophyllinate）为茶碱与胆碱的复盐，含茶碱 $60\%\sim64\%$，水溶性更大。口服易吸收，对胃肠道刺激性小，胃肠道反应比氨茶碱少，病人易耐受。对心脏和中枢神经系统的作用不明显。

茶碱的缓释或控释制剂（theophylline sustained release tablets），如葆乐辉（protheo，优喘平），舒弗美片。具有下列特点：①血药浓度稳定，峰值与谷值之间差异不大。②作用持续时间长，对慢性反复发作性哮喘与夜间哮喘有较好的疗效。③胃肠道刺激反应明显减少，病人易耐受。

（三）抗胆碱药（M胆碱受体阻断药）

呼吸道 M 胆碱受体有 3 个亚型：M_1、M_2、M_3 胆碱受体。M_1 胆碱受体阻断药可抑制副交感神经节的神经传递，从而引起气道松弛，但作用较弱；M_2 胆碱受体激动时，可抑制胆碱能神经节后纤维释放乙酰胆碱，哮喘病人的 M_2 胆碱受体功能失调，抑制性反馈调节作用明显减弱，胆碱能节后纤维末梢释放乙酰胆碱增加，从而促使气道收缩加剧；M_3 胆碱受体存在于大、小气道平滑肌，气道黏膜下腺体与血管内皮细胞上。选择性阻断 M_1、M_3 胆碱受体后可产生支气管扩张作用。阿托品为非选择性 M 胆碱受体阻断药，不仅作用于气道所有 M 胆碱受体，还对全身组织的各型 M 胆碱受体产生阻断作用，因此用药后副作用多见，不能用于哮喘治疗。

异丙托溴铵

异丙托溴铵（ipratropium bromide，异丙托品）是一种吸入性抗胆碱药物，可阻断 M_1、M_2、M_3 胆碱受体，但对气道平滑肌上的 M_3 受体有一定的选择作用。单独或与沙丁胺醇一起使用均可奏效，具有扩张气管的作用。本品比短效 β_2 受体激动药起效慢，对 β_2 受体激动药耐受的病人有效，治疗老年性哮喘特别有效。还可用于治疗由 β 受体阻断药引起的支气管痉挛。

氧托溴铵（oxitropium bromide，氧托品）为一新的抗胆碱类平喘药，对 M_1、M_2、M_3 无明显选择性，气雾吸入后，对气道平滑肌有较强的松弛作用。

泰乌托品（tiotropium bromide，噻托溴铵）为一新的长效 M_1、M_3 胆碱受体阻断药，平喘作用较强，疗效较好，不良反应较少。$t_{1/2}$ 约 5 天，作用可维持 24 小时。

二、抗炎平喘药

抗炎平喘药通过抑制气道炎症反应，可以达到长期防止哮喘发作的效果。

（一）糖皮质激素类药物

糖皮质激素（glucocorticoids，GCs）用于哮喘的治疗已有 50 年历史，是抗炎平喘药中抗炎作用最强，并有抗过敏作用的药物。但该药全身应用时不良反应较多，但主要以吸入方式在呼吸道局部应用，以充分发挥局部抗炎作用。

【药理作用】

1. 抗炎　糖皮质激素与受体结合后，通过基因效应，影响多种炎症相关基因的转录，抑制多种参与哮喘发病的炎性细胞因子和黏附分子，并可降低毛细血管通透性。

2. 抑制气道高反应性　降低哮喘病人因吸入抗原、受胆碱受体激动剂或冷空气刺激，以及运动引起的支气管收缩反应。

3. 增强支气管以及血管平滑肌对儿茶酚胺的敏感性　使体内儿茶酚胺类物质对支气管扩张及血管收缩的作用增强，有利于缓解支气管痉挛和黏膜水肿。

【临床应用】

用于支气管扩张药不能有效控制病情的慢性哮喘患者，反复应用本药可减少或终止哮喘发作，但不能缓解急性症状。气雾吸入可减少口服激素用量或逐步替代口服激素，但对哮喘持续状态的患者，因不能吸入足够的气雾量，往往疗效欠佳，不宜使用。

【不良反应】

吸入常用剂量的 GCs 时一般不产生不良反应。GCs 在吸入后，有 80％～90％药物沉积在咽部并吞咽到胃肠道，沉积的 GCs 与咽部或全身不良反应有关。局部副作用包括口腔真菌感染（鹅口疮）与声音嘶哑，用药后漱口可减少咽部药物残留，降低发生率；若吸入剂量过大，会对下丘脑-垂体-肾上腺皮质轴功能产生抑制作用。

目前常用的吸入用 GCs 有 5 种：丙酸氟替卡松（fluticasone propionate，FP）、丙酸倍氯米松（beclometasonedipropionate，BDP）、布地奈德（budesonide，BUD，丁地去米松，布地缩松）、曲安奈德（triamcinolone acetonide，TAA，丙酮化曲安西龙）、氟尼缩松（flunisolide，FNS）。这些吸入 GCs 的脂溶性高低顺序为 FP＞BDP＞BUD＞TAA＞FNS，GCs 脂溶性高低对药物的药效学与药动学都会有一定的影响。

为了减少吸入 GCs 的全身不良反应，理想的吸入 GCs 应具有肝脏中快速而完全地代谢灭活的特性。由于 BUD 在肝内大代谢灭活要比 BDP 快 3～4 倍，故 BUD 的全身不良反应少，特别对下丘脑-垂体-肾上腺轴的抑制作用要比 BDP 小。

（二）抗白三烯药物

半胱氨酰白三烯（cysteinyl leukotrienes，CysLTs）是哮喘发病中的一种重要的炎症介质。肺组织受抗原攻击时多种炎症细胞（嗜酸性粒细胞、巨噬细胞、肥大细胞等）能释放半胱氨酰白三烯，对气道产生作用时间较长的多环节作用，其作用强度要比组胺强 1000 倍；可增加支气管黏液分泌；降低支气管纤毛功能；促进气道微血管通透性增加、水肿形成；促使嗜酸性粒细胞在气道组织浸润，引起炎症反应；刺激 C 神经纤维末梢释放缓激肽，引起神经源性炎症等。抗白三烯药物是拮抗白三烯的各种生物学作用的药物，与糖皮质激素合用，可加强后者的抗炎作用，减少糖皮质激素的用量。对有些吸入糖皮质激素不能控制的哮喘病人，加用抗白三烯药物可收到控制的疗效。

现有的抗白三烯药物有：扎鲁司特（zafirlukast）和孟鲁司特（montelukast），具有阻断半胱氨酰白三烯受体的作用；齐留通（zileuton）通过抑制 5-脂氧酶起作用。

三、抗过敏平喘药

抗过敏平喘药的主要作用是抑制变态反应时炎症介质的释放，并抑制非特异性刺激引起的支气管痉挛，部分药物还能拮抗组胺受体，其平喘作用起效较慢，不宜用于哮喘急性发作期的治疗，临床上主要用于预防哮喘的发作。本类药物包括肥大细胞膜稳定剂，如色甘酸二钠、奈多罗米纳，以及 H_1 受体阻断剂，如酮替芬等。

色甘酸二钠

色甘酸二钠（disodium cromoglycate，SCG）对速发型过敏反应具有明显的抑制作用。体外试验表明，本品能抑制大鼠、狗、猴与人肺组织的肥大细胞由抗原诱发的过敏介质（如组胺、LTD_4、PGE_2 等）的释放过程，从而阻断速发型过敏反应。

其作用机制包括三个环节：①稳定肥大细胞膜，抑制由抗原诱发的肺组织肥大细胞释放过敏介质的反应。其机制可能是在肥大细胞的细胞膜外侧的钙通道部位与 Ca^{2+} 形成复合物，加速钙通道的关闭，使钙内流受到抑制，从而阻止肥大细胞脱颗粒。②抑制气道感觉神经末梢功能与气道神经源性炎症，抑制二氧化硫、缓激肽、冷空气、甲苯二异氰酸盐、运动等引起的支气管痉挛。③抑制巨噬细胞与嗜酸性粒细胞介导的反应，长期应用可减轻气道高反应性。

色甘酸钠为非脂溶性药物，口服吸收极少（仅 1%），临床必须采用粉剂定量雾化器（MDI）方式吸入。不良反应少见，偶有咽喉与气管刺痛感或支气管痉挛，必要时可同时吸入 β_2 受体激动药预防之。

酮替芬

酮替芬（ketotifen，噻哌酮）除了有类似色甘酸钠的作用外，还有强大的 H_1 受体阻断作用；并能预防和逆转 β_2 受体的"向下调节"，加强 β_2 激动药的平喘作用。本品在临床上可单独用或与茶碱类、β_2 激动药合用来防治轻、中度哮喘，不良反应有短暂的镇静、疲倦、头晕、口干等。

奈多罗米钠

奈多罗米钠（nedocromil sodium）作用与色甘酸钠相似，有肥大细胞膜稳定作用，作用强于色甘酸钠。还有明显的抗炎作用，但较糖皮质激素为弱。能抑制气道 C 神经纤维的传递，降低非特异性气道反应性。可作为长期预防性平喘药，吸入给药，用于哮喘早期的维持治疗。

第二节　镇咳药

咳嗽是呼吸系统受到刺激时产生的一种保护性反射，具有促进呼吸道的痰液和异物排出，保持呼吸道清洁与通畅的作用。轻度咳嗽有利于排痰，一般不宜应用镇咳药，以免痰液滞留阻塞支气管；但频繁剧烈的咳嗽会影响休息和睡眠，甚至诱发一些并发症，如气胸、晕厥、腹直肌撕裂等，应谨慎应用镇咳药，适当配合祛痰药，并针对引起咳嗽的病因，进行治疗。

镇咳药（antitussives）是一类能抑制咳嗽反射，减轻咳嗽频度和强度的药物，根据其作用机制分为两类：①中枢性镇咳药，直接抑制延髓咳嗽中枢而发挥镇咳作用。②外周性镇咳药，通过抑制咳嗽反射弧中的感受器、传入神经、传出神经或效应器中任何一环节而发挥镇咳作用。有些药物兼有中枢和外周两种作用。

一、中枢性镇咳药

可分为依赖性和非依赖性两类或麻醉性和非麻醉性两类镇咳药。前者是吗啡类生物碱及其衍生物，镇咳效应大，但具有依赖性。临床上仅用可待因等几种依赖性较小的药物作为镇咳药；非依赖性药物是目前发展很快、品种较多、临床应用也十分广泛的药物。

（一）成瘾镇咳药

依赖性中枢性镇咳药主要指阿片类生物碱。其中镇咳作用最强的是吗啡，它对咳嗽中枢有很强的作用，目前临床用于：①支气管癌或主动脉瘤引起的剧烈咳嗽。②急性肺梗死或急性左心衰竭伴有的剧烈咳嗽。

可待因

可待因（codeine，甲基吗啡）对延髓咳嗽中枢有选择性抑制作用，镇咳作用强而迅速，其镇咳强度约为吗啡的 1/10，亦具镇痛作用，镇痛强度为吗啡的 1/7～1/10；呼吸抑制作用、便秘、耐受性、依赖性等均弱于吗啡。目前在筛选镇咳新药时，常以可待因作为标准镇咳药进行对比评价。

口服或注射均可吸收，其生物利用度为 40%～70%。口服后约 20 分钟起效，约 10% 在体内脱甲基而成吗啡，可能是其发挥其作用的形式。临床用于各种原因引起的剧烈干咳，对胸膜炎干咳伴胸痛者尤其适用。

本品在大剂量（60mg）时明显抑制呼吸中枢，小儿用量过大可致惊厥，长期用药可产生耐药性及依赖性。能抑制支气管腺体分泌和纤毛运动，可使痰液黏稠度增高，对黏痰且量多的病例易造成气道阻塞及继发感染，不宜应用。在呼吸不畅及支气管哮喘性咳嗽的病例，由于其对支气管平滑肌有轻度收缩作用，故应慎用。

二氢可待因（dihydrocodeine）是可待因的氢化物，镇咳作用较可待因强 1 倍。

羟帝巴酚（drotebanol，羟甲吗啡）是吗啡的衍生物。强效中枢性镇咳药。

（二）非成瘾性镇咳药

这一类药物对呼吸中枢抑制作用很弱，但也不可滥用，在经对因治疗无效时，可使用。

右美沙芬

右美沙芬（dextromethorphan）是吗啡类左吗喃甲基醚的右旋异构体，目前临床上应用很广，镇咳作用与可待因相似或较强，起效快。不具有镇痛效应或催眠作用，治疗量对呼吸中枢无抑制作用，亦无依赖性和耐受性。

主要用于干咳。适用于上呼吸道感染、急慢性支气管炎、支气管哮喘及肺结核所致咳嗽。常与抗组胺药合用。安全范围大、偶有头晕、轻度嗜睡、口干、便秘、恶心、呕吐等。孕妇、哮喘、肝病及痰多病人慎用。青光眼病人，妊娠 3 个月内妇女及有精神病史者禁用。

喷托维林

喷托维林（pentoxyverine，咳必清）是含胺基的镇咳药，镇咳作用约为可待因的 1/3。对咳嗽中枢具有直接抑制作用，并有轻度阿托品样作用和局部麻醉作用。可轻度抑制支气管内感受器及传入神经末梢，使痉挛的支气管平滑肌松弛，减轻气道阻力，因此兼具末梢性镇咳作用。

用于上呼吸道炎症引起的干咳、阵咳。对于小儿百日咳效果尤好。因具阿托品样作用，偶有轻度头痛、头晕、口干、恶心、腹胀和便秘等不良反应，故青光眼、前列腺肥大者及心功能不全伴腹部淤血的咳嗽病人慎用。

其他含胺基镇咳药如：氯苯达诺（clofedanol，敌退咳，detigan）抑制咳嗽中枢强度与可待因相似，尚有抗组胺和阿托品样作用，能减轻支气管痉挛和黏膜充血性水肿。适用于呼吸道急性感染引起的干咳和阵咳。不良反应有荨麻疹、头晕、恶心、呕吐。地美索酯（dimethoxanate，咳散，咳舒）镇咳作用略弱于可待因，对呼吸道急性炎症引起的咳嗽较好，对慢性或严重的咳嗽效果较差。

氯哌斯汀

氯哌斯汀（cloperastine，咳平，hustazol）为苯海拉明的衍生物，缓解支气管痉挛、充血和水肿，并可使末梢支气管平滑肌松弛，有助于止咳。无耐受性。用于急性上呼吸道炎症、慢性支气管炎、结核、肺癌所致的频繁无痰的干咳，口服后 20～30 分钟起效，维持 3～4 小时。不良反应较轻，偶有口干和嗜睡等。

二、外周性镇咳药

抑制咳嗽反射弧中的末梢感受器、传入神经或传出神经的传导而起镇咳作用。此类药物镇咳作用方式有以下两方面：

1. 局部麻醉作用　那可丁（narcotine）、苯佐那酯（benzonatate，退咳，tessalon）等药物在呼吸道对局部感受器和神经末梢有麻醉作用，消除或减弱局部的刺激作用。

2. 缓和性作用　此类药物大多含糖如甘草流浸膏和糖浆，口服后部分覆盖在咽部黏膜上，减弱对咽黏膜的刺激，并促进唾液分泌和吞咽动作，从而缓解咳嗽。

第三节　祛痰药

祛痰药（expectorants）是一类能使痰液变稀、黏稠度降低，或加速呼吸道黏膜纤毛运动，使痰液易咳出的药物。祛痰药促进呼吸道内积痰排出，减少了痰液对呼吸道黏膜的刺激，间接地起到镇咳和平喘作用，也有利于控制继发感染。所以合理应用祛痰药是治疗呼吸系统疾病的一个重要措施。根据其作用机制，祛痰药可分为两大类：黏液分泌促进药（mucus secretagogue drugs）和黏痰溶解药（mucolytic drugs）。

黏液分泌促进药口服后刺激呼吸道腺体分泌增加，由于支气管腺体分泌增加，碘离子还可以由呼吸道腺体排出，直接刺激呼吸道腺体分泌增加，由于支气管腺体的分泌物主要是浆液，从而使痰液稀释，易于咳出。此类代表药物为氯化铵（ammonium chloride）、碘化钾、吐根、酒石酸锑钾、愈创甘油醚、桔梗、远志等，适用于急性呼吸道炎症痰稠难于咳出者。

黏痰溶解药是一类能改变痰中黏性成分，降低痰的黏滞度使之易于咳出的药物，适用于手术后咳痰困难或急、慢性呼吸系统疾病所致痰液稠厚咳痰困难者。黏痰溶解药可分为四类：①通过使痰液中的酸性黏蛋白纤维断裂，从而降低痰液黏稠度，代表药是溴己新（bromhexine，必嗽平）及其有效代谢产物氨溴索（ambroxol）与溴凡克新（brovanexine）。②通过药物结构中的巯基与黏蛋白的二硫键互换作用，使黏蛋白分子裂解从而降低痰液黏稠度，代表药是乙酰半胱氨酸（acetylcysteine），同类的药物有：美司坦（methylcysteine）、羧甲司坦（carbocisteine）、厄多司坦（erdosteine）和美司钠（mesna）。③酶制剂，如脱氧核糖核酸酶，能水解脓性黏痰中的 DNA 为核苷酸片段，使与 DNA 结合的黏蛋白溶解，降低痰液黏稠度。④表面活性剂，代表药是泰洛沙泊（tyloxapol），水溶液雾化吸入可降低痰液的表面张力，从而降低痰的黏度。

第三十一章
子宫兴奋药

子宫兴奋药（oxytocics）是一类选择性直接兴奋子宫平滑肌的药物，其作用因子宫生理状态及剂量的不同而不同，或使子宫产生节律性收缩，或产生强直性收缩。如用于催产或引产，则希望发挥近似生理分娩的节律性收缩作用；如用于产后止血或子宫复原，则希望引起强直性收缩。如使用不当，可能造成子宫破裂与胎儿窒息的严重后果。因此，必须慎重使用和适当掌握剂量。

缩宫素

缩宫素（oxytocin；催产素，pitocin）和加压素（vasopressin；抗利尿激素，antidiuretic hormone，ADU）的前体物质（前激素）由丘脑下部生成，沿下丘脑-垂体束转运至垂体后叶，并储存于神经末梢。目前临床应用的缩宫素为人工合成品（不含加压素）；或从牛、猪的垂体后叶提取分离的制剂，一个单位（U）相当于 $2\mu g$ 缩宫素，同时含有微量的加压素。

【体内过程】

缩宫素口服后在消化道易被消化酶破坏而失效。缩宫素能经鼻腔和口腔黏膜吸收；肌内注射吸收良好，3～5 分钟内生效。可透过胎盘，大部分经肝及肾破坏，作用维持 20～30 分钟。

【药理作用与作用机制】

1. 兴奋子宫平滑肌　缩宫素能直接兴奋子宫平滑肌，加强子宫的收缩力，增加收缩频率。其收缩强度取决于用药剂量及子宫所处的生理状态。小剂量缩宫素（2～5U）加强子宫（特别是妊娠末期子宫）的节律性收缩，其收缩性质和正常分娩相似，对子宫底部产生节律性收缩，对子宫颈则产生松弛作用，可促使胎儿顺利娩出。大剂量缩宫素（5～10U）使子宫产生持续强直性收缩，不利于胎儿娩出。在妊娠早期，孕激素水平高，缩宫素对子宫平滑肌收缩作用较弱，可保证胎儿安全发育；在妊娠后期，雌激素水平高，特别在临产时子宫对缩宫素的反应更敏感，有利于胎儿娩出，故此时只需小剂量缩宫素即可达到引产、催产的目的。

人体子宫平滑肌胞浆膜存在特异性缩宫素受体（G 蛋白耦联受体），缩宫素作用于其受体，激活磷脂酶 C（PKC）-三磷酸肌醇（IP_3）信号通路，增加细胞内 Ca^{2+} 浓度，从而使子宫收缩力增加，收缩频率加快。妊娠期不同阶段，缩宫素受体的密度不同。此外，动物实验证明，缩宫素可促使子宫内膜和蜕膜产生并释放前列腺素，这也可能与其对子宫的收缩效应有关。

2. 其他作用　缩宫素能使乳腺腺泡周围的肌上皮细胞（属平滑肌）收缩，促进排乳。大剂量还能短暂地松弛血管平滑肌，引起血压下降，并有抗利尿作用。

【临床应用】

1. 催产和引产　对胎位正常、头盆相称、无产道阻碍的产妇，只因子宫乏力而难产时，可用小剂量缩宫素，以增强子宫节律性收缩，用于催产。对于死胎、过期妊娠或需提前终止妊娠者，可用其引产。缩宫素静脉注射时，应逐渐增加输注速度，当速度达到每分钟 6mU 时，可产生自然分娩的宫缩反应。

2. 产后止血　产后出血时，立即皮下或肌内注射较大剂量（5～10U）的缩宫素，可迅速引起子宫强直性收缩，压迫子宫肌层血管而止血。但其作用短暂，常需加麦角生物碱制剂以维持疗效。

【不良反应和注意事项】

缩宫素过量引起子宫高频率甚至持续性强直收缩，可致胎儿窒息或子宫破裂，因此用于催产或引产时，必须注意下列两点：①严格掌握剂量，避免发生子宫强直性收缩。②严格掌握禁忌证，凡产道异常、胎位不正、头盆不称、前置胎盘，以及三次妊娠以上的经产妇或有剖宫产史者禁用，以防引起子宫破裂和胎儿窒息。

此外，大量使用缩宫素时，可导致抗利尿作用。如果病人输液过多或过快，可出现水潴留和低血钠体征。生物制品的缩宫素因含有杂质，偶见过敏反应。

垂体后叶素

垂体后叶素（pituitrin）是从牛、猪的垂体后叶中提取的粗制品，内含缩宫素及抗利尿激素两种成分。因含缩宫素，故低剂量可增强妊娠末期子宫的节律性收缩，大剂量引起子宫强直性收缩。抗利尿激素又称升压素，在较大剂量时，可收缩血管，特别是收缩毛细血管及小动脉，升高血压；并可增加远曲小管和集合管对水的重吸收，发挥抗利尿作用。临床上垂体后叶素可用于肺出血、食管和胃底静脉破裂出血、尿崩症等。由于垂体后叶素兴奋子宫的选择性不高，加之有升高血压的副作用，故作为妇科用药已逐渐被缩宫素代替。不良反应有面色苍白、心悸、胸闷、恶心、腹痛及过敏反应等。

麦角生物碱

麦角（ergot）是寄生在黑麦中的一种麦角菌的干燥菌核，在麦穗上突出如角。麦角中含有多种生物碱，均为麦角酸的衍生物，按化学结构可分两类：①胺生物碱类：以麦角新碱（ergometrine, ergonovine）、甲麦角新碱（methylergometrine）为代表。它们易溶于水，对子宫的兴奋作用强而快，维持时间较短。②肽生物碱类：以麦角胺（ergotamine）及麦角毒（ergotoxine）为代表。难溶于水，对血管作用显著，起效缓慢，但维持时间较久。麦角生物碱除了激动或阻断 5-HT 受体外，还可作用于 α 肾上腺素能受体的 DA 受体。

【药理作用】

1. 兴奋子宫　麦角生物碱类能选择性地兴奋子宫平滑肌，作用强度也取决于子宫的生理状态。妊娠子宫对麦角碱类比未妊娠子宫敏感，临产时或新产后子宫最敏感。与缩宫素不同，它们的作用比较强而持久，剂量稍大即引起子宫强直性收缩，对子宫体和子宫颈的兴奋作用无明显差别，因此，不宜用于催产和引产。其中麦角新碱的作用最快最强。

2. 收缩血管　氨基酸麦角碱类，特别是麦角胺，能直接作用于动、静脉血管使其收缩；大剂量还会伤害血管内皮细胞，长期服用可导致肢端干性坏疽。

3. 阻断 α 受体　氨基酸麦角碱类尚有阻断 α 肾上腺素受体的作用，使肾上腺素的升压作用翻转。只是引起不良反应，无临床价值。

【临床应用】

1. 子宫出血　产后或其他原因引起的子宫出血，均可用麦角新碱治疗。利用其对子宫平滑肌持久的强直性收缩作用，机械性地压迫肌纤维间血管而止血。有效治疗产后、刮宫或其他原因引起的子宫出血或子宫复原不良。

2. 子宫复原　产后子宫复原缓慢时，易引起失血过多或感染，由此促进子宫收缩，加速子宫复原。

3. 偏头痛　麦角胺能收缩脑血管，减少脑动脉搏动幅度，用于偏头痛的诊断和治疗。咖啡因也具有收缩脑血管的作用，且能促进麦角胺的吸收，两药合用可增强疗效。

4. 人工冬眠　二氢麦角碱可与异丙嗪、哌替啶组成冬眠合剂。

【不良反应与注意事项】

注射麦角新碱可引起恶心、呕吐及血压升高等，伴有妊娠毒血症的产妇应慎用。偶见过敏反应，严重者出现呼吸困难、血压下降。麦角流浸膏中含有麦角毒和毒角胺，长期应用可损害血管内皮细胞。

麦角制剂禁用于催产及引产；血管硬化及冠心病患者忌用。

前列腺素

前列腺素（prostaglandins，PGs）是一类广泛存在于体内的不饱和脂肪酸，对心血管、呼吸、消化以及生殖系统等有广泛的生理作用和药理作用。作为子宫兴奋药应用的 PG_s 类药物有：地诺前列酮（dinoprostone，PGE_2，前列腺素 E_2）、地诺前列素（dinoprost，$PGF_{2\alpha}$，前列腺素 $F_{2\alpha}$）、硫前列酮（sulprostone）和卡前列素（carboprost，15-甲基前列腺素 $F_{2\alpha}$）等。

PGs 对子宫有收缩作用，其中以 PGE_2 和 $PGF_{2\alpha}$ 在分娩中具有重要意义。它们对妊娠各期子宫都有兴奋作用，分娩前的子宫尤为敏感，妊娠初期和中期效果较缩宫素强。引起子宫收缩的特性与生理性的阵痛相似，在增强子宫平滑肌节律性收缩的同时，尚能使子宫颈松弛。故除用于足月引产外，对早期或中期妊娠子宫也能引起高频率和大幅度的收缩，足以产生流产效应。除静脉滴注外，阴道内、宫腔内或羊膜腔内给药，也能奏效。

不良反应主要为恶心、呕吐、腹痛等胃肠兴奋现象。不宜用于支气管哮喘病人和青光眼病人。引产时禁忌证和注意事项与缩宫素相同。

第三十二章
抗贫血药

扫一扫，查阅本章数字资源，含PPT、音视频、图片等

循环血液中红细胞数量或血红蛋白含量低于正常称为贫血。临床常见的贫血可分为由铁缺乏所致的缺铁性贫血，由叶酸或维生素 B$_{12}$ 缺乏所致的巨幼红细胞性贫血，以及骨髓造血功能低下所致的再生障碍性贫血。对贫血的治疗采用对因及补充疗法，缺铁性贫血可补充铁剂；巨幼红细胞性贫血可用叶酸和维生素 B$_{12}$，再生障碍性贫血目前药物治疗尚不理想。

一、铁剂

铁是人体必需的元素，是构成血红蛋白、肌红蛋白、细胞色素系统、组织酶系如过氧化物酶等的重要组成部分。人体所需的铁主要有两个来源：①外源性铁，从食物中获得，每天摄取 10～15mg 即可。②内源性铁，由红细胞破坏后释放出来，每天约 25mg，是机体重要的铁来源。当机体铁的摄入量不足，或胃肠道吸收障碍，或慢性失血造成机体铁缺乏时，可影响血红蛋白的合成而引起贫血，应及时补充铁剂。

常用的铁剂有硫酸亚铁（ferrous sulfate）、富马酸亚铁（ferrous fumarate，富血铁）、枸橼酸铁铵（ferric ammonium citrate）及右旋糖酐铁（iron dextran）等。

【体内过程】

口服铁剂或食物中的铁均为高价铁或有机铁，需经胃酸、食物中果糖、半胱氨酸和抗坏血酸等将其还原成二价铁（Fe^{2+}）才能被吸收；当胃酸缺乏以及食物中高磷、高钙、鞣酸、四环素等均可妨碍铁的吸收。吸收进入肠黏膜的铁根据机体需要，或在血浆中经氧化后以转铁蛋白（transferrin，Tf）为载体，输送到骨髓供造血使用，或与肠黏膜去铁蛋白结合，以铁蛋白（ferritin）形式贮存备用。铁主要通过肠黏膜细胞脱落以及胆汁、尿液、汗液排出体外，每日约 1mg。

【药理作用】

铁为合成血红素的一种重要原料。转运到骨髓的铁吸附在幼红细胞膜上，并进入细胞内的线粒体，与原卟啉结合生成血红素，后者再与珠蛋白结合形成血红蛋白，进而发育为成熟红细胞。

【临床应用】

预防和治疗缺铁性贫血，尤其对营养不良、妊娠、儿童发育期等需求增加和月经过多、痔疮出血和子宫肌瘤等慢性失血而引起的贫血有确切疗效。用药后一般症状及食欲迅速改善，网织红细胞数于治疗后 10～14 天达高峰，血红蛋白 4～8 周恢复正常。待血红蛋白正常后，尚需减半量继续服药 2～3 个月以使体内铁贮存恢复正常。

【不良反应】

口服铁剂常见胃肠道刺激症状如恶心、呕吐、腹痛、腹泻等，饭后服用可减轻。也可因铁与肠腔中硫化氢的结合减少了硫化氢对肠壁的刺激作用而引起便秘。小儿误服铁剂 1g 以上可引起

急性循环衰竭、休克和胃黏膜凝固性坏死。急救时可用 $1\%\sim2\%$ 碳酸氢钠洗胃，并应用特殊解毒剂去铁胺（deferoxamine）灌胃或肌内注射以结合残存的铁。

二、叶酸类和维生素 B_{12}

叶 酸

叶酸（folic acid）属水溶性 B 族维生素，广泛存在于动植物食品中。动物细胞自身不能合成叶酸，故人体所需叶酸只能从食物中获得。

【药理作用】

食物中的叶酸进入体内后，在二氢叶酸还原酶作用下形成具有活性的四氢叶酸，作为甲基（-CH$_3$）、甲酰基（-CHO）等一碳基团的传递体，参与嘌呤、嘧啶等物质的合成（图 32-1）。当叶酸缺乏时，一碳基团缺乏，影响了核苷酸的合成，其中最为明显的是胸腺嘧啶核苷酸的合成受阻，导致 DNA 合成减少，细胞分裂与增殖受抑制。由于对 RNA 和蛋白质合成影响较少，使细胞的 DNA/RNA 比值降低，出现细胞增大、胞浆丰富、细胞核中染色质疏松分散。红细胞最为明显，表现为巨幼红细胞性贫血。叶酸缺乏还能使消化道上皮增殖受抑制，出现舌炎、腹泻。

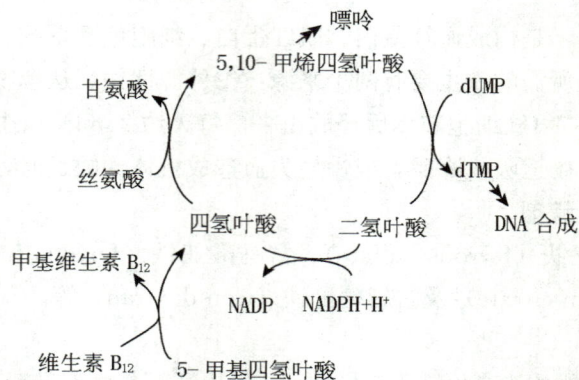

图 32-1　叶酸的作用机制

【临床应用】

治疗各种原因所致的巨幼红细胞性贫血，尤其对营养性巨幼红细胞性贫血、妊娠期和婴儿期巨幼红细胞性贫血等，以叶酸治疗为主，辅以维生素 B_{12}，效果良好。对叶酸拮抗剂甲氨蝶呤、乙氨嘧啶、甲氧苄啶等所致的巨幼红细胞性贫血，因二氢叶酸还原酶受抑制，四氢叶酸生成障碍，应用一般叶酸制剂无效，需直接选用甲酰四氢叶酸钙（calcium leucovorin）治疗。还可单用或与维生素 B_{12} 联合使用治疗高同型半胱氨酸血症。此外，对恶性贫血、维生素 B_{12} 缺乏所致的巨幼红细胞性贫血，叶酸可纠正血象，但不能改善神经损害症状，故治疗时应以维生素 B_{12} 为主，叶酸为辅。

维生素 B_{12}

维生素 B_{12}（vitamin B_{12}）是一类含钴的水溶性 B 族维生素，广泛存在于动物内脏、牛奶、蛋黄中，人体所需维生素 B_{12} 必须从外界摄取。钴原子带有多种配体，如-CN，-OH，-CH，5'-脱氧腺苷等，因而有氰钴胺、羟钴胺、甲钴胺和 5'-脱氧腺苷钴胺等维生素 B_{12} 同类物。体内具有辅酶活性的

维生素 B_{12} 为甲钴胺和 5'-脱氧腺苷钴胺。药用的维生素 B_{12} 为性质稳定的氰钴胺和羟钴胺。

【体内过程】

维生素 B_{12} 口服后必须与胃黏膜壁细胞分泌的内因子结合，才能免受胃液对其的消化作用而进入回肠吸收。在萎缩性胃炎、胃次全切除术后等情况下，会因内因子缺乏而影响其吸收，引起"恶性贫血"。在通过小肠黏膜时，维生素 B_{12} 与蛋白解离，再与转钴胺 II（transcobalamin II，TCII）结合存于血液中，转运至肝脏后，90％的维生素 B_{12} 与转钴胺 I（TCI）结合，贮存于肝内。维生素 B_{12} 大部分由胆汁分泌，随粪便排出，少量由泪液、唾液、乳汁排出。

【药理作用】

维生素 B_{12} 为细胞分裂和维持神经组织髓鞘完整所必需。体内维生素 B_{12} 主要参与下列两种代谢过程（图 32-2）：

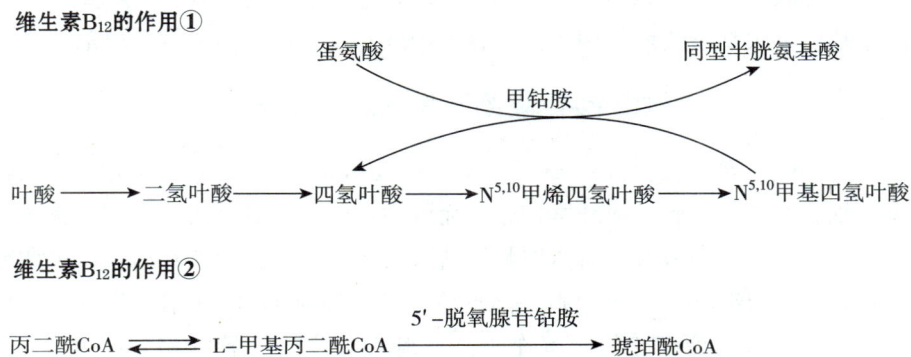

维生素 B_{12} 的作用①

蛋氨酸　　　　　　　　　　　　　　同型半胱氨基酸

甲钴胺

叶酸 ⟶ 二氢叶酸 ⟶ 四氢叶酸 ⟶ $N^{5,10}$甲烯四氢叶酸 ⟶ $N^{5,10}$甲基四氢叶酸

维生素 B_{12} 的作用②

5'-脱氧腺苷钴胺

丙二酰CoA ⇌ L-甲基丙二酰CoA ⟶ 琥珀酰CoA

图 32-2　维生素 B_{12} 的作用机制

1. 同型半胱氨酸甲基化生成蛋氨酸反应。催化这一反应的蛋氨酸合成酶（或称甲基转移酶）的辅基为维生素 B_{12}，它参与甲基的转移。维生素 B_{12} 缺乏时，N_5-甲基四氢叶酸上的甲基不能转移，导致蛋氨酸生成受阻，一方面影响四氢叶酸的再循环，使得叶酸代谢循环受阻，导致叶酸缺乏症；另一方面导致同型半胱氨酸堆积，产生高同型半胱氨酸血症。

2. 5'-脱氧腺苷钴胺是甲基丙二酰 CoA 变位酶的辅酶，能催化甲基丙二酰 CoA 转变为琥珀酰 CoA，后者可进入三羧酸循环。当维生素 B_{12} 缺乏时，甲基丙二酰 CoA 大量堆积，后者结构与脂肪酸合成的中间产物丙二酰 CoA 相似，结果合成了异常脂肪酸，并进入中枢神经系统，从而影响正常神经鞘磷脂合成而出现神经损害症状。

【临床应用】

主要用于恶性贫血及巨幼红细胞性贫血。也可作为神经系统疾病（如神经炎、神经萎缩等）、肝脏疾病等的辅助治疗，或与叶酸联合使用治疗高同型半胱氨酸血症。

三、造血细胞生长因子

该类药物包括促红细胞生成素、粒细胞集落刺激因子、粒细胞-巨噬细胞集落刺激因子等，是 1974 年开始陆续开发的治疗血液和造血系统疾病更加有效的药物，可广泛用于各种原因引起的血细胞数量减少和/或造血功能低下。

促红细胞生成素

促红细胞生成素（erythropoietin，EPO）是由肾脏近曲小管管周间质细胞产生的糖蛋白激素，分子量约 34kDa。EPO 与红系祖细胞的表面受体结合，刺激红系祖细胞分化，促进红细胞成熟，使网织细胞从骨髓中释出，增加红细胞和血红蛋白。临床应用的为重组人促红细胞生成素（rhEPO）。主要治疗肾性贫血，肾衰血液透析的贫血，恶性肿瘤、化疗及艾滋病药物治疗等引起的贫血。不良反应有红细胞上升过快所致的血压升高，肾脏透析患者有凝血增强现象，某些患者有血栓形成，少数病人有皮肤反应和关节疼痛。

粒细胞集落刺激因子

粒细胞集落刺激因子（granulocyte colony stimulating factor，G-CSF）是血管内皮细胞、单核细胞和成纤维细胞合成的糖蛋白。重组人 G-CSF 称非格司亭（filgrastim），是由 175 个氨基酸残基组成的糖蛋白。主要作用是刺激粒细胞集落形成单位（CFU-G），促进中性粒细胞成熟；刺激成熟的粒细胞从骨髓释出；增强中性粒细胞趋化及吞噬功能。用于骨髓移植及多种血液系统病所致中性粒细胞减少。大剂量长期使用可产生轻、中度骨痛，皮下注射可有局部反应。

粒细胞-巨噬细胞集落刺激因子

粒细胞-巨噬细胞集落刺激因子（granulocyte-macrophage colony-stimulating factor，GM-CSF）在 T 淋巴细胞、单核细胞、成纤维细胞及血管内皮细胞均有合成。能与白细胞系细胞膜受体结合，产生以下作用：①刺激造血前体细胞增殖与分化。②刺激中性粒细胞、单核细胞和 T 淋巴细胞生长，诱导生成粒细胞、巨噬细胞集落形成单位及粒细胞/巨噬细胞集落形成单位。③促进巨噬细胞和单核细胞对肿瘤细胞的裂解作用。重组人 GM-CSF 称沙格司亭（sargramostim），是由酵母菌产生的含 127 个氨基酸残基的糖蛋白，可用于骨髓移植、肿瘤化疗、再生障碍性贫血及艾滋病的白细胞低下。常见不良反应为发热、骨痛、腹泻、皮疹、呼吸急促等。有过敏史、孕妇和哺乳期妇女、18 岁以下患者禁用。

生理状态下机体内血液凝固、抗凝血和纤维蛋白溶解过程维持动态平衡，保证循环系统中的血液处于流动状态。一旦这种平衡被打破，就会出现血栓性或出血性疾病。

血液的凝固是由一系列凝血因子参与的复杂的蛋白质水解活化过程。参与凝血的因子有 14 种，其中由国际凝血因子命名委员会按照发现的先后顺序，以罗马数字编号的有 12 种，即凝血因子Ⅰ～ⅩⅢ（其中因子Ⅵ是血清中活化的Ⅴ因子，故已被取消）。凝血因子以非活性的蛋白水解酶与辅因子的前体形式（酶原）存在。经蛋白酶解活化，于其后加上后缀"a"表示活性形式（表 33-1）。凝血因子多数在肝脏合成，其中凝血因子Ⅱ、Ⅶ、Ⅸ、Ⅹ的合成需要维生素 K 的参与。血液凝固过程可分为 3 个阶段：①凝血酶原激活物的形成：内源性或外源性凝血途径，通过一系列凝血因子的相继激活，最后使凝血因子Ⅹ激活为Ⅹa，凝血因子Ⅹa、Ⅴ及 Ca^{2+} 和血小板因子 3（PF_3）结合形成凝血酶原激活物。②凝血酶的形成：凝血因子Ⅱ（凝血酶原）被凝血酶原激活物激活成凝血因子Ⅱa（凝血酶）。③纤维蛋白的形成：凝血因子Ⅰ（纤维蛋白原）在凝血因子Ⅱa作用下转变成凝血因子Ⅰa（纤维蛋白），进一步生成难溶的纤维蛋白多聚体而形成血凝块（图 33-1）。

表 33-1　凝血因子及其同义名

因子	同义名	因子	同义名
Ⅰ	纤维蛋白原（fibrinogen）	Ⅷ	抗血友病因子（antihemophilic factor，AHF）
Ⅱ	凝血酶原（prothrombin）	Ⅸ	血浆凝血激酶（plasma thromboplastin component，PTC）
Ⅲ	组织凝血激酶（tissue thromboplastin）	Ⅹ	凝血酶原激酶原（Stuart-Power factor）
Ⅳ	Ca^{2+}	Ⅺ	血浆凝血激酶前质（plasma thromboplastin antecedent，PTA）
Ⅴ	前加速素（proaccelerin）	Ⅻ	接触因子（hageman factor）
Ⅶ	前转变素（proconvertin）	ⅩⅢ	纤维蛋白稳定因子（fibrin-stabilizing factor）

血浆中的抗凝物质主要有抗凝血酶Ⅲ（antithrombin Ⅲ，AT Ⅲ）和肝素，此外还有 10 余种抗凝蛋白，如蛋白质 C（protein C，又称为抗凝蛋白 C）、蛋白 S、肝素辅助因子（heparin co-factor Ⅱ，HC Ⅱ）等。ATⅢ主要由肝脏细胞合成，肺、脾、肾、心、肠、脑和血管内皮细胞也能合成。ATⅢ是丝氨酸蛋白酶的抑制剂（serine protease inhibitor），其结构中含有精氨酸残基，能作用于以丝氨酸为活性中心的凝血因子Ⅱa、Ⅸa、Ⅹa、Ⅺa 和Ⅻa 等，与这些因子活性中心的丝氨酸残基结合，形成 1：1 的复合物，从而使上述凝血因子失活，产生抗凝作用。

纤维蛋白溶解系统是抗凝系统的重要组成部分，它能使体内产生的局部性纤维蛋白凝块随时得到清除。包括以下两个阶段：①纤溶酶原（plasminogen）在纤溶酶原激活物作用下转为纤溶酶（plasmin）。②纤维蛋白及纤维蛋白原在纤溶酶参与下转为纤维蛋白降解产物，导致血栓溶解。

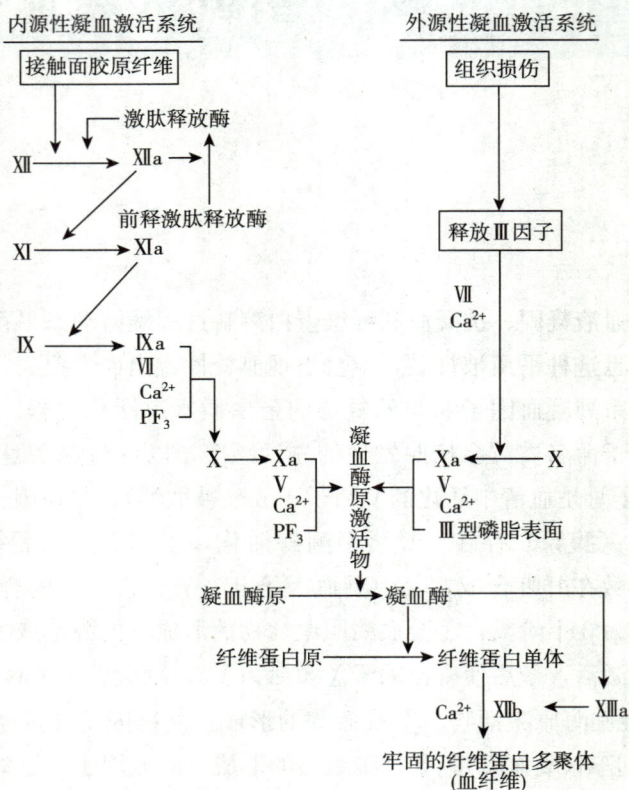

图 33-1　血液凝固过程示意图

第一节　抗凝血药

　　抗凝血药（anticoagulants）是指能通过干扰凝血过程的某些环节（图 33-2）而阻止血液凝固的药物，临床主要用于防止血栓的形成和阻止血栓的进一步发展。

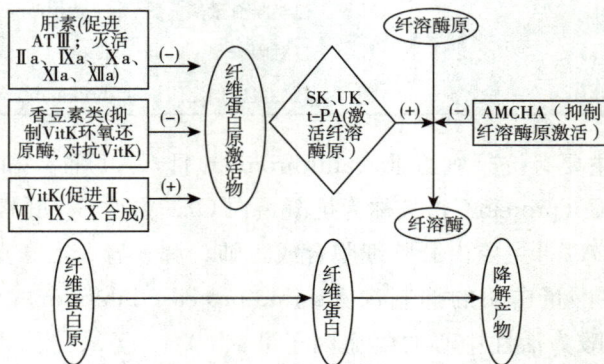

图 33-2　抗凝血与止血药物作用点示意图

一、凝血酶间接抑制药

肝　素

【来源与化学】

肝素（heparin）因首先发现于动物肝脏而得名，现药用肝素多自猪肠黏膜或牛肺脏中提取。肝素是一种带负电荷的硫酸化糖胺聚糖，因与硫酸和羧酸共价结合而具有酸性。普通肝素的分子量为 3～30kDa，平均分子量 15kDa。

【体内过程】

肝素为带大量阴电荷的大分子，口服不易吸收，临床多采用静脉注射给药。80％与血浆蛋白结合，主要在肝脏经肝素酶代谢为低抗凝活性的尿肝素（uroheparin）。部分肝素可经肾脏排泄，其余部分经肝网状内皮系统等清除。$t_{1/2}$ 随剂量变化，静脉注射 100U/kg、400U/kg、800U/kg，$t_{1/2}$ 分别为 1、2.5、5 小时。

【药理作用】

1. 抗凝　体内、体外均具有强大的抗凝作用，起效迅速，能延长凝血酶原时间。带负电荷的肝素可与带正电荷的 ATⅢ 的赖氨酸残基形成可逆性复合物，使 ATⅢ 发生构型的改变，更充分地暴露出其活性中心，ATⅢ 则以精氨酸残基迅速与丝氨酸蛋白酶活性中心的丝氨酸残基结合，从而加速 ATⅢ 对凝血因子Ⅱa、Ⅸa、Ⅹa、Ⅺa 和Ⅻa 等的灭活。肝素可加速此过程达 1000 倍以上。

2. 其他　肝素还具有抗血小板聚集的作用，能抑制由凝血酶诱导的血小板聚集。此外，肝素可通过调血脂、保护动脉内皮和抗血管平滑肌细胞增殖等作用而产生抗动脉粥样硬化作用。

【临床应用】

1. 血栓栓塞性疾病　尤其适用于快速抗凝治疗，防止血栓的形成和扩大。如深部静脉血栓、肺栓塞、脑栓塞、心肌梗死和外周动脉血栓形成等，以及心血管手术及外周静脉术后血栓形成。

2. 弥散性血管内凝血（DIC）　用于各种原因如脓毒血症、胎盘早剥、恶性肿瘤溶解等所致的 DIC。早期应用，可防止因纤维蛋白原和其他凝血因子耗竭所致的出血。

3. 体外抗凝　如体外循环、血液透析和心导管检查等。

【不良反应】

1. 自发性出血　为肝素过量使用时的主要不良反应，表现为皮肤瘀点或瘀斑、血肿、咯血、血尿、呕血、便血以及颅内出血等。轻度出血停药即可，严重出血需缓慢静脉注射硫酸鱼精蛋白（protamine sulfate）解救，1mg 硫酸鱼精蛋白约中和 100U 的肝素，每次用量不能超过50mg。用药期间应监测凝血时间或部分凝血酶时间（activated partial thromboplastin time，APTT）。

2. 血小板减少症　发生率可达 5％～6％。一般认为是肝素引起一过性的血小板聚集作用所致，多数发生在给药后 7～10 天，与免疫反应有关。停药后约 4 天可恢复。

3. 其他　可引起皮疹、药热等过敏反应，孕妇使用可引起早产和胎儿死亡，长期应用可引起脱发、骨质疏松和自发性骨折等。

【禁忌证】

具有出血倾向、严重肝或肾功能不全、活动性肺结核、溃疡病、严重高血压、亚急性细菌性心内膜炎、内脏肿瘤、颅内出血、血友病、血小板减少症、紫癜、围生期妇女、近期外伤或手术。

低分子量肝素

低分子量肝素（low molecular weight heparin，LMWH）是普通肝素经化学分离方法制备的一种短链制剂。平均分子量为 1～12kDa。与普通肝素相比，具有以下特点：①对因子 Xa、XIIa 的抑制作用强于对 IIa 因子等的作用，对血小板的影响较小。LMWH 抗 Xa/IIa 活性比值为 1.5～4.0，而普通肝素为 1.0 左右，分子量越低，抗 Xa 活性越强，这样就使抗血栓作用与致出血作用分离，保持了肝素的抗血栓作用而降低了出血的危险。所引起的出血并发症少，一般无须监测抗凝活性。②抗凝血作用强。体内激活的血小板释放的血小板因子 4（PF_4）可抑制普通肝素的作用，而 LMWH 则由于分子量小而较少受 PF_4 的抑制。③生物利用度高、半衰期长。LMWH 皮下注射的 $t_{1/2}$ 为 200～300 分钟，是普通肝素的 2～4 倍。目前临床常用的 LMWH 制剂有依诺肝素、替地肝素、那屈肝素等。

香豆素类

香豆素类是一类含有 4-羟基香豆素基本结构的口服抗凝血药，包括华法林（warfarin）、双香豆素（dicoumarol）和醋硝香豆素（acenocoumarol）等，其药理作用与临床应用基本相同。

【体内过程】

华法林和醋硝香豆素口服吸收迅速而完全，双香豆素的吸收易受食物的影响。三药的血浆蛋白结合率高，均经肾脏排泄。$t_{1/2}$ 为 10～60 小时。能透过胎盘屏障，双香豆素和醋硝香豆素还可见于母乳中。

【药理作用】

维生素 K 是肝脏中羧化酶的辅酶。肝脏合成含谷氨酸残基的凝血因子 II、VII、IX、X 的前体物质，必须在氢醌型维生素 K 存在的条件下，经羧化酶作用，才能使谷氨酸的残基 γ 羧化而活化上述凝血因子。经过羧化反应，氢醌型维生素 K 转变为环氧型维生素 K，后者可经环氧还原酶作用还原为氢醌型，继续参与羧化反应。

本类药物为维生素 K 的拮抗剂，能抑制肝脏的维生素 K 环氧还原酶，阻止维生素 K 的环氧型向氢醌型的转变，从而阻碍维生素 K 的再利用，影响凝血因子 II、VII、IX、X 的 γ 羧基化，阻止了其活化，产生抗凝作用（图 33-3）。肝脏存在两种维生素 K 的环氧还原酶，而香豆素类只能抑制其中一种，故给予大剂量维生素 K，可使维生素 K 的转化继续进行，逆转香豆素类药物的作用。此外，本类药物还具有抑制凝血酶诱导的血小板聚集作用。由于以上原因，香豆素类体外无抗凝作用；只能抑制凝血因子的合成，对已经形成的凝血因子无抑制作用，需待凝血因子耗竭后才出现疗效，故起效缓慢，用药后 1～3 天作用达高峰；停药后凝血因子恢复正常水平尚需一定时间，故作用维持时间长，停药后作用可维持 2～5 天；维生素 K 可逆转其作用。

【临床应用】

血栓栓塞性疾病，如静脉血栓栓塞、外周动脉血栓栓塞、心房纤颤伴有附壁血栓、肺栓塞、心脏外科手术和冠状动脉闭塞等；还可作为心肌梗死的辅助用药；亦可用于风湿性心脏病、髋关节固定术、人工置换心脏瓣膜手术后防止静脉血栓的发生。由于该药起效慢，对需快速抗凝者应先选用肝素，再应用香豆素类进行长期抗凝。

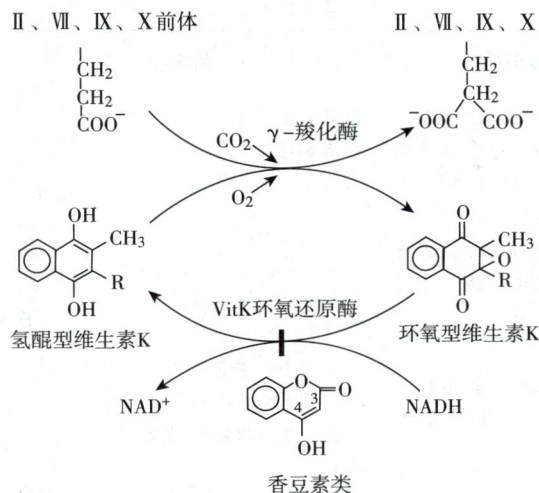

图 33-3　维生素 K 的作用及香豆素类抗凝机制

【不良反应】

过量可发生自发性出血，可给予维生素 K、输注新鲜血、血浆或凝血酶原复合物治疗。调整药物剂量，使凝血酶原时间控制在 18～24 秒（正常值 12 秒）可预防出血。亦有皮肤和软组织坏死、胃肠道反应、粒细胞增多等。华法林可能引起肝脏损害，并有致畸作用。

二、凝血酶直接抑制药

水蛭素

水蛭素（hirudin）为水蛭唾液中的抗凝成分，含 65 个氨基酸残基，分子量为 7kDa。现已开发出基因重组水蛭素（r-hirudin）。该制剂为凝血酶的最强效、特异性抑制剂，以 1∶1 分子直接与凝血酶结合而抑制该酶活性，阻止纤维蛋白形成，亦可抑制凝血酶诱导的血小板聚集。口服不易吸收，静脉注射 $t_{1/2}$ 为 17 小时，皮下注射 $t_{1/2}$ 为 60～100 分钟，大部分以原形经肾脏排泄。可用于预防手术后血栓形成、血管成形术后再狭窄，阻断急性 DIC，血液透析及体外循环抗凝等。大剂量可引起出血。肾衰患者慎用。

第二节　纤维蛋白溶解药

纤维蛋白溶解药（fibrinolytics）可直接或间接激活纤溶酶原成为纤溶酶，促进纤维蛋白降解，使已形成的血栓溶解，故又称为溶栓药（thrombolytics）。此类药物具有以下特点：①对血浆和血栓中纤溶酶原选择性低：溶解血栓同时可呈现全身纤溶状态而易引起出血。其中组织型纤溶酶原激活药（t-PA）、阿尼普酶和葡激酶对血栓中的纤溶酶原选择性比链激酶和尿激酶相对要强，但大剂量亦可引起出血。②作用时间短：$t_{1/2}$ 多在 25 分钟以下，但阿尼普酶因在体内缓慢脱酰基生效，故作用时间较长，$t_{1/2}$ 为 90～105 分钟。③临床主要用于血栓栓塞性疾病，如急性心肌梗死、脑栓塞、肺栓塞、深静脉血栓、眼底血栓等。其中尿激酶价格昂贵，仅用于对链激酶过敏或耐受者。④对新形成的血栓疗效好，对陈旧性血栓溶解作用差。

常用纤维蛋白溶解药见表 33-2。

表 33-2　常用纤维蛋白溶解药物

药物	来源	溶栓机制	作用特点与不良反应
链激酶 （streptokinase，SK）（1959 年）	C 族 β-溶血性链球菌培养液分离或基因重组技术制备	与纤溶酶原结合形成 SK-纤溶酶原复合物，促进纤溶酶原转变为纤溶酶	①具有抗原性，可引起发热、寒战、头痛等过敏反应。②对血栓和血浆中纤溶酶原无选择性，可引起出血。③作用时间短，$t_{1/2}$ 为 23 分钟
尿激酶 （urokinase，UK）	胚胎肾细胞培养液分离或基因重组技术制备	使纤溶酶原从 Arg560-Val561 处断裂成纤溶酶	①不具抗原性，无过敏反应。②对血栓和血浆中纤溶酶原无选择性，可引起出血。③作用时间短，$t_{1/2}$ 为 15 分钟
组织型纤溶酶原激活剂 （tissue-type plasminogen activator，t-PA）（1980 年）	人胎盘中提取纯化或基因重组技术制备	使血栓中纤维蛋白发生构型改变，易于与纤溶酶原结合，激活纤溶酶原为纤溶酶	①选择性激活血栓中纤溶酶原。②大剂量可引起出血。③作用时间短，$t_{1/2}$ 3～8 分钟
阿尼普酶 （anistreplase）	为链激酶与乙酰化纤溶酶原的复合物	体内缓慢脱酰化后激活纤溶酶原成为纤溶酶	①选择性激活血栓中纤溶酶原。②大剂量可引起出血。③起效缓慢，作用时间较长，$t_{1/2}$ 90～105 分钟
葡萄球菌激酶 （staphylokinase，葡激酶）	金黄色葡萄球菌培养液分离或基因重组技术制备	与纤溶酶原结合形成葡激酶-纤溶酶原激活物，促进纤溶酶原转变为纤溶酶	①选择性激活血栓中纤溶酶原。②大剂量可引起出血。③抗原作用弱于链激酶。④对富含血小板的血栓和已收缩血栓的溶栓作用强

第三节　抗血小板药

血小板的基本生理功能是黏附、聚集、释放和分泌颗粒内容物（如 ADP、5-HT 等），静息状态的血小板转变为生理功能的状态即为血小板的活化。血小板活化后能提供磷脂表面，促进血液凝固的进行，形成由纤维蛋白包绕血小板组成的血栓。血小板内游离的花生四烯酸经环氧合酶-1 的作用可生成 PGH_2，在血栓素 A_2（thromboxane A_2，TXA_2）合成酶作用下进一步生成 TXA_2，TXA_2 是目前已发现的最强的血管收缩剂和血小板聚集剂之一。花生四烯酸在血管内皮细胞等部位经环氧合酶-1 和前列环素（prostacyclin，PGI_2）合成酶的作用下生成的 PGI_2，是血小板功能抑制剂，可拮抗 TXA_2 的生理功能。PGI_2 能较强地刺激腺苷酸环化酶，迅速增加血小板内 cAMP 浓度，降低血小板的敏感性。相反，ADP、TXA_2、肾上腺素和凝血酶等可使升高的 cAMP 水平降低而诱导血小板的聚集（表 33-3）。

表 33-3　常用抗血小板药物

药物	药理作用	临床应用	不良反应
阿司匹林 （aspirin）（1853 年）	抑制环氧合酶，减少 TXA_2 生成，抑制血小板聚集而防止血栓形成	使用小剂量防治心脑血栓形成、心绞痛、心肌梗死、一过性脑缺血发作	诱发加重溃疡、凝血障碍、过敏反应、水杨酸反应、瑞夷综合征
噻氯匹定 （ticlopidine）（1974 年）	干扰血小板糖蛋白 GP Ⅱb/Ⅲa 受体与配体纤维蛋白原结合，防止血小板聚集	防治动脉血栓栓塞性疾病，如缺血性心脑血管病，特别适用于不能耐受阿司匹林的患者	胃肠道反应、骨髓抑制、皮疹、皮肤瘀斑

续表

药物	药理作用	临床应用	不良反应
双嘧达莫 （dipyridamole， 潘生丁）（1959 年）	抑制磷酸二酯酶，抑制腺苷摄取而激活腺苷酸环化酶，使血小板内 cAMP 升高，防止血小板黏附于血管壁损伤部位	与口服抗凝药合用治疗血栓栓塞性疾病，如急性心肌梗死，防止心瓣膜置换术血栓形成	胃肠道反应、头晕、面红、皮疹、乏力、静注过快血压下降
利多格雷 （ridogrel）	抑制 TXA_2 合成酶，减少 TXA_2 合成，阻断 TXA_2 与受体作用	血栓栓塞性疾病	胃肠道反应（轻）
匹可托安 （picotamide）	作用比利多格雷弱	同上	同上（更轻）
依前列醇 （epoprostenol）	为 PGI_2 的制剂，激活腺苷环化酶，使血小板内 cAMP 升高，防止血小板聚集，舒张血管作用明显	体外循环、某些心血管疾病防止血栓形成	大剂量引起血压下降、头痛、面红、胃肠道反应
阿昔单抗 （abciximab， c7E3Fab）（1994 年）	与纤维蛋白原竞争 $GP\,IIb/IIIa$ 结合位点，阻断 $GP\,IIb/IIIa$ 受体，抑制血小板聚集	急性心肌梗死、血栓性疾病、不稳定性心绞痛、血管成形术后再梗死	出血（较少）

第四节　促凝血药

促凝血药是指可以发挥止血作用，用于治疗凝血因子缺乏、纤溶功能过强或血小板减少等原因所致凝血功能障碍的一类药物，又称止血药。按其作用机制可分为促进凝血因子活性的药物、凝血因子制剂和抗纤维蛋白溶解药等。

一、促进凝血因子活性的药物

维生素 K

维生素 K（vitamin K）是一族具有甲萘醌基本结构的物质，其中 K_1（phytomenadione）存在于绿色植物中，K_2（menaquinone）来自肠道细菌或腐败鱼粉，二者均为脂溶性维生素，需胆汁协助吸收；K_3（menadione sodium bisulfite）、K_4（menadiol diacetate）系人工合成品，为水溶性维生素，不需胆汁协助直接可以吸收。

【药理作用】

维生素 K 可参与体内凝血因子 II、VII、IX、X 前体的功能性活化过程，纠正因维生素 K 缺乏引起的凝血因子合成受阻而发生的凝血障碍。

维生素 K 是肝脏中羧化酶的辅酶。在肝脏合成的凝血因子 II、VII、IX、X 和蛋白质 C 等的前体物质，在氢醌型维生素 K 存在条件下，羧化酶使这些凝血因子前体物氨基末端谷氨酸残基 γ羧化，成为凝血因子，与 Ca^{2+} 结合而具有凝血活性。氢醌型维生素 K 转变为环氧型维生素 K，后者又可经环氧还原酶（香豆素类可抑制此酶）的作用还原为氢醌型，继续参与羧化反应（图33-3）。

【临床应用】

1. 维生素 K 缺乏引起的出血　如梗阻性黄疸、胆瘘、慢性腹泻和广泛肠段切除后因吸收不良所致的低凝血酶原血症，口服抗凝血药（如香豆素类、阿司匹林等）过量，长期应用广谱抗生素，以及早产儿、新生儿因维生素 K 产生不足所致出血。

2. 其他　维生素 K_1 或 K_3 肌注有解痉止痛作用，可用于胆道蛔虫所致的胆绞痛。大剂量维生素 K_1 可用于抗凝血类灭鼠药中毒的解救。

【不良反应】

维生素 K 毒性低。静脉注射维生素 K_1 速度过快可出现颜面潮红、呼吸困难、胸闷、血压下降等，一般宜肌内注射。维生素 K_3、K_4 的不良反应相对较多，口服可出现胃肠道反应，较大剂量可引发新生儿、早产儿、葡萄糖-6-磷酸脱氢酶缺乏患者溶血性贫血和高胆红素血症。

二、抗纤维蛋白溶解药

氨甲环酸和氨甲苯酸

氨甲环酸（tranexamic acid，AMCHA）和氨甲苯酸（p-aminomethylbenzoic acid，PAMBA）化学结构与赖氨酸相似。低剂量时能竞争性抑制纤溶酶原与纤维蛋白的结合，阻止纤溶酶原的活化；高剂量时则直接抑制纤溶酶的活性，减少纤维蛋白的降解，产生止血作用。氨甲环酸的活性强于氨甲苯酸。临床主要用于防治因纤溶系统亢进而引起的出血，如含有纤溶酶原激活物的器官（肺、肝、胰、前列腺、尿道、子宫、肾上腺和甲状腺等）手术或创伤后、应用 t-PA 等纤溶药物过量等。尚可用于血友病患者手术前后的辅助治疗。但对癌症出血、创伤出血及非纤溶引起的出血无效。不良反应少，有胃肠道反应等。过量可致血栓形成，并可能诱发心肌梗死。

三、凝血因子制剂

凝血因子制剂是从健康人体或动物血液中提取并经分离提纯、冻干而制得的、含有各种凝血因子的制剂，主要用作凝血因子缺乏时的替代或补充疗法。

凝血酶（thrombin）：从牛、兔或猪血中提取精制而成的无菌制剂。局部应用可使纤维蛋白原转化成纤维蛋白，创面血液形成稳定的血凝块，可有效控制小血管或毛细血管的局部渗血。临床主要用于局部创面止血，外科治疗常与明胶海绵同用。本药必须直接接触创面才能起止血作用，严禁注射给药，因其具有抗原性，可产生过敏反应。

抗血友病球蛋白（antihemophilic globulin，Ⅷ因子）：主要成分为凝血因子Ⅷ。可加速凝血因子Ⅹa 生成，并进一步促进凝血酶原向凝血酶转化的过程。临床主要用于甲型血友病的治疗，也可用于严重肝病、DIC 和系统性红斑狼疮等所致的获得性凝血因子Ⅷ缺乏症。静脉滴注过速可引起头痛、眩晕、发热、荨麻疹、紫绀和呼吸困难等症状。

凝血酶原复合物（prothrombin complex）：由人新鲜血浆分离而得，为含有凝血因子Ⅱ、Ⅶ、Ⅸ、Ⅹ的混合制剂。可用于补充凝血因子的缺乏，促进血液凝固。临床主要用于治疗乙型血友病（先天性凝血因子Ⅸ缺乏）及严重肝脏疾病、口服抗凝血药过量和维生素 K 依赖性凝血因子缺乏而引起的出血等，也可用于预防。

抑肽酶（aprotinin，抑胰肽酶，胰蛋白酶抑制剂）：从牛胰腺中提取制得的单链多肽类抗纤溶药物。抑肽酶的多肽结构中第 15 位是赖氨酸，能与各种丝氨酸蛋白酶包括胰蛋白酶、纤溶酶、激肽释放酶和糜蛋白酶等结合，形成复合物而使之失活。此外，对纤溶酶原激活因子、活化的凝血因子Ⅱ、Ⅸ、Ⅺ、Ⅻ和凝血酶原向凝血酶的转化具有抑制作用。临床主要用于治疗各种纤溶亢进引起的出血，如创伤或手术、DIC 等所致继发性纤溶亢进症等。不良反应较轻，常见皮疹、支气管痉挛、心动过速等过敏反应，偶见休克。

第五节　血容量扩充药

本类药物主要用于大量失血或血浆所致的低血容量休克，以扩充血容量，维持器官的血液灌注。共同特点是：具有一定的胶体渗透压、体内消除慢、无毒、无抗原性。

右旋糖酐

右旋糖酐（dextran）是高分子葡萄糖聚合物，临床常用的制剂有中分子量右旋糖酐（右旋糖酐 70）、低分子量右旋糖酐（右旋糖酐 40）和小分子量右旋糖酐（右旋糖酐 10），平均分子量分别为 70kDa、40kDa、10kDa。

【药理作用】

1. 扩充血容量　右旋糖酐静脉滴注后不会透过血管，可提高血浆胶体渗透压，扩充血容量，作用强度和维持时间随分子量降低而缩小，中分子量右旋糖酐作用最强且持久。

2. 抗血栓形成和改善微循环　右旋糖酐通过稀释血液，以及覆盖于红细胞、血小板和胶原蛋白表面，来降低血液的黏滞度，抑制血小板的黏附和聚集，从而起到抗血栓形成和改善微循环作用。小分子量右旋糖酐作用最强，低分子量右旋糖酐次之。

3. 渗透性利尿　小分子量右旋糖酐易从肾脏排出，故有一定的渗透利尿作用，低分子量右旋糖酐次之。

【临床应用】

主要用于低血容量性休克，也用于防治 DIC 和术后血栓形成，以及某些血栓栓塞性疾病如心肌梗死、脑血栓等。

【不良反应】

少数患者有过敏反应如发热、荨麻疹等，个别可出现过敏性休克；输注量过大，则可由于血液过度稀释、携氧功能降低而导致组织供氧不足、凝血障碍和低蛋白血症。充血性心衰、少尿的肾脏疾患、血小板减少症和有出血倾向者禁用。

第七篇

作用于内分泌系统药物

肾上腺分为皮质和髓质，其皮质由内向外依次可分网状带、束状带和球状带三个同心带。肾上腺皮质激素（adrenocortical hormones）是肾上腺皮质分泌的各种类固醇的总称。按其生理作用可分为3类：①盐皮质激素（mineralocorticoid）：由球状带分泌，以醛固酮、去氧皮质酮为代表，主要影响水盐代谢，临床应用较少。②糖皮质激素（glucocorticoid）：由束状带分泌，以氢化可的松、可的松为代表，主要影响糖、脂肪和蛋白质代谢，受促肾上腺皮质激素（adrenocorticotropic hormone，ACTH）调节，具有多种生理、药理作用，临床应用广泛。③性激素（sex hormones）：由网状带分泌，如去氢异雄酮和雌二醇等。通常所指的肾上腺皮质激素不包括性激素。

【构效关系】

肾上腺皮质激素为甾体（steroid，类固醇）类化合物，其共同的结构特点为甾核环的 C_3 上有酮基，$C_{4\sim5}$ 之间为双键，C_{17} 有一个 β 醇酮基，C_{20} 上有一个羰基，这些都是保持生理活性的必要基团（图 34-1）。

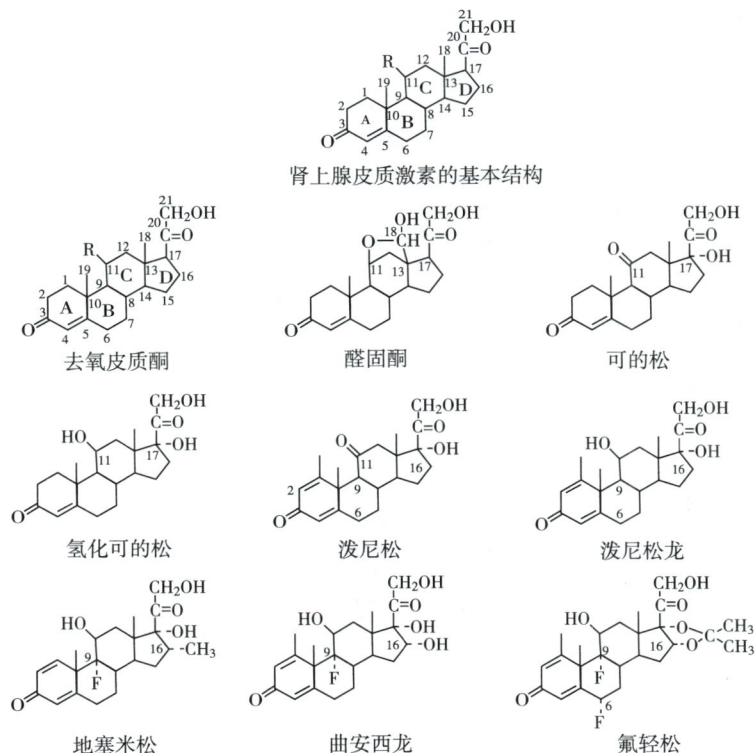

图 34-1　肾上腺皮质激素类药物的化学结构

糖皮质激素和盐皮质激素的主要区别是：前者 C_{17} 有羟基，C_{11} 有氧或羟基；后者 C_{17} 无羟基，C_{11} 无氧（如去氧皮质酮）或虽有氧但与 C_{18} 结合（如醛固酮）。为了提高糖皮质激素的临床疗效，减少其不良反应，已合成了一系列糖皮质激素类衍生物。现已发现有如下构效关系：

1. 在可的松或氢化可的松的 $C_{1\sim2}$ 引入双键，则分别成为泼尼松和泼尼松龙，其糖代谢和抗炎作用比母体强 4～5 倍，而水盐代谢作用稍减弱。

2. 在泼尼松龙 C_6 位上引入 α 甲基，即成甲泼尼龙，作用较泼尼松龙强。

3. 在泼尼松龙 C_9 位上引入氟，C_{16} 位上引入甲基，抗炎作用明显提高，水钠潴留作用大为减弱，如地塞米松（α 甲基）和倍他米松（β 甲基）；若 C_6、C_9 位同时引入氟，则抗炎作用和水钠潴留作用都明显增强，如氟轻松，只能用于皮肤的局部抗炎。

4. 在泼尼松龙 C_{16} 位上引入羟基，同时 C_9 位上引入氟，即成曲安西龙，其抗炎作用加强，水钠潴留作用几乎无影响。

糖皮质激素类药及其主要特点见表 34-1。

表 34-1　糖皮质激素类药主要特点

类别	药物	抗炎作用（比值）	糖代谢（比值）	水盐代谢（比值）	血浆 $t_{1/2}$（分钟）	抗炎等效口服剂量（mg）
短效	氢化可的松（hydrocortisone）（1937 年）	1	1	1	90	20
	可的松（cortisone）（1946 年）	0.8	0.8	0.8	90	25
中效	泼尼松（prednisone）（1955 年）	4	3.5	0.6	120～180	5
	泼尼松龙（prednisolone）（1955 年）	4	4	0.6	120～180	5
	甲泼尼龙（methylprednisolone）（1958 年）	5	10	0.5	＞200	
	曲安西龙（triamcinolone）（1956 年）	5	5	≈0	＞200	
长效	地塞米松（dexamethasone）（1958 年）	33	30	≈0	＞300	0.6
	倍他米松（betamethasone）（1958 年）	40	30～35	≈0	＞300	0.5

续表

类别	药物	抗炎作用（比值）	糖代谢（比值）	水盐代谢（比值）	血浆 $t_{1/2}$（分钟）	抗炎等效口服剂量（mg）
外用	氟氢可的松（fludrocortisone）（1954 年）	16	12	75	>200	
	氟轻松（fluocinolone acetonide）（1962 年）	40	17	强	>200	
	倍氯米松（beclomethasone）（1962 年）	200				

注：表内数字，各来源有出入，仅作参考。

第一节　糖皮质激素类药

【体内过程】

本类药物脂溶性大，口服、注射均可吸收。可的松和氢化可的松口服吸收快而完全，1～2 小时血药浓度达高峰，一次给药作用持续 8～12 小时。皮肤、黏膜（如呼吸道）、滑囊、眼结膜等局部应用均可有少量吸收，长时间大量用药可能引起全身作用。氢化可的松在血浆中 80％ 与皮质激素转运蛋白（corticosteroid-binding globulin，CBG）结合，10％ 与白蛋白结合，10％ 以游离型发挥作用。人工合成的糖皮质激素类药物（GCS）与皮质激素转运蛋白结合率稍低（约 70％），故作用较氢化可的松强。当有肝病或肾病时 CBG 合成减少，游离型 GCS 浓度增加，易引起不良反应。本类药物主要在肝中代谢，大部分由尿迅速排出。可的松和泼尼松在肝内分别转化为氢化可的松和泼尼松龙才有活性，故严重肝功能不全的患者只宜选用氢化可的松或泼尼松龙。肝药酶诱导剂可加速本类药物的代谢，合用时应加大 GCS 的用量。

【药理作用】

生理状态下机体分泌的生理剂量糖皮质激素主要影响物质代谢过程，超生理剂量糖皮质激素除影响物质代谢外，还具有抗炎、免疫抑制、抗休克等药理作用。

1. 对物质代谢的影响

（1）糖代谢　糖皮质激素对于维持血糖正常水平及肝脏、肌肉糖原含量有重要作用。能增加肝糖原、肌糖原含量并升高血糖，其机制为：促进糖原异生，减慢葡萄糖分解，减少机体组织对葡萄糖的利用。

（2）蛋白质代谢　糖皮质激素能促进多种组织如胸腺、淋巴结、肌肉、皮肤、骨组织等蛋白质分解，使血清氨基酸含量升高及尿氮排出量增加，引起负氮平衡。大剂量可抑制蛋白质合成。故用药后可引起肌肉萎缩、皮肤变薄、伤口愈合延缓等。

（3）脂肪代谢　短期应用糖皮质激素对脂肪代谢无明显影响，长期大量应用能促进脂肪分解并抑制其合成，若使大量游离脂肪酸进入肝组织氧化分解，对糖尿病患者可诱发酮症酸血症；提高血清胆固醇含量，并使四肢皮下脂肪减少，脂肪重新分布在面、上胸、颈、背、腹部和臀部，形成向心性肥胖。

（4）水和电解质代谢　糖皮质激素具有与盐皮质激素（如醛固酮）相似的保钠排钾作用。还能促进肾脏对钙的排出，抑制小肠对钙的吸收，长期使用可引起低血钙，导致骨质疏松。

2. 抗炎　糖皮质激素有很强的抗炎作用，具有非特异性抗炎的特点。能抑制感染性炎症和非感染性（如物理性、化学性、机械性、过敏性）炎症。在急性炎症早期，可抑制局部血管扩张，降低毛细血管通透性，使血浆渗出减少、白细胞浸润及吞噬作用减弱，减少多种炎症因子释放，改善红、肿、热、痛等症状；对于慢性炎症或急性炎症的后期，能抑制毛细血管和成纤维细胞的增生，抑制胶原蛋白、黏多糖合成及肉芽组织的形成，减轻炎症引起的疤痕和粘连。但须注意，炎症反应是机体的一种防御功能，炎症后期的反应更是机体组织修复的重要过程。因此这种抗炎作用同时也降低了机体的防御功能，会引起感染扩散，伤口愈合迟缓。

糖皮质激素抗炎作用的基本机制是基因效应。糖皮质激素的靶细胞广泛分布于心、肝、肾、肺、脑、胸腺、骨、骨骼肌、胃肠平滑肌、淋巴组织、视网膜、成纤维细胞等处。当其进入靶组织细胞后，立即与胞浆糖皮质激素受体（glucocorticoid receptor，GR）结合，形成激素受体复合物进入细胞核，与 DNA 基因上的激素反应位点结合，通过 RNA 多聚酶 II 和相关因子调节翻译，最终 mRNA 被转录并释放到胞浆，相应蛋白质被合成，出现激素效应（图 34-2）。糖皮质激素还有可能通过快速效应机制产生药理作用。该机制包括非基因受体（如细胞膜类固醇受体）介导效应和生化效应。糖皮质激素也有可能与细胞中其他成分进行非特异性结合，如直接改变生物膜的磷脂成分、改变膜的稳定性而产生效应。其具体表现如下：

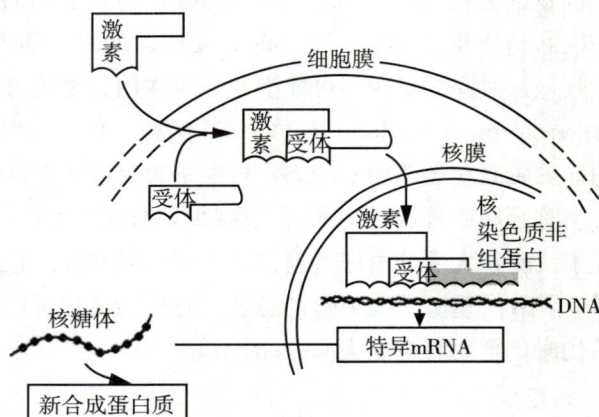

图 34-2　糖皮质激素受体后效应模式图

（1）抑制磷脂酶 A_2（phospholipase A_2，PLA_2）　糖皮质激素可抑制 PLA_2 的活性，使细胞膜上的磷脂不能释放出花生四烯酸及血小板活化因子（platelet-activating factor，PAF），因而减少具有扩张血管作用的前列腺素类（如 PGE_2、PGI_2）与具有趋化及扩张血管作用的白三烯类（如 LTA_4、LTB_4、LTC_4、LTD_4）等炎症介质的生成，降低血管通透性，从而产生抗炎作用。糖皮质激素的抗炎作用强度与其抑制 PLA_2 活性的强度相平行，其中地塞米松、倍他米松的作用最强。糖皮质激素抑制 PLA_2 的机制可能与一种磷脂结合的钙调蛋白-脂调素有关，糖皮质激素能诱导该蛋白的形成。

（2）稳定溶酶体膜　糖皮质激素可增加溶酶体膜的稳定性，使之不易破裂，阻止溶酶体内如组织蛋白酶、多种水解酶的释出，减轻细胞和组织的损伤性反应。

（3）增加血管张力，降低毛细血管通透性　糖皮质激素可抑制儿茶酚胺氧位甲基转移酶（catechol-o-methyltransferase，COMT），使儿茶酚胺降解减慢，故能提高血管对儿茶酚胺的敏感性，收缩血管；也能抑制透明质酸酶的活性，使毛细血管通透性降低，减轻炎症。

（4）抑制吞噬细胞功能　组织损伤时，降解的蛋白质被巨噬细胞吞噬并处理后，可形成抗原而引起一系列的免疫反应。糖皮质激素抑制巨噬细胞的趋化性（吸引白细胞聚集在抗原附近）和巨噬细胞移动抑制因子（macrophage migration inhibition factor，MIF，使巨噬细胞停留在抗原附近发挥吞噬作用），从而抑制免疫反应，减轻炎症。

（5）抑制炎症细胞功能　抑制中性粒细胞、单核细胞和巨噬细胞向炎症区域的聚集，减少其在炎症区域血管内皮细胞上的黏附和聚集。

（6）抑制炎症后期肉芽组织的增生　糖皮质激素可抑制成纤维细胞DNA的合成，也能抑制胶原蛋白及人结缔组织中黏多糖的合成，因而能阻碍细胞分裂和增生，减少胶原的沉积，抑制肉芽组织的形成。

（7）抑制某些细胞因子及黏附分子的产生　细胞因子（cytokine）如白细胞介素-1（interleukin-1，IL-1）、白细胞介素-3（interleukin-3，IL-3）、巨噬细胞集落刺激因子（macrophage colony-stimulating factor，M-CSF）、肿瘤坏死因子（tumor necrosis factor，TNF）等在炎症中起到重要的作用。它们能促进白细胞黏附于血管内皮，并游走到炎症部位，并能使血管通透性增加，刺激成纤维细胞增生及淋巴细胞增殖与分化。糖皮质激素与其受体结合，能影响细胞因子的转录，强烈抑制细胞因子介导的炎症反应。糖皮质激素还能在转录水平上直接抑制黏附分子如E-选择素和细胞间黏附分子（intercellular adhesion molecule，ICAM）等的表达，也能通过改变细胞对细胞因子的反应性而间接抑制黏附分子的活性，从而减轻由此介导的炎症反应。此外，糖皮质激素抑制巨噬细胞中一氧化氮合酶（nitric oxide synthase，NOS），使一氧化氮（nitric oxide，NO）生成减少（NO可增加炎症部位的血浆渗出）；抑制环氧化酶2（COX-2）活性，影响相关介质的产生而发挥抗炎作用。

（8）诱导炎症细胞凋亡　糖皮质激素可使C-myc、C-myb等细胞增殖相关基因表达下调，特异性核酸内切酶表达增加，诱导炎症细胞凋亡。这一作用是GR依赖性的。

3. 免疫抑制与抗过敏　糖皮质激素对免疫过程的许多环节都有抑制作用。可抑制巨噬细胞对抗原的吞噬和处理，阻碍淋巴母细胞的增殖，加速致敏淋巴细胞的破坏和解体，使血中淋巴细胞迅速降低。糖皮质激素不影响淋巴因子的合成，但能抑制淋巴因子引起的炎症反应，故对皮肤迟发型变态反应和异体组织脏器移植的排斥反应具有抑制作用。小剂量糖皮质激素主要抑制细胞免疫，大剂量也抑制B细胞转化为浆细胞，使抗体生成减少，抑制体液免疫。目前认为糖皮质激素抑制免疫的机制主要包括：①诱导淋巴细胞DNA降解，具有糖皮质激素特异性。②影响淋巴细胞物质代谢，抑制葡萄糖、氨基酸、核苷的跨膜转运，减少淋巴细胞DNA、RNA和蛋白质合成，抑制RNA聚合酶活性及ATP生成。③诱导淋巴细胞凋亡，以CD4/CD8双阳性未成熟淋巴细胞为主。④抑制核转录因子NF-κB活性，减少多种炎症细胞因子生成。

糖皮质激素可抑制抗原-抗体反应所致的肥大细胞脱颗粒现象，从而减少组胺、5-羟色胺、慢反应物质（SRS-A）、缓激肽等过敏介质的释放，减轻过敏性症状。

4. 抗内毒素　糖皮质激素能提高机体对细菌内毒素的耐受力，缓和机体对内毒素的反应，减轻细胞损伤，缓解毒血症症状。但不能破坏内毒素，对细菌外毒素亦无效。

5. 抗休克　超大剂量的糖皮质激素常用于严重休克的抢救，特别是感染中毒性休克，对过敏性休克、心源性休克、低血容量性休克也有一定的疗效，但对其评价尚有争论。一般认为抗休克的机制除与它的抗炎、免疫抑制及抗内毒素作用有关外，还与下列因素相关：①降低血管对某些缩血管活性物质（如加压素、血管紧张素）的敏感性，解除小血管痉挛，改善微循环。②稳定溶酶体膜，减少形成心肌抑制因子（myocardial depressant factor，MDF）的酶进入血液，从而阻止或减少 MDF 的产生。以上作用均有助于阻止或延缓休克的发展。

6. 影响血液与造血系统 糖皮质激素能刺激骨髓造血功能，使血液中红细胞和血红蛋白含量增加，大剂量亦使血小板和纤维蛋白原增多，缩短凝血时间。刺激骨髓中的中性粒细胞释放入血而使嗜中性粒细胞增多，但降低其游走、吞噬等功能。亦可使淋巴组织退化，抑制淋巴细胞分裂，使血中淋巴细胞减少。此外，也能减少血中单核细胞和嗜酸性粒细胞，这可能是由于细胞转移至肺、脾、肠等组织的缘故。

7. 其他作用

（1）退热 糖皮质激素对严重的中毒性感染如肝炎、伤寒、脑膜炎、急性血吸虫病、败血症及晚期癌症的发热，常具有迅速而良好的退热作用。可能与其能抑制体温中枢对致热原的反应、稳定溶酶体膜、减少内源性致热原的释放有关。但在发热诊断未明前，不可滥用糖皮质激素类药物，以免掩盖症状使诊断困难。

（2）兴奋中枢 氢化可的松可减少脑中抑制性递质 γ-氨基丁酸的浓度，提高中枢神经系统的兴奋性。用药后患者出现欣快、激动、失眠等，偶可诱发精神失常。大剂量对儿童可致惊厥或癫痫样发作。故精神病和癫痫患者慎用。

（3）促进消化 糖皮质激素能使胃酸和胃蛋白酶分泌增多，增加食欲，促进消化。

（4）影响骨骼 长期应用糖皮质激素可引起骨质疏松，出现腰背酸痛，甚至压缩性骨折等。其机制可能与其抑制成骨细胞活力、减少骨中胶原合成、促进胶原和骨基质分解，致骨形成障碍有关。

（5）允许作用（permissive action） 糖皮质激素对某些组织虽无直接活性，但可增加其他激素发挥作用，称为允许作用。如糖皮质激素可增加胰高血糖素的升高血糖作用和儿茶酚胺的血管收缩作用。

【临床应用】

1. 肾上腺皮质功能不全（替代疗法） 适用于腺垂体功能减退症、肾上腺皮质功能减退症（艾迪生病）、肾上腺危象和肾上腺次全切除术后。

2. 严重感染 可短期应用于中毒性感染或同时伴有休克者，如中毒性菌痢、中毒性肺炎、严重伤寒、流行性脑脊髓膜炎、结核性脑膜炎及败血症等。利用大剂量糖皮质激素的抗炎、抗内毒素、抗休克作用，迅速缓解症状。但应用时必须合用有效而足量的抗菌药物，以免感染病灶扩散。病毒性感染一般不宜使用，用后可能因降低机体的防御功能反使感染病灶扩散而恶化。但对传染性肝炎、乙型脑炎等严重病毒性感染，糖皮质激素亦可迅速缓解症状，为治疗赢得时间。冠状病毒感染引起的严重急性呼吸综合征（severe acute respiratory syndromes，SARS），适时恰当应用糖皮质激素可减轻肺组织渗出及损伤，提高患者对毒素的耐受力，并减轻后期肺纤维化程度，取得积极的治疗作用。

3. 休克 糖皮质激素可用于各种休克，有助于度过危险期。应用时需针对不同类型休克采取相应的综合性治疗措施。对感染性休克，在有效足量的抗菌药物治疗下，及早大量突击使用糖皮质激素，产生效果后即可停药。对过敏性休克，因本药起效较慢，应先采用肾上腺素，随后合用糖皮质激素。对心源性休克，须结合病因治疗。对低血容量性休克，补液补电解质或输血后效果不显著者，可合用超大剂量的糖皮质激素。

4. 某些炎症的后遗症 对结核性脑膜炎、胸膜炎、腹膜炎、心包炎、风湿性心瓣膜炎、睾丸炎及烧伤等，早期使用糖皮质激素可减轻炎症渗出，减轻粘连及疤痕形成而引起的功能障碍。对于眼科炎症，如虹膜炎、角膜炎、视网膜炎、视神经炎等，有迅速消炎止痛、防止角膜混浊和疤痕粘连的作用。

5. 自身免疫性疾病、过敏性疾病和器官移植

（1）**自身免疫性疾病**　此类疾病与异常免疫有关，即在机体内形成自身抗体或针对自身组织的细胞免疫，引起机体组织细胞的损害或生理功能紊乱。如风湿性及类风湿关节炎、风湿热、风湿性心肌炎、系统性红斑狼疮、结节性动脉周围炎、皮肌炎、硬皮病、肾病综合征、自身免疫性贫血等，应用糖皮质激素可缓解症状。一般采用综合疗法，不宜单用，以免引起不良反应。

（2）**过敏性疾病**　支气管哮喘、血清病、血管神经性水肿、过敏性鼻炎、严重输血反应、药物性皮炎、过敏性血小板减少性紫癜、顽固性荨麻疹及过敏性休克等，可应用糖皮质激素抑制变态反应所致的组织损害与炎症过程，缓解症状。

（3）**器官移植**　异体器官移植手术后也可使用糖皮质激素抑制免疫性排斥反应，与环孢素等免疫抑制剂合用疗效更好，并可减少两药的剂量。

6. 血液病及肿瘤　用于治疗急性淋巴细胞性白血病、再生障碍性贫血、粒细胞减少症、血小板减少症和过敏性紫癜等。能改善症状，但停药后易复发。糖皮质激素可短期应用于某些肿瘤引起的毒血症状、发热不退。

7. 皮肤病　局部应用可治疗接触性皮炎、湿疹、银屑病、肛门瘙痒等，多采用氢化可的松、氢化泼尼松或肤氢松等软膏、霜剂等。但对天疱疮及剥脱性皮炎等较严重的皮肤病仍需全身用药。

【不良反应】

1. 长期大剂量应用引起的不良反应

（1）**医源性肾上腺皮质功能亢进症**（Cushing′s syndrome，库欣综合征）　这是长期大剂量应用糖皮质激素引起物质代谢和水盐代谢紊乱的结果。表现为满月脸、水牛背、向心性肥胖、皮肤变薄、痤疮、多毛、浮肿、血钾降低、高血压、高血脂、高血糖等。一般停药后可自行消退，必要时可对症治疗，如用降压药、降血糖药，并采用低盐、低糖、高蛋白饮食及加用氯化钾可减轻症状。

（2）**诱发或加重感染**　由于糖皮质激素抗炎不抗菌，且降低机体的防御功能，细菌易乘虚而入诱发感染或促使体内原有病灶如结核、化脓性病灶等扩散、加重，必要时应并用抗菌药。在抵抗力原已减弱的白血病、再生障碍性贫血、肾病综合征及肝病患者则更易引起或加重感染。

（3）**消化系统并发症**　糖皮质激素可刺激胃酸和胃蛋白酶的分泌，抑制胃黏液分泌，降低胃肠黏膜对胃酸的抵抗力，可诱发或加重胃、十二指肠溃疡，甚至引起出血或穿孔。如与水杨酸类药物合用则更易发生。少数病人可诱发胰腺炎或脂肪肝。

（4）**心血管系统并发症**　由于钠、水潴留和升高血脂可致高血压和动脉粥样硬化。

（5）**骨质疏松、肌肉萎缩、延缓伤口愈合**　与糖皮质激素促进蛋白质分解、抑制其合成及减少钙、磷在肠道的吸收并增加其排泄，抑制成骨细胞活力等有关。骨质疏松可见于各年龄阶段人群，绝经期妇女、老年人更易发生，严重者可引起自发性骨折。可补充维生素 D 和钙盐。大剂量应用可引起股骨头坏死。

（6）**糖尿病**　糖皮质激素具有促进糖异生，降低组织对葡萄糖利用，抑制肾小管对葡萄糖重吸收等作用，长期超生理剂量使用会引起糖代谢紊乱，出现糖耐量受损或类固醇性糖尿病。可酌情给予降糖药，但敏感性较差。

（7）白内障、青光眼　大剂量长期应用可引起前房角小梁网结构胶原束肿胀诱发青光眼；还可致晶状体混浊引起白内障，局部及全身用药均可发生。用药期间应定期进行眼科检查。

（8）其他　由于糖皮质激素抑制生长激素分泌和造成负氮平衡，故可影响儿童生长发育。对孕妇偶可引起畸胎。个别病人可诱发精神病或癫痫。

2. 停药反应

（1）医源性肾上腺皮质萎缩和功能不全　长期应用糖皮质激素的病人，体内糖皮质激素浓度高，通过负反馈抑制下丘脑-垂体-肾上腺皮质轴，使 ACTH 分泌减少，引起肾上腺皮质萎缩和功能不全。突然停药或减量过快，或停药后半年内遇到严重应激情况（如严重感染、创伤、出血），可发生肾上腺危象，表现为肌无力、低血压、低血糖、甚至昏迷或休克等。肾上腺皮质功能的恢复与用药剂量大小、时间长短及个体差异有关。一般停用糖皮质激素后，垂体分泌 ACTH 功能恢复需 3～5 个月，肾上腺皮质对 ACTH 的反应性恢复则需 6～9 个月。因此，长期用药需缓慢减量，停药前加用 ACTH 或采用隔日给药法。在停药后可连续使用适量 ACTH 一周左右，停药后 1 年内遇应激情况时，应及时给予足量的糖皮质激素。

（2）反跳现象　指病人症状基本控制后，突然停药或减量过快引起原病复发或恶化的现象。其原因可能是病人对糖皮质激素产生依赖性或病情尚未完全控制所致。常需加大剂量再行治疗，待症状缓解后逐渐减量，直至停药。

【禁忌证】

抗菌药物不能控制的病毒、真菌等感染、活动性结核病、胃或十二指肠溃疡、严重高血压、动脉硬化、糖尿病、角膜溃疡、骨质疏松、孕妇、创伤或手术修复期、骨折、肾上腺皮质功能亢进症、严重的精神病和癫痫、心或肾功能不全等禁用。当适应证与禁忌证并存时，应全面分析，权衡利弊，慎重决定。一般来说，当病情危急时，虽有禁忌证存在，仍可慎重使用，待危急情况过去后，尽早停药或减量。对慢性疾病，尤其需要长期大量应用激素时，则必须严格掌握禁忌证。

【用法和疗程】

1. 大剂量突击疗法　用于严重中毒性感染及各种休克。氢化可的松首次可静脉滴注 200～300mg，每日量可达 1g 以上，以后逐渐减量，疗程 3～5 天。也有人主张每次静注 1g 以上，每日 4～6 次。大剂量应用时宜合用氢氧化铝凝胶等防止急性消化道出血。

2. 一般剂量长期疗法　用于肾病综合征、结缔组织病、顽固性支气管哮喘、中心性视网膜炎、各种恶性淋巴瘤、淋巴细胞白血病等。开始口服泼尼松 10～30mg 或相应剂量的其他糖皮质激素制剂，每日 3 次。获效后，按每 3～5 天减量 20%，至最小维持量，持续数月。

3. 小剂量替代疗法　用于腺垂体功能减退症、艾迪生病及肾上腺皮质次全切除术后。一般用每日晨给药法，即每日晨 7～8 时给药 1 次，常用短效制剂可的松 12.5～25mg，或氢化可的松 10～20mg。

4. 隔日疗法　糖皮质激素的分泌具有昼夜节律性，上午 8～10 时分泌最多，随后逐渐下降，午夜 12 时分泌最少，这是由 ACTH 昼夜节律所致。临床用药可配合这种生理的节律性，即在一般剂量长期疗法中，对某些慢性病采用隔日一次给药法，即将 2 日的总量隔日上午 7～8 时一次服完。此时正值皮质激素正常分泌的高峰，对肾上腺皮质功能的负反馈抑制最小，可减轻药物的不良反应。常用中效制剂如泼尼松、泼尼松龙。

第二节　盐皮质激素类药

盐皮质激素（mineralocorticoid）主要有醛固酮（aldosterone）和去氧皮质酮（desoxycortone）两种。

【药理作用】

留钠排钾：可促进肾远曲小管和集合管对 Na^+ 的主动重吸收，伴有 Cl^- 和水的重吸收；同时使 K^+ 和 H^+ 排出增加。盐皮质激素与下丘脑分泌的抗利尿激素相互协调，共同维持水、电解质平衡。

【临床应用】

用于慢性肾上腺皮质功能减退症，去氧皮质酮与糖皮质激素合用作为替代疗法，以纠正患者失钠、失水和钾潴留等，恢复水和电解质平衡。

【不良反应】

过量或长期使用易引起水钠潴留、高血压、心脏扩大和低钾血症。

第三节　促皮质素与皮质激素抑制药

一、促肾上腺皮质激素

促肾上腺皮质激素（adrenocorticotropic hormone，ACTH）是垂体前叶分泌的一种多肽类激素，主要作用于肾上腺皮质束状带，促进肾上腺皮质的组织增生以及皮质激素的合成和分泌，ACTH 缺乏将引起肾上腺皮质萎缩、功能不全。ACTH 的生成和分泌受下丘脑促肾上腺皮质激素释放激素（corticotropinreleasing hormone，CRH）的直接调控。分泌过盛的皮质激素反过来也能影响垂体和下丘脑，减弱它们的作用。临床所用 ACTH 多从牛、羊、猪垂体提取制得。由于作用间接，故显效较慢，并且需在肾上腺皮质功能完好时方能发挥作用。一般给药后 2 小时才显效，难于应急。临床主要用于诊断腺垂体-肾上腺皮质功能水平，以及长期用糖皮质激素停药前后，以防止发生皮质功能不全。

二、皮质激素抑制药

抗醛固酮类药如螺内酯等详见利尿药。皮质激素抑制药可代替外科的肾上腺皮质切除术，常用的有米托坦、美替拉酮、氨鲁米特等。

米托坦

米托坦（mitotane，氯苯二氯乙烷），能选择性地使肾上腺皮质束状带及网状带细胞萎缩、坏死，但不影响球状带，故醛固酮分泌不受影响。主要用于不宜手术切除的皮质癌、复发癌以及皮质癌术后辅助治疗。可有厌食、恶心、腹泻、皮疹、嗜睡、头痛、乏力、运动失调等反应，减小剂量症状可以消失。

美替拉酮

美替拉酮（metyrapone，甲吡酮），能抑制 11β-羟化反应，干扰 11-去氧皮质酮转化为皮质酮，同时也抑制 11-去氧氢化可的松转化为氢化可的松，降低其血浆水平；但又能反馈性地促进 ACTH 分泌，导致 11-去氧皮质酮和 11-去氧氢化可的松代偿性增加，故尿中 17-羟类固醇排泄也相应增加。临床用于治疗肾上腺皮质肿瘤和产生 ACTH 的肿瘤所引起的氢化可的松过多症和皮质癌，还用于垂体释放 ACTH 功能试验。可有眩晕、消化道反应等。

氨鲁米特

氨鲁米特（aminoglutethimide，氨基导眠能），能抑制胆固醇转变成 20α-羟胆固醇，从而抑制氢化可的松和醛固酮的合成。能有效减少肾上腺皮质肿瘤和 ACTH 过度分泌时氢化可的松的增多。

酮康唑

酮康唑（ketoconazole），一种抗真菌咪唑类衍生物，能抑制胆固醇侧链分裂，对肾上腺和性腺类固醇的抑制无选择性。用于治疗肾上腺皮质功能亢进综合征（库欣综合征）。

第三十五章
甲状腺激素与抗甲状腺药

扫一扫，查阅本章数字资源，含PPT、音视频、图片等

第一节　甲状腺激素

甲状腺激素是由甲状腺合成和分泌的维持机体正常代谢和生长发育所必需的激素，包括甲状腺素（thyroxine，T_4）和三碘甲状腺原氨酸（triiodothyronine，T_3）。正常人每日释放 T_4 和 T_3 量分别为 $75\mu g$ 和 $25\mu g$。T_4 和 T_3 作用相同，但作用强度与持续时间不同。

【甲状腺激素的生物合成、分泌与调节】

甲状腺激素在体内的合成与贮存部分是在甲状腺球蛋白（thyroglobulin，TG）上进行的，过程如下：

1. 碘的摄取　血液中的碘化物被甲状腺细胞通过碘泵主动摄取。正常时甲状腺中碘化物浓度为血浆浓度的 25 倍，甲亢时可达 250 倍，故摄碘率是甲状腺功能指标之一。

2. 合成　首先是碘的活化：碘（I^-）被过氧化物酶氧化为活性碘（I^0），或氧化碘的中间产物（I^+）。其次是酪氨酸碘化：活性碘与 TG 上酪氨酸残基结合，生成一碘酪氨酸（MIT）和二碘酪氨酸（DIT）。再次是碘化酪氨酸耦联：在过氧化物酶作用下，两个 DIT 耦联成 T_4，一个 MIT 与一个 DIT 耦联成 T_3。生成的 T_4 和 T_3 与 TG 结合，贮存于腺泡腔内胶质中。正常情况下合成的 T_4 量超过 T_3。

3. 分解与释放　在蛋白水解酶的作用下，TG 分解并释出 T_4、T_3 进入血液。T_4 约占分泌总量 90％，而 35％左右的 T_4 在外周组织脱碘酶作用下脱碘为 T_3，T_3 的生物活性较 T_4 大 5 倍。垂体、心、肝、肾、骨骼肌、肺、肠等组织的细胞中都含有甲状腺激素受体。受体可分布在细胞的胞膜、线粒体、细胞核。T_3 可与膜上受体结合，也可被动转运进入胞内，与胞浆结合蛋白（cytosol binding protein，CBP）结合并与游离的 T_3 形成平衡状态。甲状腺激素通过调控由核内 T_3 受体所介导的基因表达、增加某些 mRNA 及蛋白质合成而发挥作用。

4. 调节　下丘脑分泌的促甲状腺激素释放激素（thyrotropin-releasing hormone，TRH）可促进腺垂体合成和释放促甲状腺激素（thyroid stimulating hormone，TSH），TSH 促进甲状腺合成和释放 T_4、T_3，使血中 T_4、T_3 浓度升高。但血中过高的 T_4、T_3 又对 TSH 的释放起负反馈调节作用（图 35-1）。

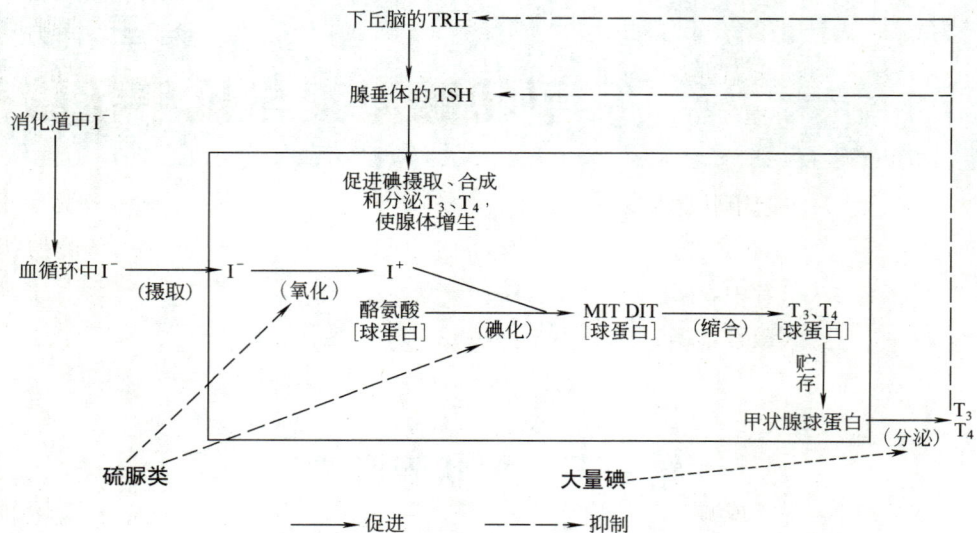

图 35-1　甲状腺激素合成、释放、调节和抗甲状腺药的作用环节

【体内过程】

T_3、T_4 口服易吸收，其生物利用度分别为 50%～75% 和 90%～95%。与血浆蛋白结合率均可达 99% 以上。但 T_3 对蛋白质的亲和力低于 T_4，T_3 的游离量（0.5%）约为 T_4（0.05%）的 10 倍，加之部分 T_4（约 35%）在效应器组织内脱碘成 T_3 后才产生效应，故 T_3 作用快、强而短，T_4 作用慢、弱而长。甲状腺激素血浆 $t_{1/2}$ 较长。正常时 T_3 为 1～2 日，T_4 为 6～7 日。主要在肝、肾线粒体内脱碘，并和葡萄糖醛酸或硫酸结合经肾排泄，亦可通过胎盘和进入乳汁。

【药理作用】

1. 维持生长发育　甲状腺激素主要促进骨骼和脑的生长发育。婴幼儿先天性甲状腺功能低下时，可使神经元轴突和树突形成障碍，神经髓鞘形成延缓，骨骺不能形成，出现身体矮小、肢体粗短、智力迟钝，即呆小病（cretinism，克汀病）。成人甲状腺功能不全时，则可引起黏液性水肿。

2. 促进代谢　甲状腺激素可促进糖、脂肪、蛋白质代谢，促进物质氧化，增加耗氧量，提高基础代谢率，使产热增加。甲状腺功能亢进时有心悸、怕热、多汗、食欲亢进、消瘦等。甲状腺功能不全时则畏寒、嗜睡、感觉迟钝、记忆力下降、毛发干枯、无汗及体温低于正常等。

3. 提高交感-肾上腺系统的敏感性　甲状腺激素能使机体对交感神经递质及肾上腺髓质激素的反应性提高，故甲亢病人有情绪激动、震颤、失眠、心率加快、血压升高、神经过敏等症状。这可能与肾上腺素 β 受体数目增多有关。

【临床应用】

目前临床常用的甲状腺素是左甲状腺素钠（优甲乐），主要作为补充疗法用于甲状腺功能低下症：

1. 呆小病　治疗越早越好。若治疗过晚，躯体虽可正常发育，但智力仍然低下。需终身治疗，常口服甲状腺片。

2. 黏液性水肿　服用甲状腺片，一般可从小量开始，渐增至足量。对于黏液性水肿昏迷病人，需立即静脉注射大剂量 T_3。

3. 单纯性甲状腺肿　甲状腺片可补充内源性激素的不足，且能抑制 TSH 的过多分泌，以缓解甲状腺组织代偿性增生肥大。

4. 其他　①甲亢患者服抗甲状腺药时加服 T_4 有利于减轻突眼、甲状腺肿大及甲状腺功能低下。②甲状腺癌术后加用 T_4，可抑制残余癌变组织，减少复发。③鉴别诊断（T_3 抑制试验）。弥漫性甲状腺肿伴甲状腺功能亢进症与单纯性甲状腺肿患者的 ^{131}I 摄取率均增高。但前者服 T_3 后 ^{131}I 摄取率不受抑制，抑制率<50%；而后者 ^{131}I 摄取率明显受抑制，抑制率>50%。

【不良反应】

甲状腺激素过量可引起甲状腺功能亢进的临床症状。轻者体温及基础代谢率均高于正常，表现出多汗、体重减轻、神经质、失眠、心悸等；重者则出现呕吐、腹泻、发热、脉搏快而不规则，在老年人和心脏病患者中，可发生心绞痛和心肌梗死，宜用 β 受体阻断药对抗。上述反应一旦发生，立即停用甲状腺激素，待症状消失后再从小剂量开始服用。

第二节　抗甲状腺药

抗甲状腺药是指能阻止或减少甲状腺激素的合成和（或）分泌，用于治疗甲状腺功能亢进的药物。常用的有硫脲类、碘和碘化物、放射性碘、β-肾上腺素受体阻断药等。

一、硫脲类

硫脲类可分为两类：①硫氧嘧啶类，包括甲硫氧嘧啶（methylthiouracil）、丙硫氧嘧啶（propylthiouracil）。②咪唑类，包括甲巯咪唑（thiamazole，他巴唑），卡比马唑（carbimazole，甲亢平）。

【体内过程】

硫氧嘧啶口服吸收迅速，生物利用度约80%，1小时血药浓度可达峰值，血浆蛋白结合率约75%，分布于全身各组织，但以甲状腺中浓度较高，其次是乳汁，可通过胎盘屏障。约60%在肝被代谢，也可与葡萄糖醛酸结合而排出，$t_{1/2}$ 约2小时。甲巯咪唑 $t_{1/2}$ 约6小时，在甲状腺组织中药物浓度可维持16~24小时。卡比马唑在体内转化成甲巯咪唑后才发挥作用。

【药理作用】

硫脲类具有抗甲状腺的作用，抑制甲状腺素的合成。其主要作用机制是药物本身则作为过氧化物酶的底物被氧化，从而影响酪氨酸的碘化及耦联，减少甲状腺素的生物合成。硫脲类并不抑制贮存在腺泡内的甲状腺激素的释放，也不能拮抗甲状腺激素的作用，故须待甲状腺内贮存的激素消耗到一定程度才能呈现疗效。一般症状改善需2~3周，基础代谢率恢复正常需1~2个月。丙硫氧嘧啶还能抑制周围组织内 T_4 脱碘生成 T_3 的过程，作用较其他制剂快。甲亢的发病与异常免疫反应有关，硫脲类药物还有免疫抑制作用，能轻度抑制免疫球蛋白的生成，使血中甲状腺刺激性免疫球蛋白（thyroid stimulating immunoglobulin，TSI）减少，除能控制甲亢症状外，对病因也有一定的治疗作用。硫氧嘧啶还可减少心肌、骨骼肌 β 受体数目，降低腺苷酸环化酶活性而减弱 β 受体介导的糖代谢。

【临床应用】

1. 甲状腺功能亢进症　适用于轻症和不适宜手术或放射性碘治疗者。也可作为放射性碘治疗之辅助用药。若剂量适当，症状可望在1~2个月内得到控制，基础代谢率基本恢复。此时可递减至维持量，继续用药1~2年。遇到有感染或其他应激时可酌加剂量。可以抑制 T_3 试验或 TRH 兴奋试验来监测疗效。

2. 甲状腺手术前准备　对需做甲状腺部分切除手术的病人，宜先用硫脲类将甲状腺功能控制到正常或接近正常，以减少发生麻醉意外、手术并发症及甲状腺危象的可能。但由于用硫脲类后甲状腺增生充血，不利于手术进行，需在手术前两周左右加服大剂量的碘剂。

3. 甲状腺危象的辅助治疗　感染、外伤、手术、情绪激动等应激诱因，可致大量致使甲状腺激素突然释放入血，使患者发生高热、心力衰竭、肺水肿、水和电解质紊乱等，严重时可导致死亡，称为甲状腺危象。应立即给大量碘剂，阻止甲状腺激素释放，并采取其他综合措施消除诱因、控制症状。应用大量硫脲类（较一般用量增大 1 倍）作为辅助治疗，此时首选丙硫氧嘧啶。大剂量应用一般不超过 1 周。

【不良反应】

甲硫氧嘧啶不良反应较多，丙硫氧嘧啶和甲巯咪唑发生较少。

常见的有皮疹、发热、荨麻疹等轻度过敏反应，多数情况下不需停药也可消失，少数发生剥脱性皮炎等严重反应，可用糖皮质激素处理。可有厌食、呕吐、腹痛、腹泻等消化道反应，也曾发现黄疸和肝炎。最严重的是粒细胞缺乏症，一般发生在治疗后 2～3 个月内，老年人较易发生，应定期检查血象。甲状腺功能亢进本身也可使白细胞数目偏低，须加鉴别。本类药物长期使用可致甲状腺肿及甲状腺功能减退，一般多不严重，及时发现并停药常可自愈。

【禁忌证】

本类药物易进入乳汁及通过胎盘，故妊娠及哺乳期妇女禁用。

二、碘及碘化物

海藻（《神农本草经》）、昆布（《名医别录》）是中医常用以治疗甲状腺病（瘿瘤）的含碘中药。在硫脲类药物出现前，碘及碘化物是抗甲状腺治疗的主要药物。目前该类药物已不单独用于抗甲状腺治疗。常用卢戈液（Lugol's solution），含碘 5%、碘化钾 10%。亦用碘酸钾、碘化钾、碘化钠等。

【药理作用】

不同剂量的碘（iodine）和碘化物（iodide）对甲状腺功能可产生不同的作用。小剂量的碘促进甲状腺激素合成，用于治疗单纯性甲状腺肿。大剂量碘产生快而强的抗甲状腺作用，用药 2～7 天起效，10～15 天达最大效应。此时若继续用药，反使碘的摄取受抑制、胞内碘离子浓度下降，失去抑制激素合成的效应，甲亢的症状又可复发。故碘化物不能单独用于甲亢的内科治疗。大剂量碘抗甲状腺作用机制：①抑制蛋白水解酶，使 T_4、T_3 不能和甲状腺球蛋白解离，致使甲状腺激素释放减少。②抑制甲状腺激素的合成。

【临床应用】

1. 地方性甲状腺肿　缺碘是地方性甲状腺肿最常见的原因，特别在生长发育、妊娠、哺乳时，不能满足机体对碘的需要，因而影响甲状腺激素的合成。缺碘地区根据缺碘的程度在食盐中加入 1：100000～1：10000 比例的碘化钾或碘化钠，可取得预防效果。早期患者应用碘化钾或复方碘溶液（卢戈液）可获满意疗效。

2. 甲亢手术前准备及甲状腺危象　大剂量碘可用于：①甲状腺功能亢进的手术前准备，一般在术前 2 周给予复方碘溶液以使甲状腺组织退化、血管减少、腺体缩小变韧，利于手术进行及减少出血。②甲状腺危象的治疗，需合用硫脲类药物。

【不良反应】

1. 过敏反应　可于用药后立即或几小时后发生，主要表现为血管神经性水肿，上呼吸道水肿及严重喉头水肿。

2. 慢性碘中毒 表现为口腔内金属味及咽喉烧灼感、唾液分泌增多、眼刺激症状等。

3. 甲状腺功能紊乱 长期服用碘化物可诱发甲亢。碘还可以通过胎盘和乳汁引起新生儿和婴儿甲状腺肿，故孕妇及乳母应慎用。

三、放射性碘

【体内过程】

临床常用的放射性碘为 ^{131}I，$t_{1/2}$ 为 8 天，用药后在 56 天内其放射性可衰减 99％以上。

【药理作用】

^{131}I 被甲状腺摄取后，参与甲状腺激素的合成，并贮存在滤泡的胶质中，放出 β-射线（99％）、γ-射线（1％）。β-射线射程 0.5～2mm，辐射损伤只限于甲状腺实质，又因增生细胞较周围组织对辐射更敏感，损伤很少波及其他组织，故 ^{131}I 起到类似手术切除部分甲状腺的作用。γ-射线可在体外测得，因而可作甲状腺摄碘功能测定。

【临床应用】

1. 甲状腺摄碘功能测定 病人口服小剂量 ^{131}I 后 1、3 及 24 小时（或 2、4 及 24 小时）各测定一次甲状腺的放射性，计算摄碘率，并画出摄碘曲线。与正常相比，甲状腺功能亢进病人摄碘率较高，且摄碘高峰前移，甲状腺功能减退病人则相反。

2. 甲亢治疗 适用于甲亢不能手术或药物治疗无效、过敏及术后复发的病例。我国药典规定：20 岁以下病人、妊娠或哺乳妇女及肾功能不良者均不宜用。

【不良反应】

剂量过大时可致甲状腺功能减退。

四、β受体拮抗药

普萘洛尔等是甲亢及甲状腺危象时辅助治疗药，也用于甲状腺手术前准备。适用于不宜用其他抗甲状腺药、不宜手术及 ^{131}I 治疗的患者。主要通过阻断 β受体的作用改善甲亢的症状。此外还能抑制外周 T_4 脱碘成为 T_3。

单用时其控制症状的作用有限，若与硫脲类药物合用则疗效迅速而显著。

抗甲状腺药物分类及特点见表 35-1。

表 35-1 抗甲状腺药物分类及特点

类别	药物	作用	应用	不良反应	备注
硫脲类	甲硫氧嘧啶（methylthiouracil）（1943 年） 丙硫氧嘧啶（propylthiouracil）（1945 年） 甲巯咪唑（thiamazole）（1889 年） 卡比马唑（carbimazole）（1954 年）	抑甲状腺细胞内的过氧化物酶，抑制甲状腺激素的合成	甲状腺功能亢进症（甲亢）、甲亢术前准备、甲状腺危象的辅助治疗	粒细胞缺乏症、过敏反应及黄疸、肝损害等	孕妇及乳母禁用

续表

类别	药物	作用	应用	不良反应	备注
碘和碘化物	复方碘溶液	大剂量碘抑制甲状腺激素的释放	甲亢术前准备、甲状腺危象，小剂量碘用于单纯性甲状腺肿	过敏反应、慢性碘中毒	用前需皮试，碘过敏者禁用
	碘化钾（potassium iodide）	小剂量碘促进甲状腺激素合成			
其他	放射性碘	产生 β-射线，破坏甲状腺实质	甲状腺摄碘功能测定；甲亢治疗（不能手术或药物治疗无效者）	用量过大可引起甲状腺功能减退	妊娠或哺乳妇女及肾功能不良者不宜用
	β 受体阻断药	阻断 β 受体，改善甲亢症状	甲亢的辅助治疗；甲状腺手术前准备、甲状腺危象的辅助治疗	同其他 β 受体阻断药	

糖尿病是因胰岛素绝对和相对不足引起糖代谢紊乱的一种疾病。临床上表现为多尿、多饮、多食和体重减轻，随着病程发展可引起心、脑、肾等多种并发症。

糖尿病可分为胰岛素依赖型糖尿病（insulin dependent diabetes mellitus，IDDM，1 型）、非胰岛素依赖型糖尿病（non-insulin dependent diabetes mellitus，NIDDM，2 型）、妊娠糖尿病和特殊类型糖尿病。2 型糖尿病占 90.0％ 以上，1 型糖尿病约占 5.0％，其他类型糖尿病仅占 0.7％，城市妊娠糖尿病的患病率接近 5.0％。

1 型糖尿病患者胰岛 β 细胞破坏，引起胰岛素绝对缺乏，需依赖胰岛素治疗才能生存。2 型糖尿病患者胰岛 β 细胞功能低下，胰岛素分泌缺陷或具有胰岛素抵抗，应在饮食控制和体力锻炼等措施的前提下，口服降血糖药治疗或使用胰岛素治疗。

目前降血糖药物可分为：胰岛素、磺酰脲类、双胍类、α-葡萄糖苷酶抑制剂、胰岛素增敏剂及餐时血糖调节剂等药物。此外新型降血糖药如以胰高血糖素样肽-1（GLP-1）为作用靶点的药物和胰淀粉样多肽类似物等也已进入临床。

第一节　胰岛素

胰岛素（insulin）是由胰腺胰岛 β 细胞分泌的一种多肽类激素，其由两条多肽链组成，A 链含 21 个氨基酸残基，B 链含 30 个氨基酸残基，A、B 两链通过两个二硫键共价相连。药用胰岛素由猪、牛胰腺提取制得。目前可通过 DNA 重组技术生产人胰岛素，也可将猪胰岛素 B 链第 30 位的丙氨酸用苏氨酸代替而获得人胰岛素。

【体内过程】

胰岛素口服易被消化酶破坏，生物利用度只有 0.1％～2％，一般采用皮下注射，紧急情况下可静脉滴注。胰岛素主要在肝、肾、肌肉组织中灭活，经谷胱甘肽转氢酶还原二硫键成巯基而分成 A、B 两链，再由蛋白水解酶水解成短肽或氨基酸。胰岛素代谢较快，$t_{1/2}$ 为 9～10 分钟，但作用可持续数小时。为延长胰岛素作用时间可制成中效及长效制剂。因蛋白质在等电点溶解度最小，故用碱性蛋白质如精蛋白、珠蛋白等与之结合，使等电点提高到 7.3，接近体液 pH 值，再加入微量锌使之稳定。这类制剂经皮下注射后，在注射部位溶解度小而形成沉淀，然后缓慢溶解吸收，故作用出现慢，维持时间长。胰岛素制剂根据起效快慢和作用持续时间长短可分为短效、中效和长效三类（表 36-1）。

表 36-1　胰岛素制剂分类及其特点

分类及药物	给药途径	作用时间（小时）			给药时间
		开始	高峰	持续	
短效（速效）					
普通胰岛素 （regular insulin）	静脉	立即	0.5	2	急救
	皮下	0.5～1	2～4	6～8	餐前 0.5 小时，一日 3～4 次
中效					
低精蛋白锌胰岛素 （isophane insulin）	皮下	2～4	8～12	18～24	早餐或晚餐前 1 小时，一日 1～2 次
长效（慢效）					
精蛋白锌胰岛素 （protamine zinc insulin）	皮下	4～6	16～18	24～36	早餐或晚餐前 1 小时，一日 1 次

　　胰岛素泵又称持续皮下胰岛素输注系统，能模拟人体生理胰岛素分泌，能自动监测血糖浓度，并根据血糖浓度按人体正常需要自动调整胰岛素的注射量，是现在胰岛素注射给药途径的研发方向。胰岛素笔和胰岛素喷射注射器系统也是注射给药途径的选择。

【药理作用】

　　1. 降血糖　胰岛素主要通过两种途径降低血糖：①增加葡萄糖进入细胞，加速葡萄糖的有氧氧化和无氧酵解，促进糖原的合成和贮存，使血糖的去路增加。②抑制糖原分解和糖异生使血糖来源减少。

　　2. 对脂肪代谢的影响　胰岛素促进脂肪合成，抑制脂肪分解，故减少游离脂肪酸和酮体的生成，防止酮症酸中毒的发生。

　　3. 对蛋白质代谢的影响　胰岛素增加氨基酸进入细胞而促进蛋白质合成，并能抑制蛋白质分解，所以对人体生长过程有促进作用。

　　4. 钾转运　胰岛素促进 K^+ 进入细胞内，增加细胞内 K^+ 浓度，有利于纠正细胞缺钾症状。

【作用机制】

　　已经证明靶细胞膜上有胰岛素的受体，其由 2 个 α 亚单位和 2 个 β 亚单位组成，α 亚单位在胞外，含胰岛素的结合部位，β 亚单位为跨膜蛋白，含有酪氨酸蛋白激酶（tyrosine protein kinase，TPK）。胰岛素与 α 亚单位结合后，迅速引起 β 亚单位自身磷酸化，进而激活 β 亚单位上酪氨酸蛋白激酶，导致自身和其他蛋白的连续磷酸化反应，其后又与胰岛素受体底物（IRS）作用而产生一系列的降血糖、促合成等生物效应（图 36-1）。

【临床应用】

　　1. 糖尿病　胰岛素是治疗糖尿病的最主要药物，对各型糖尿病均有效。临床上主要用于：①1 型糖尿病，需终身用药。②糖尿病发生急性并发症者，如酮症酸中毒及非酮症高渗性糖尿病昏迷。③合并有严重感染、高热、甲亢、妊娠、分娩、创伤及手术的各型糖尿病。因这种情况下，机体代谢增强，对胰岛素需要量增加，给药后应随时根据血糖、尿糖的变化，调整用量。④2 型糖尿病经饮食控制、口服降血糖药治疗效果不佳或口服降糖药有禁忌而不能耐受者，需合用胰岛素治疗。

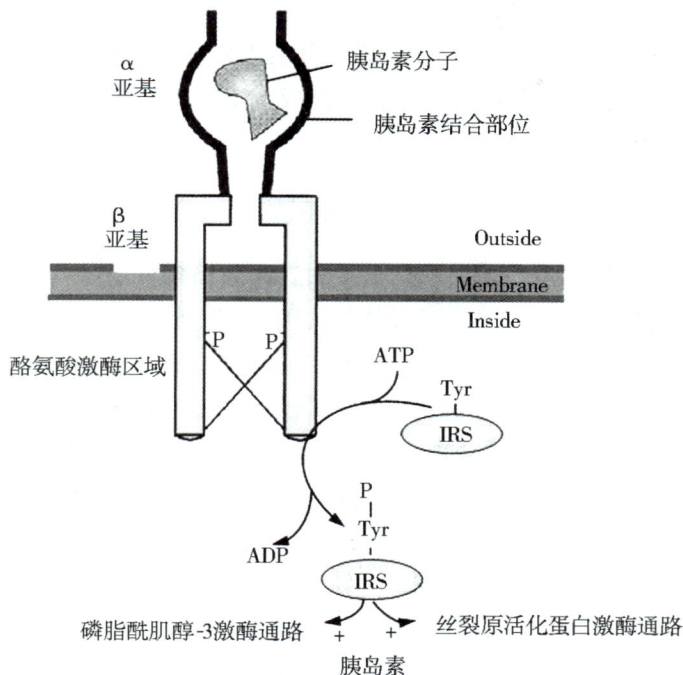

图 36-1 胰岛素受体结构及信号转导示意图

IRS：胰岛素受体底物；Try：酪氨酸蛋白激酶；α、β：亚单位；P：磷酸残基

2. 非糖尿病应用

（1）心律失常。用葡萄糖、胰岛素、氯化钾配成极化液（GIK），可促进钾内流，纠正细胞内缺钾，同时提供能量，防治心肌梗死后的心律失常，降低病死率。

（2）胰岛素与 ATP、辅酶 A 组成能量合剂用于心、肝、肾等疾病的辅助治疗。

（3）脓毒症。胰岛素能够减轻脓毒症炎症反应并改善其预后，维护脏器血管内皮细胞完整性，促进细胞增殖，抑制细胞凋亡，保护脏器组织。

【不良反应】

1. 低血糖反应 是胰岛素治疗时最常见的副作用。一般与胰岛素应用过量、药后未按时进食或剧烈体力活动有关。低血糖的主要表现为疲乏、头晕、饥饿感、出汗、心动过速、焦虑、震颤等症状，严重者引起昏迷、惊厥及休克，不及时抢救可导致死亡。为防止低血糖严重后果，应严格控制胰岛素用量，并应教会病人熟知反应症状，以便病人及早发现和及时摄食或饮用糖水，严重者应立即静脉注射 50% 葡萄糖进行抢救。糖尿病患者出现昏迷时，必须鉴别低血糖昏迷和酮症酸中毒性昏迷及非酮症高渗性糖尿病昏迷，以便采取不同的救治方法。

2. 过敏反应 一般胰岛素制剂为生物制品，纯度较低而具有弱抗原性和免疫原性，所以易引起过敏反应。近年随着高纯度胰岛素和人胰岛素制剂使用，过敏反应的发生已明显减少。过敏反应主要症状为皮疹、荨麻疹和血管神经性水肿，偶见过敏性休克。可用抗组胺药和糖皮质激素治疗。必要时更换制剂，改用抗原性较弱、高纯度胰岛素。

3. 胰岛素抵抗性 又称胰岛素耐受性。①急性抵抗性：常由于合并感染、创伤、手术、情绪激动等应激状态所致。此时血中抗胰岛素物质增多，妨碍了葡萄糖的转运和利用。治疗方法是消除诱因，并在短时间内给大量胰岛素，待诱因消除后应减少用量。②慢性抵抗性：指无并发症的糖尿病患者每日胰岛素用量在 200U 以上。其产生的原因较为复杂，可能与体内产生了胰岛素抗体、靶细胞膜上胰岛素受体数目减少或靶细胞膜上葡萄糖转运系统失常等因素有关。处理方法是换用低抗原性、高纯度胰岛素或人胰岛素制剂，并适当调整剂量或加用口服降血糖药。

4. 脂肪萎缩　见于注射部位出现皮下脂肪萎缩或皮下硬结，经常更换注射部位可防止其出现。应用较纯胰岛素制剂后已较少见。

地特胰岛素

地特胰岛素（insulin detemir）是采用化学方法对人胰岛素分子结构进行修饰的胰岛素类似物。与人胰岛素高度同源（97%），保留了人胰岛素的全部生物特性。地特胰岛素在皮下组织与蛋白质结合，形成可逆的地特胰岛素-蛋白复合物，这种动态的结合与解离过程，进一步降低地特胰岛素吸收速度，延长吸收过程。从而使地特胰岛素每天只需注射 1 次，就能达到平缓、持久、24 小时无峰值的血药浓度。地特胰岛素降低空腹高血糖效果好，低血糖发生率低，可作为 1 型糖尿病首选的基础胰岛素用药。地特胰岛素对体重的影响小，可作为空腹血糖升高，特别是肥胖型及口服降糖药不达标的 2 型糖尿病患者首选用药。地特胰岛素降糖作用持续 24 小时以上，平缓无峰效应，低血糖发生率低，故可作为老年及儿童糖尿病患者首选的基础胰岛素用药。

第二节　口服降血糖药

由于胰岛素必须注射给药，应用极不方便，因此人工合成了一些口服易吸收的降血糖药，但作用较胰岛素弱而慢，不能单独用于控制 1 型糖尿病。常用的主要有磺酰脲类、双胍类、α-葡萄糖苷酶抑制药、胰岛素增敏药及非磺酰脲类促胰岛素分泌药。

一、磺酰脲类

磺酰脲类药物已有很大发展，第一代药物有甲苯磺丁脲（tolbutamide）和氯磺丙脲（chlorpropamide），发展到第二代药物有格列本脲（glibenclamide，优降糖）、格列吡嗪（glipizide），第三代药物有格列齐特（gliclazide）等，其降糖作用大大增强。

【体内过程】

磺酰脲类药物口服吸收迅速而完全，与血浆蛋白结合率很高。多数药物在肝内氧化成羟基化合物，并迅速从尿排出。甲苯磺丁脲作用最弱、维持时间最短，氯磺丙脲排泄缓慢，作用维持时间最长，每日只需给药一次。第二代磺酰脲类作用较强，维持时间较长，每日需给药 1～2 次（表 36-2）。

表 36-2　磺酰脲类药物的药动学特点

药物	起效时间（小时）	半衰期（小时）	作用持续时间（小时）	每日服药（次数）
甲苯磺丁脲	1	5	6～12	2～3
氯磺丙脲	1	32	30～60	1
格列本脲	1.5	10～16	16～24	1～2
格列吡嗪	1	2～4	6～10	1～2
格列齐特	2	10～12	12～24	1～2

【药理作用】

1. 降血糖　此类药物对正常人和胰岛功能未完全丧失的糖尿病患者均有降血糖作用。作用机制是：①刺激胰岛 β 细胞释放胰岛素，所以对胰岛功能完全丧失的患者无效。②降低血清胰高血糖素的水平。③增强胰岛素的作用，通过提高靶细胞对胰岛素的敏感性、增加靶细胞膜上胰岛素受体的数目和亲和力、减少胰岛素代谢等多种机制而实现。

2. 抗利尿　氯磺丙脲和格列本脲能促进抗利尿激素的分泌并增强其作用，减少水的排泄。

3. 影响凝血功能　格列齐特能使血小板数目减少、黏附力降低，还可刺激纤溶酶原的合成，恢复纤溶酶活力。对预防或减轻糖尿病患者的微血管并发症有一定作用。

【作用机制】

磺酰脲类药物与胰岛 β 细胞膜上磺酰脲受体结合，阻断 ATP 敏感 K^+ 通道，而阻止 K^+ 外流，使细胞膜去极化，引起电压依赖性 Ca^{2+} 通道开放，胞外 Ca^{2+} 内流，胞内游离 Ca^{2+} 浓度增加，触发胞吐作用，使胰岛素释放。

【临床应用】

1. 糖尿病　用于单用饮食控制无效的 2 型糖尿病，近期疗效可达 70%～80%。对每日需要 40U 以上胰岛素的患者疗效不好。对胰岛素产生耐受的患者用后可刺激内源性胰岛素的分泌而减少胰岛素的用量。磺脲类药物的使用与糖尿病微血管病变和大血管病变发生风险的下降相关。有肾功能轻度不全的患者，宜选择格列喹酮。

2. 尿崩症　单用氯磺丙脲，0.125～0.5g/d，可使尿崩症患者尿量明显减少。

【不良反应】

1. 低血糖　应用剂量过大、未按时进餐，可诱发低血糖。老人和肝、肾功能不全者发生率高。第二代磺酰脲类降糖药较少引起。

2. 消化道反应　可出现恶心、呕吐、腹痛、腹泻。

3. 中枢反应　大剂量氯磺丙脲可引起精神错乱、嗜睡、眩晕、共济失调等。

4. 其他　可导致体重增加。可引起皮疹、皮炎等过敏性反应，也可出现粒细胞减少、血小板减少、再生障碍性贫血和溶血性贫血、胆汁淤滞性黄疸和肝功能损害等，故长期应用需定期检查血象和肝功能。

【药物相互作用】

由于磺酰脲类血浆蛋白结合率较高，因此能与其他药物如保泰松、磺胺类、青霉素、吲哚美辛、双香豆素等发生竞争，合用时使磺酰脲类游离药物浓度上升，降血糖作用增强而易发生低血糖反应。相反，噻嗪类利尿药、呋塞米、糖皮质激素、口服避孕药、钙通道阻断药等通过抑制胰岛素释放或拮抗胰岛素作用而降低磺酰脲类药物的降血糖作用。

二、双胍类

双胍类药物有甲福明（metformine，二甲双胍）、苯乙福明（phenformin，苯乙双胍），国内常用甲福明。

【体内过程】

二甲双胍口服后约 2 小时血药浓度达峰值，不经肝脏代谢，主要以原形经肾排出，$t_{1/2}$ 约 2 小时。苯乙双胍口服后，2～3 小时血药浓度达峰值，大部分在肝脏代谢，约 1/3 原形经肾排出，$t_{1/2}$ 为 3～5 小时，作用持续时间 4～6 小时。缓释胶囊剂可持续 8～14 小时。

【药理作用和作用机制】

双胍类药物对糖尿病患者有降血糖作用，但与磺酰脲类不同，其不刺激胰岛素分泌，故对正常人血糖无影响，但二甲双胍与胰岛素或胰岛素促泌剂联合使用时可增加低血糖发生的风险。降血糖作用机制可能为①减少葡萄糖在肠道吸收。②抑制糖原异生，减少肝脏葡萄糖产生。③促进组织对葡萄糖摄取和促进糖的无氧酵解而增加糖的利用。④抑制胰高血糖素释放。

【临床应用】

1. 2型糖尿病　主要用于饮食控制无效的轻、中度2型糖尿病，尤其适用于肥胖型患者。如单用磺酰脲类药不能控制血糖，加用本类药物常可有效。二甲双胍能改善血脂的合成和代谢，降低血脂水平，降低氧化应激，抑制平滑肌增殖，改善内皮细胞功能和血管及心脏的舒张功能，对心血管具有保护作用。二甲双胍可减少体重，对控制血压也有一定的作用。

2. 预防糖尿病　二甲双胍能针对糖耐量减低患者的基本缺陷，即胰岛素抵抗和胰岛素分泌异常进行治疗，从而减轻糖代谢恶化，防止糖耐量减低向糖尿病转化，对减少糖尿病的发病率具有重要意义。

【不良反应】

1. 胃肠反应　主要表现为恶心、呕吐、食欲不振、腹泻、口中金属味等，餐时服用或减少剂量可缓解。从小剂量开始并逐渐加量是减少其不良反应的有效方法。

2. 过敏反应　表现为皮肤红斑、荨麻疹等。

3. 乳酸血症　由于双胍类药物促进肌肉组织对葡萄糖的无氧酵解，乳酸产生增加所致，尤以苯乙福明发生率高，故目前已少用。甲福明引起乳酸血症较少，故应用广泛。

【禁忌证】

双胍类药物禁用于肾功能不全、肝功能不全、严重感染、缺氧或接受大手术的患者。在造影检查使用碘化造影剂时，应暂时停用二甲双胍。

三、α-葡萄糖苷酶抑制药

α-葡萄糖苷酶（α-glucosidase）抑制药是一类新型口服降糖药，有阿卡波糖（acarbose）、伏格列波糖（voglibose）和米格列醇（miglitol）等。

降糖作用机制是：口服后在小肠黏膜刷状缘竞争性抑制葡萄糖苷酶和蔗糖酶，减慢多糖、蔗糖生成葡萄糖的速度并延缓葡萄糖的吸收，从而降低餐后高血糖。

临床主要用于2型糖尿病，尤其适用于空腹血糖正常而餐后血糖明显升高者。可单独应用，也可与其他降糖药合用以增强疗效。

主要不良反应为胃肠道反应，病人可出现恶心、腹胀、肠鸣音等，少数患者有腹痛、便秘或腹泻。

四、胰岛素增敏药

该类药物结构为噻唑烷酮类（thiazolidone，TZDs）衍生物，主要药物有吡格列酮（pioglitazone）、环格列酮（ciglitazone）和恩格列酮（englitazone）。早期开发的罗格列酮（rosiglitazone）又称文迪雅，因有心脏毒性现已禁用。

此类药物主要通过增加肌肉、脂肪等外周组织器官对胰岛素的敏感性，提高组织对葡萄糖的利用而发挥降血糖作用。作用机制是与细胞核过氧化物酶增殖活化受体γ（peroxisomal proliferator activated receptor γ，PPARγ）结合，激活胰岛素反应基因，使胰岛素调节糖类、脂质代谢的相关基因活化，从而提高靶细胞对胰岛素的敏感性。

临床上主要用于有胰岛素抵抗的1型糖尿病或2型糖尿病。胰岛素增敏剂降糖作用温和、缓慢，降糖效应偏弱，只有在胰岛尚有一定的分泌胰岛素功能时才能发挥其应有的作用，如果胰岛无分泌胰岛素功能（如 1 型糖尿病），单独使用则不能起到降血糖的作用，故难以作为控制糖尿病的首选药物，因此胰岛素增敏剂需与磺酰脲类口服降糖药或胰岛素联用才能获得可靠疗效。

该类药物具有良好的安全性和耐受性，TZDs 单独使用时不导致低血糖，但与胰岛素或胰岛素促泌剂联合使用时可增加低血糖的发生风险。体重增加和水肿是 TZDs 的常见不良反应，这些不良反应在与胰岛素联合使用时表现更加明显。TZDs 的使用与骨折和心力衰竭风险增加相关。有心力衰竭、活动性肝病或转氨酶升高超过正常上限 2.5 倍及严重骨质疏松和有骨折病史的患者应禁用本类药物。

五、非磺酰脲类胰岛素促分泌药物

为苯甲酸类衍生物，是一种新型的胰岛素促分泌剂，也被称为"餐时血糖调节药"。我国上市的有瑞格列奈（repaglinide）、那格列奈（nateglinide）和米格列奈（mitiglinide）。其化学结构虽与磺酰脲类不同，但作用及作用机制相似。可阻断胰岛 β 细胞膜上 ATP 敏感 K^+ 通道，抑制 K^+ 外流，使细胞膜去极化，引起电压依赖型 Ca^{2+} 通道开放，Ca^{2+} 内流，促进胰岛素释放而降低血糖。本药需在餐前即刻服用，口服吸收迅速，起效快而持续时间短，主要作用于餐后葡萄糖的负载，以降低与饮食有关的血糖浓度，适用于 2 型糖尿病患者，可餐时服用。格列奈类药物的常见不良反应是低血糖和体重增加，但低血糖的发生风险和程度较磺脲类药物轻。格列奈类药物可以在肾功能不全的患者中使用。

六、其他新型降血糖药

（一）胰高血糖素样肽-1（GLP-1）受体激动药和 DPP-Ⅳ 抑制药

胰高血糖素样肽-1 是一种肠促胰素，可以以葡萄糖依赖的方式作用于胰岛 β 细胞，促进胰岛素的合成和分泌增加。而 GLP-1 在体内可迅速被二肽基肽酶Ⅳ（DPP-Ⅳ）降解而失去生物活性。GLP-1 受体激动药有依克那肽（exenatide，艾塞那肽）、利拉鲁肽（liraglutide）等。

依克那肽

【药理作用】

依克那肽（exenatide，艾塞那肽）是人工合成的肠促胰岛素样类似物，属长效 GLP-1 受体激动剂。能明显改善 2 型糖尿病患者的血糖，于 2005 年 4 月获美国 FDA 批准上市，商品名为 Byetta。其主要药理作用为增加胰岛素葡萄糖依赖性分泌；抑制 2 型糖尿病患者不适当的胰高血糖素分泌；抑制餐后胃动力及分泌功能，延长胃排空；降低食欲，减少食物摄入；增加胰岛素分泌主基因表达，进而增加胰岛素生物合成；刺激 β 细胞增生，抑制 β 细胞凋亡，从而增加 β 细胞数量。

【临床应用】

是针对二甲双胍、磺酰脲类制剂或两种药物联合治疗达不到目标血糖水平的患者。需皮下注射。GLP-1 受体激动剂可有效降低血糖，并有显著降低体重和改善三酰甘油、血压的作用。

【不良反应】

最常见的副作用是胃肠反应如恶心、呕吐、腹泻等，一般为轻到中度，通常随继续用药而减轻。其禁忌证包括严重的胃肠道疾病和明显的肾功能不全。

西他列汀

西他列汀（sitagliptin，西格列汀）是一种 DPP-Ⅳ 抑制剂，保护内源性 GLP-1 免受 DPP-Ⅳ

的迅速降解。通过抑制 DPP-Ⅳ 活性而相对提高体内肠促胰岛素（包括胰高血糖素样肽-1 和葡萄糖依赖性促胰岛素肽）的水平，由此促进胰腺分泌胰岛素并抑制肝脏生成葡萄糖、最终达到降低血糖效果。该药可提高人体自身降低过高血糖水平的能力，但不适用于 GLP-1 分泌有障碍的患者。

DPP-Ⅳ 抑制剂还有沙格列汀（saxagliptin）、维格列汀（vildagliptin）、利格列汀（linagliptin）和阿格列汀（alogliptin）等。

（二）胰淀粉样多肽类似物

普兰林肽

普兰林肽（pramlintide）与内源性胰淀粉样多肽有着相同的生物学功能，也是至今为止继胰岛素之后第二个获准用于治疗 1 型糖尿病的药物。胰淀粉样多肽与胰岛素一起贮存于 β 细胞中，在刺激剂作用下与胰岛素按照 1∶100 比例协同分泌，每 6～10 分钟一次脉冲式分泌。生理作用包括：增加饱食感、抑制食欲、延缓胃排空并能改善 1 型糖尿病的血糖控制，增加胰岛素分泌，抑制进餐所诱导的胰高血糖素分泌等。

【临床应用】
主要用于 1 型和 2 型糖尿病患者胰岛素治疗的辅助治疗，但不能替代胰岛素。

【不良反应】
普兰林肽不可用于胰岛素治疗依从性差、自我监测血糖依从性差的患者。其他不良反应有关节痛、咳嗽、头晕、疲劳、头痛及咽炎等。

第三十七章 性激素类药及避孕药

扫一扫，查阅本章数字资源，含PPT、音视频、图片等

第一节 雌激素类药及雌激素受体阻断药

一、雌激素类药

天然雌激素（estrogens）主要有雌二醇（estradiol）、雌酮（estrone）和雌三醇（estriol）及其他激素。合成雌激素是以雌二醇为母体，经过结构改变后获得了许多高效的衍生物，如炔雌醇（ethinylestradiol）、炔雌醚（quinestrol）。此外也合成了一些有雌激素活性的非甾体化合物，如己烯雌酚（diethylstilbestrol）。有关女性激素的分泌与调节可参考生理学相关内容。

【体内过程】

天然雌激素如雌二醇可经消化道吸收，但易在肝被代谢，生物利用度低，需注射给药。人工合成的炔雌醇、炔雌醚或己烯雌酚口服效果好，作用较持久。油溶液制剂可与脂肪酸化合成酯，肌内注射时，可延缓吸收，延长其作用时间。炔雌醚在体内储存于脂肪组织中，一次用药，作用可维持 7～10 天。在血液中大部分与性激素结合球蛋白特异性结合，也可与白蛋白非特异性结合。代谢时大部分以葡萄糖醛酸及硫酸结合的形式从肾脏排出，也有部分从胆道排泄并形成肝肠循环。

【药理作用】

1. 促进女性性征和性器官发育 对未成年女性，可使子宫发育、乳腺腺管增生，保持女性性征。对成年女性，除继续保持女性性征外，它还使子宫内膜增殖变厚（增殖期），并与黄体酮一起，使子宫内膜转变为分泌期，提高子宫平滑肌对缩宫素的敏感性，形成月经周期。同时可使阴道上皮增生，浅表层细胞发生角化。

2. 对乳腺的作用 小剂量雌激素可刺激乳腺导管和腺泡生长发育，大剂量可抑制泌乳。

3. 影响代谢 有轻度水钠潴留作用。并能增加骨骼的钙盐沉积，加速骨骺闭合。大剂量能升高血清三酰甘油和磷脂，降低血清胆固醇，也可使糖耐量降低。尚有促凝血作用。

【临床应用】

1. 绝经期综合征 绝经期妇女因卵巢功能降低，雌激素分泌减少，垂体促性腺激素分泌增多，内分泌平衡失调而出现一系列症状，如阵发性发热、出汗、头痛、恶心、失眠、情绪不安等。应用雌激素替代治疗可抑制垂体促性腺激素的分泌，从而减轻各种症状，并能防止由雌激素水平的降低所引起的病理性改变。对于绝经期和老年性骨质疏松症，可使用雌激素与雄激素联合治疗，减少骨质吸收，防止骨折发生。此外，老年性阴道炎及女阴干枯症等，局部用药

有效。

2. 卵巢功能不全与闭经　原发性或继发性卵巢功能低下，可用雌激素作替代治疗，以促进外生殖器、子宫及第二性征的发育。与孕激素合用，可形成人工月经。

3. 功能性子宫出血　用于因雌激素水平波动引起的不规则出血或雌激素水平低下，子宫内膜创面修复不良引起的出血。雌激素能促进子宫内膜增生，修复出血创面而止血，也可与孕激素配伍，调整月经周期。

4. 乳房胀痛及退乳　部分妇女停止授乳后可发生乳房胀痛，大剂量雌激素可反馈性抑制垂体催乳素的分泌，使乳汁分泌减少而退乳消痛。

5. 晚期乳腺癌　绝经五年以上的乳腺癌用雌激素能缓解晚期乳腺癌不宜手术患者的症状。但绝经期以前的患者禁用，因为这时可能促进肿瘤的生长。

6. 前列腺癌　大剂量雌激素可抑制垂体促性腺激素分泌，使睾丸萎缩及雄激素分泌减少，同时又能拮抗雄激素的作用。

7. 痤疮　青春期痤疮是由于雄激素分泌过多所致，雌激素可抑制雄激素分泌，也能拮抗雄激素的作用。

8. 避孕　与孕激素合用可避孕（见本章第四节）。

【不良反应】

1. 类早孕反应　常见有恶心、呕吐、食欲不振、头晕等，早晨较多见。以小剂量开始并逐渐增加剂量或发生反应后减少剂量均可减轻反应。

2. 子宫不规则出血　长期大量应用可致子宫内膜过度增生而引起出血，故有子宫出血倾向者及子宫内膜炎患者慎用。

3. 水肿　大剂量雌激素还可引起水、钠潴留导致水肿。

4. 其他　本药在肝内代谢，有可能引起胆汁淤积性黄疸，故肝功能不良者慎用。

【禁忌证】

除前列腺癌和绝经期后乳腺癌外，禁用于其他肿瘤。

二、雌激素受体阻断药

本类药物具有竞争性阻断雌激素受体，抑制雌激素的作用。主要有氯米芬、他莫昔芬（tamoxifen）、雷洛昔芬（raloxifene）等。本类药对机体的器官具有二重作用，既对生殖系统表现为雌激素阻断作用，而对骨骼系统及心血管系统则发挥拟雌激素样作用，故又称为选择性雌激素受体调节剂（selective estrogen-receptor modulators，SERM）。

氯米芬

氯米芬（clomiphene，克罗米酚，氯芪酚胺）的化学结构与己烯雌酚相似，为三苯乙烯衍生物。本药有较强的抗雌激素作用和较弱的雌激素活性，能促进腺垂体分泌促性腺激素，从而诱发排卵。这可能是因阻断下丘脑的雌激素受体，从而消除雌二醇的负反馈性抑制。

临床用于月经紊乱及长期服用避孕药后发生的闭经，对无排卵（女）型及精子缺乏（男）性不育症，以及乳房纤维囊性疾病和晚期乳腺癌亦有一定疗效。长期大剂量连续服用可引起卵巢肥大，故卵巢囊肿患者禁用。

第二节　孕激素类药及孕激素受体阻断药

一、孕激素类药

孕激素（progestogens）主要由卵巢黄体分泌，妊娠 3～4 个月后黄体逐渐萎缩转由胎盘分泌，直至分娩。在近排卵期的卵巢及肾上腺皮质中也有一定量的孕激素产生。临床应用的孕激素均系人工合成品及其衍生物。常用的有黄体酮（progesterone）、17α-羟孕酮类如甲地孕酮（megestrol）、氯地孕酮（chlormadinone）和 19-去甲睾酮类如炔诺酮（norethisterone）、炔诺孕酮（norgestrel）、双炔失碳酯（anorethidrane dipropionate）等。

【体内过程】

各种途径给药均可迅速吸收，但在胃肠道及肝脏绝大部分被代谢，故口服无效，需采用注射给药，油溶液肌内注射可发挥长效作用。血浆中的黄体酮大部分与蛋白结合，游离型仅占 3％。其代谢产物主要与葡萄糖醛酸结合，从肾排出，$t_{1/2}$ 仅约 5 分钟。人工合成的炔诺酮、甲地孕酮等作用较强，在肝内代谢较慢，可以口服。

【药理作用】

1. 对女性生殖系统的作用　①在月经后期，黄体酮在雌激素作用的基础上，使子宫内膜继续增厚、充血，腺体增生，由增殖期转为分泌期，有利于孕卵着床和胚胎发育。②在妊娠早中期，与缩宫素竞争受体，降低子宫对缩宫素的敏感性，起到保胎作用。③一定剂量的孕激素可抑制垂体前叶黄体生成素分泌，抑制排卵。④促使乳腺腺泡发育，为哺乳做准备。

2. 利尿作用　竞争性地对抗醛固酮，从而促进 Na^+ 和 Cl^- 的排泄并利尿。

3. 轻度升高体温　使月经周期的黄体相基础体温较高。

【临床应用】

1. 功能性子宫出血　对黄体功能不足所致子宫内膜不规则的成熟与脱落而引起子宫出血，应用孕激素可使子宫内膜协调一致地转为分泌期，在行经期有助于子宫内膜全部脱落。

2. 流产　对先兆性流产和习惯性流产均有效，孕激素对黄体功能不足所致的先兆性流产和习惯性流产具有一定的安胎作用。

3. 痛经及子宫内膜异位症　孕激素可通过抑制排卵并减轻子宫痉挛性收缩而止痛，也可使异位的子宫内膜退化。与雌激素合用效果更好。

4. 子宫内膜腺癌　大剂量孕激素可使子宫内膜癌细胞分泌耗竭而致腺癌萎缩退化。

5. 前列腺肥大或癌症　可反馈地抑制垂体前叶分泌间质细胞刺激激素，减少睾酮分泌，促进前列腺细胞萎缩退化。

【不良反应】

偶见头晕、恶心、乳房胀痛等。长期应用可引起子宫内膜萎缩，月经量减少，并易发阴道真菌感染。19-去甲睾酮类大剂量时可致肝功能障碍。同时具有雄激素样作用，可引起女性胎儿男性化。黄体酮有时也可能引起生殖系统畸形。

二、孕激素受体阻断药

米非司酮

【体内过程】

米非司酮（mifepristone）口服吸收迅速，生物利用度为 40％。吸收后主要分布在大脑和垂体、肾上腺皮质、卵巢和子宫内膜。血浆平均达峰时间 0.7～1 小时，达峰浓度 2.34mg/L，半衰期平均为 34 小时，服药后 72 小时血浆水平仍可维持在 0.2mg/L。体内最主要代谢物是 N-去甲代谢物，它也具有生物活性，抗早孕作用约为米非司酮的 1/3。口服吸收后 90％以上经肝代谢，进入胆汁，经消化道排出体外，其余不到 10％由泌尿道排出体外。

【药理作用】

米非司酮为孕激素受体阻断药，具有终止早孕、抗着床、诱导月经及促进宫颈成熟等作用，与孕酮竞争受体而达到阻断孕酮的作用，与糖皮质激素受体亦有一定亲和力。米非司酮能明显增高妊娠子宫对前列腺素的敏感性。小剂量米非司酮序贯合并前列腺素类药物，可得到满意的终止早孕效果。

【临床应用】

米非司酮片与前列腺素药物序贯合并使用，可用于终止停经 49 天内的妊娠。包括停经日数在 49 日以内的正常宫内妊娠；手术人流的高危对象，如剖宫产半年内，人流或产后哺乳期妊娠，宫内发育不全或坚韧而无法探子宫腔者；对手术流产有恐惧心理者。

【不良反应】

部分早孕妇女服药后，有轻度恶心、呕吐、腹泻、眩晕、乏力和下腹痛，肛门坠胀感和子宫出血。个别妇女可出现皮疹。少数有潮红和发麻现象。

【禁忌证】

①对本品过敏者。②心、肝、肾疾病患者及肾上腺皮质功能不全者。③有使用前列腺素类药物禁忌者：如青光眼、哮喘及对前列腺素类药物过敏等。④带宫内节育器妊娠和怀疑宫外孕者，年龄超过 35 岁的吸烟妇女。

【注意事项】

1. 确认为早孕者，停经天数不应超过 49 天，孕期越短，效果越好。

2. 使用需具备条件。米非司酮片必须在具有急诊、刮宫手术和输液、输血条件下使用。本药不得在药房自行出售。

3. 服药前须知。服药前必须向服药者详细告知治疗效果，及可能出现的副反应。治疗或随诊过程中，如出现大量出血或其他异常情况，应及时就医。

4. 服药后须知。服药后，一般会较早出现少量阴道出血，部分妇女流产后出血时间较长。少数早孕妇女服用米非司酮片后，即可自然流产。约 80％的孕妇在使用前列腺素类药物后，6 小时内排出绒毛胎囊，约 10％孕妇在服药后一周内排出妊娠物。

5. 复诊及补救措施。服药后 8～15 天应去原治疗单位复诊，以确定流产效果。必要时作 B 型超声波检查或血 HCG 测定，如确诊为流产不全或继续妊娠，应及时处理。使用本品终止早孕失败者，必须进行人工流产终止妊娠。

第三节　雄激素类药和同化激素类药

一、雄激素类药

天然雄激素（androgens）主要是睾丸间质细胞分泌的睾酮（testosterone），肾上腺皮质、卵巢和胎盘也有少量分泌。除了睾酮，临床常用的甲睾酮（android；甲基睾丸素，methyltestos-terone）、丙酸睾酮（andronate；丙酸睾丸素，testosterone propionate）和苯乙酸睾酮（testosterone phenylacetate，苯乙酸睾丸素）。均系人工合成品。

【体内过程】

睾酮口服易吸收，但在肝脏内被迅速代谢，首过效应强，因此口服无效。一般用其油溶液肌内注射或植入皮下。其酯类化合物极性低，溶于油液中注射后，不易进入水性体液，因而吸收缓慢。作用时间长。代谢产物与葡萄糖醛酸结合，随尿排出。甲睾酮口服后吸收迅速且完全，又不易被肝脏代谢，故口服效果较好，也可舌下给药。

【药理作用】

1. 对生殖系统的作用　雄激素能促进男性性器官及副性器官发育并保持其成熟状态，促进男性第二性征形成，促进精子的生成及成熟。大剂量负反馈抑制垂体前叶分泌促性腺激素。对女性可减少雌激素的分泌。尚有抗雌激素作用。

2. 同化作用　雄激素能明显地促进蛋白质的合成，减少蛋白质分解，促进机体正氮平衡，使肌肉增长，体重增加，减少尿氮排泄。能促进免疫球蛋白的合成，增强机体的免疫功能。

3. 兴奋骨髓造血功能　在骨髓功能低下时，较大剂量雄激素可促进肾脏分泌促红细胞生成素，也可直接刺激骨髓造血功能，使红细胞生成增加。

4. 其他　雄激素尚有类似糖皮质激素的抗炎作用，还有增加肾脏远曲小管重吸收水钠和保钙作用，故易出现水、钠、钙、磷潴留现象。

【临床应用】

1. 睾丸功能不全　睾酮用于睾丸功能不足（无睾症或类无睾症）的替代治疗。

2. 功能性子宫出血　利用睾酮抗雌激素作用，使子宫平滑肌及其血管收缩、使内膜萎缩而止血。更年期患者较适用。对严重出血病例，可用己烯雌酚、黄体酮和丙酸睾酮三种混合物注射，以收止血之效，但停药后可出现撤退性出血。

3. 晚期乳腺癌　对晚期乳腺癌或乳腺癌转移者，采用雄激素治疗可使部分病例的病情得到缓解。这可能与其抗雌激素作用有关，也可能通过抑制垂体促性腺激素的分泌，减少卵巢分泌雌激素。此外，雄激素尚有对抗催乳素对乳腺癌的刺激作用。其治疗效果与癌细胞中雌激素受体含量有关，受体浓度高者，疗效较好。

4. 贫血　用丙酸睾酮或甲睾酮可使骨髓功能改善，因而可以治疗慢性再生障碍性贫血及其他贫血。

5. 其他　多种消耗性疾病、骨质疏松、肌肉萎缩、长期卧床、放射治疗等，雄激素可增加食欲，促进蛋白质合成而改善虚弱体质。

【不良反应】

1. 女性患者男性化　女性患者长期应用本类药物，可引起男性化体征，如痤疮、多毛、声音变粗、闭经、乳腺退化、性欲改变等。男性患者可发生性欲亢进，也可出现女性化。长期用药后睾丸萎缩，精子生成抑制。

2. 肝损伤　17α 位有烷基取代的睾酮类药物干扰肝内毛细胆管的排泄功能，引起胆汁郁积性黄疸。应用时若发现黄疸或肝功能障碍时，则应停药。

3. 其他　睾酮长期大量应用可出现水钠潴留。

【禁忌证】

孕妇及前列腺癌病人禁用。肾炎、肾病综合征、肝功能不良、高血压及心力衰竭病人慎用。

二、同化激素类药

雄激素虽有较强的同化作用，但用于女性或非性腺功能不全的男性，常可出现女性男性化现象，限制了临床应用。同化激素（anabolic hormone）则是以同化为主，男性化作用较弱的睾酮的衍生物，如苯丙酸诺龙（nandrolone phenylpropionate）、司坦唑醇（Stanozolol，康力龙）等。

【药理作用】

同化激素能促进蛋白质合成，减少蛋白质分解，使肌肉增长，体重增加，与雄激素比较其男性化的作用很弱。

【临床应用】

临床上主要用于蛋白质合成不足和分解增多的病例，如营养不良、严重烧伤、肿瘤恶病质、手术后恢复期、骨折不易愈合、老年性骨质疏松、肾功能衰竭、再生障碍性贫血及慢性消耗性疾病等。服用时应同时增加食物中的蛋白质含量。

【不良反应】

长期使用可引起水钠潴留、血钙过高，女性患者可出现月经紊乱及轻度男性化，有时引起肝内毛细胆管胆汁郁积而发生黄疸。肾炎、心力衰竭和肝功能不良者慎用，孕妇、高血压患者及前列腺癌患者禁用。本类药物属于体育竞赛的一类违禁药。

第四节　避孕药

生殖是一个复杂的生理过程，它包括精子和卵子的形成与成熟、排卵、受精、着床以及胚胎发育等许多环节。在理论上，只要阻断其中任何一个环节，都能达到避孕和终止妊娠的目的。这些环节多发生在女性体内，这使女性避孕药较男性避孕药发展为快。与其他药物相比，避孕药特点有：①应用广，如女性口服避孕药目前在世界上有数千万人使用。②服药时间长，可达十年以上。③安全度高。④疗效高，几乎接近99%。

一、主要抑制排卵的女性口服避孕药

【药理作用】

一般认为，外源性雌激素通过负反馈机制抑制丘脑下部促性腺激素释放激素（gonadotropin-releasing hormone，GnRH）的释放，从而减少卵泡刺激素（Follicle-Stimulating Hormone，FSH）的分泌，使卵泡发育和成熟过程受阻；孕激素抑制黄体生成素（LH）的释放，两者协同作用抑制排卵。动物试验发现，外源性促性腺激素可防止甾体避孕药的抗排卵作用，故支持上述看法。

此外，本类药还可干扰生殖过程的其他环节，如抑制子宫内膜的正常增殖，使其萎缩退化，不利于受精卵着床，改变受精卵在输卵管中的运行速度，阻碍受精卵适时地到达子宫；此外，可使宫颈黏液增稠，不利于精子进入宫腔。本类药物均由不同类型的雌激素和孕激素组成，主要通过抑制排卵而发挥避孕作用。

【分类和用途】

1. 短效口服避孕药　如复方炔诺酮片（1963）、复方甲地孕酮片及复方炔诺孕酮片等，近年还有妈富隆（marvelon）、敏定偶（minulet）、诺瑞尼（nonny）、奥佐诺姆（ortho-novum）等新产品。该类药物需从月经周期第五天起，每晚服药一片，连服22天，不能间断。一般于停药后2~4天就可以发生撤退性出血，形成人工月经周期。下次服药仍从月经来潮第五天起。如停药7天仍未来月经，则应立即开始服下一周期的药物。偶尔漏服时，应于24小时内补服一片。

2. 长效口服避孕药　是以长效雌激素类药炔雌醚与孕激素类药18-甲基炔诺酮（1954）或氯地孕酮配伍组成的复方片剂。服法是从月经来潮当天算起，第5天服1片，最初两次间隔20天，以后每月服 1 次，每次服 1 片。

3. 长效注射避孕药 有复方己酸孕酮注射液（避孕针 1 号）和复方甲地孕酮注射液等。首次于月经周期第 5 日深部肌注 2 支，以后每隔 28 天或于每次月经周期第 11~12 天注射 1 次。

4. 埋植剂 以己内酯小管（约φ2mm ×30mm）装入炔诺孕酮 70mg，形成棒状物，植入臂内侧或左肩胛部皮下。

5. 多相片剂 为了使服用者的激素水平近似月经水平，并减少月经期间出血的发生率，可将避孕药制成多相片，如炔诺酮双相片、三相片。双相片是开始 10 天每日服一片含炔诺酮 0.5mg 和炔雌醇 0.035mg 的片剂，后 11 天每日服一片含炔诺酮 1mg 和炔雌醇 0.035mg 的片剂，这种服用法很少发生突破性出血，是其优点。三相片则分为开始 7 天每日服一片含炔诺酮 0.5mg 和炔雌醇 0.035mg 的片剂，中期 7 天，每日服用一片含炔诺酮 0.75mg 和炔雌醇 0.035mg 的片剂，最后 7 天每日服用一片含炔诺酮 1mg 和炔雌醇 0.035mg 的片剂，其效果较双相片更佳。

【不良反应】

1. 类早孕反应 5%~15%的用药妇女，于服药初期可出现恶心、呕吐及择食等类早孕现象。一般坚持用药 2~3 个月后反应可减轻或消失。

2. 子宫不规则出血 常见于用药后最初几个周期，可加服炔雌醇。

3. 闭经 有 1%~2%的妇女发生闭经，原月经史不正常者较易发生。如连续两个月闭经，应予停药。

4. 乳汁减少 见于少数哺乳期妇女。

5. 凝血功能亢进 国外报告甾体避孕药可引起血栓性静脉炎和血栓栓塞，如肺血栓和脑血栓等，可能与其中雌激素成分有关，减少雌激素含量可减少血栓发生率。国内未见有关报告，可能与我国所用制剂中雌激素剂量较低有关。

6. 轻度损害肝功能 与肝肿瘤的发生有一定关系，故服药者应定期检查肝脏，有肝肿大者宜停药。

【禁忌证】

充血性心力衰竭或有其他水肿倾向者慎用。高血压患者慎用。急慢性肝病及糖尿病需用胰岛素治疗者不宜使用。如长期用药过程中出现乳房肿块，应立即停药。宫颈癌患者禁用。

二、抗着床女性口服避孕药

该类药物可使子宫内膜发生各种功能与形态变化，阻碍孕卵着床，故亦称探亲避孕药。我国多用大剂量炔诺酮（5mg/次）、甲地孕酮（2mg/次）及双炔失碳酯（anorethidrane dipropionate）。本类药物的应用时间不受月经周期的限制。用法为同居当晚或事后服用。同居 14 日以内，每晚服 1 片，必须连服 14 片。如超过 14 日，应接服复方炔诺酮片或复方甲地孕酮片。

三、以阻碍受精为主的小剂量孕激素

小剂量孕激素口服后，可改变宫颈黏液的理化性质，阻碍受精。孕激素还能抑制宫颈黏液的分泌，使黏液量减少但黏稠度增高，细胞含量增加，使精子不易通过，达到阻碍受精的效果。在孕激素处于优势情况下，精子获能受到抑制，失去受精能力，因而影响受精。在整个月经周期连续服用小剂量孕激素，可阻碍受精，其优点是不含雌激素，副作用较少，但避孕效果较雌激素和孕激素的复方制剂差，且不规则出血的发生率较高。已少用。

四、男性避孕药

棉酚（gossypol）是棉花根、茎和种子中含有的一种黄色酚类物质。动物实验证明，棉酚可破坏睾丸曲细精管的生精上皮，抑制生精过程，使精子数量逐渐减少，直至无精子生成。如每天服用 20mg，连服 2 个月，节育有效率可高达 99% 以上。停药后生精能力可逐渐恢复。不良反应有乏力、食欲减退、恶心、呕吐、心悸及肝功能改变等。约 1% 服药者在服药期间可发生低血钾症状。这些均限制了棉酚作为常规避孕药使用。

庚酸睾酮是一种新型男性避孕药，它的作用机制是通过负反馈抑制促性腺激素释放。用法为每周肌内注射 200mg，连用 4 月进入无精子症，有效期 ≥1 年。不良反应有红细胞增加、水钠潴留等。

第八篇
化学治疗药物

第三十八章
抗病原微生物药物概论

用化学药物抑制或杀灭体内病原微生物（包括细菌、病毒和真菌等）、寄生虫及恶性肿瘤细胞的治疗手段，称为化学治疗（chemotherapy），简称化疗。

能抑制或杀灭病原微生物，用于防治感染性疾病的药物，称为抗病原微生物药，亦称抗微生物药（antimicrobial drugs）。主要包括抗菌药（antibacterial drugs）、抗真菌药（antifungal drugs）和抗病毒药（antiviral drugs）。

在应用化学治疗药物时，应该注意药物、机体与病原体三者之间的相互关系（图 38-1），包括：①药物对病原体的抑制或杀灭作用和作用机制以及病原体对药物的耐药性。②病原体对机体的致病作用以及机体抗病原体感染的能力。③药物对机体的药效学过程（包括防治作用和不良反应）以及机体对药物的药动学过程。在药物的临床应用中，应注重调动机体的抗病能力，明确药物对病原体的选择性作用，避免和减少药物的不良反应和病原体耐药性的产生，保证合理用药。

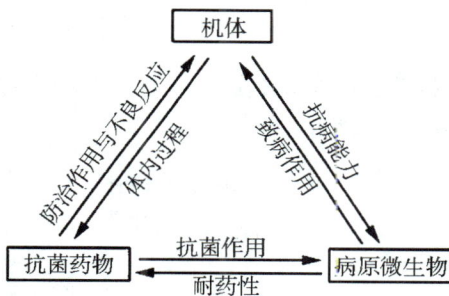

图 38-1　药物、病原体、机体相互关系示意图

理想的抗病原微生物药物应具备以下特点：对病原体具有高度选择性；对人体无毒或低毒；病原体不易对其产生耐药性；有良好的药代动力学特性；最好为长效、速效、强效药物；使用方便；价格低廉。

第一节　抗菌药物的基本概念

抗菌药（antibacterial drugs）　指对细菌有抑制或杀灭作用的药物，包括抗生素和人工合成的药物。

抗生素（antibiotics）　是指某种微生物（包括细菌、真菌、放线菌等）产生的，对其他病原微生物具有抑制或杀灭作用的物质。分为天然抗生素和人工半合成抗生素，前者由微生物产生，后者由天然抗生素经结构改造获得。

抗菌谱（antibacterial spectrum）　是指抗菌药抑制或杀灭病原微生物的范围。对多种病原微生物有抑制、杀灭作用的药物称为广谱抗菌药，如广谱头孢菌素、广谱青霉素、第三/四代喹诺酮类、四环素类和氯霉素类等。对一种或有限的几种病原微生物有抑制、杀灭作用的药物称为窄谱抗菌药，如异烟肼仅对结核杆菌有作用，对其他细菌无效。抗菌谱是临床选药的重要依据。

抑菌药（bacteriostatic drugs） 指抑制细菌生长繁殖而无杀灭作用的药物，如四环素类、红霉素类和磺胺类等。

杀菌药（bactericidal drugs） 指能杀灭细菌的药物，如青霉素类、头孢菌素类和氨基糖苷类药物等。

最低抑菌浓度（minimal inhibitory concentration，MIC） 是指体外抗菌实验中，抑制供试细菌生长的抗菌药物的最低浓度。

最低杀菌浓度（minimal bactericidal concentration，MBC） 是指体外抗菌实验中，杀灭供试细菌的抗菌药物的最低浓度。

抗菌药物后效应（post-antibiotic effect，PAE） 是指停药后药物浓度下降到 MIC 以下后，细菌生长仍受到持续抑制的效应。

化疗指数（chemotherapeutic index，CI）为评价化疗药物安全性的指标。一般以 LD_{50}/ED_{50} 或 LD_5/ED_{95} 表示。通常化疗指数愈大，用药愈安全。但化疗指数不能作为评价药物安全性的唯一指标，如青霉素化疗指数很大，却也有可能在小于常用剂量时，引起过敏性休克甚至死亡。

第二节 抗菌药物作用机制

抗菌药物主要是通过干扰病原微生物的生化代谢过程，或破坏其结构的完整性而产生抑菌或杀菌作用（图 38-2）。

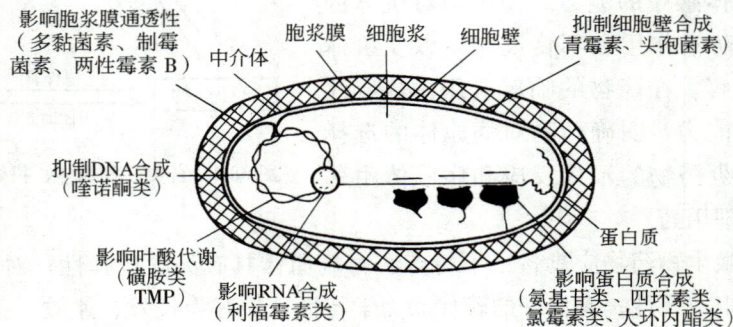

图 38-2 细菌结构与抗菌药物作用部位示意图

1. 干扰细菌细胞壁合成 细菌细胞壁位于胞浆膜之外，是维持菌体内环境（如渗透压等）及细菌正常生长的重要结构。细胞壁的组成依细菌的种类而有所不同。革兰氏阳性菌细胞壁坚韧厚实，主要的构成物质是黏肽，占细胞壁干重的 50%～80%。β-内酰胺类抗生素可抑制转肽酶而阻碍黏肽合成，致使细胞壁缺损，菌体内的高渗透压使水分内渗，细菌肿胀、变形，加之细胞壁自溶酶活性被激活，细菌最终破裂溶解而死亡。而革兰氏阴性菌细胞壁较薄，黏肽仅占细胞壁干重的 1%～10%，在黏肽层外还有由磷脂、脂多糖和一系列特异性蛋白组成的外膜，能阻止青霉素等抗生素进入胞内。青霉素类、头孢菌素类、磷霉素、万古霉素等药物通过抑制细胞壁的合成而发挥抗菌作用。

2. 改变细菌胞浆膜的通透性 细菌胞浆膜位于细胞壁内侧，哺乳动物的胞浆膜含有胆固醇，真菌的胞浆膜含有麦角固醇，细菌胞浆膜不含胆固醇和麦角固醇，主要是由类脂质和蛋白质分子构成的一种半透膜，具有渗透屏障、合成黏肽和脂多糖及运输物质等功能。多黏菌素类能选择性地与细菌胞浆膜中的磷脂结合，制霉菌素和两性霉素 B 能与真菌胞浆膜中麦角固醇类结合，咪唑类能抑制真菌胞浆膜麦角固醇合成，使胞浆膜受损，使膜通透性增加，菌体内物质外漏造成菌体死亡。

3. 抑制细菌蛋白质合成 核糖体是蛋白质合成的重要场所。细菌的核糖体是由 30S 和 50S 亚单位组成的 70S 复合体，而人体的核糖体是由 40S 和 60S 亚单位组成的 80S 复合体，在生理生化功能方面都有不同，所以抗菌药物在临床常用剂量下，可以选择性地影响细菌核糖体的功能而不会影响人体细胞的功能。部分抗菌药（如四环素类、氨基糖苷类、氯霉素类、林可霉素类和大环内酯类等）作用于核糖体的亚单位，对蛋白质合成过程的不同阶段起抑制作用，从而产生抑菌或杀菌作用：①起始阶段：氨基糖苷类药物可抑制细菌 70S 始动复合物的形成。②肽链延伸阶段：四环素类特异性地与核糖体 30S 亚基上的 A 位结合，阻止氨基酰 tRNA 进入该位从而阻碍肽链的形成；氯霉素和林可霉素能选择性地抑制肽酰基转移酶；大环内酯类可抑制移位酶，阻止肽链延伸。③终止阶段：氨基糖苷类阻止终止因子 R 进入 A 位，使已形成的肽链不能释放，致使核糖体循环受阻，合成无功能的肽链，从而产生杀菌作用。

4. 抑制细菌叶酸代谢 哺乳动物的细胞能直接利用周围环境中的叶酸进行代谢，而大多数致病菌必须自身合成叶酸。磺胺类药和甲氧苄啶（TMP）可通过干扰敏感细菌叶酸合成，从而影响核酸的合成，抑制细菌生长繁殖。

5. 抑制细菌核酸代谢 利福平可特异性地抑制细菌 DNA 依赖的 RNA 多聚酶，阻碍细菌 mRNA 的合成；喹诺酮类可抑制 DNA 回旋酶，使 DNA 负超螺旋结构不能形成，妨碍细菌 DNA 的复制和 mRNA 的转录，从而杀灭细菌。

第三节 细菌的耐药性及其产生机制

耐药性又称抗药性（drug resistance），是指细菌与抗菌药物反复接触后，对药物的敏感性降低甚至消失。细菌对某一药物产生耐药性后，对其他药物也产生耐药性称为交叉耐药性，多出现于化学结构相似的抗菌药之间。根据程度的不同，又有完全交叉耐药和不完全交叉耐药之分。如细菌对一种磺胺药产生耐药性后，对其余的磺胺药也不再敏感，这称为完全交叉耐药性。此外，细菌对某一类抗菌药的不同品种可以存在单向交叉耐药现象，如氨基糖苷类抗生素中链霉素与庆大霉素、卡那霉素、新霉素之间有单向交叉耐药性，即对链霉素不敏感的细菌可能对庆大霉素、卡那霉素、新霉素敏感，而对庆大霉素、卡那霉素、新霉素不敏感的细菌对链霉素也不会敏感。

耐药性分为固有耐药性（intrinsic resistance）和获得耐药性（acquired resistance）。固有耐药性又称天然耐药性，是由细菌染色体基因决定的，代代相传不会改变，比如链球菌对氨基糖苷类抗生素有天然耐药性。获得耐药性与病原体多次接触药物有关，病原体通过改变自身代谢途径，使其对抗菌药物的敏感性下降或消失。如金黄色葡萄球菌产生 β-内酰胺酶从而对 β-内酰胺类抗生素耐药。

细菌耐药性产生的机制主要有：

1. 产生灭活酶 此类酶通过水解、基团修饰等方式，改变抗微生物药物的化学结构，从而导致药物失去抗菌活性。如细菌产生的 β-内酰胺酶可以水解青霉素类和头孢菌素类的 β-内酰胺环，使它们失去抗菌活性；革兰氏阴性菌可产生钝化酶，改变氨基糖苷类的抗菌必需结构，使药物效力降低或失效。

2. 改变抗菌药物作用靶位　抗菌药物所影响的细菌生化代谢过程的某部位称为抗菌作用的靶位。耐药菌通过多种途径影响靶位而产生耐药。包括：①降低靶蛋白与抗菌药物的亲和力，如肺炎链球菌对青霉素的耐药。②增加靶蛋白的数量，如金黄色葡萄球菌增加自身产生的对氨基苯甲酸的量，与磺胺类竞争二氢叶酸合成酶，使磺胺的抗菌作用下降甚至消失。③合成新的功能相同但与抗菌药亲和力低的靶蛋白，如耐喹诺酮类细菌基因突变导致自身 DNA 回旋酶 A 亚基变异，降低了喹诺酮类与 DNA 回旋酶的亲和力，使其失去抗菌作用。④产生靶位酶代谢拮抗物（对药物有拮抗作用的底物），如耐链霉素菌株核糖体 30S 亚基发生结构改变，导致链霉素与之结合的能力下降，出现耐药。

3. 降低外膜的通透性　耐药菌的这种改变使药物不易进入靶位。如革兰氏阴性菌外膜孔蛋白的数量减少或孔径减小，会减少经这些通道进入的物质，阻抑抗菌药物进入菌体。如耐喹诺酮类细菌基因突变，使喹诺酮进入菌体的特异孔道蛋白的表达减少，喹诺酮类不易进入菌体，抗菌活性降低。

4. 加强主动流出系统　某些细菌能将进入胞内的药物泵出胞外，这种泵需要能量，故称为主动流出系统（active efflux system）。主动流出系统由转运子、附加蛋白和外膜蛋白三种蛋白组成，联合将药物泵出菌体细胞外，称为三联外排系统（tri-partite efflux system）。如大肠埃希菌、金黄色葡萄球菌、铜绿假单胞菌和空肠弯曲杆菌等存在主动流出系统，对四环素类、氯霉素类、氟喹诺酮类、大环内酯类和 β-内酰胺类产生多重耐药。

基因突变（gene mutation）是产生细菌耐药性的原因之一，其耐药基因能垂直传给子代，如对喹诺酮类和利福平耐药性的产生都是通过突变引起的。但更多地以水平转移的方式进行，包括：①接合（conjugation）：细菌间通过菌毛（fimbria）或桥接相互沟通，将遗传物质如质粒或染色体的 DNA 从供体菌转移给受体菌，这是耐药扩散的重要方式之一。②转导（transduction）：以噬菌体为媒介，将噬菌体蛋白外壳上的含有耐药基因的遗传物质，由供体菌转移给受体菌。③转化（transformation）：少数细菌还可以从周围环境中摄取含有耐药基因的游离 DNA，掺入自身染色体当中，从而变成耐药菌。

由于耐药基因以多种方式在细菌之间移动，促进了耐药性和多重耐药的快速发展，导致新研发的抗菌药物很难跟上细菌耐药性的进展，在世界范围内对人类的健康构成了威胁。因此，临床医生必须严格掌握药物的抗菌谱和适应证，合理使用抗菌药物，降低耐药性的发生率和危害性。

第四节　抗菌药物的合理应用

抗菌药物目前已成为临床应用最广泛的一类药物。在治疗疾病、挽救患者生命的同时，抗菌药物的不合理使用也导致不良反应（如过敏反应、毒性反应以及二重感染等）的发生率增高，耐药菌株不断增加，给感染性疾病的治疗带来了严重的困难。为了减少和避免耐药性的产生，应严格控制抗菌药物的使用。能用一种抗菌药物控制的感染，不考虑多种抗菌药物联用；严格掌握预防用药和局部用药的指征，避免滥用；窄谱抗菌药物能控制的感染不首先考虑广谱抗菌药物；严格按照《抗菌药物临床应用指导原则》采取抗菌药物分级管理制度，抗菌药物必须凭医生处方使用，药店不得随意售卖。临床工作中，应根据致病菌的特点、药物的适应证以及患者机体的状况来选择安全有效的抗菌药物。

一、抗菌药物的合理应用

1. 明确病原诊断，合理选择药物　患者出现症状时，应尽早获取血、尿常规等检查资料，从感染部位、血液、痰液取样培养分离致病菌并进行药物敏感试验，为临床有针对性地选择抗菌药物提供实验室依据。如果病人感染症状严重，可结合临床诊断预测可能的致病菌，选择适当的药物进行治疗。一旦明确病原诊断，应及时调整用药。缺乏细菌感染的证据、诊断不能成立者，没有使用抗菌药物的指征。

2. 掌握药物特点，合理选择用药　不同的抗菌药物具有不同的药效学特性和药动学特性，因此临床适应证也不尽相同。临床医生应明确致病菌的种类，参考药敏试验的结果，根据药物的抗菌谱和抗菌活性有针对性地选择抗菌药物。同时应结合患者情况考虑药物可能带来的不良反应，确保用药安全。应结合药物体内过程的特点，尽量选择能在感染部位达到有效抗菌浓度的药物。

3. 了解患者情况，合理选择药物　临床医师应了解患者的年龄、生理、病理、免疫等机体状况，合理选用抗菌药物，制订用药方案。如：①肝功能减退的患者应避免使用主要经肝脏代谢或对肝脏有损害的药物。②肾功能减退的患者应避免使用主要经肾脏排泄或对肾脏有损害的药物。③新生儿、早产儿、儿童、孕妇、哺乳期妇女等特殊生理时期的患者用药需谨慎，一定要选用安全的抗菌药物。

4. 抗菌药物的预防应用原则　抗菌药物的预防性应用旨在防止可能出现的细菌感染，但不适当的预防用药可能导致高度耐药的产生，甚至继发难以控制的感染。抗菌药的预防应用仅限于下列少数情况：①苄星青霉素、普鲁卡因青霉素用于清除咽喉部及其他部位的溶血性链球菌，防止风湿热的复发，且需数年以上疗程的预防用药，直至病情稳定。②在流行性脑脊髓膜炎流行季节，可用磺胺嘧啶作为预防用药口服。③进入疟疾区的人群在进入前两周开始服用乙胺嘧啶和磺胺多辛的复方制剂，时间不超过 3 个月。④预防外科手术可能出现的感染，如颅脑、胸心及泌尿道手术，骨折清创，肠道手术的术前肠道消毒等，可采用氨基糖苷类、β-内酰胺类及甲硝唑等。⑤风湿性或先天性心脏病患者进行口腔、尿路手术前，用青霉素或阿莫西林等预防感染性心内膜炎。⑥复杂的外伤、战伤、闭塞性脉管炎患者需进行截肢手术时，可用青霉素预防气性坏疽，青霉素过敏者可用甲硝唑或克林霉素。

5. 防止抗菌药物的不合理使用　①病毒感染：抗菌药物对病毒感染通常无治疗作用，除非伴有或继发细菌感染，一般不用抗菌药物。②原因未明的发热患者不宜立刻使用抗菌药物，以免掩盖典型的临床症状和影响病原体的检出而延误诊断和治疗。③除非皮肤感染必须局部使用抗菌药物，应尽量避免皮肤黏膜的局部应用，否则可增高细菌耐药和过敏反应发生的可能性。④剂量要适宜，疗程要足够：剂量过小达不到治疗目的反而导致耐药性的产生，剂量过大易产生严重的不良反应；疗程过短可导致疾病复发或转为慢性、迁延性感染；疗程过长可加重肝肾的负担，增加耐药性产生的可能。

二、抗菌药物的联合应用

抗菌药物的联合应用目的在于增强疗效，减少不良反应，延缓耐药性的发生。但联合应用不当，可能反而会导致药物作用相互拮抗而降低疗效，或可能造成二重感染、耐药菌株增多等不良后果。故临床上单一药物能控制的感染，原则上不主张联合用药。

1. 联合用药的指征　仅下述几种情况具有联合用药的指征：①病因未明的严重感染，包括急性重症感染、免疫缺陷及白血病患者等，可先联合用药以扩大抗菌谱，及时有效地控制病情，细菌学诊断明确后立即调整用药。②单一抗菌药难以控制的严重或混合感染，如胸腹脏器严重创伤及穿孔、细菌性心内膜炎及脑膜炎、败血症等。③单一抗菌药物难以控制的需氧菌和厌氧菌混合感染，两种或两种以上病原菌的感染，如急性盆腔感染等。④需长期用药但可能出现耐药菌的患者，如结核病、深部真菌感染、慢性骨髓炎等。⑤抗菌药物不易渗入的特殊部位的感染，如中枢神经系统和骨关节的感染。如细菌性脑膜炎时除了使用大剂量的青霉素外，可合用通透性较强的磺胺嘧啶；金黄色葡萄球菌性骨髓炎时在应用 β-内酰胺类的基础上可加用克林霉素等。⑥联合用药使毒性较大的抗菌药减少剂量，如两性霉素 B 与氟胞嘧啶合用时可减少前者的用量并减轻毒性反应。

2. 联合用药的效果　抗菌药物联合应用可获得下列四种结果：协同（增强）、相加（累加）、无关及拮抗。

抗菌药物依据其作用性质可分为四类：Ⅰ类为繁殖期杀菌药，如青霉素类、头孢菌素类、万古霉素等；Ⅱ类为静止期杀菌药，如氨基糖苷类、喹诺酮类、多黏菌素类等；Ⅲ类为速效抑菌药，如四环素类、氯霉素类、大环内酯类等；Ⅳ类为慢效抑菌药，如磺胺类。

上述四类药物联合用药可出现不同的结果：①Ⅰ类与Ⅱ类合用可获得协同作用，如青霉素类与氨基糖苷类合用，因前者损伤细菌细胞壁的完整性，有助于后者进入细菌细胞内作用于其靶位上。②Ⅰ类与Ⅲ类合用可出现拮抗作用，如青霉素与红霉素合用时因后者快速阻断细菌细胞内蛋白质的合成，由于细胞已处于静止状态，致使前者（繁殖期杀菌药）杀菌作用减弱。③Ⅰ类与Ⅳ类合用可出现相加或无关作用，因Ⅳ类对Ⅰ类的抗菌活性无重要影响，如青霉素与磺胺嘧啶合用治疗流行性脑脊髓膜炎可获得相加作用而提高疗效。④Ⅱ类与Ⅲ类合用可获得相加或协同作用，如氨基糖苷类与四环素类合用。⑤Ⅱ类与Ⅳ类合用可出现无关或相加作用，如氨基糖苷类与复方新诺明（磺胺类药物）合用治疗各型布鲁氏菌感染可获得相加作用。⑥Ⅲ类与Ⅳ类合用可获得相加作用，如曾用氯霉素与复方新诺明合用治疗伤寒。

应该注意，抗菌药物中作用机制或作用方式相同的药物联合应用，不但不能增加疗效，反而可能增加毒性反应，如两种氨基糖苷类药物合用可增加耳毒性和肾毒性，氯霉素与大环内酯类合用可竞争同一靶位出现相互拮抗。

第三十九章

人工合成抗菌药

扫一扫，查阅本章数字资源，含PPT、音视频、图片等

第一节 喹诺酮类

一、概述

喹诺酮类（quinolones）药物是一类结构中含有 4-喹诺酮母核的人工合成抗菌药，基本化学结构见图 39-1 所示。

依据开发上市的时间和抗菌特点，可将此类药物分为四代。第一代以 1962 年研制的萘啶酸为代表，口服吸收差，抗菌活性低，仅用于肠道细菌感染，不良反应多，现已不用。第二代以 1973 年合成的吡哌酸为代表，对多数革兰氏阴性杆菌有抗菌作用，血药浓度低，尿药浓度高，只用于尿路和肠道感染。1980 年后出现了以诺氟沙星、环丙沙星、氧氟沙星、司帕沙星等为代表的第三代药物，即氟喹诺酮类（fluoroquinolones），抗菌谱广，抗菌活性强，不良反应少，临床应用广泛。20 世纪 90 年代以后，开发出莫西沙星、加替沙星等，半衰期长，安全性高，对厌氧菌有效，为第四代产品。

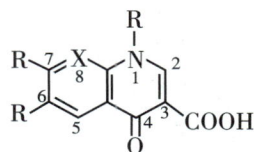

图 39-1 喹诺酮类的基本结构

【体内过程】

大部分氟喹诺酮类品种口服吸收迅速完全，多数药物生物利用度＞80％；食物一般不影响药物的吸收，但富含二价铁、钙、镁的食物可降低药物的生物利用度。血浆蛋白结合率较低，大多在 14％～30％。在体内分布广泛，渗透性较好，能进入多种组织器官，并达到有效治疗浓度。大多数品种主要以原形经肾排出，氧氟沙星和环丙沙星胆汁中药物浓度远高于血药浓度。

【抗菌作用】

喹诺酮类为杀菌剂。第一代抗菌谱窄，主要杀灭大肠杆菌、伤寒杆菌、变形杆菌、痢疾杆菌等革兰氏阴性菌。第二代抗菌谱广，对肠杆菌科细菌均有强大杀菌活性，有较弱的抗铜绿假单胞菌活性，对革兰氏阳性菌作用较差。第三代抗菌谱扩大，对革兰氏阳性球菌（金黄色葡萄球菌、肺炎链球菌、溶血性链球菌、肠球菌等）以及衣原体、支原体、结核分枝杆菌均有较强活性，对革兰氏阴性菌的作用进一步增强。第四代抗菌谱进一步扩大，对部分厌氧菌亦有效，对革兰氏阳性菌的活性明显提高，并存在抗菌作用后效应。

【抗菌机制】

喹诺酮类药物的抗菌机制主要是抑制细菌的 DNA 回旋酶（DNA gyrase）和拓扑异构酶Ⅳ（topoisomerase Ⅳ，TOPO Ⅳ）。DNA 回旋酶能使细菌双链 DNA 形成负超螺旋，以利于 DNA

复制和转录时链的解旋。喹诺酮类能嵌入 DNA 双链中与非配对碱基结合，形成药物-DNA-酶复合物，导致 DNA 复制和转录错误，引起细菌死亡。一般认为，喹诺酮类对革兰氏阴性菌的抗菌机制为抑制 DNA 回旋酶。

拓扑异构酶Ⅳ在 DNA 复制后期子代的 DNA 解环链过程中具有重要作用，喹诺酮类能通过抑制此酶，影响子代的解环链而干扰 DNA 的复制。一般认为，喹诺酮类对革兰氏阳性菌的抗菌机制为抑制细菌的拓扑异构酶Ⅳ。由于本类药物治疗剂量下，对哺乳动物的拓扑异构酶影响较小，故对人体毒性较低。（图 39-2）

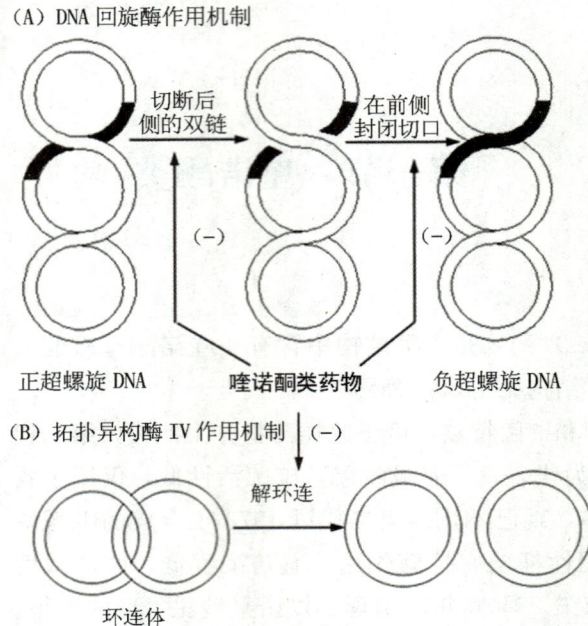

图 39-2　喹诺酮类抗菌机制示意图

【耐药性】

本类药物耐药性发展较快，临床常见耐药菌包括铜绿假单胞菌、肠球菌和金黄色葡萄球菌等。耐药性的产生由染色体突变引起，包括靶酶结构改变、胞浆膜通透性降低和主动排出系统加强三种方式。喹诺酮类与其他抗菌药之间没有明显的交叉耐药性，但同类药物之间存在交叉耐药现象。

【临床应用】

第二代的吡哌酸仅用于敏感革兰氏阴性菌引起的尿路感染和肠道感染。

第三代药物氟喹诺酮类近年在临床应用广泛，适用于敏感菌所致的呼吸系统、泌尿生殖系统、肠道及胆道、皮肤及软组织、骨髓及骨关节等部位的感染。氟喹诺酮类可代替大环内酯类治疗嗜肺军团菌、肺炎支原体和衣原体的感染；代替氯霉素用于伤寒的治疗；与同代的 β-内酰胺类作用相似而略强，可作为 β-内酰胺类治疗全身感染的替代药物。但须警惕临床存在本类药物滥用倾向。

【不良反应】

不良反应轻微，特别是氟喹诺酮类发生率仅为 5%。常见有：

1. 胃肠道反应　恶心、呕吐、食欲不振、腹痛、腹泻等，一般较为轻微。

2. 神经系统反应　轻者表现为失眠、头昏、头痛、共济失调等，重者可见复视幻视、神志改变甚至惊厥。有精神病或癫痫病史者应避免使用，合用茶碱或 NSAIDs 者易出现中枢毒性。

3. 过敏反应　如血管神经性水肿、皮肤瘙痒和皮疹等。个别病人出现光敏性皮炎，用药期间应避免日光或紫外线直接照射。其中司氟沙星、洛美沙星和氟罗沙星的光敏反应最为常见。

4. 软骨损害　本类药物能引起幼龄动物出现软骨组织损害，特别是负重区软骨，年龄越小损害越严重。临床研究发现儿童用药后出现关节肿胀、疼痛等，故儿童、孕妇和哺乳期妇女不宜使用。

5. 心脏毒性　少见但后果严重。主要为 Q-T 间期延长、尖端扭转性室性心动过速、室颤等，妇女、儿童和老年人发生率高于其他人群。

【禁忌证与药物相互作用】

不宜常规用于儿童，不宜用于有精神病或癫痫病史患者，禁用于喹诺酮过敏者、孕妇和哺乳期妇女。

喹诺酮类可与钙、镁、锌等二、三价阳离子螯合，影响其吸收，故不宜与含这些离子的食品或药物同服。与某些抗心律失常药物、三环类抗抑郁症药物、大环内酯类药物合用可加重心脏毒性。环丙沙星、诺氟沙星等能抑制茶碱、咖啡因、口服抗凝剂在肝脏中的转化，升高后者的血药浓度。与非甾体类抗炎药合用可增加神经系统毒性反应的可能性。使尿液碱化的药物，可降低喹诺酮类在尿中的溶解度，加重肾毒性。

二、常用氟喹诺酮类药物

诺氟沙星

诺氟沙星（norfloxacin，氟哌酸）为第一个氟喹诺酮类药物。口服吸收迅速但不完全，易受食物影响。抗菌谱较广，抗菌作用较强。对多数革兰氏阴性菌作用强，对革兰氏阳性菌如金葡菌、肺炎球菌、溶血链球菌以及脆弱杆菌也有效。对结核杆菌、军团菌、支原体、衣原体无效。对敏感菌所致的泌尿生殖系统、胃肠道感染效果良好，也可用于胆道、皮肤和五官科感染。

环丙沙星

环丙沙星（ciprofloxacin，环丙氟哌酸）为氟喹诺酮类药物，临床注射使用乳酸制剂，口服、经眼、耳给药使用盐酸盐制剂。口服易吸收，生物利用度为 $49\%\sim70\%$。血浆蛋白结合率为 40%，广泛分布于组织体液中，服药后 $1\sim2$ 小时可达血药浓度高峰，胆汁中浓度可高于血药浓度，脑膜炎时，可进入脑脊液达到治疗浓度。$t_{1/2}$ 为 $3.3\sim5.8$ 小时，大部分以原型经肾排泄。

抗菌谱较广，对需氧革兰氏阴性杆菌抗菌活性强，对一些革兰氏阳性球菌亦有较强抗菌活性，对铜绿假单胞菌、肠球菌、肺炎链球菌、葡萄球菌、军团菌、淋病奈瑟菌及流感杆菌的抗菌活性高于其他同类药物，某些耐氨基糖苷类、耐第三代头孢菌素的菌株对本品仍然敏感，对链球菌的抗菌作用不如青霉素类。

用于治疗敏感菌引起的泌尿生殖道、胃肠道、呼吸道、五官科、骨关节、软组织等部位的感染及伤寒。

常见胃肠道反应，也出现神经系统症状，如头昏、头痛、嗜睡或失眠。偶见变态反应、关节炎、一过性转氨酶升高，偶可出现间质性肾炎。静脉滴注时血管局部有刺激反应。可诱发跟腱炎和跟腱断裂，老年人和运动员慎用。

氧氟沙星

氧氟沙星（ofloxacin，泰利必妥、氟嗪酸）口服吸收迅速而完全，生物利用度＞95％。胆汁中浓度为血药浓度的 7 倍；脑脊液中浓度高。抗菌谱广，抗菌活性为诺氟沙星的 3～5 倍。对多种耐药菌株（如耐氨苄西林的淋病奈瑟菌，耐庆大霉素的铜绿假单胞菌等）仍有效。有较良好的抗结核杆菌活性，为治疗结核的二线药。主要用于敏感菌引起的多种感染，亦用于布鲁氏菌病、立克次体病、军团菌病和多重耐药菌的感染。不良反应少且轻，静脉给药局部有刺激反应。

左氧氟沙星

左氧氟沙星（levofloxacin，可乐必妥）为氧氟沙星的左旋体，抗菌活性为氧氟沙星的 2 倍，口服生物利用度接近 100%，对临床常见的革兰氏阳性菌和革兰氏阴性菌都具有良好抗菌效果。对葡萄球菌和链球菌的作用是环丙沙星的 2～4 倍，尤对甲氧西林耐药菌敏感；对厌氧菌抗菌活性是环丙沙星的 4 倍，对肠杆菌科的作用与其相当；对支原体、衣原体及军团菌也有较强杀灭作用。水溶性好，更易制成注射剂用于临床。用于敏感菌引起的各种感染。不良反应较氧氟沙星少见且轻微。

司氟沙星

司氟沙星（sparfloxacin，司帕沙星）口服吸收好，肝肠循环明显，作用维持时间长，$t_{1/2}$ 为 18 小时。对革兰氏阴性菌的作用与环丙沙星相似，对葡萄球菌和链球菌等革兰氏阳性菌的作用是环丙沙星的 2～4 倍，对厌氧菌、结核分枝杆菌、衣原体和支原体的作用优于其他的三代产品。临床用于敏感菌所致的呼吸系统、泌尿生殖系统、皮肤软组织、骨和关节等部位的感染。光敏反应常见，少数患者可出现重度反应。心脏毒性和中枢神经系统毒性较常见，临床应严格控制使用。

莫西沙星

莫西沙星（moxifloxacin）为第四代喹诺酮类药物。口服生物利用度为 90%。与第三代药物比较，对革兰氏阳性菌、厌氧菌、结核分枝杆菌、衣原体和支原体的抗菌活性显著提高，对耐青霉素及头孢菌素的肺炎链球菌、流感嗜血杆菌也有较好抗菌效果。临床用于敏感菌所致的呼吸系统、泌尿生殖系统、皮肤软组织、骨和关节等的感染。有资料显示该药可导致严重皮肤反应、致死性肝损伤，可使女性或老年患者发生心脏衰竭。

第二节　磺胺类与甲氧苄啶

一、磺胺类

磺胺类药物（sulfonamides，磺胺药）是最早用于治疗全身性细菌感染的合成抗菌药，属于广谱抑菌药。近年来由于喹诺酮类和抗生素的迅速发展以及磺胺类存在的较为突出的不良反应问题，使其临床应用明显受限。但由于磺胺药对流行性脑脊髓膜炎、鼠疫等感染性疾病疗效明确，在抗感染治疗中仍占据一定位置。

【化学及分类】

磺胺类药物的基本化学结构是对氨基苯磺酰胺，分子中含有苯环、对位氨基和磺酰胺基。

磺胺药物分为 3 类：①用于全身感染的肠道易吸收的磺胺药，如磺胺嘧啶（sulfadiazine，SD）。②用于肠道感染的肠道难吸收类磺胺药，如柳氮磺吡啶（sulfasalazine，SASP）。③外用类磺胺药，如磺胺米隆（sulfamylon，SML）和磺胺嘧啶银（sulfadiazine silver，SD-Ag）。

根据半衰期的长短，用于全身感染类又分为：①短效类，$t_{1/2}$＜10 小时，如磺胺异噁唑（sulfa-furazole，SIZ）和磺胺二甲嘧啶（sulfadimidine）。因每日需多次用药，不良反应较多，故少用或不用。②中效类，$t_{1/2}$ 10～24 小时，如磺胺嘧啶和磺胺甲噁唑（sulfamethoxazole，SMZ）。③长效类，$t_{1/2}$＞24 小时，如磺胺多辛（sulfadoxine）和磺胺间甲氧嘧啶（sulfamonomethoxine，SMM）。

【体内过程】

用于全身感染的磺胺药口服吸收迅速完全，血浆蛋白结合率为 25％～95％，在体内分布广泛，可通过胎盘进入胎儿体内。其中磺胺嘧啶容易通过血脑屏障，脑脊液中浓度较高，适用于治疗流行性脑脊髓膜炎。用于肠道感染类口服不易吸收，在肠道内保持高浓度，经水解释放出游离氨基后具有抗菌活性。

磺胺类药物主要在肝脏代谢为无活性的乙酰化物，尚有一小部分在肝中与葡萄糖醛酸结合而失活。该类药主要以原形和其代谢产物经肾脏排出，也有少量从胆汁、乳汁、唾液、支气管分泌途径排出，治疗肠道感染类药物则主要自肠道排出。乙酰化物在尿中的溶解度较低，尿液呈酸性时易在肾小管析出结晶，造成肾脏损伤。

【抗菌作用】

磺胺类药的抗菌谱较广，对多数革兰氏阳性菌和阴性菌都有抑制作用。其中敏感的有 A 群链球菌、肺炎链球菌、脑膜炎奈瑟菌、淋病奈瑟菌、流感杆菌、鼠疫耶氏菌和诺卡菌属等。对沙眼衣原体、疟原虫及放线菌也有抑制作用。对金黄色葡萄球菌不敏感。对病毒、立克次体、支原体、螺旋体无效。磺胺嘧啶银和磺胺米隆局部应用可抗铜绿假单胞菌感染。

【抗菌机制】

磺胺类药通过干扰细菌的叶酸代谢而抑制细菌的生长繁殖。对磺胺类敏感的细菌不能直接利用宿主的叶酸，必须利用对氨基苯甲酸（para aminobenzoic acid，PABA）和二氢蝶啶（dihydropteridine）为原料，在自身体内的二氢叶酸合成酶（dihydropteroate synthase）催化下合成二氢叶酸，再经二氢叶酸还原酶（dihydrofolate reductase）作用合成四氢叶酸。四氢叶酸是一碳基团转移酶的辅酶，参与核酸的合成。磺胺类药的结构与 PABA 非常相似，可与 PABA 竞争二氢叶酸合成酶，妨碍二氢叶酸的合成，进而影响核酸的合成，从而抑制细菌的生长繁殖（图 39-3）。能利用外源性叶酸的细菌对磺胺药不敏感。

PABA 与二氢叶酸合成酶的亲和力比磺胺类强 5000～15000 倍。因此，使用磺胺类必须有足够的剂量和疗程，首剂常用加倍量，使血药浓度迅速达到有效抑菌浓度。脓液和坏死组织含有大量 PABA，能减弱磺胺类的抑菌作用，故应用于局部感染时应清创排脓。局麻药普鲁卡因在体内水解产生 PABA 也可减弱磺胺的疗效。

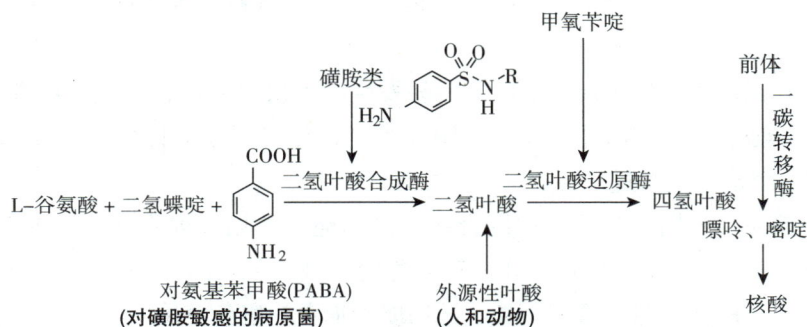

图 39-3　磺胺类和甲氧苄啶作用机制示意图

【临床应用】

常见磺胺类药物的临床应用与作用特点见下表 39-1。

表 39-1　磺胺类药物分类、常用药物特点和临床应用

分类		药物	主要特点	临床应用
全身感染类	短效类	磺胺异噁唑（SIZ，菌得清）	乙酰化率低，不易在尿中形成结晶。高浓度原型尿中排出	泌尿道感染
		磺胺二甲嘧啶（SM₂）	血尿、结晶尿少见	敏感菌所致的轻中度感染
	中效类	磺胺嘧啶（SD）	血浆蛋白结合率此类中最低，易于透过血脑屏障。尿中析出结晶，应同服等量碳酸氢钠碱化尿液，并多饮水，减轻结晶尿对肾脏的损害。常与甲氧苄啶组成复方	预防和治疗"流脑"。诺卡菌属引起的肺炎。与乙胺嘧啶合用于弓形虫病
		磺胺甲噁唑（SMZ，新诺明）	脑脊液浓度低于 SD。较少引起肾脏损伤。常与甲氧苄啶组成复方	泌尿系统感染。预防"流脑"。中耳炎、呼吸道感染
	长效类	磺胺间甲氧嘧啶（SMM）	目前临床应用的磺胺类中抗菌活性最强。很少引起泌尿系统的不良反应	敏感菌所致的轻中度感染
		磺胺多辛	抗菌活性低，过敏反应多见，易产生耐药	与乙胺嘧啶合用于氯喹耐药的恶性疟疾
肠道感染类		柳氮磺吡啶（SASP）	口服难吸收。在肠道释放出有活性的磺胺吡啶和 5-氨基水杨酸，具有抗菌抗炎和免疫抑制作用	急慢性溃疡性结肠炎。肠道手术前预防。其他肠道感染
外用类		磺胺米隆（SML，甲磺灭脓）	外用，渗透性好，抗菌活性不受坏死组织和脓液影响。抗菌谱广，对铜绿假单胞菌、破伤风梭菌有效	烧伤和大面积创伤后的感染
		磺胺嘧啶银（SD-Ag）	外用，具有抗菌和收敛作用。抗菌活性不受坏死组织和脓液影响。抗菌谱广，对铜绿假单胞菌作用强于磺胺米隆	用于烧伤，可促进创面干燥、结痂和愈合
		磺胺醋酰（SA）	钠盐为中性，水溶度高。对眼科感染的细菌和沙眼衣原体具有较高抗菌活性	沙眼和眼局部感染

【不良反应和禁忌证】

1. 泌尿系统损害　可出现蛋白尿、血尿、管型尿和尿痛、尿少甚至尿闭等症状。SD 较易发生，长期大量使用 SMZ 也可出现。应用时应同服等量碳酸氢钠，服药期间多饮水。用药超过一周者，应定期检查尿液。

2. 过敏反应　局部用药或服用长效制剂时易发生。可出现皮疹、药热、血管神经性水肿等。极少数严重者可出现渗出性多形性红斑、剥脱性皮炎，如发现应立即停药，使用糖皮质激素治疗。各种磺胺药之间常有交叉过敏性。

3. 血液系统反应　长期用药可能抑制骨髓造血功能，偶见粒细胞减少或缺乏、再生障碍性贫血及血小板减少症，发生率低但可致死。对葡萄糖-6-磷酸脱氢酶缺乏者可致溶血性贫血。

4. 肝损害　可致肝损害甚至重型肝炎，肝功能受损者应避免使用。

5. 其他反应　如恶心、呕吐、上腹不适，出现头痛、头晕、乏力等，一般反应较轻，无须

停药。

驾驶员、高空作业者、精细作业者不宜使用磺胺类药物。新生儿、早产儿、孕妇和哺乳期妇女不宜使用磺胺类药物，因磺胺类能从血浆蛋白结合位点置换出胆红素，导致血液中游离胆红素增加，引起胆红素脑病（核黄疸）。

二、甲氧苄啶

甲氧苄啶（trimethoprim，TMP）是二氢叶酸还原酶抑制剂。口服吸收迅速而完全，$t_{1/2}$ 为 10~12 小时，与 SMZ 相近。

抗菌谱与磺胺类相似，抗菌作用较强，单用易产生耐药性。其抗菌机制是抑制细菌二氢叶酸还原酶，阻碍四氢叶酸合成。与磺胺合用可使细菌叶酸代谢受到双重阻断，抑菌作用增加数倍至数十倍，甚至出现杀菌作用，且可减少耐药性产生，对已耐药菌亦有作用。TMP 还可以增强四环素、庆大霉素等多种抗生素的抗菌作用。

TMP 常与 SMZ 和/或 SD 制成复合片剂，如复方甲噁唑片（常用 SMZ 和 TMP 按 5：1 制成复方制剂，又称复方新诺明）、联磺甲氧嘧啶（SD200mg＋SMZ200mg＋TMP80mg），用于敏感菌所致的感染。

TMP 毒性较低，因为人和哺乳动物体内二氢叶酸还原酶对 TMP 的敏感性比细菌低得多。可引起恶心、呕吐、皮疹等，长期大量用药（每日 0.5g 以上），可出现可逆性的白细胞和血小板减少、巨幼红细胞性贫血，严重时可使用四氢叶酸治疗。严重肝功能不全、骨髓造血功能不良、新生儿、孕妇禁用。

第三节　硝咪唑类

咪唑类（imidazoles）衍生物早期为抗滴虫和阿米巴原虫药，后被发现具有良好的抗厌氧菌作用。临床常用药有甲硝唑（metronidazole）和替硝唑（tinidazole）等。

甲硝唑又称灭滴灵，是目前临床治疗各种厌氧菌感染的重要药物之一，广泛月于：①敏感厌氧菌所致腹腔、盆腔感染，牙周脓肿，鼻窦炎，骨髓炎，脓毒性关节炎，脓胸，肺脓肿等的治疗。②幽门螺杆菌所致消化道溃疡等。③与广谱青霉素或氨基糖苷类合用预防术后厌氧菌感染。④对阿米巴滋养体有直接的杀灭作用，是治疗急慢性阿米巴痢疾、阿米巴肝脓肿的首选药。⑤在阴道分泌物、精液、尿液中浓度较高，对阴道毛滴虫有强大的直接杀灭作用，可用于女性和男性泌尿生殖道滴虫感染。⑥是目前最有效的抗贾地鞭毛虫药，用于贾地鞭毛虫引起的感染。

消化道不良反应多见，如口腔金属味、恶心、呕吐、厌食、腹泻、腹痛。大剂量见头痛、头晕等神经系统症状，偶有感觉异常、肢体麻木、共济失调和多发性神经炎等。少数人发生荨麻疹、皮肤潮红、瘙痒等变态反应及膀胱炎、排尿困难、黑尿。不良反应停药后均可自行消退。大量、长期应用可致动物畸形，孕妇应禁用。可影响乙醇代谢，用药时严格禁止饮酒。

替硝唑抗厌氧菌和原虫的活性较甲硝唑强，临床应用同甲硝唑，不良反应相对较小。

第四节　硝基呋喃类

本类药物包括呋喃妥因（nitrofurantoin）和呋喃唑酮（furazolidone）。

呋喃妥因抗菌谱广，对多数革兰氏阳性菌和革兰氏阴性菌有效。细菌对其不易产生耐药性。主要用于急慢性泌尿道感染。不良反应少，毒性低。可见恶心、呕吐等胃肠道反应，长期应用或肾功能不全者可引起多发性神经炎。急性肺炎是其严重的并发症，长期应用可致肺纤维化。故连续用药不宜超过 2 周，肾功能减退者慎用。

呋喃唑酮又名痢特灵，口服很少吸收，主治菌痢、肠炎、霍乱等消化道感染，也适用于胃溃疡的幽门螺杆菌感染。栓剂可治阴道滴虫病。不良反应与呋喃妥因相似，但轻而少见。

β-内酰胺类抗生素（β-lactam antibiotics）是一类化学结构中含有 β-内酰胺环的抗生素，除临床上广泛应用的青霉素类、头孢菌素类抗生素外，还包括非典型 β-内酰胺类和 β-内酰胺酶抑制剂。此类抗生素具有抗菌活性强、毒性低、抗菌范围广、临床疗效好的优点。

第一节　抗菌机制、耐药性和药物分类

一、抗菌作用机制

β-内酰胺类抗生素的作用机制主要是作用于细菌细胞膜上的青霉素结合蛋白（penicillin-binding proteins，PBPs），通过抑制细菌细胞壁的合成，使菌体失去渗透屏障而膨胀、裂解，同时通过增强细菌自溶酶（autolysins）的作用，导致菌体破裂死亡。

革兰氏阳性菌细胞壁的主要成分是黏肽（mucopeptide，肽聚糖，peptidoglycan），由 N-乙酰葡萄糖胺（N-acetylglucosamine，GNAC）和 N-乙酰胞壁酸（N-acetylmuramic acid，MNAC）重复交替联结而成。黏肽的合成分为三个阶段：①胞浆内阶段：合成黏肽的前体物质——N-乙酰胞壁酸五肽。②胞浆膜阶段：形成黏肽单体——双糖十肽。③胞浆膜外阶段：在转肽酶的作用下，将黏肽单体交叉联结形成黏肽层。PBPs 具有转肽酶作用，催化转肽反应，使细菌形成结构坚韧的细胞壁。肽链的末端是 D-丙氨酰-D-丙氨酸，β-内酰胺类抗生素与其结构相似，因此 β-内酰胺类抗生素能与细菌细胞膜上的 PBPs 结合，竞争性地抑制 PBPs 转肽酶的作用，破坏了黏肽合成的最后一步，从而抑制了细菌细胞壁的合成。

根据 β-内酰胺类抗生素的作用机制，可以得出其作用特点：①对繁殖期细菌作用强（细菌在繁殖期需要合成大量细胞壁）。②对革兰氏阴性杆菌不敏感（革兰氏阴性杆菌细胞壁黏肽含量低）。③对人体毒性小，对真菌无效（哺乳类动物和真菌无细胞壁）。

二、耐药机制

细菌对 β-内酰胺类抗生素产生的耐药机制有：

1. 产生 β-内酰胺酶　β-内酰胺酶（β-lactamase）是由耐 β-内酰胺类抗生素细菌产生的，能使药物结构中的 β-内酰胺环水解裂开，失去抗菌活性的酶。革兰氏阳性菌（G⁺菌）能产生大量的 β-内酰胺酶（以青霉素酶为主）并分泌到细胞外；革兰氏阴性菌（G⁻菌）产生 β-内酰胺酶的量相对较少，存在于 G⁻菌的细胞内、外膜之间，多数是广谱型，对青霉素类、头孢菌素类均有水解作用。

β-内酰胺酶还能够与某些耐酶 β-内酰胺类抗生素迅速结合，使药物停留在胞浆膜外间隙中，不能到达 PBPs 靶位而发挥抗菌作用。

2. 改变 PBPs　敏感菌由于突变或获得耐药基因，使原有 PBPs 发生结构改变，成为对 β-内酰胺类抗生素低亲和力的蛋白；或正常 PBPs 合成量增加；或产生新的 PBPs，使与 β-内酰胺类抗生素的结合减少，失去抗菌作用。

3. 改变菌膜通透性　由于基因突变，G⁻菌外膜的孔道蛋白（porin）表达减少或缺失，使得 β-内酰胺类抗生素难以大量进入菌体达到有效浓度，而导致细菌产生耐药性。

4. 增强药物主动外排　一些有多重耐药的 G⁻菌对 β-内酰胺类抗生素的耐药性通过增强本身对药物的主动外排这种辅助机制完成。常见的有铜绿假单胞菌、大肠埃希菌、淋病奈瑟球菌、嗜麦芽糖寡养单胞菌等，这些细菌的转运蛋白都有非常广泛的外排底物。

5. 缺乏自溶酶　当 β-内酰胺类抗生素的杀菌作用下降或仅有抑菌作用时，原因之一是细菌缺少了自溶酶。

三、药物分类

（一）青霉素类

1. 天然青霉素　代表药物有青霉素 G 等。

2. 半合成青霉素

（1）耐酸青霉素类　代表药物有青霉素 V 等。

（2）耐酶青霉素类　代表药物有甲氧西林、氯唑西林、氟氯西林等。

（3）广谱青霉素类　代表药物有氨苄西林、阿莫西林等。

（4）抗铜绿假单胞菌广谱青霉素类　代表药物有羧苄西林、哌拉西林等。

（5）抗革兰氏阴性菌青霉素类　代表药物有美西林、匹美西林等。

（二）头孢菌素类

1. 第一代头孢菌素　代表药物有头孢拉定、头孢氨苄等。

2. 第二代头孢菌素　代表药物有头孢呋辛、头孢克洛等。

3. 第三代头孢菌素　代表药物有头孢哌酮、头孢噻肟、头孢克肟等。

4. 第四代头孢菌素　代表药物有头孢匹罗等。

（三）非典型 β-内酰胺类

1. 头霉素类　代表药物有头孢西丁、头孢美唑、头孢替坦等。

2. 碳青霉烯类　代表药物有亚胺培南、美洛培南等。

3. 氧头孢烯类　代表药物有拉氧头孢、氟氧头孢等。

4. 单环 β-内酰胺类　代表药物有氨曲南等。

（四）β-内酰胺酶抑制药

1. 氧青霉烷类　代表药物有克拉维酸等。

2. 青霉烷砜类　代表药物有舒巴坦、他唑巴坦等。

第二节　青霉素类

青霉素类的基本结构是由母核 6-氨基青霉烷酸（6-aminopenicillanic acid，6-APA）和侧链组成（图 40-1）。母核中的 β-内酰胺环是维持抗菌活性的必需结构，β-内酰胺环被破坏则抗菌活性消失；侧链决定了药物的抗菌谱和药理学特性。青霉素类药物按来源分为天然青霉素和半合成青霉素两类（表 40-1）。

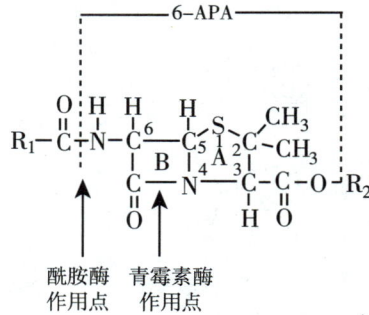

图 40-1　青霉素的化学
结构及酶作用部位

表 40-1　各类青霉素的化学结构及特点

药物	R	特点
天然青霉素		
青霉素 G（penicillin G）	⬡—CH₂—	不耐酸，不耐酶
耐酸青霉素		
青霉素 V（penicillin V）	⬡—OCH₂—	耐酸，不耐酶
耐酶青霉素类		
甲氧西林（methicillin）		
苯唑西林（oxacillin）		
氯唑西林（cloxacillin）		耐酸，耐酶 抗菌活性不及青霉素 G
双氯西林（dicloxacillin）		

续表

药物	R	特点
氟氯西林（flucloxacillin）		
广谱青霉素类		
氨苄西林（ampicillin，氨苄青霉素）		耐酸，不耐酶，广谱
阿莫西林（amoxicillin，羟氨苄青霉素）		
抗铜绿假单胞菌广谱青霉素类		
羧苄西林（carbenicillin，羧苄青霉素）		
哌拉西林（piperacillin，氧哌嗪青霉素）		广谱，对 G⁻作用强，对铜绿假单胞菌有效
替卡西林（ticarcillin，羧噻吩青霉素）		
美洛西林（mezlocillin）		
抗革兰氏阴性菌青霉素类		
美西林（mecillinam）		对 G⁺作用弱，对 G⁻作用强，对铜绿假单胞菌无效
匹美西林（pivmecillinam）		

一、天然青霉素

天然青霉素是从青霉菌培养液中提取获得的，共有 5 种。其中以青霉素 G 性质相对稳定，产量高，作用强，成为应用于临床的第一个抗生素。

青霉素 G

青霉素 G（penicillin G，苄青霉素） 临床常用青霉素 G 的钠盐和钾盐，并制备成干燥粉末，可在室温中保存数年仍有抗菌活性。易溶于水，但水溶液极不稳定，遇酸、碱、醇、重金属离子及氧化剂易被破坏，室温放置 24 小时基本失效。因此，必须临用前配制，并避免配伍禁忌。

【体内过程】

口服易被胃酸破坏，肌注吸收快而完全，约 0.5 小时血药浓度达高峰。因脂溶性低难以进入细胞内，主要分布于细胞外液，能广泛分布于肝脏、肾脏、胆囊、肠道、关节腔、浆膜腔中，不易透过血脑屏障，但脑膜炎时，可渗入脑组织达有效浓度。主要以原形从肾脏排泄，经肾小管主动分泌到尿液中，半衰期为 0.5～1 小时。

长效制剂如普鲁卡因青霉素（procaine penicillin G，双效西林）和苄星青霉素（benzathine penicillin G，长效西林，bicillin）溶解度小，一次肌内注射 80 万 U 普鲁卡因青霉素混悬剂可维持 24 小时以上，一次肌内注射 120 万 U 苄星青霉素油剂可维持 15 天。由于吸收缓慢而作用维持时间较长，但因血药浓度较低，仅适用于轻症患者或预防感染。

【抗菌作用】

青霉素 G 抗菌作用强，但抗菌谱较窄，对大多数 G+ 球菌如肺炎球菌、敏感金黄色葡萄球菌及表皮葡萄球菌、溶血性链球菌作用强，但对肠球菌作用差；G+ 杆菌如白喉杆菌、炭疽杆菌、破伤风杆菌、产气荚膜杆菌均对青霉素 G 敏感；G- 球菌如淋病奈瑟菌和脑膜炎奈瑟菌对青霉素 G 高度敏感；部分放线菌、螺旋体（梅毒螺旋体、钩端螺旋体、回归热螺旋体、鼠咬热螺旋体等）对青霉素 G 也高度敏感。但该药对支原体、衣原体、病毒、真菌、立克次体无效。

【临床应用】

青霉素用于治疗敏感的 G+ 球菌、杆菌，G- 球菌，螺旋体所致的感染。

1. 革兰氏阳性球菌感染 肺炎球菌感染如大叶性肺炎、支气管肺炎、脓胸、急性支气管炎等；金葡萄球菌感染如疖、痈、脓肿、败血症、脊髓炎等；溶血性链球菌感染如咽炎、中耳炎、扁桃体炎、丹毒、猩红热、心内膜炎、蜂窝织炎等；草绿色链球菌引起的感染性心内膜炎。

2. 革兰氏阴性球菌感染 淋病奈瑟菌感染如淋病；脑膜炎奈瑟菌感染如流行性脑脊髓膜炎，常与磺胺嘧啶（SD）合用。

3. 革兰氏阳性杆菌感染 如白喉、气性坏疽、破伤风等，青霉素 G 不能中和革兰氏阳性杆菌产生的外毒素，治疗时应配合特异的抗毒素。

4. 其他感染 如放线菌引起的放线菌病；螺旋体感染如梅毒、回归热、钩端螺旋体病等。

【不良反应】

青霉素 G 毒性很低，最主要的不良反应是过敏反应。

1. 变态反应 青霉素溶液中的降解产物青霉噻唑、青霉烯酸以及各种高分子聚合物与组织蛋白质、多肽结合形成完全抗原，可诱发过敏反应。可出现迟发型的过敏反应，包括药疹、药热、接触性皮炎、血清病等，多数不严重，停药后消失。严重者可出现速发型的过敏反应，包括血管神经性水肿、过敏性休克。过敏性休克大多数在用药 30 分钟内发生，先后出现皮肤瘙痒、四肢麻木、喉头水肿、支气管痉挛、呼吸窘迫、面色苍白、血压下降、循环衰竭以及抽搐、昏迷、大小便失禁等，抢救不及时可在短时间内死亡。

为防止出现严重的过敏反应，使用青霉素时应注意：①详细询问过敏史，对青霉素过敏者禁用。②注射前必须做皮肤过敏试验，包括初次使用、中途更换批号、生产厂家及用药间隔 24 小时以上重新用药者。反应阳性者禁用，要警惕个别患者皮试中发生过敏性休克。③应避免局部用药和饥饿时用药。④注射液要临用现配。⑤皮试及给药前应准备好抢救药品和设备。⑥给药后应观察 30 分钟以上，一旦出现过敏性休克，必须及时就地抢救，肌注肾上腺素 0.5~1.0mg，严重者可静脉给药，必要时可给予糖皮质激素、抗组胺药等，呼吸困难者应给予氧气吸入或作气管切开。

2. 青霉素脑病 青霉素极少进入中枢神经系统，当鞘内注射或全身大剂量应用或静脉注射过快时，可对中枢神经系统产生兴奋作用，引起肌肉痉挛、抽搐、癫痫样发作、昏迷等反应，脑膜炎及肾功能减退的患者易出现。

3. 赫氏反应（Herxheimer reaction） 青霉素治疗梅毒、钩端螺旋体、雅司、鼠咬热和炭疽时，可有症状加剧现象，出现寒战、发热、肌肉疼痛、心跳加快等症状，个别严重者可危及生命，原因可能与螺旋体释放致热原有关。

4. 其他 大剂量静注青霉素钾盐或钠盐可引起高钾、高钠血症。肌注钾盐可有局部刺激症状，出现疼痛、红肿或硬结。

【药物相互作用】

阿司匹林、吲哚美辛、保泰松、丙磺舒可与青霉素竞争肾小管的分泌载体，提高青霉素的血药浓度，延长生物半衰期，增强抗菌作用。

二、半合成青霉素

天然青霉素因其抗菌谱窄、不耐酸、不耐酶的缺点，在临床应用时受到很大的限制。通过在其母核 6-APA 上引入不同侧链，得到一系列半合成衍生物。这些药物具有耐酸、耐酶、广谱的特性，但与青霉素存在交叉过敏反应。

（一）耐酸青霉素

耐酸青霉素耐酸，可口服，抗菌谱与青霉素 G 相似，抗菌活性不及青霉素 G，不耐酶。

青霉素 V

青霉素 V（penicillinV，苯氧甲青霉素）耐酸，口服吸收较好，生物利用度约 60%，食物可减少其吸收。体内分布广泛，但不能进入房水、脑脊液和骨组织，经肝脏代谢，肾脏排泄，半衰期 1~2 小时。抗菌谱与青霉素 G 相同，但抗菌活性较青霉素弱。易被 β-内酰胺酶水解。临床用于敏感菌引起轻度感染及预防用药。不良反应与青霉素相似，偶尔引起轻度胃肠道反应，不会导致二重感染。

本类药物还包括非奈西林（pheneticillin，苯氧乙青霉素），丙匹西林（propicillin，苯氧丙青霉素），叠氮西林（azidocillin）。

（二）耐酶青霉素

耐酶青霉素不易被 β-内酰胺酶水解，抗菌谱与青霉素 G 相似，抗菌活性不及青霉素 G，有口服制剂和注射剂。

苯唑西林

苯唑西林（oxacillin）耐酸，既可口服也可注射。体内分布广泛，但不能进入脑脊液，经肝脏代谢，肾脏排泄，半衰期约 2 小时。对青霉素 G 敏感菌有作用，但活性不及青霉素 G。不易被青霉素酶水解，对产青霉素酶的葡萄球菌有效，但对耐甲氧西林的金黄色葡萄球菌（methicillin resistant staphylococcus aureus，MRSA）无效。临床用于产青霉素酶的葡萄球菌感染如肺炎、心内膜炎、败血症等。不良反应与青霉素相似，口服偶尔引起轻度胃肠道反应。

本类药物还包括萘夫西林（nafcillin，新青霉素Ⅲ）、氯唑西林（cloxacillin）、双氯西林（dicloxacillin）、氟氯西林（flucloxacillin），均耐酸耐酶，抗菌活性双氯西林＞氟氯西林＞氯唑西林＞苯唑西林。

（三）广谱青霉素

广谱青霉素结构上属于氨基青霉素，特点是耐酸不耐酶，广谱，对革兰氏阳性菌和革兰氏阴性菌均有杀灭作用。

氨苄西林

氨苄西林（ampicillin，氨苄青霉素）本品虽耐酸可口服，但吸收不完全，严重感染仍需注射给药。由于其结构为青霉素苄基上的一个氢被氨基取代，使药物易透过细菌外壁的脂多糖和磷脂层，故对革兰氏阴性杆菌也有较强的抗菌作用，但铜绿假单胞菌、肺炎杆菌对其不敏感。对革兰氏阳性菌作用不及青霉素，但对肠球菌较敏感。主要用于敏感菌如百日咳杆菌、流感嗜血杆菌、布氏杆菌、变形杆菌、大肠埃希菌、伤寒杆菌等引起的呼吸道、消化道、泌尿道、胆道感染及伤寒、副伤寒。严重感染时可与氨基糖苷类抗生素合用。

阿莫西林

阿莫西林（amoxicillin，羟氨苄青霉素）结构为氨苄青霉素侧链的苯环上多了一个羟基，药理特性与氨苄青霉素略有不同。

【体内过程】

耐酸能力强，口服吸收良好。1 小时血药浓度达高峰，血浆药物浓度比相同剂量的氨苄青霉素高 2 倍，血浆蛋白结合率为 17%，8 小时尿中排泄达 70%，半衰期为 1 小时。本品在尿液、胆汁中有较高的浓度，并能渗入痰液达到有效抗菌浓度。

【抗菌作用】

为广谱抗生素，对于溶血性链球菌、草绿色链球菌、肺炎球菌、金黄色葡萄球菌、流感嗜血杆菌、肠球菌、沙门菌、伤寒杆菌、变形杆菌等均有抗菌活性。抗菌机制同青霉素，对产酶金黄色葡萄球菌无效，与氨苄西林有完全交叉耐药性。

【临床应用】

用于敏感菌引起的上呼吸道感染、咽炎、扁桃体炎、急慢性支气管炎、肺炎、尿路感染、皮肤及软组织感染等。

【不良反应】

偶有腹泻、恶心、呕吐等胃肠反应及皮疹，长期应用或儿童患者应注意二重感染的发生。

【禁忌证】

对青霉素类药物过敏者禁用。

此类药物还包括氨氯西林（ampicloxacillin）、匹氨西林（pivampicillin）、酞氨西林（talampicillin）等。

（四）抗铜绿假单胞菌广谱青霉素

包括羧苄西林（carbenicillin，羧苄青霉素），替卡西林（ticarcillin，羧噻吩青霉素），磺苄西林（sulbenicillin，磺苄青霉素），呋苄西林（furbenicillin，呋苄青霉素），哌拉西林（piperacillin，氧哌嗪青霉素），阿洛西林（azlocillin），美洛西林（mezlocillin），呋洛西林（furazlocillin），阿帕西林（apalcillin）。本类药物不耐酸，需注射给药，阿洛西林和美洛西林在组织间液、伤口渗出物中浓度较高。对铜绿假单胞菌和变形杆菌作用较强，对革兰氏阳性菌和革兰氏阴性菌药效不如青霉素和氨苄西林，临床上主要用于铜绿假单胞菌、变形杆菌、大肠埃希菌以及其他肠杆菌所致的各种感染，如腹腔感染、肺部感染、尿路感染、妇科感染及败血症等。其中羧苄西林常与庆大霉素合用治疗烧伤继发铜绿假单胞菌感染，但两药不能用同一容器给药，以防庆大霉素生成氨基酰胺化合物而失效。

（五）主要作用于革兰氏阴性菌的青霉素

本类药物对 G^+ 菌作用弱，主要用于治疗敏感 G^- 菌感染。本类药为抑菌药，若与作用于其他 PBPs 的抗菌药合用可提高疗效。

美西林

美西林（mecillinam）口服生物利用度较低，需要注射给药。抗菌谱窄，对 G^- 菌产生的β-内酰胺酶较稳定，对铜绿假单胞菌无效，对 G^+ 菌作用弱。对 G^- 菌，包括大肠埃希菌、克雷伯杆菌、枸橼酸杆菌、志贺菌、沙门菌等有良好的抗菌作用。主要用于大肠埃希菌以及某些敏感肠杆菌科细菌所致的尿路感染。治疗败血症、脑膜炎、肺炎、心内膜炎等严重感染时常与氨苄西林、替卡西林、头孢菌素等其他 β-内酰胺类抗生素合用。

匹美西林（pivmecillinam）是美西林的前药，口服吸收较好，在体内水解为美西林。替莫西林（temocillin）口服生物利用度较低，抗菌谱较美西林广，对大多数 G^- 菌均有较强作用，包括肠杆菌科细菌、脑膜炎奈瑟菌、淋病奈瑟菌、流感嗜血杆菌等。对 β-内酰胺酶稳定性高。临床用于敏感菌引起的尿路感染和软组织感染。

第三节 头孢菌素类

头孢菌素类抗生素是以头孢菌素 C 水解得到的 7-氨基头孢烷酸（7-amino-cephalosporanic acid，7-ACA）为母核，用化学方法接上不同的侧链而成的半合成抗生素，其活性基团也是 β-内酰胺环。7-ACA 上 7 位取代基 R_1 影响药物的抗菌谱，对 β-内酰胺酶稳定；3 位取代基 R_2 则主要影响药物的药代动力学特性。根据头孢菌素类药物的抗菌活性、对 β-内酰胺酶的稳定性和不良反应，可分为四代，其分类及主要特点见表 40-2。

【体内过程】

大部分头孢菌素类药物不耐酸，需注射给药，静注、肌注均可；头孢噻吩易引起局部疼痛只适合静注；头孢氨苄、头孢羟氨苄、头孢拉定、头孢丙烯、头孢克洛、头孢呋辛酯、头孢泊肟酯、头孢克肟能耐酸，口服吸收较好。

　　吸收后分布较广，易透过胎盘，在滑囊液、心包积液中浓度较高。头孢呋辛及第三代头孢菌素类可透过血脑屏障，在脑脊液中浓度较高，亦能分布于前列腺、房水和胆汁中。头孢曲松半衰期约 8 小时，但大多数头孢菌素的半衰期均较短（0.5～2.0 小时）。头孢菌素类药物一般以原形经肾脏排泄，头孢噻吩、头孢噻肟代谢后经肾排泄，头孢哌酮、头孢曲松主要经胆汁排泄。

表 40-2　各类头孢的化学结构及特点

药物	R₁	R₂	特点
第一代头孢菌素			①对革兰氏阳性菌的作用较第二至四代强 ②对革兰氏阴性菌的作用差，对铜绿假单胞菌无效 ③对耐药金葡菌产生的 β-内酰胺酶稳定，但对革兰氏阳性菌产生的 β-内酰胺酶的稳定性较第二至四代差 ④对肾脏有一定毒性
头孢噻吩 (cephalothin，先锋霉素Ⅰ)			
头孢氨苄 (cephalexin，先锋霉素Ⅳ)			
头孢唑啉 (cefazolin，先锋霉素Ⅴ)			
头孢拉定 (cephradine，先锋霉素Ⅵ)			
头孢羟氨苄 (cefadroxil)			
第二代头孢菌素			①对革兰氏阳性菌的作用较第一代稍差 ②对革兰氏阴性菌的作用较第一代强，部分药物对厌氧菌有效，但对铜绿假单胞菌无效 ③对多种 β-内酰胺酶比较稳定 ④对肾脏毒性较小
头孢孟多 (cefamandole)			
头孢呋辛 (cefuroxime，西力欣)			
头孢克洛 (cefaclor)			
头孢西丁 (cefoxitin，属头霉素类，7 位上有甲氧基)			
罗纳卡比 (loracarbef，属碳头孢烯类，1 位 C 取代 S)			

续表

药物	R₁	R₂	特点
第三代头孢菌素			①对革兰氏阳性菌的作用较第一、二代弱
头孢噻肟 (cefotaxime)			②对革兰氏阴性菌的作用更强，包括肠杆菌类、厌氧菌及铜绿假单胞菌均有较好作用
头孢曲松 (ceftriaxone, 头孢三嗪, 菌必治)			③对多种 β-内酰胺酶高度稳定
头孢他啶 (ceftazidime, 复达欣)			④对肾脏基本无毒
头孢哌酮 (cefoperazone, 先锋必)			⑤较易通过血脑屏障；部分药物 $t_{1/2}$ 延长
头孢唑肟 (ceftizoxime)			
头孢泊肟酯 (cefpodoxime proxetil)			
第四代头孢菌素			①抗菌谱和抗菌活性与第三代相似，但对葡萄球菌属等革兰氏阳性球菌的作用增强
头孢匹罗 (cefpirome)			②对 β-内酰胺酶尤其超广谱酶和染色体介导的 I 型酶稳定
头孢吡肟 (cefepime)			③无肾毒性
			④药物 $t_{1/2}$ 趋向延长

【抗菌作用】

第一代头孢菌素类药物对革兰氏阳性菌作用强，对大多数革兰氏阳性球菌及耐药金黄色葡萄球菌敏感，对大肠埃希菌、奇异变形杆菌、肺炎杆菌、沙门菌、痢疾杆菌也有一定活性；对革兰氏阴性细菌效果差。对金黄色葡萄球菌产生的 β-内酰胺酶稳定，但可被多种革兰氏阴性细菌产生的 β-内酰胺酶破坏。

第二代头孢菌素对革兰氏阳性菌的作用略差，对多数革兰氏阴性菌作用增强，部分药物对厌氧菌有效，但对铜绿假单胞菌无效。对革兰氏阴性菌产生的 β-内酰胺酶稳定。

第三代头孢菌素对革兰氏阳性菌作用不如第一、二代；对革兰氏阴性菌包括肠杆菌属和铜绿假单胞菌及厌氧菌均有较强的作用，对流感嗜血杆菌、淋病奈瑟菌亦有良好的抗菌活性，对多种 β-内酰胺酶有较高的稳定性。

第四代头孢菌素对革兰氏阳性细菌、革兰氏阴性细菌均有高效：对革兰氏阳性球菌的作用较第三代强，但比第一代差；枸橼酸菌属、肠杆菌属、沙雷菌属较敏感，对铜绿假单胞菌有效，对耐第三代头孢菌素的革兰氏阴性杆菌有效。对耐甲氧西林金黄色葡萄球菌、耐甲氧西林表皮葡萄球菌无效。对β-内酰胺酶的稳定性更高。

【临床应用】

第一代头孢菌素主要用于革兰氏阳性菌及耐药金葡萄球菌引起的各种感染，亦可用于预防外科手术后感染。口服头孢拉定、头孢氨苄、头孢羟氨苄主要用于轻度感染，重者需注射给药。

第二代头孢菌素用于治疗大肠埃希菌、克雷伯菌、肠杆菌、变形杆菌等敏感菌所致的肺炎、胆道感染、尿路感染、菌血症；流感嗜血杆菌、肺炎球菌、各种链球菌引起的呼吸道感染。应用较多的是头孢孟多、头孢呋辛、头孢替安等注射剂。可口服的有头孢克洛、头孢呋辛酯等，主要适用于上述感染的轻症病例。

第三代头孢菌素用于革兰氏阴性杆菌引起的脑膜炎；肠杆菌科细菌引起的全身严重感染，如肺炎、脊髓炎、败血症等，尤其是耐药菌感染和院内感染；病原菌尚未查明的严重感染。头孢他啶、头孢哌酮常用于铜绿假单胞菌感染的治疗；头孢曲松用于产酶淋病奈瑟菌所致单纯性尿道炎可获满意疗效。

第四代头孢菌素的适应证与第三代相似。因其对β-内酰胺酶尤其超广谱酶和染色体介导的Ⅰ型酶稳定，可用于对某些第二代或第三代头孢菌素耐药的革兰氏阴性杆菌所致感染，对革兰氏阳性球菌作用优于第三代头孢菌素。

所有头孢菌素类对甲氧西林耐药葡萄球菌、肠球菌抗菌作用均差，故不宜选用于这类细菌所致感染。

【不良反应】

1. 过敏反应　一般为皮疹、药热、哮喘等，发生率和严重程度均低于青霉素，过敏性休克较罕见。与青霉素存在交叉过敏反应，对青霉素过敏者慎用。

2. 肾毒性　第一代头孢菌素如头孢噻啶、头孢噻吩等大剂量使用后，可造成近曲小管损伤，出现蛋白尿、血尿、血浆尿素氮升高，甚至急性肾功能衰竭，应避免与其他有肾毒性药物如氨基糖苷类抗生素、高效利尿药等联合应用。第二代头孢菌素的肾毒性有所降低，第三代、第四代头孢菌素基本没有肾毒性。

3. 凝血功能障碍　高剂量的头孢孟多、头孢哌酮可干扰体内维生素K的合成，引起低凝血酶原血症或血小板减少而造成出血。与其他抗凝血药、水杨酸制剂、非甾体抗炎镇痛药等合用时可增加出血的危险性，可用维生素K预防和治疗。

4. 双硫仑样反应　头孢哌酮、头孢曲松、头孢孟多等头孢类药物能够抑制肝脏内乙醛脱氢酶的活性，从而影响乙醇在体内的代谢，造成体内乙醛蓄积，出现与戒酒药双硫仑类似的现象，表现为面部潮红、恶心、呕吐、出汗和烦躁不安，严重者出现呼吸困难，心律失常，血压下降，甚至引起休克，称为双硫仑样反应。因此使用此类药物期间及停药一周内应避免服用含乙醇的食物及药物。

5. 二重感染　第二代、第三代头孢菌素有出现二重感染的危险，临床应严格掌握其适应证。

6. 其他　口服制剂或从胆汁中排泄较多的注射剂常可引起胃肠道反应，如恶心、呕吐、食欲减退、腹泻等。静脉滴注局部浓度过高时易出现静脉炎。头孢曲松可诱发胆囊结石和肾结石。大剂量应用偶可发生头痛、头晕、抽搐等中枢神经系统反应。

头孢氨苄

头孢氨苄（cephalexin）口服给药，半衰期约 0.6 小时。对金黄色葡萄球菌（包括耐青霉素G 菌株）、溶血性链球菌、肺炎球菌作用强，对流感嗜血杆菌、变形杆菌、肺炎杆菌等也有效。临床主要用于敏感菌所引起的呼吸道、泌尿道、皮肤、软组织、生殖器官（包括前列腺）等感染。口服后可见胃肠道反应。

头孢唑啉

头孢唑啉（cefazolin）注射给药，半衰期约 1.8 小时。是第一代头孢菌素中抗革兰氏阴性杆菌作用最强的一种。对革兰氏阳性球菌及耐药金黄色葡萄球菌亦有作用。临床主要用于葡萄球菌（包括耐药菌株）、链球菌（肠链球菌除外）、肺炎球菌、大肠埃希菌、变形杆菌、流感嗜血杆菌、肺炎杆菌等敏感菌所致的呼吸道、泌尿道、皮肤、软组织、胆道等感染，也可用于心内膜炎、败血症的治疗。少数人可致转氨酶升高和蛋白尿。

头孢呋辛

头孢呋辛（cefuroxime）注射给药，半衰期 1～2 小时。对革兰氏阴性杆菌及耐药菌株（耐氨苄青霉素及第一代头孢菌素）作用强大，临床主要用于敏感的革兰氏阴性杆菌所致的下呼吸道、泌尿道、皮肤、软组织、骨、关节等部位及妇科感染。对肝、肾均有一定损害。

头孢克洛

头孢克洛（cefaclor）为可口服给药的第二代头孢菌素类。对革兰氏阳性菌如产酶的金黄色葡萄球菌、表面葡萄球菌、腐生葡萄球菌、化脓链球菌、肺炎链球菌作用强；对革兰氏阴性菌如副流感嗜血杆菌、流感嗜血杆菌、卡他莫拉菌、大肠埃希菌、肺炎克雷伯菌、奇异变形杆菌等均有效，临床主要用于敏感菌所致的急性支气管炎和慢性支气管炎急性发作、咽炎、扁桃体炎、肺炎、鼻窦炎、单纯性下尿路感染及皮肤软组织感染。与氨基糖苷类、多肽类抗生素合用可增加肾毒性。

头孢哌酮

头孢哌酮（cefoperazone）注射给药，半衰期约 2 小时。革兰氏阳性菌中仅对溶血性链球菌有较强作用，对大多数革兰氏阴性菌疗效好，大肠埃希菌、变形杆菌、流感嗜血杆菌、肺炎杆菌、沙门杆菌对本品敏感，对铜绿假单胞菌作用强。临床主要用于敏感菌所致的呼吸道、泌尿道、皮肤、软组织、胆道、骨、关节等部位的感染，也可用于脑膜炎和败血症。大剂量应用时可有出血倾向。

头孢曲松

头孢曲松（ceftriaxone）注射给药，半衰期约 8 小时。对革兰氏阴性菌作用强，对 β-内酰胺酶稳定，治疗耐药金黄色葡萄球菌、耐氨苄青霉素的流感嗜血杆菌、耐第一代头孢菌素和庆大霉素的一些革兰阴性菌引起的感染可获满意疗效。临床主要用于敏感菌所致的呼吸道、泌尿道、皮肤、软组织、胆道、骨、关节等部位的感染，也可用于胸膜炎、腹膜炎、脑膜炎、五官感染及败血症。

头孢他啶

头孢他啶（ceftazidime）注射给药，半衰期约 1.8 小时。对流感嗜血杆菌、铜绿假单胞菌和肠杆菌科细菌如大肠埃希菌、肺炎杆菌有较高的抗菌活性，肺炎球菌、溶血性链球菌亦敏感，对某些厌氧菌也有一定的抗菌活性，但对脆弱类杆菌抗菌作用差。对多种 β-内酰胺酶有较高的稳定性。可用于敏感革兰氏阴性杆菌所致的败血症、下呼吸道感染、胆道感染、尿路感染和严重皮肤软组织感染等，对于由多种耐药革兰氏阴性杆菌引起的免疫缺陷者感染及铜绿假单胞菌或革兰氏阴性杆菌所致中枢神经系统感染亦有较好疗效。不良反应主要有局部反应、过敏反应和胃肠道反应，过量使用可产生神经系统症状如癫痫、昏迷、脑病、抽搐等。

头孢吡肟

头孢吡肟（cefepime）注射给药，半衰期约 2 小时。对革兰氏阳性菌和阴性菌均有作用，对肠杆菌属、肺炎克雷伯杆菌、大肠埃希菌、奇异变形杆菌、铜绿假单胞菌、对甲氧西林敏感的金黄色葡萄球菌、化脓性链球菌、肺炎链球菌有较高抗菌活性。对多种 β-内酰胺酶有较高的稳定性。临床主要用于治疗敏感细菌引起的中重度感染，包括下呼吸道感染、尿路感染、皮肤和软组织感染、复杂性腹腔内感染、妇产科感染和败血症，也可用于儿童细菌性脑脊髓膜炎。不良反应主要有恶心、呕吐、腹泻、过敏反应和注射部位的疼痛和炎症等。肾功能不全患者使用时应调整剂量，否则可引起脑病、肌痉挛、癫痫。

第四节　其他 β-内酰胺类抗生素

本类抗生素的化学结构中虽有 β-内酰胺环，但无青霉素类与头孢菌素类典型的结构，故又称为非典型 β-内酰胺类抗生素。本类药物包括头霉素类、碳青霉烯类、氧头孢烯类、单环 β-内酰胺类抗生素。

一、头霉素类

头霉素来自链霉菌的培养液，目前常用其衍生物。此类药物化学结构与头孢菌素相似，其母核 7 位碳增加了一个甲氧基，故仍以头孢命名，特点与第二代头孢类似。本类药物有头孢西丁（cefoxitin）、头孢美唑（cefmetazole）、头孢替坦（cefotetan）等。

头孢西丁

头孢西丁（cefoxitin）口服难吸收，采用注射给药，可迅速分布于各种组织和体液，能透过血-脑屏障，主要以原形经肾排泄，半衰期约 0.7 小时。抗菌谱与第二代头孢菌素相似，对革兰氏阴性菌作用较强，对厌氧菌包括脆弱类杆菌敏感，对革兰氏阴性菌产生的 β-内酰胺酶有较高的稳定性。临床用于治疗盆腔感染、妇科感染及腹腔等需氧与厌氧菌混合感染。不良反应为皮疹、静脉炎、蛋白尿、嗜酸性粒细胞增大等。

二、碳青霉烯类

碳青霉烯类的化学结构与青霉素类相仿，不同之处是噻唑环中 C_2 和 C_3 间有不饱和链；1 位的 S 原子为 C 所替代。本类的第一个药物是硫霉素（thienamycin），由链霉菌发酵液中得到，目前临床上使用的均是其衍生物，如亚胺培南（imipenem）、美罗培南（meropenem）等。

亚胺培南

亚胺培南（imipenem，亚胺硫霉素）口服不吸收，需注射给药，在体内分布广泛，脑脊液中有较高浓度。主要经肾脏排泄，并被肾小管内的脱氢肽酶Ⅰ水解失活。临床常与脱氢肽酶抑制剂西司他丁（cilastatin）按1∶1组成复方注射制剂，称为泰能（tienam）。该复方制剂抗菌谱广和抗菌作用强，对多数革兰氏阳性菌、革兰氏阴性菌、厌氧菌、铜绿假单胞菌和脆弱类杆菌等敏感。对多种 β-内酰胺酶高度稳定，但可被金属酶、非金属碳青霉烯酶水解。亚胺培南与青霉素无交叉过敏反应。临床用于多重耐药菌引起的严重感染、医院内感染和严重需氧与厌氧菌混合感染。常见不良反应有恶心、呕吐、药疹、静脉炎、血清转氨酶暂时性升高等；剂量过大可引起中枢神经系统毒性和肾损伤。

三、氧头孢烯类

此类药物化学结构是 7-ACA 上的 S 被 O 取代，母核 7 位碳增加了一个甲氧基。特点与第三代头孢类似。主要药物有拉氧头孢（latamoxef）和氟氧头孢（flomoxef）。

拉氧头孢

拉氧头孢（latamoxef）口服不吸收，需注射给药，体内分布广泛，能透过血-脑屏障，在痰液中有较高浓度，主要以原形经肾脏、胆汁排泄，半衰期 2～3 小时。抗菌谱广，对革兰氏阳性菌、革兰氏阴性菌、厌氧菌和脆弱类杆菌具较强抗菌活性，对多种 β-内酰胺酶稳定。临床用于敏感菌所致的呼吸道、泌尿道、胆道、妇科感染，也可用于脑膜炎、腹腔感染及败血症。不良反应常见的是皮疹，偶见低凝血酶原血症和出血症状，可用维生素 K 预防。

四、单环 β-内酰胺类

单环 β-内酰胺类抗生素由土壤中多种寄生细菌产生，经化学结构修饰后应用于临床。主要药物有氨曲南（aztreonam）、卡芦莫南（carumonam）。

氨曲南

氨曲南（aztreonam）口服不吸收，肌内注射吸收好，分布广泛，在肺、肾、脑脊液、胆囊、骨骼肌、皮肤等组织有较高浓度，能透过血-脑屏障，主要经肾脏排泄，半衰期为 1.7 小时。抗菌谱窄，对革兰氏阴性菌包括铜绿假单胞菌有强大的抗菌活性，但对革兰氏阳性菌和厌氧菌作用差。对多种革兰氏阴性菌产生的 β-内酰胺酶稳定。临床常用于革兰氏阴性杆菌和铜绿假单胞菌感染，尤其对常用药物耐药菌株所致的各种感染。与青霉素、头孢菌素无交叉过敏反应，可用于对青霉素过敏的患者。不良反应少而轻，常见的有皮疹、胃肠道反应等。

第五节　β-内酰胺酶抑制药

β-内酰胺类抗生素疗效好，毒性低，但耐药性问题日益严重。细菌产生 β-内酰胺酶使药物的 β-内酰胺环水解是耐药性产生的重要机制之一。为了解决这一问题，一方面研制出具有耐酶性能的抗生素，此外还开发了 β-内酰胺酶抑制剂（β-lactamase inhibitors）。β-内酰胺酶抑制剂自身仅有较弱的抗菌活性甚至没有抗菌活性，可与细菌产生的 β-内酰胺酶结合并使之失去活性，与不耐酶的青霉素类、头孢菌素类抗生素组成复方制剂，增强了原有药物的药效。目前用于临床的 β-内酰胺酶抑制剂主要有克拉维酸、舒巴坦、三唑巴坦，都是 β-内酰胺酶不可逆的竞争性抑制剂。

克拉维酸

克拉维酸（clavulanic acid，棒酸）由链霉菌培养液中获得，为氧青霉烷类。口服吸收好，也可注射给药，体内分布广泛，但不能穿透血-脑屏障，半衰期 0.8～1.5 小时。抗菌谱广，毒性低，但抗菌活性弱。抑酶谱广，对多种革兰氏阳性细菌、革兰氏阴性菌产生的 β-内酰胺酶有抑制作用，其药物分子与 β-内酰胺酶发生不可逆的结合反应，使酶的结构被破坏而持久失活，自身结构也遭到破坏，被称为"自杀性酶抑制剂"。与 β-内酰胺类抗生素合用增强抗菌效果并减少后者用量。常用复方制剂有：①奥格门丁（augmentin，力百汀）：阿莫西林与克拉维酸 4∶1 或 2∶1 合用，口服制剂。②泰门丁（timentin，特美汀）：替卡西林与克拉维酸 30∶1 或 15∶1 合用，注射制剂。

舒巴坦

舒巴坦（sulbactam，青霉烷砜）是半合成 β-内酰胺酶抑制药，属青霉烷砜类，化学稳定性优于克拉维酸。可口服或注射，在组织液、腹腔液中均有较高的药物浓度，脑膜炎时能进入脑脊液中，主要以原形经肾排泄，半衰期约 1 小时。抗菌谱广，抗菌作用略强于克拉维酸，与 β-内酰胺类抗生素合用有协同作用。抑酶谱广，但对各种 β-内酰胺酶的抑制作用有差别。常用的复方制剂有：①优立新（unasyn）：氨苄西林与舒巴坦 2∶1 合用，注射制剂。②舒他西林（sultamicillin）：氨苄西林与舒巴坦双酯甲苯磺酸盐，口服制剂，在肠壁被酯酶水解为舒巴坦和氨苄西林。③舒普深（sulperazon）：头孢哌酮与舒巴坦 1∶1 合用，注射制剂。④新治菌（newcefotoxin）：头孢噻肟与舒巴坦 2∶1 合用，注射制剂。

他唑巴坦

他唑巴坦（tazobactam，三唑巴坦）是舒巴坦的衍生物。本身抗菌活性极低。抑酶活性优于克拉维酸和舒巴坦，能够抑制铜绿假单胞菌产生的 β-内酰胺酶。常用复方制剂有：他唑西林（tazocillin，特治星），为哌拉西林与他唑巴坦 8∶1 或 4∶1 合用，注射制剂。还可以与氨基糖苷类合用治疗铜绿假单胞菌感染。

第一节　大环内酯类

大环内酯类（macrolides）抗生素是一类具有 14～16 元内酯环结构的抗生素。常见的具有 14 元内酯环结构的药物如红霉素（erythromycin）、罗红霉素（roxithromycin）、地红霉素（dirithromycin）、克拉霉素（clarithromycin）、泰利霉素（telithromycin，替利霉素）和喹红霉素（cethromycin）；15 元大环衍生物如阿奇霉素（azithromycin）；16 元环衍生物如麦迪霉素（medecamycin）、乙酰麦迪霉素（acetyl midecamycin）、螺旋霉素（spiramycin）、乙酰螺旋霉素（acetylspiramycin）、吉他霉素（kitasamycin）、乙酰吉他霉素（acetylkitasamycin）、罗他霉素（rokitamycin）、交沙霉素（josamycin）等。

以红霉素为代表的第一代大环内酯类抗生素抗菌谱窄，生物利用度低，耐药菌株多见，因此其临床应用受到限制。近年来发现某些流行日益广泛的病原体如军团菌、支原体、衣原体等和较难控制的一些病原体如弓形体和分枝杆菌对本类药物敏感，使大环内酯类抗生素的研制再度受到重视，已研制开发出的第二代大环内酯类抗生素中最具代表性的是阿奇霉素、罗红霉素和克拉霉素。第二代大环内酯类抗生素与第一代比较具有生物利用度高、对胃酸稳定、血药浓度高、组织渗透性好、半衰期延长、用药次数减少、抗菌谱广、对革兰氏阴性菌和某些细胞内衣原体的抗菌活性增强、不良反应轻、抗菌后效应明显等优点，现已广泛用于治疗呼吸道感染药物。近年来，细菌对大环内酯类的耐药性问题日益严重，第三代大环内酯类药物的研发需求迫切，目前不易耐药的酮内酯抗生素如泰利霉素（telithromycin）、喹红霉素（cethromycin）已经上市，耐酸且抗菌作用增强。

大环内酯类药物抗感染以外的药理作用也日益受到人们的关注。已发现的作用有：非特异性抗炎、免疫调节、抗肿瘤、促进胃动力和抗寄生虫等。目前，藤霉素（fujimycin）、雷帕霉素（rapamycin）等大环内酯类免疫抑制剂已经开发成功。

红霉素

红霉素（erythromycin）是从链霉菌的培养液中提取获得，有苦味，在中性水溶液中稳定，在酸性（pH 值<5）溶液中不稳定，易分解。红霉素的口服剂型为肠溶衣片或肠溶薄膜衣片，口服后在肠道中吸收。其他剂型还有：①依托红霉素（erythromycin estolate，无味红霉素），为红霉素丙酸酯的十二烷基硫酸盐，耐酸，吸收好，胃肠道反应较红霉素轻，但肝损害较红霉素重。②硬脂酸红霉素（erythromycin stearate），对酸较稳定。③琥乙红霉素（erythromycin ethylsuccinate)，酯化红霉素碱，无味，对胃酸稳定，肝损害较依托红霉素轻。此外还有乳糖酸红霉素（erythromycin lactobionate），为水溶性的红霉素乳糖醛酸酯，主要用于静脉滴注给药。临床上还有红霉素的眼膏和外用制剂。

【体内过程】

红霉素不耐酸，口服易被胃酸破坏。硬脂酸红霉素、琥乙红霉素、依托红霉素耐酸，口服后在肠道吸收迅速完全，受食物影响小。依托红霉素在胃肠道水解为红霉素丙酸酯，在血液中部分分解离成红霉素。酯化红霉素碱在体内释放出红霉素碱。红霉素能广泛分布至各种组织和体液中，并达到有效药物浓度，尤其在前列腺及胆汁中药物浓度较高，痰中亦有较高的药物浓度，能透过胎盘进入胎儿体内，但难以透过血-脑屏障。主要在肝脏代谢，从胆汁排泄，少量由尿排泄，可形成肝肠循环，$t_{1/2}$约为 2 小时。

【作用机制】

大环内酯类抗生素抗菌作用机制主要是不可逆地结合到细菌核糖体 50S 亚基的靶位上，抑制细菌蛋白质合成。14 元大环内酯类阻断肽酰基 t-RNA 移位，而 16 元大环内酯类抑制肽酰基的转移反应，选择性抑制细菌蛋白质合成。林可霉素、克林霉素和氯霉素在细菌核糖体 50S 亚基上的结合点与大环内酯类相同或相近，故合用时可能发生拮抗作用，也易使细菌产生耐药。

【抗菌作用】

对革兰氏阳性菌作用强，敏感菌有金黄色葡萄球菌（包括耐药菌）、表皮葡萄球菌、链球菌、肺炎球菌、白喉杆菌等；对部分革兰氏阴性菌有效，如脑膜炎球菌、淋病奈瑟菌、流感嗜血杆菌、百日咳杆菌、布鲁斯菌、军团菌等；对除脆弱类杆菌和梭杆菌以外的厌氧菌有效；对肺炎支原体、衣原体、立克次体和螺旋体亦有抑制作用。红霉素抗菌效力不及青霉素 G。

【耐药机制】

细菌尤其是金黄色葡萄球菌对红霉素容易产生耐药性，且与其他大环内酯类药物有完全交叉耐药性。耐药性产生的原因：

1. 产生灭活酶 包括酯酶、磷酸化酶、甲基化酶、乙酰转移酶和核苷转移酶等，使大环内酯类抗生素或水解或磷酸化或甲基化或乙酰化或核苷化而失活。

2. 摄入减少或主动外排 细菌可以使膜成分改变或出现新的成分，导致大环内酯类抗生素进入菌体内的量减少。某些细菌通过基因编码产生外排泵，可以针对性地泵出大环内酯类抗生素。

【临床应用】

用于对青霉素过敏患者或对青霉素耐药的金黄色葡萄球菌引起的感染；对军团菌病、弯曲杆菌肠炎、支原体肺炎、沙眼衣原体所致的婴儿肺炎和结膜炎、百日咳、白喉带菌者可作为首选药应用；也可用于厌氧菌引起的口腔感染以及上述敏感菌所致的各种感染。

【不良反应】

严重的不良反应少见，常见的不良反应有：

1. 胃肠道反应 是红霉素最常见的不良反应。口服或静注可出现恶心、呕吐、胃痉挛、腹胀、腹泻等胃肠道反应。可能与大环内酯类药物能够激动胃泌素受体和胆碱受体，促进胃动力有关。

2. 血栓性静脉炎 静脉给药可引起血栓性静脉炎，故红霉素静滴时药物浓度不宜超过 1mg/mL。

3. 肝毒性 个别患者使用酯化型红霉素可出现肝脏损伤，以依托红霉素最严重，主要表现为胆汁淤积、黄疸、转氨酶升高等，停药后可恢复。

4. 过敏反应 偶见皮疹、药热等过敏反应。

罗红霉素

罗红霉素（roxithromycin）是对红霉素进行结构改造得到的半合成抗生素。对酸的稳定性优于红霉素，口服吸收良好，生物利用度高。吸收后分布广泛，血浆与组织中药物浓度高，在扁桃体、中耳、肺、前列腺和泌尿生殖道组织中可达有效浓度。原形和代谢产物自胆道、肺、尿液及汗液排出，$t_{1/2}$ 为 12～15 小时。对革兰氏阳性菌和厌氧菌的作用与红霉素相似，对肺炎支原体、衣原体作用较强，但对流感嗜血杆菌的作用较红霉素弱。主要用于敏感菌所致的呼吸道、泌尿道、皮肤和软组织、耳鼻咽喉等部位感染。不良反应以胃肠道反应为主，偶见皮疹、皮肤瘙痒、头痛、头昏等。

阿奇霉素

阿奇霉素（azithromycin）口服吸收迅速，生物利用度受食物的影响大。口服后 2～3 小时达到峰浓度，广泛分布于除脑脊液外的全身组织器官，在扁桃体、肺、前列腺及泌尿生殖系统组织的药物浓度高于血药浓度 10～100 倍。组织中消除缓慢，$t_{1/2}$ 为 35～48 小时，每天仅需给药一次。大部分以原形及代谢物的形式经胆汁排泄，小部分由尿排出。抗菌谱较红霉素广，对革兰氏阳性菌的活性与红霉素相仿，对革兰氏阴性菌的活性强于红霉素，对流感嗜血杆菌、淋病奈瑟菌、军团菌作用增强，对肺炎支原体、弯曲菌的作用强，对衣原体、螺旋体、弓形虫均有效。临床用于敏感菌所致的中耳炎、鼻窦炎、咽炎、扁桃体炎、支气管炎、肺炎等呼吸道感染、皮肤和软组织感染；沙眼衣原体或非多重耐药淋病奈瑟菌所致的单纯性生殖系统感染。不良反应发生率较红霉素低，主要为轻中度胃肠道反应，偶见肝功能异常与轻度中性粒细胞减少症。

克拉霉素

克拉霉素（clarithromycin）口服吸收较红霉素完全，受食物影响小，首过消除明显，生物利用度约为 55%。克拉霉素的代谢物 14-羟基克拉霉素也具有抗菌作用。原形及活性代谢物体内分布广泛，组织中药物浓度高，半衰期分别是 3～5 小时、5～9 小时。主要经肾脏排泄。克拉霉素对革兰氏阳性菌、军团菌、肺炎衣原体、肺炎支原体、沙眼衣原体、流感嗜血杆菌及厌氧菌的作用强于红霉素，与奥美拉唑合用对幽门螺杆菌有效。临床主要用于敏感菌引起的呼吸道感染、泌尿生殖系统感染及皮肤软组织感染的治疗。主要不良反应为胃肠道反应，偶可发生皮疹、皮肤瘙痒及头痛等。

泰利霉素

泰利霉素（telithromycin）是半合成酮内酯类抗生素。泰利霉素口服可吸收，体内分布广泛，组织穿透力强，在支气管、扁桃体、肺、鼻窦、中耳均有较高的浓度，主要由肝脏代谢，并由胆汁排泄。其抗菌机制、抗菌谱与红霉素相似，主要是通过与细菌核糖体的 50S 亚基结合，抑制蛋白质的合成，但对野生型核糖体的结合力较红霉素和克拉霉素分别强约 10 倍和 6 倍。泰利霉素对大环内酯耐药菌有较强的抗菌活性，对甲氧西林耐药的金黄色葡萄球菌（MRSA）和多重耐药肺炎链球菌的感染有效。临床主要用于治疗敏感菌引起的呼吸道感染，包括社区获得性肺炎、慢性支气管炎急性加剧、急性上颌窦炎、咽炎和扁桃体炎等。特别是对 β-内酰胺类、大多数大环内酯类抗生素耐药菌引起的感染。

第二节　林可霉素类

林可霉素类抗生素主要包括林可霉素（lincomycin，洁霉素）和克林霉素（clindamycin，氯洁霉素）。林可霉素是林可胺类碱性抗生素，由链霉菌林肯变种所产生。克林霉素是林可霉素的半合成衍生物（图 41-1），将其第 7 位的羟基由氯离子取代。林可霉素与克林霉素的抗菌机制、抗菌谱均相同。由于克林霉素抗菌作用更强、口服吸收好，不良反应小，临床更常用。

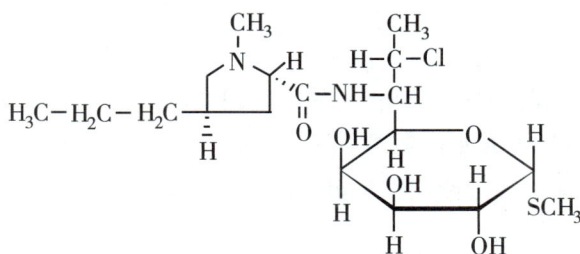

图 41-1　克林霉素化学结构

【体内过程】

两药均可口服给药，林可霉素口服生物利用度低（20%～35%），受食物影响较大；克林霉素口服吸收迅速完全，生物利用度为 87%，进食不影响吸收。克林霉素口服后 1～2 小时可达到峰浓度，$t_{1/2}$ 为 2～2.5 小时；林可霉素达峰时间 2～4 小时，$t_{1/2}$ 为 4～6 小时。两药的血浆蛋白结合率都在 90% 以上，且分布广泛，在体液和全身多数组织中均能达到治疗浓度，尤其在骨组织中可达到更高药物浓度。可进入胎盘和乳汁，不易透过正常的血脑屏障，炎症发生时脑组织中也能达到有效浓度。主要经肝代谢，代谢产物经胆汁和肾排泄，约 10% 以原形药物的形式经肾排泄。

【抗菌作用及抗菌机制】

两药对各类厌氧菌有强大的抗菌作用；对葡萄球菌、各型链球菌、肺炎球菌等革兰氏阳性球菌有显著活性；对白喉杆菌、破伤风杆菌、产气荚膜杆菌、人型支原体、沙眼衣原体及多数放线菌属敏感；对恶性疟原虫和弓形体亦有一定作用；但对革兰氏阴性杆菌无效。克林霉素的抗菌活性比林可霉素强 4～8 倍，两药之间呈完全交叉耐药性。

抗菌机制：与红霉素相似，能与核糖体 50S 亚基结合，阻止肽链延伸，抑制蛋白质合成。故本类药物不宜与红霉素合用，以免因竞争同一结合部位而产生拮抗作用。

【临床应用】

首选用于金黄色葡萄球菌引起的骨髓炎；用于厌氧菌，包括脆弱类杆菌、产气荚膜梭菌、放线杆菌等引起的口腔、腹腔和妇科感染；用于革兰氏阳性敏感菌引起的感染如咽喉炎、中耳炎、肺炎、心内膜炎、败血症等，可作为青霉素过敏患者的替代药物。

【不良反应】

1. 胃肠道反应　表现为不同程度的恶心、呕吐、腹泻等，口服、注射均可引起，口服更多见。

2. 伪膜性肠炎　长期使用，正常肠道菌群被抑制，对此类药物不敏感的难辨梭状芽孢杆菌过度繁殖并产生外毒素，引起发热、腹痛、腹泻，严重的可致死，可使用万古霉素和甲硝唑治疗。

3. 其他 偶见皮疹、药热、中性粒细胞减少、血小板减少、黄疸、肝损伤等。

第三节 多肽类

一、多黏菌素类

多黏菌素 B（polymyxin B）和多黏菌素 E（polymyxin E，colistin，抗敌素），为多肽类抗生素，分别从多黏杆菌、黏杆菌培养液中提取获得，多为硫酸盐制剂，具有相似的抗菌作用及临床应用。

【体内过程】

口服不吸收。肌注后血药浓度在 2 小时左右达到高峰，有效血药浓度可维持 8～12 小时，$t_{1/2}$ 约为 6 小时。肝、肾中药物浓度较高，不易进入胸腔、腹腔、关节腔和脑脊液。体内代谢较慢，代谢物主要经肾脏排泄，连续给药容易出现体内蓄积现象。

【抗菌作用及作用机制】

多黏菌素的化学结构类似阳离子表面活性剂，能破坏革兰氏阴性菌的外膜结构并使其通透性增加，细菌内成分外漏，导致细菌死亡。对铜绿假单胞菌、大肠杆菌、肺炎克雷伯杆菌、嗜血杆菌、沙门菌、志贺菌、百日咳杆菌等革兰氏阴性杆菌有抗菌作用，对生长繁殖期和静止期的细菌均有效。与利福平、磺胺类和 TMP 合用具有协同抗菌作用。

【临床应用】

用于耐药或难以控制的革兰氏阴性杆菌引起的感染，如脑膜炎、败血症等。口服用于肠道手术前准备和大肠杆菌引起的肠炎。局部用于敏感菌导致的五官、皮肤、黏膜感染以及烧伤后铜绿假单胞菌的感染。

【不良反应】

本类药物全身给药时毒性较大，治疗剂量下即可产生肾脏损伤，如蛋白尿、血尿等，甚至出现急性肾小管坏死及肾衰竭。大剂量、快速静脉滴注时，可出现神经毒性，严重者造成可逆性神经肌肉阻滞，引起呼吸抑制。

二、万古霉素类

万古霉素、去甲万古霉素

万古霉素（vancomycin）从东方链球菌培养液中分离获得，属于糖肽类抗生素。去甲万古霉素（demethylvancomycin）从诺卡菌属培养液中分离获得，在末端氨基上比万古霉素少一个甲基。两药的抗菌谱、临床应用、不良反应基本相同，去甲万古霉素的抗菌作用略强于万古霉素。

【体内过程】

口服吸收差，肌注可引起局部剧痛和组织坏死，除治疗肠道感染外一般静脉给药。体内分布广，可进入各组织、体液，不易透过血脑屏障，可透过胎盘屏障。$t_{1/2}$ 为 6 小时，超过 90% 的原形药物经肾脏排出体外。

【抗菌作用及作用机制】

抗菌谱窄，作用于部分革兰氏阳性菌和某些螺旋体，对多种抗生素耐药的革兰氏阳性菌，如金黄色葡萄球菌、表皮葡萄球菌、溶血性链球菌、草绿色链球菌、肺炎球菌以及炭疽杆菌、白喉杆菌等有强大的抗菌作用，对耐甲氧西林金黄色葡萄球菌（MRSA）和耐青霉素肠球菌及难辨梭状芽孢杆菌有效。与其他抗生素之间无交叉耐药性。

抗菌机制：与细菌细胞壁前体 N-乙酰胞壁酸五肽末端 D-丙氨酰-D-丙氨酸的游离羧基结合形成复合物，阻碍细菌细胞壁的合成，对繁殖期细菌呈杀菌作用。

【临床应用】

用于耐药的革兰氏阳性球菌引起的严重感染，如肺炎、心内膜炎、败血症、骨髓炎等，尤其是 MRSA 和耐青霉素肠球菌所致的严重感染。口服给药用于治疗伪膜性肠炎和严重肠道感染。

【不良反应】

万古霉素和去甲万古霉素毒性较大。

1. 耳毒性和肾毒性　大剂量长期应用可引发不同程度的听力损伤、肾损伤，严重的可造成耳聋、肾脏衰竭。应避免与有耳毒性、肾毒性的药物合用。

2. 过敏反应　偶可引起皮疹和过敏性休克。万古霉素静脉滴注速度过快可引起极度皮肤潮红、红斑、荨麻疹以及心动过速、低血压等症状，称为"红人综合征（redman syndrome）"，因药物引发组胺释放所致。

3. 其他　口服时可引起恶心、呕吐等消化道反应。静脉滴注浓度过高可导致静脉炎。

替考拉宁

替考拉宁（teicoplanin；肽可霉素，teicomycin；壁霉素，targocid）是游动放线菌经发酵提取得到的糖肽类抗生素。其作用机制、抗菌谱及抗菌活性均与万古霉素相似。对金黄色葡萄球菌的作用比万古霉素更强，不良反应更少。

【体内过程】

口服不吸收，可以肌内注射或静脉注射。肌内注射后约 2 小时血药浓度达到峰值。血浆蛋白结合率约 90%。几乎全部以原形由肾脏排泄，肾功能正常的成年人 $t_{1/2}$ 45～60 小时，肾功能障碍患者 $t_{1/2}$ 明显延长。

【抗菌作用及作用机制】

作用机制与万古霉素相同。对革兰氏阳性菌如葡萄球菌、链球菌、肠球菌和大多数厌氧性革兰氏阳性菌作用强大。对青霉素类、头孢菌素类、大环内酯类、四环素类、氯霉素、氨基糖苷类以及利福平耐药的革兰氏阳性菌，多数仍对替考拉宁敏感。与万古霉素存在部分交叉耐药，某些对万古霉素耐药的肠球菌仍然对替考拉宁敏感。

【临床应用】

临床应用与万古霉素相同，主要用于耐药的革兰氏阳性球菌引起的严重感染，包括耐药金黄色葡萄球菌及链球菌等敏感菌引起的心内膜炎、败血症、肺炎、软组织感染等。

【不良反应】

不良反应较万古霉素小，极少出现耳毒性，肾毒性一般较轻微，可出现注射部位持久疼痛，与万古霉素有交叉过敏反应。

三、杆菌肽类

杆菌肽（bacitracin）由枯草杆菌和地衣芽孢杆菌产生，为含噻唑环的多肽类抗生素的混合物。对革兰氏阳性菌有强大的抗菌作用，对耐 β-内酰胺酶的细菌也有作用；对革兰氏阴性球菌、螺旋体、放线杆菌也有一定作用；对革兰氏阴性杆菌无作用。其机制是特异性地抑制细菌细胞壁合成阶段的脱磷酸化作用，影响了磷脂的转运和向细胞壁支架输送黏肽，从而抑制了细胞壁的合成；还能够与敏感细菌的细胞膜结合，损伤细胞膜，致使细菌内容物外泄。细菌对杆菌肽不易产生耐药性，与其他抗生素无交叉耐药性。但由于对肾脏毒性大，临床应用受到限制，一般不作全身用药，临床主要用于局部抗感染，用于金黄色葡萄球菌、溶血性链球菌、肺炎球菌等敏感菌所致的皮肤软组织及眼部感染。可引起皮肤局部瘙痒、皮疹、红肿或其他刺激现象，一般反应轻微。

扫一扫，查阅本章数字资源，含PPT、音视频、图片等

氨基糖苷类（aminoglycosides）抗生素的化学结构基本相似，均由氨基糖分子与非糖部分的苷元结合而成的糖苷所组成，故称氨基糖苷类。包括两大类：一类为天然来源，由链霉菌和小单胞菌产生，如链霉素、新霉素、卡那霉素、庆大霉素、妥布霉素、西索米星、核糖霉素、小诺霉素、大观霉素等；另一类为半合成品，如阿米卡星、奈替米星、依替米星、卡那霉素 B、地贝卡星、阿贝卡星等。链霉素是最早（1944 年）用于临床的氨基糖苷类药物，对革兰氏阴性菌作用较弱，但对分枝杆菌作用强，仍作为抗结核药物使用。新霉素于 1949 年发现，由于其肾毒性及耳毒性大，现仅局部用药。卡那霉素由于其毒性和耐药性，逐渐被新一代氨基糖苷类药物所取代。

本类药物为有机碱，化学性质较稳定，制剂均为硫酸盐，除链霉素水溶液性质不稳定外，其他药物水溶液性质均稳定。氨基糖苷类药物与 β-内酰胺类抗生素不能混合于同一容器，否则易使前者失活。

【体内过程】

氨基糖苷类抗生素的极性和解离度均较大，口服难吸收，多采用肌内注射给药。为避免血药浓度过高而引起不良反应，通常不主张静脉注射给药。本类药物肌内注射吸收迅速而完全，0.5～1.5 小时达血药浓度高峰。除链霉素外，很少与血浆蛋白结合。其穿透力弱，主要分布于细胞外液，故对细胞内细菌感染效果差。在肾皮质和内耳内、外淋巴液有高浓度聚集，且在内耳外淋巴液中浓度下降很慢，因而其肾脏毒性和耳毒性明显。易进入胸、腹腔及心包液等，不能透过血脑屏障，脑脊液中浓度低，甚至脑膜发炎时也难在脑脊液达到有效浓度。易通过胎盘屏障，并聚集在胎儿血浆和羊水，故需特别注意对胎儿的毒性。首次给药 24 小时内，70%～90%药物以原形由肾小球滤过，除奈替米星外，都不在肾小管重吸收，尿中药物浓度极高，可为血药浓度的 30～100 倍。$t_{1/2}$ 为 2～3 小时。肾功能不全时，排泄速度减慢，半衰期可显著延长，肾毒性增大。（表 42-1）

表 42-1　常用氨基糖苷类药物药动学特点

药物	血药浓度达峰时间（小时）	$t_{1/2}$（小时）		24 小时尿排出（%）	蛋白结合率（%）
		正常	少尿		
庆大霉素	0.75～1	1.7～2.3	48～72	70～80	<10
链霉素	0.5～1.5	2～3	50～100	80	35
妥布霉素	0.33～0.75	2～2.8	56～60	80～90	<10
卡那霉素	0.75～1	2.1～2.4	60～96	84～90	0
阿米卡星	0.75～2	2.2～2.5	56～150	81～98	4

续表

药物	血药浓度达峰时间（小时）	$t_{1/2}$（小时）		24小时尿排出（%）	蛋白结合率（%）
		正常	少尿		
西索米星	0.75~1	2~2.3	35~37	85~87	0
奈替米星	0.5~1	2.2	33	80~90	<10

【抗菌作用】

抗菌谱较广，对各种需氧 G^- 杆菌具有强大抗菌活性，如大肠埃希菌、克雷伯菌属、肠杆菌属、变形杆菌属、志贺菌属等；对产碱杆菌属、沙门菌属、沙雷菌属、莫拉菌属、布鲁氏菌属、枸橼酸菌属、嗜血杆菌属等也具有一定的抗菌作用；对 G^- 球菌作用较差；对 MRSA 和 MRSE 也有较好的抗菌活性；对各型链球菌作用微弱；多数肠球菌属厌氧菌对其耐药。氨基糖苷类抗生素的抗菌谱基本相同，链霉素、卡那霉素还对结核分枝杆菌有效。

本类药物为静止期速效杀菌剂，低浓度抑菌、高浓度杀菌，在碱性环境中抗菌作用增强。存在抗生素后效应，此特点为临床采用本类药物每日给药 1 次疗法提供了一定的依据。

【抗菌机制】

氨基糖苷类抗生素抗菌机制在于干扰细菌蛋白质的生物合成，还能破坏细菌细胞膜的完整性，造成细菌细胞内重要物质外漏。

氨基糖苷类抗生素的作用环节：对蛋白质合成的始动、延伸、终止三个阶段均有作用，可造成细菌体内核蛋白体耗竭及蛋白质合成受阻。①抑制 70S 始动复合物的形成，使蛋白质合成在早期即终止。②选择性地与 30S 亚基上的靶蛋白结合，使 A 位扭曲变形，从而造成 mRNA 上密码出现错误阅读，将错误的氨基酸掺入肽链，导致异常或无功能蛋白质的合成。③阻止终止因子 R 进入 A 位，使已形成的肽链不能释放，同时 70S 核糖体不能解离，使菌体内核糖体循环利用受阻。另外，氨基糖苷类药物还通过吸附作用与菌体细胞膜结合，使通透性增加，胞质内大量重要物质外漏。哺乳动物的核蛋白体结构、蛋白质、RNA 均与细菌不同，故不易受本类抗生素的影响。

细菌对本类抗生素易产生耐药性。链霉素与庆大霉素、新霉素、卡那霉素之间有单向交叉耐药性，即对后者产生耐药性的细菌对链霉素也产生了耐药性，但对链霉素产生耐药性的细菌对后三者仍敏感。产生耐药性的原因为：产生修饰氨基糖苷类的钝化酶（如乙酰化酶、磷酸化酶、腺苷酸化酶等）、膜通透性的改变（使药物不易透入细菌细胞内发挥作用）、靶位的修饰（降低细菌对药物的亲和力）等。

【不良反应】

氨基糖苷类的主要不良反应是耳毒性和肾毒性，尤其在儿童和老年人更易引起。毒性产生与药物剂量和疗程有关，也因药物不同而异，甚至在停药后，也可能出现不可逆的毒性反应。

1. 耳毒性　包括前庭神经和耳蜗听神经损伤。由于本类药物在内耳外淋巴液内蓄积，可引起前庭功能障碍和耳蜗神经损害。前庭功能障碍主要表现为眩晕、恶心、呕吐、平衡失调，其发生率依次为新霉素>卡那霉素>链霉素>西索米星>阿米卡星≥庆大霉素≥妥布霉素>奈替米星>依替米星。耳蜗神经损害表现为耳鸣、听力减退甚至耳聋等，其发生率依次为新霉素>卡那霉素>阿米卡星>西索米星>庆大霉素>妥布霉素>链霉素>依替米星。为避免耳毒性的发生，用药过程应密切观察，注意是否出现耳鸣、眩晕等早期症状，并进行听力监测，根据情况调整剂量。避免与有耳毒性的药物合用，以免增加耳毒性；避免与能掩盖其耳毒性的抗组胺药合用；孕妇禁用。镇静催眠药、有镇静作用的其他药物可因抑制患者的反应性，合用时也需慎重。

2. 肾毒性　氨基糖苷类抗生素是诱发药源性肾衰的最常见因素。对肾脏的损害与剂量、病人耐受性相关。由于本类药物对肾脏组织具有极高的亲和力，可通过细胞膜吞饮的方式而大量蓄积在肾皮质，可损害肾小管上皮细胞，出现蛋白尿、管型尿，甚至可致氮质血症和无尿等。其发生率依次为新霉素＞卡那霉素＞庆大霉素＞妥布霉素＞阿米卡星＞奈替米星＞链霉素＞依替米星。肾功能的损害通常是可逆的，但这种损害可使药物排泄减慢而增加毒性。用药期间，应常规进行肾功能检查，并避免与其他具有肾毒性的药物合用。

3. 过敏反应　药热、皮疹、血管神经性水肿等常见，偶可引起过敏性休克。尤其是链霉素，休克发生率虽较青霉素低，但死亡率高，应引起警惕。局部应用新霉素可引起接触性皮炎。

4. 神经肌肉麻痹　常见于大剂量腹膜内或胸膜内应用时，或静脉滴注速度过快时，也偶见于肌内注射给药。由于药物能与突触前膜钙结合部位结合，抑制乙酰胆碱释放，因而可阻断神经肌肉部位的传导，引起心肌抑制、血压下降、肢体瘫痪、甚至呼吸抑制。一旦出现，可用钙剂或（和）新斯的明对抗，同时给予吸氧、人工呼吸等。

5. 其他　面部、口唇发麻，周围神经炎等。

庆大霉素

庆大霉素（gentamycin）是目前最常用的一种氨基糖苷类抗生素。

【抗菌作用】

抗菌范围广、抗菌活性强，是治疗各种革兰氏阴性杆菌感染的主要抗菌药，尤其对沙雷菌属作用更强，为氨基糖苷类的首选药。本品具有较强的抗生素后效应。细菌对其易产生耐药性，但停药一段时间后可恢复敏感性。

【临床应用】

①革兰氏阴性杆菌感染，如败血症、脑膜炎、骨髓炎、肺炎、泌尿道感染、胆道感染、烧伤感染等。②铜绿假单胞菌感染，常与羧苄西林合用。③细菌性心内膜炎，与青霉素合用治疗肠球菌、草绿色链球菌引起的心内膜炎。④原因未明的严重感染，常与羧苄西林或头孢菌素类合用。⑤口服可用于胃肠道术前消毒、治疗肠道感染、幽门螺杆菌引起的慢性胃炎及消化性溃疡。⑥还可局部用于皮肤、黏膜表面感染和眼、耳、鼻部感染。

链霉素

链霉素（streptomycin）是用于临床的第一个氨基糖苷类抗生素，也是第一个用于治疗结核病的药物。本药对兔热病和鼠疫有特效，常为首选药物，特别是与四环素联合用药已成为目前治疗鼠疫的最有效手段。也可用于治疗多重耐药的结核病。亦与青霉素联用治疗草绿色链球菌、溶血性链球菌及肠球菌等引起的心内膜炎。

链霉素的耳毒性发生率较高，其次是神经肌肉麻痹，肾毒性少见。本药易引起过敏反应（以药热、皮疹、血管神经性水肿较为常见），甚至可引起过敏性休克，死亡率高于青霉素。

阿米卡星

阿米卡星（amikacin）为卡那霉素的半合成衍生物，是抗菌谱最广的氨基糖苷类抗生素，对 G^- 杆菌和金黄色葡萄球菌均有较强的抗菌活性，作用较庆大霉素弱。其突出特点是对肠道 G^- 杆菌和铜绿假单胞菌产生的多种氨基糖苷类灭活酶稳定，故对一些氨基糖苷类耐药菌感染仍能有效控制，常作为首选药。其耳毒性强于庆大霉素，肾毒性弱于庆大霉素。

常用氨基糖苷类抗生素见表 42-2。

表 42-2　常用氨基糖苷类抗生素

药物	作用	应用	不良反应				
			耳毒性		肾毒性	神经肌肉麻痹	过敏及其他
			前庭	耳蜗			
庆大霉素 (gentamycin) (1963 年)	对革兰氏阴性杆菌包括铜绿假单胞菌抗菌活性强,对耐药金黄色葡萄球菌也有效	敏感菌所致的感染	++	+	++	+	±
链霉素 (streptomycin) (1944 年)	抗菌谱较窄,对多数革兰氏阴性菌作用较强,对结核杆菌作用强	鼠疫与兔热病的首选药,与其他药合用治疗结核病	+++		+	++	++ 发生率较青霉素低,但死亡率较后者高
妥布霉素 (tobramycin) (1967 年)	抗菌作用与庆大霉素相似,特点是抗铜绿假单胞菌作用更强,有较长的抗生素后效应	同庆大霉素,多用于铜绿假单胞菌感染	+	+	+	+	+
卡那霉素 (kanamycin) (1957 年)	抗菌谱与链霉素相似,对结核杆菌作用稍强,对铜绿假单胞菌无效	口服用于肠道术前消毒	+++	+++	++		+
阿米卡星 (amikacin, 丁胺卡那霉素) (1972 年)	为卡那霉素的半合成衍生物。抗菌谱与庆大霉素相似,对耐药菌仍有抗菌作用	需氧革兰氏阴性杆菌所致感染及对庆大霉素和妥布霉素耐药的革兰氏阴性杆菌所致感染	+	+++	+	+	+
西索米星 (sisomicin)	抗菌作用与庆大霉素相似,但抗铜绿假单胞菌的作用强度与毒性均比庆大霉素大 2 倍,并与后者有完全交叉耐药性	同庆大霉素	++	++	+	+	±
奈替米星 (netilmicin) (1985 年)	抗菌作用同庆大霉素,对耐药的革兰氏阴性杆菌和耐药金黄色葡萄球菌仍有效	敏感菌所致的败血症、泌尿道、肠道、呼吸道、皮肤软组织、骨与关节的感染	+ 较低	+ 较低	+ 较低	++	± 偶见头痛、视物模糊、恶心、呕吐等
新霉素 (neomycin) (1949 年)	毒性大,仅作局部使用	肠道感染及肠道术前消毒	++++++	+++	+++	+++	±
大观霉素 (spectinomycin)	对多数革兰氏阴性杆菌、某些革兰氏阳性球菌有效,特点是对淋球菌作用强。主要以原形从尿排泄	对青霉素、四环素耐药的无并发症的淋病或对青霉素过敏者					偶见皮疹、恶心、头痛,第二次给药偶见肝功能改变、血细胞减少等,对其他氨基糖苷类过敏者可能对本品过敏
小诺霉素 (micronomicin)	同庆大霉素。特点是与其他氨基糖苷类交叉耐药性较轻	大肠埃希菌、克雷伯杆菌、铜绿假单胞菌等革兰氏阴性菌所致中耳炎、胆道、泌尿道、呼吸道、腹腔及外伤感染、败血症	+	+	+	±	+ 偶见转氨酶升高,老年人应减量

四环素类（tetracyclines）和氯霉素类（chloramphenicols）抗生素都属于广谱抗生素。这两类药物抗菌谱广，对革兰氏阳性菌和阴性菌、立克次体、衣原体、支原体、螺旋体和阿米巴原虫等均有抑制作用。

第一节　四环素类

四环素类抗生素是一组带有共轭双键四元稠合环结构的抗生素，并因此而得名。1948 年通过筛选，在链球菌培养液中发现了第一个四环素类药物——金霉素，随后相继研制出一系列其他四环素类药物，包括从链霉菌属发酵获得的土霉素（oxytetracycline）、四环素（tetracycline）等天然四环素类，其中四环素已少用，土霉素基本不用，金霉素因刺激性强仅限于眼科外用。半合成四环素有多西环素（doxycycline）、美他环素（methacycline）、米诺环素（minocycline）等，其中以多西环素最为常用。半合成四环素抗菌活性高于天然四环素，耐药菌株少，不良反应轻。

本类药物具有共同的氢化骈四苯的基本母核（图 43-1），仅在 R_1、R_2、R_3、R_4 位上的取代基有所不同，属酸、碱两性物质，稳定性在碱性水溶液中降低，在酸性水溶液中较稳定，故临床一般用其盐酸盐。（表 43-1）

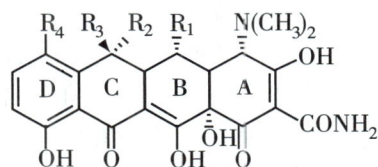

图 43-1　四环素类抗生素的基本化学结构

表 43-1　四环素类药物的基本化学结构

抗生素	R_1	R_2	R_3	R_4
天然药				
四环素	H	OH	CH_3	H
土霉素	OH	OH	CH_3	H
地美环素	H	OH	H	Cl
半合成药				
美他环素	OH		$=CH_2$	H
多西环素	OH	H	CH_3	H
米诺环素	H	H	H	$N(CH_3)_2$

四环素

【体内过程】

四环素（tetracycline）口服易吸收，但不完全，食物或药物中的 Ca^{2+}、Mg^{2+}、Al^{3+}、Fe^{2+}/Fe^{3+} 等金属离子易与四环素形成络合物而影响其吸收；碱性药物、抗酸药物及 H_2 受体拮抗药可降低四环素的溶解度；酸性药物如维生素 C 可促进四环素的吸收；与铁剂及抗酸药联用时，应间隔 2～3 小时；若一次口服剂量超过 0.5g，血药浓度并不随剂量增加而提高，未吸收部分随粪便排出。药物吸收入血后，与血浆蛋白结合率为 65%，可广泛分布于全身各组织和体液，易渗入胸腔、腹腔、胎儿循环及乳汁中，能与钙络合而沉积于新形成的骨和牙齿内；但不易透过血脑屏障，脑膜炎时需静脉给药才能达到有效血药浓度。四环素可经肝内排入胆汁，且有明显的肝肠循环，胆汁中药物浓度为血药浓度的 10～20 倍。本品 20%～60% 以原形经肾脏排泄，尿中浓度高，故有利于治疗胆道感染和泌尿道感染，碱化尿液可增加排泄。口服后 2～4 小时血药浓度可达高峰，$t_{1/2}$ 为 6～9 小时。

【抗菌作用】

四环素属快速抑菌剂，极高浓度时具有杀菌作用。本药抗菌谱广：①对多数革兰氏阳性菌和阴性菌均有抑制作用。对鼻疽假单胞菌、杜克雷嗜血杆菌、布鲁氏菌属、霍乱弧菌等作用强，对幽门螺杆菌、鼠疫杆菌也有抑制作用。②对立克次体作用较强，对衣原体、支原体、螺旋体、放线菌也有抑制作用。③能间接抑制阿米巴原虫。四环素对革兰氏阳性菌的作用比对阴性菌的作用强，但对革兰氏阳性菌的作用弱于青霉素类和头孢菌素类，对革兰氏阴性菌的作用弱于氨基糖苷类和氯霉素类；对伤寒杆菌、副伤寒杆菌、铜绿假单胞菌、结核分枝杆菌、真菌和病毒无效。

【抗菌机制】

四环素必须进入菌体才能发挥抑菌作用，抗菌机制主要是抑制细菌蛋白质合成：四环素类首先经被动扩散通过细胞外膜的孔蛋白通道（以阳离子-四环素复合物的形式穿越革兰氏阴性菌外膜孔蛋白通道；以形成电中性亲脂分子的形式穿越革兰氏阳性菌外膜孔蛋白通道）进入细胞内，再经细胞内膜上的能量依赖性转运泵，将大量药物主动泵入细菌细胞内。进入细胞后，四环素通过特异性地与细菌核糖体 30S 亚基上的 A 位结合，抑制氨基酰 tRNA 与 A 位结合时所需的酶，阻断了氨基酰 tRNA 在 A 位的结合，进而抑制了 mRNA-核糖体复合物的形成，从而抑制肽链的延伸和细菌蛋白质的合成。此外，四环素类也能造成细菌细胞膜通透性增加，使细菌细胞内重要成分外漏。

由于长期大量使用四环素，耐药菌株逐渐增多，如金黄色葡萄球菌、大肠埃希菌、痢疾杆菌、溶血性链球菌、肺炎球菌等。产生耐药性的主要原因是耐药质粒介导，使细菌的细胞膜对药物摄取减少或主动外排增加。

【临床应用】

立克次体感染，如斑疹伤寒、恙虫病和 Q 热等；支原体属感染，如肺炎、泌尿生殖系统感染等；衣原体属感染，如性病性淋巴肉芽肿、鹦鹉热、非特异性尿道炎、宫颈炎和沙眼等。由于其他高效抗菌药的不断涌现，以及四环素特殊的不良反应及其耐药菌株的不断出现，四环素已不再作为治疗细菌性感染的首选药。目前四环素类药物可首选用于治疗立克次体感染（斑疹伤寒、Q 热、恙虫病等）、支原体感染（支原体肺炎等）、衣原体感染（鹦鹉热、沙眼和性病性淋巴肉芽肿等）以及某些螺旋体感染（回归热等），还可首选治疗鼠疫、霍乱、布鲁氏菌病、幽门螺杆菌感染引起的消化性溃疡、肉芽肿鞘杆菌感染引起的腹股沟肉芽肿。使用本类药物时首选多西环素。

【不良反应】

1. 局部刺激 口服常引起恶心、呕吐、上腹部不适、厌食和腹泻等症状，饭后服用可减轻症状，但可影响药物吸收；肌内注射可致剧痛及局部坏死，禁用；易致静脉炎，应稀释后静脉滴注。

2. 二重感染 正常人体的口腔、鼻咽部、消化道等处有多种微生物寄生，相互拮抗而维持相对平衡的共生状态。长期使用广谱抗生素，使敏感菌受到抑制，而一些不敏感菌如真菌或耐药菌乘机大量繁殖，造成新的感染，称为二重感染，又称菌群交替症。多见于老、幼、体弱、抵抗力低的患者。常见的二重感染有白色念珠菌引起的鹅口疮、难辨梭菌引起的伪膜性肠炎等。一旦出现，应立即停药并采取相应治疗措施。

3. 影响骨、牙的生长 四环素类能与新形成的骨、牙组织中沉积的钙离子结合，造成恒齿永久性棕色色素沉着（俗称牙齿黄染），牙釉质发育不全，还可抑制婴幼儿的骨骼生长。由于本品能进入胎儿循环及乳汁中，故孕妇、哺乳期妇女及8岁以下儿童禁用本类药物。

4. 其他 长期大量（>4g/d）静脉滴注可造成严重肝损害，亦可加剧原有的肾功能不全。偶见过敏反应（药热和皮疹等），并有交叉过敏。可引起光敏反应和前庭反应，如头晕、恶心、呕吐等。

多西环素

多西环素（doxycycline，强力霉素）是由土霉素经6α位脱氧而得到的一种半合成四环素类药物，1989年在我国注册进口。本品脂溶性较高，吸收快而完全，食物对其吸收影响较小，口服和注射给药的血药浓度几乎相同。血浆蛋白结合率为93%，药物在体内分布广泛，脑脊液中浓度也较高。药物在血液及组织中的浓度维持较久，$t_{1/2}$ 15～20小时，一般每日给药1次即可。多西环素少部分从肾排泄，大部分以无活性的结合物或络合物随粪排出，故肾功能不全时可使用本品，药物对肠道菌群影响也较小。

多西环素抗菌谱、作用机制与四环素相似，但作用较后者强2～10倍，具有强效、速效、长效的特点，是四环素类药物中的首选药。多用于敏感菌所致的呼吸道、泌尿道和胆道感染，也用于斑疹伤寒、恙虫病、支原体肺炎等，还可用于治疗霍乱、预防恶性疟疾和钩端螺旋体感染。因其在前列腺分布较多，可用于前列腺炎。此外，特别适合肾外感染伴肾衰竭患者（其他多数四环素类药物可能加重肾衰竭）以及胆道系统感染。也可短期服用作为旅行者腹泻的预防用药。

常见的不良反应有胃肠道刺激症状，除恶心、呕吐、腹泻，还有舌炎、口腔炎和肛门炎，应饭后服用。口服药物时，应以大量水送服，并保持直立体位30分钟以上，以避免引起食管炎。其他不良反应少于四环素。

常用四环素类药物见表43-2。

表43-2 常用四环素类药物

分类	药名	$t_{1/2}$（小时）	抗菌强度排序	作用特点	应用	主要不良反应
天然药	四环素（tetracycline）（1953）	8.5	5	广谱，对多种革兰氏阳性和阴性菌、立克次体、衣原体、支原体、螺旋体、放线菌等有抑制作用。能间接抑制阿米巴原虫	立克次体病、衣原体病、支原体肺炎等；革兰氏阳性或阴性杆菌所致的感染	局部刺激，二重感染，影响骨、牙的生长，肝、肾功能损害，过敏反应等

续表

分类	药名	$t_{1/2}$（小时）	抗菌强度排序	作用特点	应用	主要不良反应
天然药	土霉素（oxytetracycline）（1950）	9	6	同四环素	少用。对肠道感染包括肠内阿米巴疗效较好	同四环素，胃肠道反应多见
	金霉素（chlortetracycline）		4	同四环素	结膜炎、沙眼	
半合成品	多西环素（doxycycline，强力霉素）（1962）	20	2	同四环素，作用快、强，口服吸收快而完全，食物吸收影响较少	可替代四环素与土霉素。还可用于前列腺炎、霍乱等	胃肠道刺激反应，宜饭后服
	米诺环素（minocycline，二甲胺四环素）	14～18	1	抗菌谱同四环素，抗菌活性最强。体内过程同多西环素，组织渗透性好，进入脑脊液量较多	同四环素，治疗沙眼衣原体所致的非淋菌性尿道炎；诺卡菌病和酒糟鼻等；痤疮；阿米巴病的辅助治疗	同四环素，但能引起可逆性前庭反应，表现为恶心、呕吐、眩晕、共济失调等，停药后24～28小时可消失
	美他环素（methacycline）	14	3	同四环素，对耐四环素、土霉素菌株仍有作用	耐药菌引起的感染	同四环素

第二节　氯霉素类

1947 年从委内瑞拉链丝菌培养液中分离出一种抗生素，因其化学结构中含氯，所以命名为氯霉素，是当时已知的抗菌谱最广的药物。该药首次注射用于治疗斑疹伤寒，获得良效，之后研究证明，该药口服亦有效。

氯霉素类抗生素包括氯霉素及甲砜霉素。1950 年发现氯霉素可诱发致命性不良反应（抑制骨髓造血功能），临床应用已受到极大限制。1995 年甲砜霉素在我国批准生产。目前该类药的含氟化合物正在研制中，以期获得毒性更小、疗效更好的药物。

氯霉素

氯霉素（chloramphenicol）系左旋体，在弱酸性和中性溶液中较稳定，遇碱易分解失效。

【体内过程】

氯霉素和棕榈氯霉素可供口服，因其脂溶性高，故吸收快而完全，口服后约 2 小时可达血药浓度高峰，有效血药浓度可维持 6～8 小时，$t_{1/2}$ 为 1.5～3.5 小时；琥珀氯霉素仅供静脉注射。氯霉素广泛分布于全身各组织与体液，脑脊液中的药物浓度可达血药浓度的 45%～99%，易通过胎盘屏障及血眼屏障，也可进入乳汁。体内药物的 90% 在肝脏与葡萄糖醛酸结合而灭活，10% 原形药及代谢产物从肾脏排泄，并可在泌尿系统达到有效抗菌浓度。氯霉素是肝药酶抑制药。

【抗菌作用】

抗菌谱广，一般为抑菌药，对革兰氏阴性菌的抑制作用强于革兰氏阳性菌，对流感嗜血杆菌、脑膜炎奈瑟菌、肺炎链球菌为杀菌药。对革兰氏阳性菌的抗菌活性不如青霉素类和四环素类。氯霉素对立克次体、衣原体、支原体也有抑制作用。对结核分枝杆菌、真菌、原虫和病毒无效。细菌对氯霉素产生耐药性较慢，但近年来呈逐渐上升的趋势，其中以大肠埃希菌、痢疾杆菌、变形杆菌等较为多见。

【抗菌机制】

主要抑制细菌蛋白质合成。氯霉素通过与核糖体 50S 亚基结合，选择性地抑制肽酰基转移酶，从而阻止肽链的延伸，使蛋白质合成受阻。

【临床应用】

由于氯霉素可能对造血系统产生严重的毒性作用，故一般不作为首选药物，应用时必须严格掌握适应证，当其他抗菌药能够选用或感染原因不明时，绝不要使用氯霉素。可用于伤寒、立克次体感染、流感嗜血杆菌感染等，或与其他抗菌药联合应用，治疗腹腔或盆腔的厌氧菌感染，也可作为眼科的局部用药，安全有效地治疗敏感菌引起的眼内感染、全眼球感染、沙眼和结膜炎。

【不良反应】

1. 抑制骨髓造血功能　是氯霉素的主要毒性反应，可分为：

（1）可逆性的血细胞减少　此反应较为常见，其发生率和严重程度与剂量或疗程呈正相关，表现为贫血、白细胞减少症或血小板减少症，及时停药可以恢复，其中部分病人可能发展成致死性再生障碍性贫血或急性髓细胞性白血病。

（2）再生障碍性贫血　此反应与剂量和疗程无关，一次用药也可能发生，发生率低（1/3万），但死亡率很高。女性发生率较男性高 2～3 倍，多在停药数周或数月后发生。幸存者日后发展为白血病的概率很高。

由于上述毒性反应，应严格控制氯霉素的用药指征，详细询问病人有无与药物有关的骨髓抑制既往史，用药期间应定期检查血象，一旦发现毒性反应，立即停药。

2. 灰婴综合征（graybaby syndrome）　由于新生儿和早产儿肝脏的葡萄糖醛酸转移酶缺乏，且肾脏排泄功能不完善，故对氯霉素解毒能力差，大剂量使用氯霉素易引起中毒，表现为腹胀、呕吐、呼吸抑制乃至皮肤灰白、紫绀，最后循环衰竭、休克，称灰婴综合征。一般发生于治疗的第 2 至第 9 天，症状出现 2 天内的死亡率可高达 40%。有时大龄儿童甚至成人也可发生类似的症状。

3. 其他　口服用药时可发生胃肠道反应（恶心、呕吐、腹泻等症状），长期应用也会引起二重感染。少数病人可出现神经炎、中毒性神经病或皮疹、药热、血管神经性水肿等过敏反应。葡萄糖-6-磷酸脱氢酶缺陷者可见溶血性贫血。

【禁忌证】

孕妇、哺乳期妇女、肝、肾功能减退者及葡萄糖-6-磷酸脱氢酶缺陷者应慎用或禁用。

甲砜霉素

以甲砜基取代氯霉素的苯对硝基而形成甲砜霉素（thiamphenicol），又称甲砜氯霉素或硫霉素，与氯霉素相比，本药具有更高的水溶性和稳定性。口服或注射给药吸收迅速而完全，吸收后分布广泛，以肾、脾、肝、肺中的含量较多。由于存在肝肠循环，故在胆汁中浓度较高。该药在肝内不与葡萄糖醛酸结合而灭活，最后以原形经胆汁和尿排出。

甲砜霉素的抗菌谱及抗菌活性与氯霉素相似。其抗菌机制、主要适应证及主要不良反应与氯霉素相同。对沙门菌、大肠埃希菌、肺炎杆菌等革兰氏阴性杆菌作用较氯霉素略弱。细菌对甲砜霉素的耐药性发展较慢，与氯霉素有完全交叉耐药性。临床主要用于治疗伤寒、副伤寒及其他沙门菌感染，也用于治疗敏感菌所致的呼吸道、胆道、尿路感染。甲砜霉素口服用药一般不用于细菌性脑膜炎。本药还具有较强的免疫抑制作用，比氯霉素强 6 倍。未见本药诱发致死性再生障碍性贫血和灰婴综合征的报道。

扫一扫，查阅本章数字资源，含PPT、音视频、图片等

第一节　抗真菌药

真菌感染分为浅部真菌感染和深部真菌感染两类。浅部真菌感染由各种癣菌引起，主要侵犯皮肤、毛发、指（趾）甲等，引起体癣、头癣、手足癣、花斑癣等，发病率高。深部真菌感染多由白色念珠菌和新型隐球菌引起，主要侵犯内脏器官和深部组织，病变严重，常可危及生命。严重的全身性疾病（如艾滋病、恶性肿瘤）及长期应用广谱抗生素、免疫抑制药、肾上腺皮质激素的患者，由于其机体免疫功能低下，容易导致真菌感染。

抗真菌药物是指具有抑制或杀死真菌生长或繁殖的药物。根据化学结构的不同可分为：抗生素类抗真菌药，如两性霉素 B、灰黄霉素、制霉菌素等；唑类抗真菌药，如酮康唑；丙烯胺类抗真菌药，如特比萘芬；嘧啶类抗真菌药，如氟胞嘧啶。

两性霉素 B

两性霉素 B（amphotericin B，庐山霉素）属多烯类抗生素，是治疗各种严重真菌感染的首选药之一，但因其毒性较大，限制其广泛应用。

【体内过程】

口服、肌内注射难吸收，且刺激性大，临床常采用缓慢静脉滴注给药，口服只用于上消化道真菌感染。不易通过血脑屏障，每日有 2‰～5‰ 以原形从尿中排出，体内消除缓慢，停药 2 月或以上时，仍可在尿液中检出。

【药理作用】

两性霉素 B 几乎对所有真菌都有抗菌活性，是广谱抗真菌药。对各种深部真菌如白色念珠菌、新型隐球菌、荚膜组织胞浆菌及皮炎芽生菌等有强大抑制作用，高浓度有杀菌作用。

两性霉素 B 可选择性地与真菌细胞膜上麦角固醇结合，在细胞膜上形成孔道，增加细胞膜通透性，导致细胞内核苷酸、氨基酸等重要物质外漏，使真菌死亡。细菌细胞膜不含麦角固醇，所以两性霉素 B 对细菌无效。

【临床应用】

静脉滴注用于治疗深部真菌感染，脑膜炎时还可配合鞘内注射。口服仅用于肠道真菌感染。局部应用可治疗浅部真菌感染。

【不良反应】

毒性较大。常可出现不同程度的肝、肾损害及血液系统毒性。

1. 肾毒性 为最常见和严重的不良反应，超过 80% 的患者发生不同程度的肾功能减退。

2. 其他不良反应 肝功能受损、血小板减少、低钾血症、过敏反应等。频繁注射可导致寒战、发热、耳鸣、头痛、恶心、呕吐等；鞘内注射给药可发生神经毒性；局部给药导致皮疹。

【药物相互作用】

与氟胞嘧啶合用，可增强氟胞嘧啶的抗真菌作用，减少耐药性的产生，产生有益的协同作用。

咪康唑

咪康唑（miconazole）是人工合成的咪唑类抗真菌药。

【体内过程】

口服吸收差，血浆半衰期短，需每 8 小时给药 1 次。可在骨骼、关节、肺组织内达到治疗浓度，不易通过血脑屏障，中枢神经系统内浓度低。在肝中灭活。

【药理作用】

对多数皮肤癣菌、念珠菌、粗球孢子菌、荚膜组织胞浆菌等均有抑制作用，并可抑制葡萄球菌、链球菌、炭疽杆菌等。

作用机制是选择性地抑制真菌细胞色素 P_{450} 依赖酶，从而抑制真菌细胞膜的麦角固醇合成，导致膜通透性增加，胞内重要物质外漏而使真菌死亡。

【临床应用】

静脉滴注用于治疗多种深部真菌感染，但因不良反应较多，仅作为两性霉素 B 无效或不能耐受时的替代药物。局部应用可治疗五官、皮肤、阴道的念珠菌感染。

【不良反应】

常见的有胃肠道紊乱，局部用药可见皮肤瘙痒、皮疹等。少数可发生肝损伤。

常用抗真菌药见表 44-1。

表 44-1　常用抗真菌药

药物	作用及机制	应用	不良反应
两性霉素 B（amphotericin B）（1956 年）	几乎对所有真菌都有抗菌活性，对各种深部真菌如念珠菌、新型隐球菌等有强大抑制作用，高浓度可杀菌；与真菌细胞膜上的麦角固醇结合，增加细胞膜通透性，导致胞内容物外漏引起菌体死亡	广谱抗真菌药；用于敏感菌引起的深部真菌感染，如脑膜炎、骨髓炎、心内膜炎、败血症等；局部应用可治疗浅部真菌感染	80% 患者出现肾损伤；还可致贫血、血小板及白细胞减少、肝细胞坏死、急性肝功能衰竭等；静滴过快可出现寒战、发热、头痛、恶心、呕吐等
灰黄霉素（grifulvin）（1939 年）	对各种浅表皮肤癣菌有较强抑制作用，通过干扰敏感真菌的有丝分裂而抑制其生长	窄谱抗真菌药；用于浅表真菌感染，如头癣、体癣、股癣等	可引起胃肠道不适、头痛、光敏反应，也可发生过敏反应。动物实验中有致畸胎和致癌作用
制霉菌素（nystatin）（1949 年）	对白色念珠菌及隐球菌有抑制作用；作用机制与两性霉素 B 相似	局部外用治疗皮肤、黏膜浅表真菌感染。口服用于胃肠道念珠菌感染	注射给药毒性大；口服出现恶心、呕吐、腹泻等胃肠反应
克霉唑（clotrimazole）（1967 年）	对皮肤癣菌的抗菌作用类似灰黄霉素，对深部真菌的作用不如两性霉素 B；主要干扰真菌氨基酸的转运	广谱抗真菌药；主要局部用药治疗各种浅部真菌感染	口服有胃肠道反应、精神抑郁；局部用药轻微刺激及烧灼感

续表

药物	作用及机制	应用	不良反应
咪康唑 (miconazole) (1967 年)	对多种真菌都有效，并对葡萄球菌、链球菌、炭疽杆菌等有抑制作用	广谱抗真菌药；用于深部真菌感染；局部应用可治疗五官、皮肤、阴道的念珠菌感染	常见胃肠道紊乱，局部用药可见皮肤瘙痒、皮疹等
酮康唑 (ketoconazole) (1979 年)	对白色念珠菌、新型隐球菌和浅表癣菌等具有较强抗菌作用，对组织胞浆菌和球孢子菌也有效	广谱口服抗真菌药；用于表皮和深部真菌感染；局部用于花斑癣、皮炎等	罕见肝损伤，但可致命；胃肠道紊乱；外用局部瘙痒刺激等症状
氟康唑 (fluconazole)	具有广谱抗真菌（包括白色念珠菌、新型隐球菌、球孢子菌等）作用；体内抗真菌活性较酮康唑强 5～20 倍	广谱抗真菌药；是治疗艾滋病患者隐球菌性脑膜炎的首选药；用于隐球菌引起的全身感染；念珠菌引起的深部感染；毛发癣菌引起的皮肤真菌感染	较轻微，可见恶心、头痛、腹痛、腹泻、皮疹，偶见肝、肾损害
伊曲康唑 (itraconazole)	对多种深部真菌有强大抗菌作用，对浅表真菌感染也有效。体内体外抗真菌活性较酮康唑强 5～100 倍	广谱抗真菌药；用于敏感菌引起的深部和浅部真菌感染	头痛、头晕、瘙痒、胃肠道反应
氟胞嘧啶 (flucytosine)	对酵母菌（新型隐球菌属）和酵母样菌（念珠菌属）有较强抑制活性；对着色真菌、烟曲霉等也有作用	广谱抗真菌药；用于敏感菌引起的深部感染。与两性霉素 B 合用可产生协同作用	少见，少数有胃肠道紊乱、血小板减少、脱发、皮疹等
特比萘芬 (terbinafine)	对皮肤癣菌有杀菌作用，对念珠菌有抑制作用；作用于鲨烯环氧合酶，干扰细胞膜内麦角固醇的合成	广谱抗真菌药；主要用于甲癣、体癣、股癣、手足癣	轻微，主要为胃肠道反应，其次皮肤瘙痒、荨麻疹、皮疹，偶见肝功能损害

第二节　抗病毒药

病毒病传播极为广泛，发病率高，病毒种类繁多，引起不同类型病毒感染，形成急性和流行性或慢性病毒病，有的甚至诱发肿瘤，严重危害人类健康。

病毒是体积微小、不能在宿主细胞外繁殖的致病体。能独立生存的病毒颗粒称为病毒体，病毒体内含有核酸片段（RNA 或 DNA）。病毒能吸附并穿入宿主细胞，在细胞内脱去蛋白质外壳，释放出感染性核酸，并进行核酸的复制、转录和蛋白质合成，合成的核酸与蛋白质装配成子代病毒颗粒，以各种形式从细胞释出，再感染新的宿主细胞。

根据病毒含有的核酸成分，1995 年国际病毒分类委员会将病毒分 DNA 病毒、RNA 病毒和 DNA 或 RNA 逆转录病毒，人类免疫缺陷病毒（human immunodeficiency virus，HIV）属逆转录病毒，分为 HIV-1 和 HIV-2 亚型。艾滋病（获得性免疫综合征，acquired immune deficiency syndrome，AIDS）多由 HIV-1 引起。

抗病毒药物可在不同阶段阻断病毒的生长繁殖而发挥治疗作用，包括：①阻止病毒吸附于宿主细胞。②阻止病毒进入宿主细胞内或脱壳。③抑制病毒核酸复制，影响 DNA 合成。④通过增强宿主抗病能力而抑制病毒转录、翻译、装配等过程。由于病毒严格的胞内寄生特性及病毒复制时依赖于宿主细胞的许多功能，导致药物在抗病毒的同时也可能杀伤宿主的正常细胞。此外，病毒在不断复制中产生错误而形成变异，因此导致抗病毒药物的应用受到一定限制以及抗病毒药物疗效下降。

抗病毒药物在临床上主要用于病毒感染的治疗，根据抗病毒药物的用途不同将其分为广谱抗病毒药物、治疗艾滋病的抗人类免疫缺陷病毒药和治疗疱疹病毒、流感病毒及肝炎病毒等感染的其他抗病毒药。

一、广谱抗病毒药

该类药物对多种病毒有抑制其生长繁殖的作用，包括嘌呤或嘧啶核苷类似药与生物制剂两类，前者的代表为利巴韦林，后者包括干扰素、胸腺肽 α_1 及转移因子。常用药物见表 44-2。

表 44-2 广谱抗病毒药

药物	作用及机制	应用	不良反应
利巴韦林 (ribavirin，又称病毒唑)	具有广谱抗病毒作用，对多种 DNA、RNA 病毒有效，如甲、乙型流感病毒，呼吸道合胞病毒，甲型肝炎病毒等。改变病毒核酸合成所需要的核苷池或干扰病毒 mRNA 的合成	流感病毒引起的呼吸道感染，疱疹病毒性角膜炎、结膜炎、口腔炎、小儿病毒性肺炎等。对急性甲型和丙型肝炎有一定疗效	大剂量可引起头痛、腹泻、疲劳、胆红素升高；长期应用可致贫血和白细胞减少；动物实验有致畸胎作用
干扰素 (interferon，IFN)	具有广谱抗病毒作用，且有抗肿瘤和免疫调节作用	带状疱疹，小儿病毒性肺炎及上呼吸道感染，病毒性脑炎，慢性活动性肝炎（甲、乙、丙、丁型），广泛用于肿瘤治疗	全身用药出现一过性发热、恶心、呕吐、肢端麻木感，偶有骨髓抑制、肝功能障碍，但为一过性，停药后即消退
转移因子 (transfer factor)	使细胞获得免疫功能，还可起到佐剂作用	先天性和获得性免疫缺陷病、霉菌感染、病毒感染及肿瘤等的辅助治疗	皮疹、皮肤瘙痒及一过性发热等
胸腺肽 α_1 (thymosin α_1)	诱导 T 细胞分化成熟，并调节其功能	AIDS、慢性肝炎、其他病毒性感染及肿瘤	恶心、发热、头晕、胸闷、无力等，少数患者偶有嗜睡感

二、抗艾滋病药

艾滋病，即获得性免疫缺陷综合征（Acquired Immune Deficiency Syndrome，AIDS）。是人体感染了 HIV（又称艾滋病病毒）所导致的传染病。治疗艾滋病药物目前仍属于发展阶段，抗 HIV 药主要通过抑制逆转录酶或 HIV 蛋白酶发挥作用，分为核苷逆转录酶抑制药（nucleoside reverse transcriptase inhibitors，NRTIs），包括齐多夫定（zidovudine）、司他夫定（stavudine）、去羟肌苷（didanosine）、拉米夫定（lamivudine）、扎西他滨（zalcitabine）和阿巴卡韦（abacavir）等；非核苷逆转录酶抑制药（non-nucleoside reverse transcriptase inhibitors，NNRTIs），包括奈韦拉平（nevirapine）、地拉韦定（delavirdine）和依法伟恩茨（efavirenz）；蛋白酶抑制药（protease inhibitors，PIs），包括沙奎那韦（saquinavir）、奈非那韦（nelfinavir）、安普那韦（amprenavir）、英地那韦（indinavir）和利托那韦（ritonavir）三类。此外，对融合抑制药和整合酶抑制药也有所研究。

常用药物见表 44-3。

表 44-3　常用抗艾滋病药物

药物	作用及机制	应用	不良反应
齐多夫定 (zidovudine)	可与病毒 DNA 聚合酶结合，阻止病毒复制；抑制 HIV	AIDS、重症 AIDS 综合征	主要为骨髓抑制，此外有恶心、头痛、发热等症状
奈韦拉平 (nevirapine)	抑制酶聚合而阻断病毒复制	预防 HIV 从感染孕妇到胎儿的子宫转移发生率，也可治疗分娩后 3 天内的新生儿 HIV 感染	消化道反应、发热和肌痛；重者可出现肝功衰竭和过敏反应
磷甲酸钠 (foscarnet)	竞争抑制病毒 DNA 聚合酶；非竞争抑制逆转录酶，抑制逆转录 HIV 及其他病毒	疱疹病毒感染，肝炎，AIDS 并发的肺炎、肠炎等	可见肾损害，电解质紊乱，过敏反应等症状。过敏者禁用
沙奎那韦 (saquinavire)	抑制酶的蛋白质底物裂解而抑制 HIV 复制	用于艾滋病的长期治疗，提高患者的生存率	腹泻、头痛、腹胀、高脂血症、脂肪代谢障碍
扎西他滨 (zalcitabine)	终止 DNA 链的延伸；抑制病毒逆转录酶；抗 HIV	AIDS，常与齐多夫定联用	主要为外周神经炎
司他夫定 (stavudine)	抑制逆转录酶，终止 DNA 链的延伸；抑制细胞内酶，减少病毒线粒体 DNA 的合成；抑制 HIV	HIV-1 感染	主要为外周神经痛，偶见胰腺炎
拉米夫定 (lamivudine)	抑制逆转录酶，终止 DNA 链的延伸；抑制 HIV 和乙肝病毒	HIV 和乙肝病毒感染	少。长期使用有头晕、头痛及胃肠道反应等
阿巴卡韦 (abacavir)	抑制逆转录酶，终止 DNA 链的延伸；抑制 HIV	HIV 感染，成人和儿童联合用药的首选	恶心、呕吐、不适及疲劳等
去羟肌苷 (didanosine)	抑制 HIV 逆转录酶活性，抑制病毒 DNA 合成	严重 HIV 感染的首选药物，特别适合于不能耐受齐多夫定或齐多夫定治疗无效者	外周神经炎、胰腺炎、腹泻、肝炎、心肌炎及消化道和中枢神经反应
马拉韦罗 (maraviroc)	拮抗 CCR_5 受体，阻止病毒进入 CD_4^+ 细胞；抑制 HIV	HIV-1 感染，适用于对其他抗 HIV-1 药物耐受的联合用药	常见咳嗽、发热、上呼吸道感染、皮疹、腹痛、头晕等

三、抗疱疹病毒药

阿昔洛韦

阿昔洛韦（aciclovir，ACV）为鸟苷类 DNA 聚合酶抑制药，是目前最有效的抗单纯疱疹病毒（HSV）药物之一。

【体内过程】

口服生物利用度仅为 $15\%\sim20\%$，血浆药物浓度在服药后 $1\sim2$ 小时达到峰值。药物分布广泛，与血浆蛋白结合率低，主要经肾排出，部分经肾小球滤过，部分经肾小管分泌，$t_{1/2}$ 为 $2\sim4$ 小时。局部应用可在疱疹损伤区达到较高浓度。

【药理作用】

为广谱抗疱疹病毒药，其中对 HSV 的作用最强，比碘苷强约 10 倍，比阿糖腺苷强约 160 倍，对乙型肝炎病毒也有一定作用。阿昔洛韦进入被感染的细胞后，在病毒腺苷激酶和细胞激酶的催化下，转化为三磷酸无环鸟苷，对病毒 DNA 多聚酶呈强大的抑制作用，阻止病毒 DNA 的合成。阿昔洛韦对 RNA 病毒无效。

【临床应用】

为治疗 HSV 感染的首选药，用于防治 HSV 引起的皮肤和黏膜感染，如角膜炎、皮肤黏膜感染、生殖器疱疹、疱疹病毒脑炎等，也用于治疗带状疱疹病毒感染。

【不良反应】

常见胃肠道反应、头痛、皮疹；静脉注射可引起静脉炎；有时可见肾功能异常。

常用药物见表 44-4。

表 44-4　常用抗疱疹病毒药

药物	作用及机制	应用	不良反应
阿昔洛韦 （aciclovir）	广谱抗疱疹病毒药，对 HSV 作用最强，对乙肝病毒也有抑制作用。抑制病毒 DNA 多聚酶	单纯性疱疹病毒感染，如生殖器疱疹、疱疹病毒脑炎和带状疱疹	胃肠道反应、头痛、皮疹；静脉注射可引起静脉炎；偶有肾功能损害
阿糖腺苷 （vidarabine）	抗 DNA 病毒，具有体外广谱抗疱疹病毒作用。对痘病毒、单纯疱疹病毒（Ⅰ、Ⅱ型）、带状疱疹病毒、E-B 病毒和巨细胞病毒等均有抑制作用	疱疹性脑炎、巨细胞病毒性脑炎、肺炎、疱疹性角膜炎、慢性乙型肝炎等	神经毒性和胃肠道反应
更昔洛韦 （ganciclovir）	阿昔洛韦衍生物，对病毒 DNA 聚合酶有强大抑制作用；可抑制 HIV	AIDS，器官移植，恶性肿瘤	毒性大；骨髓抑制，消化、泌尿系统损伤；过敏者禁用
碘苷 （idoxuridine）	抗 DNA 病毒；口服或注射后很快代谢而失效，仅局部外用	外用治疗浅层单孢病毒性角膜炎、眼带状疱疹及其他病毒感染性眼病	刺痛、痒感、水肿、畏光，长期用药损伤角膜，出现变性、浑浊

四、抗流感病毒药

常用药物见表 44-5。

表 44-5　常用抗流感病毒药

药物	作用及机制	应用	不良反应
金刚烷胺 （amantadine）	特异性抑制甲型流感病毒，阻止病毒进入宿主细胞并抑制其复制；对乙型流感病毒及其他病毒无效；还可抗震颤麻痹	预防和早期治疗甲型流感病毒致呼吸道感染，对其他病毒感染无效	少见，且不严重；恶心、眩晕、失眠、头痛、共济失调等
扎那米韦 （zanamivir）	抑制流感病毒的神经氨酸酶，改变了流感病毒在感染细胞内的聚集和释放	流感的预防和治疗	头痛、腹泻、恶心、呕吐、眩晕、哮喘和痉挛等

五、抗肝炎病毒药

肝炎病毒分为五型：甲、乙、丙、丁、戊型，尚有 15％左右的临床上表现为病毒性肝炎的患者不能分型，有待进一步研究。病毒性肝炎是一种世界性常见疾病，西方国家丙型肝炎多见，我国主要流行乙型肝炎。

目前抗肝炎病毒药物只能达到抑制肝炎病毒的目的，绝大多数无根治作用。临床上多以干扰素和利巴韦林联合应用治疗慢性病毒性肝炎和急性丙型肝炎，另外拉米夫定除了用于 HIV 治疗外，也抑制 HBV 的复制，可治疗慢性 HBV 的感染，是治疗 HBV 感染最有效的药物之一。

其他常用药物见表 44-6。

表 44-6　常用抗肝炎病毒药

药物	作用及机制	应用	不良反应
恩替卡韦（entecavir）	对 HBV DNA 的聚合酶和逆转录酶有明显抑制作用	慢性乙型肝炎	头痛、疲劳、眩晕、恶心等
阿德福韦（adefovir，dipivoxil）	具有抗病毒活性，有效抑制 HBV DNA，促进 ALT 复常	适用于 HBeAg 和 HBV DNA 阳性、ALT 增高的慢性乙肝患者，特别是对拉米夫定耐药的患者	乏力、头痛、腹痛、恶心、腹泻和消化不良等。可产生肾毒性

第四十五章
抗结核病药及抗麻风病药

扫一扫，查阅本章数字资源，含PPT、音视频、图片等

第一节　抗结核病药

　　结核病（tuberculosis）是由结核分枝杆菌（俗称结核杆菌）感染引起的常见慢性传染病。结核杆菌可侵入人体各种组织和器官，但主要侵犯肺脏，称为肺结核病；也可侵入脑、肝、肾、骨、肠等组织器官，导致骨结核、肠结核、肾结核、结核性脑膜炎、结核性胸膜炎等，统称肺外结核。

　　抗结核病药（antituberculous drugs）的品种较多，其中抗结核疗效高，不良反应少，患者较易耐受的药物如异烟肼、利福平、乙胺丁醇、链霉素和吡嗪酰胺等列为"一线抗结核药"，绝大多数患者用一线药物可以治愈。其余不良反应多或疗效较低的药物为"二线抗结核药"，如对氨基水杨酸、乙硫异烟胺、丙硫异烟胺、卡那霉素、卷曲霉素、阿米卡星、环丝氨酸、紫霉素及氟喹诺酮类等，仅在结核杆菌对"一线药"产生耐药性或复治时作为替代药或配伍药使用。

一、抗结核病药

异烟肼

　　异烟肼（isoniazid，INH）又名雷米封（rimifon），是治疗结核病的主要药物，1952 年开始用于临床，该药抗菌作用强，疗效高，不良反应少而轻，价廉、可口服，至今仍然是最有效的抗结核病药物之一。

【体内过程】

　　口服吸收快而完全，生物利用度达 90%，1～2 小时血药浓度达高峰。可广泛分布于全身体液、细胞和干酪样组织中，脑脊液中药物的浓度与血浆中相当。异烟肼大部分在肝内代谢为乙酰化异烟肼和异烟酸，异烟肼在肝内乙酰化的速度受遗传因素决定。依据异烟肼在体内乙酰化的速度的不同，临床将人体分为快代谢型（$t_{1/2}$平均为 70 分钟）和慢代谢型（$t_{1/2}$约 3 小时）。慢代谢者肝中乙酰化酶较少，故代谢慢，半衰期延长，容易蓄积中毒。由于代谢快慢的不同，临床用药时应注意调整给药方案。代谢产物与少量原形药物由肾脏排出。药物也通过唾液、痰液和乳汁排出。

【药理作用】

　　选择性作用于结核杆菌，对其他微生物无效。异烟肼不仅对体外快速生长的、生长缓慢的和间歇缓慢生长的结核杆菌有杀灭作用，而且对细胞内的结核杆菌也具有杀菌作用，故称为全杀菌

剂。分枝菌酸为分枝杆菌细胞壁的重要组成部分，且只存在于分枝杆菌中。低浓度下，异烟肼与分枝菌酸酶结合形成复合物，抑制分枝菌酸合成，使细胞壁结构不完整、丧失耐酸性及细胞内物质外漏，最终导致菌体死亡。该机制是异烟肼具有高度选择性的依据。该药单用易产生耐药性，与其他抗结核药无交叉耐药性。与其他药物合用能发挥协同作用且减少耐药性发生，故临床抗结核病时常联合用药。

【临床应用】

异烟肼最有效、最安全，其对全身各部位各种类型的结核病均有效，是抗结核病的首选药。单用于早期轻症肺结核的治疗或作为预防用药。规范化治疗必须与其他一线抗结核药合用以避免或延缓耐药性出现。对急性粟粒性结核和结核性脑膜炎应增大剂量，必要时静脉滴注给药。

【不良反应】

一般剂量时，发生率较低。除过敏反应外，不良反应的发生与给药剂量和疗程有关。

1. 周围神经炎　是单独应用异烟肼最常见的不良反应，表现为四肢感觉麻木、反应迟钝、共济失调等。这与其促进维生素 B_6 排泄，导致维生素 B_6 缺乏有关，给予维生素 B_6 可减轻此反应。

2. 中枢神经系统障碍　维生素 B_6 缺乏会引起中枢 GABA 减少，引起眩晕、失眠、起始排尿困难、反射亢进等。

3. 肝脏毒性　潜在的致死性肝炎是异烟肼最严重的不良反应。老年病人或每日饮酒者，同时服用利福平时此毒性的发生率高。

4. 其他　可致过敏反应，如发热、皮疹；还可引粒细胞减少、血小板减少和溶血性贫血等。肝功能不良者、精神病患者和癫痫病人慎用。

【药物相互作用】

异烟肼可抑制苯妥英钠、双香豆素类抗凝血药与交感胺等的代谢，导致这些药物的血药浓度升高，作用增强；同时应用皮质激素，可降低异烟肼药效；饮酒会增加异烟肼的肝炎发病率；与利福平合用，能增加肝毒性。

利福平

利福平（rifampicin），又名甲哌利福霉素（rifampin），是利福霉素的人工半合成的衍生物。

【体内过程】

口服吸收完全，生物利用度为 $90\%\sim95\%$，$2\sim4$ 小时血药浓度达高峰。食物和对氨水杨酸（PAS）可减少吸收，故应空腹服药。广泛分布于全身体液和器官。即使没有炎症也能在脑脊液中达到起效浓度。主要在肝内代谢成去乙酰基利福平，药物原型及代谢产物经胆汁排泄并形成肝肠循环。利福平为药酶诱导剂，可加速自身代谢。少量经肾尿排泄，因药物及其代谢产物是橘红色，可使患者的尿、粪、泪液、痰等均呈橘红色。

【药理作用】

抗菌谱广，对结核杆菌和麻风杆菌作用强，对繁殖期和静止期的结核杆菌都有效。对细胞内外的结核杆菌均有作用。低浓度抑菌，高浓度杀菌。抗结核效力与异烟肼相当。此外，对多种革兰氏阳性球菌，特别是耐药金黄色葡萄球菌有强大抗菌作用；对革兰氏阴性菌如大肠杆菌、变形杆菌、流感杆菌等，以及沙眼衣原体和某些病毒也有抑制作用。

利福平可抑制分枝杆菌和其他微生物的 DNA 依赖性 RNA 多聚酶，阻碍 RNA 合成，而对哺乳动物细胞的 RNA 多聚酶无影响。

【临床应用】

是目前治疗结核病的一线药物之一，对各种类型的肺结核，包括初治型和复发型都有良好效果，因单用易产生耐药性，故常与其他药物合用。本品也是当前最有效的治疗麻风病的药物。还可用于耐药金黄色葡萄球菌及其他敏感细菌所致的感染。局部用药可用于沙眼、急性结膜炎及病毒性角膜炎的治疗。

【不良反应】

发生率不高。

1. 消化道反应　常见恶心、呕吐、食欲不振、腹痛、腹泻等。

2. 肝毒性　少数病人出现黄疸、肝肿大。慢性肝病患者、嗜酒者及老年患者，或与异烟肼合用时易出现肝损害。

3. 过敏反应　如皮疹、药热、血小板及白细胞减少等，出现时需停药。

4. 流感综合征　大剂量间歇疗法时偶尔出现，表现为发热、寒战、头痛、嗜睡、肌肉酸痛。肝胆疾患病人、老年人、幼儿、嗜酒者慎用。

【禁忌证】

对动物有致畸胎作用，故妊娠早期（头 3 个月）禁用。过敏者禁用。

【药物相互作用】

由于利福平能诱导肝微粒体药酶，从而能加速其他同样作为肝微粒体底物的药物代谢，使皮质激素、香豆素类、雌激素、口服避孕药、口服降糖药、美沙酮、普萘洛尔、奎尼丁、地高辛、洋地黄毒苷等半衰期缩短，药效降低；与对氨基水杨酸钠合用可减少其吸收和增加肝毒性。

其他抗结核药物见表 45-1。

表 45-1　其他抗结核药物

药物	作用及机制	应用	不良反应
乙胺丁醇 （ethambutol）	几乎对所有类型的结核杆菌均有高度抗菌活性；仅对繁殖期的结核杆菌有作用。对异烟肼或链霉素耐药的结核杆菌也有效。通过与二价金属离子络合，抑制细菌 RNA 合成而产生抗结核杆菌作用	一线抗结核药，治疗各型肺结核和肺外结核病。与异烟肼或利福平合用于初治者；利福平或卷曲霉素合用于复治者	视神经炎，表现为视力降低和红绿色盲；偶见胃肠道反应、过敏反应及高尿酸血症
链霉素 （streptomycin）	对快速繁殖期结核杆菌抑制作用强，抗结核作用仅次于异烟肼和利福平，穿透力弱，对细胞内和脑脊液中的结核杆菌作用弱；易产生耐药性	一线抗结核药，合用于浸润性肺结核、粟粒性结核等，对急性渗出型病灶疗效好	见氨基糖苷类抗生素
吡嗪酰胺 （pyrazinamide）	可杀灭结核杆菌，抗结核作用介于链霉素和对氨基水杨酸之间，对细胞内结核杆菌有作用；单用易产生耐药性	一线抗结核药。用于各种结核的低剂量、短程化疗，常用于其他抗结核药治疗失败的复治患者	高剂量、长期用药常引起肝损害；诱发痛风
对氨基水杨酸 （para-aminosalicylic acid）	对细胞外结核杆菌有抗菌作用，抗结核病作用弱于一线抗结核药。作用机制为竞争抑制二氢叶酸合成酶，阻碍二氢叶酸合成，抑制蛋白质生成和细菌繁殖。耐药性出现慢	二线抗结核药，常与异烟肼、链霉素等合用治疗各型活动性结核病	胃肠反应；偶有过敏反应

续表

药物	作用及机制	应用	不良反应
乙硫异烟胺与丙硫异烟胺（ethionamide，prothionamide）	抗结核杆菌作用不及异烟肼。两药存在交叉耐药性	二线抗结核药，与其他抗结核药合用于对异烟肼、链霉素耐药的结核病	胃肠道反应
卡那霉素和阿米卡星（kanamycin，amikacin）	同链霉素	二线抗结核药，与其他抗结核药合用于对第一线药物耐药的结核病	氨基糖苷类抗生素
利福喷汀与利福定（rifapentine，rifandin）	抗结核作用强于利福平，对革兰氏阳性及阴性菌也有抗菌作用	一线抗结核药，合用治疗结核病；用于对其他抗生素耐药的金黄色葡萄球菌感染	胃肠道反应，转氨酶升高，白细胞、血小板减少，皮疹等
司帕沙星（sprifloxacin）与氧氟沙星（ofloxacin）	为第三代氟喹诺酮类抗菌药，抗菌谱广，对结核杆菌具有较强杀灭作用。单用产生耐药性	二线抗结核病药物，治疗一线药物耐药的结核分枝杆菌	光敏反应

二、抗结核病药的合理应用

结核病治疗的五项原则是：早期、联用、适量、规律和全程。

1. 早期用药　结核病早期病灶内结核杆菌生长繁殖旺盛，对药物敏感，同时病灶内血液供应充分，药物易于渗入。此外，发病初期机体抵抗力强，有助于控制病变的进展。

2. 联合用药　联合用药可发挥协同作用，提高疗效；可减少每种药物的用量，降低药物的毒性；可延缓耐药性，杀灭耐药菌。联合用药一般在异烟肼的基础上加用其他药物，可根据病情的严重程度合用两种、三种或四种药物，一般至少应两种药物合用，但毒性相似的药物不宜合用。

3. 有规律长期用药　结核杆菌可长期处于静止状态，需要长期规律用药，使细菌在浸润生长期被抑制或杀灭，避免复发。目前提倡采用6～9个月的短程疗法，常用的治疗方案为：最初2个月每日并用异烟肼、利福平和吡嗪酰胺治疗，以后继续用异烟肼、利福平连续治疗4～7个月。该法治愈率高、复发率低、耐药性少、安全性高。而长期疗法又分为强化治疗期和巩固治疗期，强化治疗期约需3个月，选用强效药物联合使用，尽快控制症状，使痰菌转阴，促进病灶吸收稳定；巩固治疗期一般为1～1.5年，单用异烟肼或联合用药，以巩固疗效，减少复发。而对空洞型、干酪性、粟粒性结核和结核性脑膜炎用药则不少于2～3年。

4. 适宜的药量　选择适当的剂量进行治疗，即所采用的剂量既能发挥最大杀菌作用又避免因不良反应而不能耐受。剂量不足易造成治疗失败或易诱发耐药性的产生，剂量过大易致出现不良反应而不能耐受，因而其治疗必须根据病人年龄、体重，给予准确的适宜剂量。

第二节　抗麻风病药

麻风病（leprosy，lepriasis）是由分枝杆菌属麻风杆菌感染引起的一种慢性接触性传染病。主要侵犯人体皮肤和神经，如果不治疗可引起皮肤、神经和眼的进行性和永久性损害。麻风病的流行历史悠久，分布广泛，给流行区人民带来深重灾难。麻风病主要通过接触和飞沫传播，要控制和消灭麻风病，必须坚持"预防为主"的方针，贯彻"积极防治，控制传染"的原则，执行"边调查、边隔离、边治疗"的做法，积极发现和控制传染病源，切断传染途径，同时提高周围自然人群的免疫力，对流行地区的儿童、患者家属以及麻风菌素及结核菌素反应均为阴性的密切接触者给予接种，或给予有效的化学药物进行预防性治疗。

抗麻风病药（antileprotic drugs）的品种较少，主要为砜类、硫脲类、吩嗪类和利福平等，目前多采用联合疗法。

一、砜类

砜类药最常用的是氨苯砜（dapsone，二氨基二苯砜，diaminodiphenys，DDS），此外，还有苯丙砜（solasulfone）、醋氨苯砜（acedapsone），需在体内转化为氨苯砜或乙酰氨苯砜而显效。

【体内过程】

氨苯砜口服吸收迅速而完全，口服给药 4～8 小时血药浓度达到峰值，$t_{1/2}$ 为 28 小时，有效抑菌浓度可持续 10 天左右，蛋白结合率为 50%。药物分布全身，皮肤病变部位的药物浓度远高于正常部位。经肝乙酰化，并有肝肠循环，消除缓慢。70%～80%经尿排泄，故易蓄积，宜周期性地短暂停药。

【药理作用】

本药物对麻风杆菌有较强的直接抑制作用，大剂量时显示杀菌作用。其作用机制与磺胺类药物相似，竞争性抑制细菌的二氢叶酸合成酶，干扰叶酸的合成。两者的抗菌谱相似，均可为氨基苯甲酸所拮抗。本品亦可作为二氢叶酸还原酶抑制剂。此外，本类药物尚具免疫抑制作用，可能与抑制疱疹样皮炎的作用有关。如长期单用，麻风杆菌易对本类药物产生耐药性。

【临床应用】

氨苯砜为治疗麻风病的首选药物，与其他抑制麻风药联合用于由麻风分枝杆菌引起的各种类型麻风和疱疹样皮炎的治疗。麻风病患者服用 3～6 月后，症状即可改善，黏膜病变好转，细菌逐渐消失，皮肤及神经损害的恢复，瘤型患者细菌消失则需要较长时间。麻风杆菌对砜类可产生耐药性，因而须采用联合疗法以减少或延缓耐药性的发生，减少复发和较快消除其传染性。

【不良反应】

氨苯砜毒性大，不良反应多。较常见为贫血，偶可引起急性溶血性贫血。有时出现胃肠刺激症状、头痛、失眠、中毒性精神病及过敏反应。剂量过大还可引起肝损害及剥脱性皮炎。治疗早期或增量过快，患者可发生麻风症状加剧的反应（麻风反应），一般认为是机体对菌体裂解产生的磷脂类颗粒的过敏反应，多认为是预后良好的现象。麻风反应可用沙利度胺（反应停）防治。其他处理方法有减量、停药或暂改用另一些抗麻风药，并用肾上腺皮质激素进行治疗。

二、其他药物

1. 利福平（rifampicin） 对麻风杆菌包括对氨苯砜耐药菌株有快速杀菌作用，用药数日至数周，菌体即碎裂呈粒变现象。临床应用 600mg 或 1200mg 后，在 4 天内即可杀灭 99.9%的活菌，但仍需坚持长期治疗，单独使用易致耐药性。利福平是治疗麻风联合疗法中的必要组成药。利福霉素类均有类似的抗麻风作用，以利福平为最常用。

2. 氯法齐明（clofazimine）　又名氯苯吩嗪，对麻风杆菌有抑制作用，其作用机制为干扰核酸代谢，抑制菌体蛋白合成，作用较氨苯砜缓慢。本品兼具抗炎作用，还能用于治疗和预防麻风结节红斑反应。口服微粒晶体后吸收率为 50%～70%，迅速分布于体内各组织中；组织药物浓度高于血药浓度；其消除半衰期为 70 天。本品为联合疗法药物之一，或作为抗麻风反应治疗药物。主要不良反应为皮肤色素沉着等。

第四十六章

抗寄生虫药

第一节　抗疟药

一、概述

抗疟药（antimalarial drugs）是用来防治疟疾的药物。公元前 1～公元 2 世纪《神农本草经》中已有中药常山治疗疟疾的记载。17 世纪欧洲开始应用金鸡纳树皮治疗疟疾。1820 年从该树皮中提取了奎宁广泛用于治疗疟疾。20 世纪又相继合成了伯氨喹、阿的平、氯喹和乙胺嘧啶等治疗疟疾的药物。我国科技工作者经过不懈努力，研制出新型抗疟药青蒿素及其衍生物蒿甲醚、青蒿琥酯、双氢青蒿素，是世界抗疟药史上的又一个重要的里程碑。

疟疾（malaria）是一种由按蚊叮咬而传播的原虫类寄生虫传染病，是世界上广泛流行的寄生虫病之一。引起人类疟疾的疟原虫有四种：三日疟原虫、恶性疟原虫、间日疟原虫和卵形疟原虫，分别引起三日疟、恶性疟、间日疟和卵形疟。目前尚无一种能对疟原虫生活史的各个环节都有杀灭作用的抗疟药。

（一）疟原虫的生活史及抗疟疾药作用环节

疟原虫生活史可分为有性生殖和无性生殖两个阶段，前者在雌性按蚊体内进行，后者在人体内进行。疟原虫在人体内的无性生殖又分原发性红细胞前期、继发性红细胞外期、红细胞内期和配子体 4 个阶段（图 46-1）。各种抗疟药通过影响疟原虫生活史的不同发育阶段而发挥其抗疟效果。

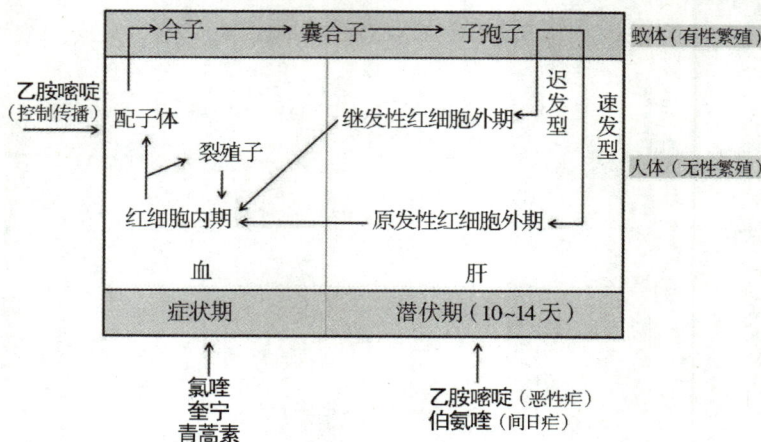

图 46-1　疟原虫的生活史

1. 人体内疟原虫无性生殖的抗疟药

（1）作用于红细胞前期（红前期）药物　受疟原虫感染的按蚊叮咬者，子孢子随其唾液注入人体血液，入肝细胞，开始红细胞前期发育和裂体增殖。此期并不发生临床症状，为疟疾的潜伏期。对此期有作用的药物有乙胺嘧啶，具有抑制或杀灭作用可以防止疟疾发作，可作为病因性预防药。

（2）作用于红外期的药物　一部分子孢子进入肝细胞后缓慢或暂不发育，称休眠子。休眠子经 4～6 个月后陆续增殖分裂，是疟疾复发的根源，杀灭此期疟原虫可以防止复发。已知恶性疟原虫和三日疟原虫无此期，用氯喹、奎宁等治疗后不再复发；间日疟原虫及卵形疟原虫有此期，因此常出现复发。伯氨喹、扑疟喹等药能作用于此期，故将它们与氯喹配合应用，可以根治间日疟。

（3）作用于红细胞内期无性体的药物　裂殖体进入红细胞后发育成滋养体、裂殖体，并破坏红细胞，释放出大量裂殖子及其代谢产物，再加上被破坏的红细胞产生大量变性蛋白刺激机体，引起寒战、高热等临床症状。裂殖子又可重新进入红细胞进行发育，如此周而复始，每完成一个无性生殖周期，引起一次症状发作。不同种的疟原虫完成无性生殖周期所需时间不同：恶性疟 36～48 小时，间日疟 48 小时，三日疟 72 小时。对此期疟原虫有杀灭作用的药物有氯喹、奎宁、青蒿素等。

2. 雌按蚊体内疟原虫有性生殖的抗疟药　红内期疟原虫一方面不断裂体增殖，同时产生雌、雄配子体。当按蚊在吸取疟原虫感染的患者血时，雌、雄配子体随血液进入蚊体，二者结合成合子，进一步发育产生子孢子移行至唾液腺内，成为感染人的直接传染源。能抑制雌、雄配子体在蚊体内发育的药物乙胺嘧啶有控制疟疾传播和流行的作用。

（二）抗疟药的分类

1. 主要用于控制临床症状的抗疟药　氯喹、奎宁、青蒿素和蒿甲醚。
2. 主要用于控制复发和传播的抗疟药　伯氨喹。
3. 主要用于预防的抗疟药　乙胺嘧啶、磺胺类和砜类。

二、常用抗疟药

（一）主要用于控制临床症状的抗疟药

氯　喹

氯喹（chloroquine）为人工合成的 4-氨基喹啉类衍生物，对各种疟原虫红内期无性体有良好的杀灭作用，可有效地控制临床症状，疗效好、廉价且安全，是临床上使用最广泛的抗疟药。

【体内过程】

氯喹口服后，肠道吸收快而充分，1～2 小时血药浓度达峰值，约 55% 的药物与血浆蛋白结合，$t_{1/2}$ 为 2.5～10 天。在红细胞内的浓度为血浆浓度的 10～25 倍，而在被疟原虫侵入的红细胞内的浓度为正常的 25 倍，为杀灭红内期的裂殖体，迅速控制症状创造了良好的条件。氯喹主要分布在肝、脾、肾、肺等器官中，是血浆浓度的 200～700 倍，在脑组织及脊髓中的浓度为血浆浓度的 10～30 倍。主要在肝中代谢，小部分（10%～25%）以原形经肾排泄，其排泄速度可因尿液酸化而加快。约 80% 随粪便排出，也可由乳汁排出。该药代谢和排泄较慢，维持作用时间长。

【药理作用】

1. 抗疟 氯喹对各种疟原虫红内无性体均有很强的杀灭作用。对间日疟、三日疟、卵形疟及敏感的恶性疟原虫的红细胞内期的裂殖体有强大、迅速而持久的杀灭作用。对良性疟配子体和未成熟的恶性疟配子体也有杀灭作用。

2. 抗肠道外阿米巴、肺吸虫和华支睾吸虫 氯喹在肝组织内浓度比血药浓度高数百倍，对肝内阿米巴原虫有杀灭作用；对红外期的疟原虫无作用，不能阻止复发，但因作用较持久，故能使复发推迟（恶性疟因无红外期，故能被根治）；因对红外期无效，对配子体也无直接作用，故不能行病因预防，也不能阻断传播。

3. 抑制免疫 大剂量氯喹有抑制免疫作用，还具有抗炎、抗过敏作用。

【作用机制】

氯喹的作用机制尚不明确，主要有：①干扰红内期疟原虫的蛋白质合成：其分子可插入 DNA 双螺旋链之间，形成 DNA-氯喹复合物，影响 DNA 复制和 RNA 转录，并使 RNA 断裂，从而抑制疟原虫的分裂繁殖。②氯喹呈弱碱性，大量进入疟原虫体内可使细胞液 pH 值升高，形成对蛋白质分解酶不利的环境，疟原虫不能分解和利用血红蛋白，使必需氨基酸缺乏。③疟原虫在红细胞内生长发育还需微量元素，由于氯喹与高铁原卟啉IX的结合形成复合物，抑制血红素聚集，破坏膜形成，损害疟原虫维持阳离子梯度的能力，使虫体迅速溶解死亡。

由于疟原虫结合和摄取氯喹的能力降低，大量、长期、反复应用后疗效减低。

【临床应用】

1. 疟疾。能迅速治愈恶性疟，控制间日疟的症状发作的首选药，也可用于感染可能的患者发热症状抑制性预防。一般在用药后 24～48 小时内发作停止，48～72 小时内血中疟原虫消失。氯喹对其他各期疟原虫无作用。

2. 阿米巴肝脓肿。

3. 类风湿关节炎、蝶形红斑狼疮及肾病综合征。

【不良反应】

不良反应较少，仅有轻度头晕、头痛、胃肠不适和皮疹等，停药后迅速消失。但长期大剂量用药可引起视力障碍，药物性精神病，肝、肾脏损害。

青蒿素

青蒿素（artemisinin）是我国科技工作者根据"青蒿截疟"的记载，从传统中药菊科植物黄花蒿及其变种大头黄花蒿中提取的一种倍半萜内酯过氧化物，为一种高效、速效的新型抗疟药。由于对耐氯喹虫株感染有效，青蒿素受到国内、外广泛的重视。青蒿素及其衍生物已发展成为一组具有高效杀灭红内期裂殖体的抗疟药。其中的蒿甲醚和青蒿琥酯已广泛应用于临床。

【来源与化学】

青蒿素主要是从青蒿中直接提取得到，或提取青蒿中含量较高的青蒿酸，然后半合成得到。目前除青蒿外，尚未发现含有青蒿素的其他天然植物资源。分子式为 $C_{15}H_{22}O_5$，分子量为282.33，无色针状晶体，味苦，几不溶于水，而能溶于乙醇等有机溶媒中。

【体内过程】

口服后吸收迅速而完全，1 小时血药浓度达峰值。药物在体内代谢迅速，72 小时血中仅含微量的青蒿素。分布于全身各组织，以肠、肝、肾的含量较多，可透过血脑屏障。代谢物大部分经肾排出，部分经胆汁排入肠道。由于代谢与排泄均快，有效血药浓度维持时间短，不利于彻底杀灭疟原虫，故复发率较高，应反复用药。

【药理作用】

青蒿素是高效的杀灭疟原虫红内期裂殖体的药物，对未成熟的配子体也有杀灭作用。是继乙氨嘧啶、氯喹、伯喹之后最有效的抗疟特效药，尤其是对于脑型疟疾和抗氯喹疟疾，具有速效和低毒的特点。除具有强大的抗疟作用，青蒿素还具有抗血吸虫、抗肿瘤和免疫调节作用。

【作用机制】

青蒿素的作用机制尚不十分清楚，可能是血红素或 Fe^{2+} 催化青蒿素形成自由基破坏疟原虫表膜和线粒体等，可使疟原虫的胞膜、线粒体、内质网等肿胀，最终形成自噬泡，并不断排出虫体外，使其损失大量胞浆而死亡。

【临床应用】

用于间日疟、恶性疟的症状控制以及耐氯喹虫株感染的治疗；凶险型恶性疟如脑疟、黄疸型疟疾等。其退热速度及疟原虫转阴速度都较氯喹快。因青蒿素的抗疟机制不同于氯喹，二者之间无交叉耐药性，为当前治疗耐氯喹恶性疟原虫感染的重要药物之一。

【不良反应】

偶见轻度恶心、呕吐及腹泻等胃肠道反应，尚可致一过性转氨酶升高及轻度皮疹。肌内注射可引起局部疼痛和硬块。妊娠早期妇女慎用。

蒿甲醚

蒿甲醚（artemether）是青蒿素的甲基醚衍生物。对红细胞内期裂殖体有杀灭作用，能迅速控制症状，其抗疟作用较青蒿素强 10～20 倍。蒿甲醚对恶性疟的近期有效率可达 100%，用药后 2 日内多数病例血中疟原虫转阴并退热，复燃率 8% 左右。抗疟机制同青蒿素。蒿甲醚可用于间日疟、耐氯喹恶性疟的治疗和脑性恶性疟的抢救。不良反应较轻，仅少数病人注射局部有暂时性胀痛。妊娠 3 个月内妇女慎用。

青蒿琥酯

青蒿琥酯（artesunate）是青蒿素的琥珀酸单酯衍生物，可经口、静脉、肌内、直肠等多种途径给药，作用快，能迅速控制疟疾发作。通过转化成双氢青蒿素发挥抗疟作用。疗效优于青蒿素。适用于脑型疟疾及各种危重疟疾的救治。宜与防治疟疾复发的药物合用，以达到根治目的。

双氢青蒿素

双氢青蒿素（dihydroartemisinin）为青蒿素、蒿甲醚和青蒿琥酯的有效代谢产物，近年来已将其发展为抗疟药。治疗有效率为 100%，复发率约为 2%。不良反应少，少数病例出现皮疹、一过性的网织红细胞下降。

其他用于控制临床发作的药物有奎宁、甲氟喹、卤泛曲林、本芴醇等，这要药物主要用于耐氯喹恶性疟，也可用于抑制性预防。

（二）主要用于控制复发和传播的药物

伯氨喹

伯氨喹（primaquine）是人工合成的 8-氨基喹啉类衍生物。

【体内过程】

口服吸收快而完全，1～3小时血药浓度达峰值，$t_{1/2}$ 3～8小时。广泛分布于组织，以肝中浓度最高。大部分在肝中代谢，其主要代谢物为6-羟衍生物，代谢物排泄较慢，仅小部分以原形从尿排泄。

【药理作用】

对间日疟红细胞外期休眠子和各种疟原虫的配子体有较强的杀灭作用，对红外期作用强，而对红内期作用弱，对恶性疟原虫无性体则无效，所以是根治间日疟和控制疟疾传播最有效的药物，而不作为控制发作的治疗药和并阴性预防药应用。

【作用机制】

伯氨喹在体内转化成喹啉二醌，其结构类似辅酶Q，产生拮抗作用，从而阻断疟原虫线粒体内的电子传递，使线粒体肿胀，从而杀死配子体。通常需与氯喹等合用，疟原虫对此药很少产生耐药性。

【临床应用】

根治间日疟和控制疟疾传播。

【不良反应】

1. 毒性反应 毒性较大，治疗量即可引起头晕、恶心、呕吐、腹痛等，停药后可恢复。偶见轻度贫血、药热、粒细胞减少症等。大剂量时上述症状加重。

2. 特异质反应 少数特异质者（6-磷酸葡萄糖脱氢酶缺乏）可发生急性溶血性贫血和高铁血红蛋白血症。

（三）主要用于病因性预防的抗疟药

乙胺嘧啶

乙胺嘧啶（pyrimethamine），又名息疟定，为二氨基嘧啶类衍生物，是目前用于病因性预防的首选药。

【体内过程】

口服吸收慢但完全，6小时血药浓度达高峰，维持48小时以上。广泛分布于全身组织，主要集中在肝、肺、脾、肾等器官，在肝中代谢，经肾脏缓慢排泄，$t_{1/2}$ 4～6天。

【药理作用】

1. 对恶性疟和间日疟的原发性红细胞外期有效，是较好的病因预防药。

2. 对红细胞内期的未成熟裂殖体有抑制作用，但对已成熟的裂殖体则无效。

3. 不能直接杀灭配子体，但含药血液随配子体被按蚊吸入后，能阻止疟原虫在蚊体内的孢子增殖，起控制传播的作用。

【作用机制】

乙胺嘧啶可抑制疟原虫的二氢叶酸还原酶，从而阻止四氢叶酸的生成，阻碍核酸的合成。与二氢叶酸合成酶抑制剂磺胺类或砜类合用，在叶酸代谢的两个环节上起双重抑制作用，使作用增强，并可延缓耐药性的发生。

【临床应用】

预防疟疾的传播。

【不良反应】

不良反应少。时有恶心、呕吐、发热、紫绀、惊厥等，甚至死亡。长期大量服用时，可因二氢叶酸还原酶受抑制而引起巨细胞性贫血。偶可引起皮疹。

抗疟药的应用和选择见表 46-1。

表 46-1　抗疟药的应用和选择

临床应用	选用药物	用法	用药目的
间日疟或恶性疟急性发作	氯喹＋伯氨喹	口服	控制症状、根治良性疟、防止传播
脑型恶性疟	青蒿素＋奎宁	静滴或肌注	增强疗效、杀灭抗药性疟原虫
耐氯喹恶性疟	青蒿素＋奎宁	口服、静滴或肌注	杀灭抗药性疟原虫
	乙胺嘧啶＋伯氨喹胺	口服	增强疗效
预防用药	乙胺嘧啶	口服	病因性预防
	氯喹	口服	症状性预防
休止期用药	乙胺嘧啶＋伯氨喹	口服	消灭血中未成熟裂殖体、控制复发

第二节　抗阿米巴病及抗滴虫病药

一、抗阿米巴病药

阿米巴病（又叫阿米巴痢疾），是由溶组织阿米巴原虫引起的肠道感染。经口感染阿米巴包囊后，在肠腔内脱囊，成为小滋养体，在结肠与肠道菌丛共生。小滋养体可随宿主肠内容物下移，逐渐转变成包囊，是重要的传染源。小滋养体还可在一定条件下侵入肠壁，成为大滋养体，因破坏肠组织而引起阿米巴痢疾。大滋养体不能形成包囊，但可经血流至肝和其他器官，引起阿米巴炎症和脓肿，统称为肠外阿米巴病。

抗阿米巴病药（anti-amoebiasis drugs）主要是治疗由溶组织阿米巴原虫所感染的寄生虫病药。对急性阿米巴痢疾和肠外阿米巴病首选甲硝唑；对于排包囊者肠腔内的小滋养体和阿米巴痢疾急性症状控制后肠腔内残存的小滋养体，则宜选用主要分布于肠腔内的二氯尼特，其次可考虑应用卤化喹啉类、巴龙霉素和四环素等。

甲硝唑

甲硝唑（metronidazole）又称灭滴灵，为 5-硝基咪唑类衍生物。

【体内过程】

口服吸收迅速而完全，1~3 小时血浆药物浓度达峰值，$t_{1/2}$ 约 7 小时。在全身组织和体液中分布良好，在阴道液、精液、唾液、乳汁和脑脊液中的浓度可以达到治疗作用。主要在肝中代谢，约 70% 的药物以原形从肾脏排泄，粪便中只含少量。

【药理作用】

1. 抗阿米巴原虫　可杀灭溶组织内阿米巴的营养子，但是对包囊无作用。是治疗侵袭性肠道或肝脏阿米巴感染的选用药物。对肠腔内阿米巴无明显作用。

2. 抗滴虫　直接杀灭阴道滴虫。是口服治疗阴道滴虫安全有效的药物。对女性和男性泌尿生殖道滴虫感染有明显疗效。

3. 抗厌氧菌　有较强的抑制厌氧性革兰氏阳性和阴性菌作用。尤以对脆弱杆菌的杀菌作用最好。不易产生耐药性，亦不诱发二重感染。

4. 抗贾第鞭毛虫 是目前治疗男女贾第鞭毛虫病最有效的药物。治愈率达 90% 以上。

5. 其他 甲硝唑还可抗幽门螺杆菌感染等。

【作用机制】

甲硝唑在体内还原为硝基阴离子等细胞毒物质，损害虫体 DNA 螺旋结构，阻止 RNA 和 DNA 的合成，杀灭原虫。

【临床应用】

1. 急性阿米巴痢疾和肠外阿米巴病。

2. 阴道滴虫病。

3. 防治口腔、盆腔和腹腔内厌氧菌感染及由此引起的败血症，以及气性坏疽。还可用于治疗幽门螺杆菌引起的消化性溃疡和假膜性肠炎。

4. 贾第鞭毛虫病。

【不良反应】

胃肠道不良反应最常见，常有令人不愉快的金属味、苦味。其他不良反应包括口腔感染和罕见的神经中毒症状等。

【禁忌证】

动物试验证明，长期、大量应用有致癌、致突变作用，故妊娠早期妇女禁用。

其他常用抗阿米巴病药物见表 46-2。

表 46-2 其他常用抗阿米巴病药物

药物	作用方式	体内过程特点	适应证	不良反应
替硝唑 (tinidazole)	作用强，直接杀灭滋养体	分布广，浓度高	各型阿米巴病首选	胃肠道反应，偶有口腔感染和神经毒性反应
依米丁 (emetine) (1921 年)	作用强，直接杀灭滋养体	肠腔内浓度低，肠外肠壁中可达有效浓度	急性阿米巴痢疾、肠外阿米巴病不能口服甲硝唑者	毒性大，出现中毒性心肌炎、胃肠道刺激等
氯喹 (chloroquine) (1939 年)	作用较强，直接杀灭滋养体	口服吸收完全，肝中浓度高，肠壁肠腔内很低	肝阿米巴脓肿	长期、大量应用可致心律失常、视网膜病变
喹碘方 (chiniofon) (1893 年)	作用弱，抑制肠道共生菌的生长和直接杀灭作用	口服不易吸收，肠腔浓度高	无症状包囊携带者	大剂量可致腹泻，肝肾功能不良、甲亢和碘过敏者禁用
二氯尼特 (diloxanide) (1960 年)	作用弱，直接杀灭滋养体	口服肠内吸收，主要从尿中排泄	肠内阿米巴病，无症状包囊携带者首选	轻微

二、抗滴虫病药

滴虫病（trichomonas vaginitis）是极微小有鞭毛的原虫生物滴虫引起的感染性疾病，对人类致病的滴虫主要是阴道毛滴虫。滴虫可导致女性阴道炎症，也可导致男性尿道炎症。甲硝唑是治疗滴虫病首选药物，但对该药的耐药现象亦在增多。高剂量的替硝唑也有效，也可考虑改用乙酰胂胺局部给药。

替硝唑

替硝唑（tinidazole）为 5-硝基咪唑类药物的第二代产品，具有半衰期较长的特性。对原虫（溶组织阿米巴、阴道滴虫等）和厌氧菌有良好活性，对阿米巴和蓝氏贾第虫的作用优于甲硝唑。替硝唑治疗滴虫病、蓝氏贾第虫病、阿米巴病等痊愈率可达 90% 以上。革兰氏阳性厌氧菌（消化球菌、消化链球菌、乳杆菌属），梭状芽孢杆菌属和难辨梭菌等对该品均较敏感；该品对脆弱类杆菌、梭杆菌属和费氏球菌属等革兰氏阴性厌氧菌的作用略胜于甲硝唑，空肠弯曲菌等则对该品中度敏感。放线菌属和丙酸杆菌属等对该品耐药。其作用机制为抑制病原体 DNA 合成、并能快速进入细胞内。

乙酰胂胺

乙酰胂胺（acetarsol）为五价胂化物，其复方制剂称滴维净（devegan），外用有杀灭阴道滴虫的作用。以其片剂 1～2 片置于阴道穹隆部，次晨坐浴，有直接杀灭滴虫作用。此药有轻度局部刺激作用，使阴道分泌物增多。

第三节 抗血吸虫病药与抗丝虫病药

一、抗血吸虫病药

血吸虫病是一危害人类健康的寄生虫病。寄生在人体的血吸虫有日本血吸虫、曼氏血吸虫、埃及血吸虫、间插血吸虫和湄公血吸虫等 5 种。我国仅有日本血吸虫病，流行在长江流域和长江以南的 13 个省、直辖市、自治区。多年来，我国医务工作者在防治血吸虫病方面做了大量工作，取得了辉煌的成绩。

1918 年开始用酒石酸锑钾治疗埃及血吸虫病，开创了治疗血吸虫病的先河。但酒石酸锑钾对心脏和肝脏毒性大，患者难以接受。经过 50 多年研究，发展了许多治疗血吸虫病的化合物。20 世纪 70 年代中期又发现了疗效高、疗程短、毒性低的药物吡喹酮，现已广泛用于各种血吸虫病。我国科技工作者还致力于从中草药中寻求抗血吸虫的有效成分，先后发现对日本血吸虫童虫和成虫分别有效的南瓜子氨酸和萱草根素，并发现了具有预防血吸虫病的药物青蒿素及其衍生物等，从而推动了预防血吸虫病药物的研究。

吡喹酮

吡喹酮（praziquantel）是异喹啉吡嗪类衍生物，是 1977 年被发现的一种抗蠕虫药。对寄生于人体的血吸虫有高效杀灭作用，对线虫和原虫感染无效。

【体内过程】

口服吸收迅速，2 小时血药浓度达高峰，药物可分布于脑脊液中，胆汁中浓度较高。$t_{1/2}$ 为 0.8～1.5 小时，严重肝脏疾病患者 $t_{1/2}$ 明显延长，可达 4～6 小时，在肝脏内迅速代谢为羟基化合物，大多数在 24 小时内经肾及胆道排出，4 日内排出总量达 80%。

【药理作用】

吡喹酮对日本、埃及血吸虫单一或混合感染均有良好疗效，对血吸虫成虫有良好杀灭作用，但对未成熟的童虫则无效。对虫卵发育无明显影响，也不抑制成熟虫卵孵化为毛蚴。口服吸收后，使 45% 血吸虫迅速肝移并在肝内死亡。此外对其他吸虫，如华支睾吸虫、姜片吸虫、肺吸虫以及各种绦虫感染和其幼虫引起的囊虫症、包虫病都有不同程度的疗效。

【作用机制】

本品主要通过 5-HT 样作用使宿主体内血吸虫、绦虫产生痉挛性麻痹脱落，对多数绦虫成虫和未成熟虫体都有较好效果，同时能影响虫体肌细胞内钙离子通透性，使钙离子内流增加，抑制肌浆网钙泵的再摄取，虫体肌细胞内钙离子含量大增，使虫体麻痹脱落。

【临床应用】

为广谱抗血吸虫和绦虫药物。适用于各种血吸虫病、华支睾吸虫病、肺吸虫病、姜片虫病以及绦虫病和囊虫病。

【不良反应】

常见的不良反应包括头昏、头痛、抑郁、乏力、厌食、腹痛和胃肠不适。少见心悸、胸闷或消化道出血。禁用于眼部囊虫病。

二、抗丝虫病药

丝虫病是由班氏丝虫和马来丝虫寄生在淋巴系统引起的一种慢性寄生虫病，由蚊子传播。早期表现为淋巴管炎和淋巴结炎，晚期出现淋巴管阻塞性疾病，治疗丝虫病的药物以 1947 年研制的乙胺嗪疗效最好，应用最广。

乙胺嗪

乙胺嗪（diethylcarbamazine），其枸橼酸盐叫海群生（hetrazan），是哌嗪衍生物。

【体内过程】

口服迅速吸收，$1\sim2$ 小时血药浓度达高峰，$t_{1/2}$ 为 8 小时。除脂肪组织外，药物在体内分布均匀。多次反复给药后，很少有蓄积现象。代谢迅速，48 小时后几乎全部以原形或代谢产物的形式从尿中排出，酸化尿液加速排泄。

【药理作用】

本品对丝虫成虫（除盘尾丝虫外）及微丝蚴均有杀灭作用，对易感微丝蚴有两种作用：①抑制肌肉活动，使虫体固定不动，此可能为本药哌嗪部分的过度极化作用，促进虫体由其寄居处脱开所致。②改变微丝蚴体表膜，使之更易遭受宿主防御功能的攻击和破坏。

【临床应用】

用于治疗班氏丝虫、马来丝虫和罗阿丝虫感染，也用于盘尾丝虫病。对前三者一次或多次治疗后可根治，但对盘尾丝虫病，因本品不能杀死成虫，故不能根治，亦可用于热带嗜酸粒细胞增多症患者。对蛔虫感染也有效，但已为其他更安全、有效的抗蛔虫药所取代。

【不良反应】

不良反应较轻，偶可见厌食、恶心、呕吐、头痛、乏力等。但因丝虫、成虫和幼虫死亡释出大量异体蛋白引起的过敏反应较明显，表现为皮疹、淋巴结肿大、血管神经性水肿、畏寒、发热、哮喘，以及心率加快、胃肠功能紊乱等。

第四节　驱肠蠕虫药

驱肠虫药（anthelmintics）是用于驱除或杀灭肠道蠕虫的药物。常见的肠道蠕虫感染是由线虫类的钩虫、蛔虫、蛲虫、鞭虫、粪类圆线虫以及绦虫类的猪带绦虫、牛带绦虫、微小膜壳绦虫以及缩小膜壳绦虫等引起。不同蠕虫对不同药物的敏感性不同，因此合理选用高效、低毒的抗蠕虫药，特别是广谱抗肠蠕虫药，可达到治愈、杜绝传染，降低发病率的目的。

甲苯咪唑

甲苯咪唑（mebendazole）是苯并咪唑类衍生物。

【体内过程】

口服吸收快，但吸收量少，血浆浓度低，2～4 小时达峰值，原形药物及代谢产物主要从肾脏排泄，有一部分从胆道排泄。

【药理作用】

甲苯咪唑为一个广谱驱肠虫药，体内、外试验均证明能直接抑制线虫对葡萄糖的摄入，导致糖原耗竭，使它无法生存，具有显著的杀灭幼虫、抑制虫卵发育的作用，但不影响人体内血糖水平。

【作用机制】

选择性与蠕虫细胞内的 β-微管蛋白结合，抑制微管的组装，引起营养物质转运阻塞，使胞浆内细胞器溶解而死亡。还能抑制虫体对葡萄糖的摄取和利用，使糖原耗竭，减少 ATP 生成，断绝虫体能源，达到杀虫目的。

【临床应用】

用于防治钩虫、蛔虫、蛲虫、鞭虫、粪类回线虫等肠道寄生虫病。

【不良反应】

少数患者可出现短暂腹痛、腹泻、嗜睡、皮肤瘙痒，无须处理。大剂量时偶见过敏反应、脱发、粒细胞减少等。

【禁忌证】

动物试验有明显的致畸胎和胚胎毒作用，故孕妇禁用。

驱肠虫药作用比较见表 46-3。

表 46-3　驱肠虫药作用比较

药物	蛔虫	钩虫	蛲虫	鞭虫	绦虫	不良反应
阿苯达唑（albendazole） （1975 年）	+++	+++	+++	++	++	常见腹痛、腹泻、恶心、头痛
左旋咪唑（levamisole） （1966 年）	+++	++	++			轻微短暂
噻苯唑（tiabendazole） （1961 年）	++	++	+++	++		消化道及神经系统反应
噻嘧啶（pyrantel） （1966 年）	+++	++	++			轻度胃肠道反应，肝功能不良者慎用
哌嗪（piperazine） （1949 年）	++		++			较轻，过量引起眩晕、共济失调
扑蛲灵（pyrviniumpamoate） （1956 年）			+++			较轻
氯硝柳胺（niclosamide） （1959 年）					+++	轻度消化道反应
吡喹酮（praziquantel） （1975 年）	+				+++	较轻
奥克太尔 （oxantel）				+++		胃肠道反应

第四十七章

抗恶性肿瘤药

恶性肿瘤常称为癌症（cancer），是一种以机体自身细胞过度增生和异常分化为特征的疾病。恶性肿瘤是现今导致人类死亡的主要疾病之一。恶性肿瘤发病机制涉及多种因素、多个步骤的病理过程，与一般的感染性疾病不同，肿瘤的恶性表型是多因素相互作用导致正常细胞恶变的结果。肿瘤发病相关的因素可分为内源性与外源性两大类。外源性因素来自外界环境，与自然环境和生活条件密切相关，包括化学因素、物理因素、生物因素等；内源性因素则包括机体的免疫状态、遗传素质、激素水平以及 DNA 损伤修复能力等。

治疗恶性肿瘤的方法包括外科手术切除、放射治疗、化学治疗（简称肿瘤化疗）和中医药治疗等。肿瘤化疗强调全身性治疗而有别于适合局部性肿瘤治疗的外科手术和放射治疗，由于多数患者在诊断前已经发生肿瘤转移，因此采用抗恶性肿瘤药（antineoplastic drugs）化学治疗占有重要的地位。目前恶性肿瘤如绒毛膜上皮癌、恶性淋巴瘤等有可能通过化疗得到治愈，但是对90％以上的实体瘤仍未达到满意的临床疗效。细胞毒类抗恶性肿瘤药的毒性反应是化疗受限的关键因素，耐药性也是化疗失败的原因之一。近十余年来，随着肿瘤分子生物学和生物技术的发展，抗恶性肿瘤药也正从传统的细胞毒类药物向针对肿瘤发生与发展机制的非直接细胞毒类发展。

第一节 抗恶性肿瘤药的药理学基础

一、恶性肿瘤细胞的特点

与正常细胞相比，肿瘤细胞具有四个特征：①不受控制的增殖：肿瘤细胞由于基因突变，如原癌基因被激活生成癌基因或抑癌基因失活等，就能避开正常细胞分裂和组织生长的调控机制，如生长因子和端粒酶的高表达、细胞周期调节因子改变、正常凋亡机制移除、新生血管形成等，从而使肿瘤细胞能不受控制的无限增殖。②去分化和功能缺失：正常细胞的增殖是伴随着未分化的干细胞分裂生成子细胞开始的，肿瘤细胞能去分化，低分化肿瘤细胞的增殖能力强，预后较差。③侵袭：正常细胞一般不会出现在原定组织外，即使易位也会失去生存信号而死亡。肿瘤细胞则不受周围正常细胞的抑制，又能分泌一些酶（如金属蛋白酶）来降解细胞外基质，向周围组织浸润性生长。④转移：上述机制使转移瘤能够在区域外生存，瘤细胞介导的新血管生成则有助于肿瘤转移和发展。

肿瘤细胞群包括增殖细胞群、静止细胞群（G_0 期）和无增殖能力细胞群。肿瘤增殖细胞群与全部肿瘤细胞群之比称生长比率（growth fraction，GF）。一般来说，肿瘤细胞在起始阶段呈指数增殖，在倍增期瘤体迅速增大，之后一些实体瘤的生长会逐渐减慢，GF下降，增殖细胞群约占5%。G_0期细胞对化疗药不敏感，在化疗后又进入增殖细胞群，是化疗的困难所在。肿瘤细胞从一次分裂结束到下一次分裂结束的时间称为细胞周期，此间历经4个时相：DNA合成前期（G_1期）、DNA合成期（S期）、DNA合成后期（G_2期）和有丝分裂期（M期）（图47-1）。

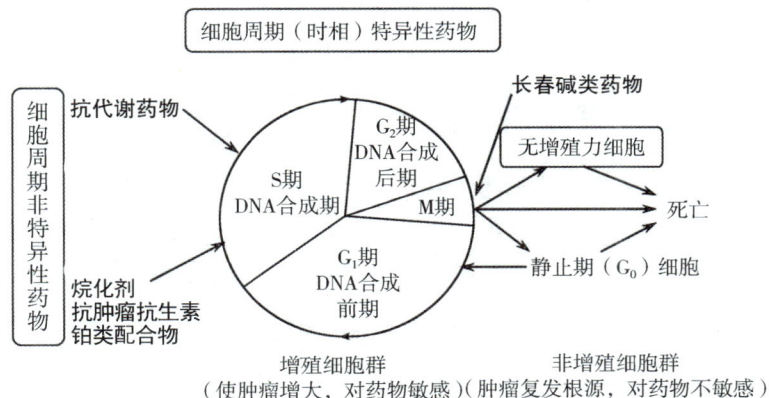

图 47-1　细胞增殖周期和药物作用示意图

二、抗恶性肿瘤药的分类

目前临床应用的抗恶性肿瘤药种类较多且发展迅速，其分类迄今尚不完全统一。按药物作用方式分为细胞毒类和非直接细胞毒类抗肿瘤药二大类。细胞毒类抗肿瘤药主要通过影响肿瘤细胞的核酸和蛋白质结构与功能，直接抑制肿瘤细胞增殖和（或）诱导肿瘤细胞凋亡。非直接细胞毒类抗肿瘤药主要以肿瘤分子病理过程的关键调控分子为靶点，如调节体内激素平衡药物、分子靶向药物和肿瘤免疫治疗药物。

（一）细胞毒类抗恶性肿瘤药

1. 根据药物化学结构和来源分类　①烷化剂：氮芥类、乙烯亚胺类、亚硝脲类、甲烷磺酸酯类。②抗代谢物：叶酸、嘧啶、嘌呤类似物等。③抗肿瘤抗生素：蒽环类抗生素、丝裂霉素、博来霉素类、放线菌类等。④抗肿瘤植物药：长春碱类、喜树碱类、紫杉醇类、三尖杉生物碱类、鬼臼毒素衍生物等。⑤其他类：铂类配合物和酶等。

2. 根据抗肿瘤作用的生化机制分类　①干扰核酸生物合成的药物：抗代谢物等。②直接影响DNA结构与功能的药物：烷化剂、铂类配合物、丝裂霉素、博来霉素类等。③干扰转录过程和阻止RNA合成的药物：蒽环类抗生素等。④干扰蛋白质合成与功能的药物：三尖杉生物碱类、门冬酰胺酶等。

3. 根据药物作用的周期或时相特异性分类　根据药物对各周期或时相肿瘤细胞的敏感性不同，将药物分为细胞周期非特异性药物（cell cycle nonspecific agents，CCNSA）和细胞周期特异性药物（cell cycle specific agents，CCSA）。前者对肿瘤增殖各期和G_0期的细胞均具有杀灭作用，如烷化剂、抗肿瘤抗生素及铂类配合物等。此类药物对恶性肿瘤细胞的作用往往较强，其杀伤作用呈剂量依赖性，在机体能耐受的药物毒性限度内，作用强度随剂量增加而成倍增强。而后者仅对增殖周期中某些时相有抗癌活性，对G_0期细胞无影响，如作用于S期细胞的抗代谢药、作用于M期长春碱类和作用于G_2期、M期的紫杉醇类等。此类药物对肿瘤细胞的作用往往较弱，其杀伤作用呈时间依赖性，需要一定时间能发挥作用，达到一定剂量后即使剂量再增加其作用不再增强（图 47-1）。

（二）非细胞毒类抗恶性肿瘤药

随着肿瘤分子生物学和生物技术的发展，抗恶性肿瘤药也正从传统的细胞毒类药物向针对肿瘤分子病理过程的关键基因和调控分子等为靶点的靶向治疗药物发展。

三、抗恶性肿瘤药的药理作用机制

所有肿瘤细胞的共同特点是与细胞增殖有关的基因被开启或激活，而与细胞分化有关的基因被关闭或抑制，从而使肿瘤细胞表现为不受机体约束的无限增殖状态。从细胞生物学角度来讲，抑制肿瘤细胞增殖，诱导肿瘤细胞分化和凋亡的药物均可发挥抗肿瘤作用。

（一）细胞毒类药物抗肿瘤的生物化学机制（图 47-2）

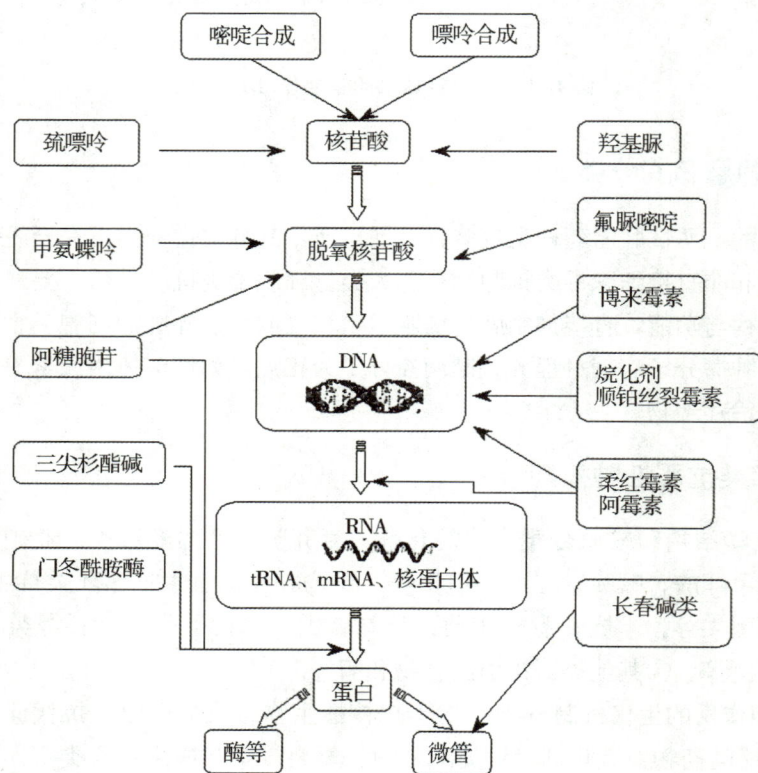

图 47-2　细胞毒类药物抗肿瘤作用机制示意图

1. 干扰核酸生物合成　核酸的基本结构单位是核苷酸，而核苷酸的合成需要嘧啶、嘌呤类前体及其合成物。药物通过以下途径均可阻止核酸的合成，进而抑制蛋白质的合成，影响肿瘤细胞的分裂繁殖。主要作用环节有：①阻止嘧啶类核苷酸形成（如 5-氟尿嘧啶等）。②阻止嘌呤类核苷酸形成（如 6-巯嘌呤等）。③抑制二氢叶酸还原酶（如甲氨蝶呤等）。④抑制 DNA 多聚酶（如阿糖胞苷）。⑤抑制核苷酸还原酶（如羟基脲）。

2. 破坏 DNA 结构和功能　药物可直接破坏 DNA 结构（如烷化剂、铂类配合物、丝裂霉素、博来霉素等）、抑制拓扑异构酶活性（如喜树碱、鬼臼毒素等），从而均可影响 DNA 的复制和修复功能。

3. 干扰转录过程和阻止 RNA 合成　药物能嵌入 DNA 碱基对之间，干扰转录过程，阻止 mRNA 的形成。如放线菌素 D、蒽环类抗生素等。

4. 干扰蛋白质合成与功能　药物可通过干扰微管蛋白聚合功能（如长春碱和紫杉醇等）、干扰核蛋白体的功能（如三尖杉酯碱）或影响氨基酸供应（L-门冬酰胺酶），影响肿瘤细胞的分裂繁殖。

（二）非细胞毒类药物的作用机制

随着对肿瘤发生、细胞分化增殖和凋亡调控分子机制的深入认识，开始寻找针对肿瘤分子病理过程的关键基因和调控分子等为靶点的药物，这些药物实际上已经超越了传统的细胞毒类药物。如肾上腺皮质激素、雄激素、雌激素或其拮抗药通过影响体内激素平衡抑制某些激素依赖性肿瘤；针对某些与增殖相关受体的单克隆抗体；以细胞信号转导分子为靶点的蛋白酪氨酸激酶抑制剂、法尼基转移酶抑制剂、MAPK 信号转导通路抑制剂和细胞周期调控剂；促进恶性肿瘤细胞向成熟分化的分化诱导剂；促进肿瘤细胞凋亡的诱导剂；破坏或抑制新生血管生成，有效地阻止肿瘤的生长和转移的新生血管生成抑制剂；减少癌细胞脱落、黏附和基底膜降解的抗转移药；以端粒酶为靶点的抑制剂；针对肿瘤细胞耐药性的逆转剂；增强放疗和化疗疗效肿瘤治疗增敏剂以及基因治疗药物等。

四、抗恶性肿瘤药物的毒性反应

由于肿瘤细胞起源于正常细胞，药物对肿瘤细胞和正常的细胞选择性低，在杀伤肿瘤细胞的同时，对某些正常的组织细胞也产生一定程度的损害，在治疗中常出现不同程度的毒性反应。抗肿瘤药的毒性反应可分为近期毒性和远期毒性反应两大类。近期毒性反应又分为共有的毒性反应和特有毒性反应。这些不良反应主要包括：

（一）近期毒性反应

1. 共有毒性反应

（1）骨髓抑制　除激素类、博来霉素和门冬酰胺酶外，大多数抗肿瘤药物均有不同程度的骨髓抑制。骨髓造血细胞经化疗后外周血细胞数减少的机会取决于细胞的寿命，寿命越短，外周血细胞越容易减少，通常先出现白细胞减少，然后出现血小板降低，一般不会引起严重贫血。

（2）消化道毒性　恶心和呕吐是抗恶性肿瘤药物的最常见消化道毒性反应。药物除直接刺激胃肠道外，也可作用于延脑呕吐中枢以及刺激催吐化学感受器引起呕吐。另外也可损害增殖活跃的消化道黏膜组织，容易引起口腔炎、口腔溃疡、舌炎、食管炎等。

（3）脱发　正常人头皮约有 10 万根头发，除其中 10%～15% 的生发细胞处于静止期外，其他大部分处于活跃生长，因此多数抗恶性肿瘤药物都能引起不同程度的脱发。在化疗时给患者带上冰帽，使头皮冷却，局部血管痉挛，减少药物到达毛囊可减轻脱发，停止化疗后头发仍可再生。

2. 特有的毒性反应

（1）心、肺、肝、泌尿及神经系统的毒性　心脏毒性以阿霉素常见，可引起心肌退行性病变和心肌间质性水肿；博来霉素大剂量长期应用可引起肺纤维化；L-门冬酰胺酶、放线菌素 D 及环磷酰胺等可引起肝脏的损害；L-门冬酰胺酶、顺铂可致肾小管坏死，引起蛋白尿、血尿等；大剂量环磷酰胺可引起膀胱炎；顺铂还有神经毒性等。

（2）过敏反应　多肽类或蛋白质类抗肿瘤药如 L-门冬酰胺酶静脉注射易引起过敏反应。

（二）远期毒性反应

1. 第二原发恶性肿瘤　很多抗恶性肿瘤药物特别是烷化剂具有致突变和致癌性，以及免疫抑制作用，在化疗并获得长期生存的患者中，部分会发生可能与化疗相关的第二原发恶性肿瘤。

2. 引起不育症或致畸胎　烷化剂等抗恶性肿瘤药可影响生殖内分泌系统功能，干扰生殖细胞的产生而发生不育和致畸作用。男性患者睾丸生殖细胞的数量明显减少，引起不育；女性患者则产生暂时性卵巢功能障碍，如闭经，孕妇可致流产或畸胎。

五、抗恶性肿瘤药物的耐药性

肿瘤细胞对抗恶性肿瘤药物产生耐药性是化疗失败的重要原因。有些肿瘤细胞对某些抗恶性肿瘤药物具天然耐药性（natural resistance），如 G_0 期细胞对化疗不敏感，也是恶性肿瘤化学治疗后易复发的原因。治疗一段时间后才产生不敏感现象，称为获得性耐药性（acquired resistance）。其中表现最突出、最常见的耐药性是多药耐药性（multidrug resistance，MDR），即肿瘤细胞在接触一种抗恶性肿瘤药后，产生了对多种结构不同、作用机制各异的其他抗恶性肿瘤药的耐药性。多药耐药性共同特点是：①一般为亲脂性的药物，分子量在 300～900kDa。②药物进入细胞是通过被动扩散；药物在耐药细胞中的积聚比敏感细胞少，结果细胞内的药物浓度不足以产生细胞毒作用。③耐药细胞膜上多出现一种称为 P-糖蛋白（P-glucoprotein，P-gp）的跨膜蛋白。

耐药性产生的原因十分复杂，不同药物其耐药机制不同，同一种药物存在着多种耐药机制。耐药性的遗传学基础也已证明，肿瘤细胞在增殖过程中有较固定的突变率，每次突变均可导致耐药性瘤株的出现。因此，分裂次数愈多（亦即肿瘤愈大），耐药瘤株出现的机会愈大。耐药性的生化机制可有多个方面，例如肿瘤细胞内活性药物减少（摄取减少、活化降低、灭活增加和外排增加），药物作用的受体或靶酶的改变，利用更多的替代代谢途径和肿瘤细胞的 DNA 修复增加等。多药耐药性的产生与多药耐药性基因（mdr-1）以及由此基因编码的 P-糖蛋白有关，P-糖蛋白起到依赖于 ATP 介导药物外排泵（drug efflux pump）作用，降低细胞内药物浓度。此外，多药抗性相关蛋白（multidrug resistance associated protein）亦起重要作用。

第二节　细胞毒类抗恶性肿瘤药

一、抗代谢药

本类药物和核酸代谢的叶酸、嘌呤、嘧啶等化学结构相似，可以通过特异性干扰核酸的代谢，阻止细胞的分裂和繁殖。抗代谢药主要作用于 S 期，属细胞周期特异性药物。

（一）二氢叶酸还原酶抑制剂

甲氨蝶呤

甲氨蝶呤（methotrexate，MTX）的化学结构与叶酸相似，对二氢叶酸还原酶具有强大而持久的抑制作用，它与该酶的结合力比叶酸大 106 倍，呈竞争性抑制作用。药物与酶结合后，使二氢叶酸（FH_2）不能变成四氢叶酸（FH_4），从而使 5,10-甲酰四氢叶酸产生不足，使脱氧胸苷酸（dTMP）合成受阻，DNA 合成障碍。MTX 也可阻止嘌呤核苷酸的合成，故能干扰蛋白质的合成。

临床上用于治疗儿童急性白血病和绒毛膜上皮癌；鞘内注射可用于中枢神经系统白血病的预防和缓解症状。不良反应包括消化道反应如口腔炎、胃炎、腹泻、便血等，骨髓抑制最为突出，可致白细胞、血小板减少，严重者可有全血下降；长期大量用药可致肝、肾损害；妊娠早期应用可致畸胎、死胎。为了减轻 MTX 的骨髓毒性，可在应用大剂量 MTX 一定时间后肌注亚叶酸钙以保护骨髓细胞。

（二）胸苷酸合成酶抑制剂

5-氟尿嘧啶

5-氟尿嘧啶（fluorouracil，5-FU）是尿嘧啶 5 位上的氢被氟取代的衍生物。5-FU 在细胞内转变为 5-氟尿嘧啶脱氧核苷酸（5F-dUMP），而抑制脱氧胸苷酸合成酶，阻止脱氧鸟苷酸（dUMP）甲基化转变为脱氧胸苷酸（dTMP），从而影响 DNA 的合成。此外，5-FU 在体内可转化为 5-氟尿嘧啶核苷，以伪代谢产物形式掺入 RNA 中干扰蛋白质的合成，故对其他各期细胞也有作用。

5-FU 口服吸收不规则，需采用静脉给药。对消化系统癌（食管癌、胃癌、肠癌、胰腺癌、肝癌）和乳腺癌疗效较好，对宫颈癌、卵巢癌、绒毛膜上皮癌、膀胱癌、头颈部肿瘤也有效。对骨髓和胃肠道上皮细胞损害较大，出现血性腹泻时应立即停药。还可引起脱发、皮肤色素沉着，偶见肝、肾损害。

（三）嘌呤核苷酸互变抑制剂

主要的嘌呤类似物有巯嘌呤（mercaptopurine）、氟达拉滨（fludarabine）和克拉屈滨（cladribine）等。

巯嘌呤

巯嘌呤（mercaptopurine，6-MP）是腺嘌呤 6 位上的-NH_2被-SH 取代的衍生物。在体内先经过酶的催化变成硫代肌苷酸（TIMP）后，阻止肌苷酸转变为腺核苷酸及鸟核苷酸，干扰嘌呤代谢，阻碍核酸合成，对 S 期细胞作用最为显著，对 G_1 期有延缓作用。肿瘤细胞对 6-MP 可产生耐药性，因耐药细胞中 6-MP 不易转变成硫代肌苷酸或产生后迅速降解。6-MP 起效慢，主要用于急性淋巴细胞白血病的维持治疗，大剂量对绒毛膜上皮癌亦有较好疗效。常见骨髓抑制和消化道黏膜损害，少数患者可出现黄疸和肝功能损害。

（四）核苷酸还原酶抑制药

羟基脲

羟基脲（hydroxycarbamide，HU）能抑制核苷酸还原酶，阻止胞苷酸转变为脱氧胞苷酸，从而抑制 DNA 的合成。对 S 期有选择性杀伤作用，可使肿瘤细胞集中于 G_1 期，故可用作同步化药物，增加化疗或放疗的敏感性。对治疗慢性粒细胞白血病有显著疗效，对黑色素瘤有暂时缓解作用。主要毒性为骨髓抑制，并有轻度消化道反应。肾功能不良者慎用，可致畸胎，孕妇忌用。

（五）DNA多聚酶抑制剂

阿糖胞苷

阿糖胞苷（cytarabine，Ara-C）在体内经脱氧胞苷激酶催化成二或三磷酸胞苷（Ara-CDP或Ara-CTP），进而抑制DNA多聚酶的活性而影响DNA合成，也可掺入DNA中干扰其复制，使细胞死亡。与其他药物无交叉耐药性，用于成人急性粒细胞性白血病或单核细胞白血病。有严重的骨髓抑制和胃肠道反应，静脉注射可致静脉炎，对肝功能有一定影响。

吉西他滨

吉西他滨（gemcitabine）为阿糖胞苷类似物，不良反应较少，常与顺铂合用。

二、影响DNA结构与功能的药物

（一）烷化剂

烷化剂（alkylating agents）是一类高度活泼的化合物，属于细胞周期非特异性药物。它们具有一个或两个烷基，烷基能与细胞的DNA、RNA或蛋白质中亲核基团（如鸟嘌呤）起烷化作用，能引起DNA链内或链间交叉联结，使DNA链断裂，在下一次复制时，又可使碱基配对错码，造成DNA结构和功能损害。它们对S期的作用显著，那时DNA的一些区域是未配对的，最容易烷化。在所有化疗药中烷化剂应用最广泛，氮芥（chlormethine，nitrogen mustard，HN_2）是最早使用的药物，环磷酰胺是最常用的烷化剂。烷化剂主要的不良反应有抑制骨髓、胃肠功能紊乱。随着使用时间延长，能导致不育（特别是男性），增加患急性非淋巴性白血病和其他恶性肿瘤的风险（表47-1）。

表47-1　常用烷化剂的作用特点与应用

药物	作用特点	临床应用
氮芥类		
环磷酰胺 （cyclophosphamide，CTX）	体外无活性，体内经肝药酶转化生成醛磷酰胺，在肿瘤细胞内再分解出磷酰胺氮芥而发挥作用，抗瘤谱广。另一代谢产物丙烯醛，能导致膀胱损害，可用美司钠缓解	恶性淋巴瘤、多发性骨髓瘤、急性淋巴白血病、肺癌、乳腺癌、卵巢癌、神经母细胞瘤和睾丸肿瘤等
亚硝基脲类		
洛莫司汀（lomustine） 卡莫司汀（carmustine）	除了烷化DNA外，对蛋白质和RNA也有烷化作用。脂溶性高，能透过血脑屏障	脑瘤、恶性淋巴瘤、骨髓瘤等
甲烷磺酸酯类		
白消安（busulfan）	在体内解离后起烷化作用，小剂量可明显抑制粒细胞生成，可能与药物对粒细胞膜通透性较强有关	慢性粒细胞性白血病（急性病变者无效）
乙烯亚胺类		
噻替派（thiotepa）	类似氮芥，抗瘤谱较广	乳腺癌、卵巢癌、肝癌、恶性黑色素瘤和膀胱癌等

（二）铂类配合物

顺　铂

顺铂（cisplatin，DDP）为二价铂同一个氯原子和两个氨基结合成的金属配合物。与烷化剂作用类似，进入细胞时解离氯离子，然后与 DNA 链上的碱基形成交叉联结，破坏 DNA 的结构和功能，属细胞周期非特异性药物。抗瘤谱广，对非精原细胞性睾丸瘤最有效，也可用于卵巢癌、头颈部鳞状细胞癌、膀胱癌、前列腺癌、淋巴肉瘤及肺癌。本品能引起严重的恶心、呕吐。此外还有骨髓抑制、周围神经炎、耳毒性。大剂量或连续用药可致严重而持久的肾毒性，应实施严格的水化和利尿措施。

卡铂和达卡巴嗪

卡铂（carboplatin，CBP）为顺铂衍生物，作用和应用类似顺铂，用于小细胞肺癌、头颈部鳞癌、卵巢癌、睾丸癌症等，主要不良反应与顺铂相比，骨髓抑制较强，但其他毒性反应较轻。达卡巴嗪（dacarbazine）是一个前药，体内代谢产物有抗癌活性。不良反应有骨髓抑制和严重的消化道反应。

奥沙利铂

奥沙利铂（oxaliplatin）为新型铂类衍生物，通过产生的水化衍生物迅速作用于 DNA，形成链内和链间交联，从而抑制 DNA 的合成，产生细胞毒和抗肿瘤活性。某些耐顺铂的癌细胞对奥沙利铂仍敏感，与 5-氟尿嘧啶和亚叶酸（甲酰四氢叶酸）联合一线应用治疗转移性结直肠癌有明显的协同作用。

（三）破坏 DNA 的抗生素

丝裂霉素

丝裂霉素（mitomycin C，MMC）能与 DNA 的双链交叉联结，可抑制 DNA 复制，也能使部分 DNA 链断裂。属细胞周期非特异性药物。抗瘤谱广，用于胃癌、肺癌、乳腺癌、慢性粒细胞性白血病、恶性淋巴瘤等。不良反应主要为明显、持久的骨髓抑制，其次为消化道反应，偶有心、肝、肾毒性及间质性肺炎发生，注射局部刺激性大。

博来霉素

博来霉素（bleomycin，BLM）是含有多种糖肽的复合抗生素，主要成分为 A2。BLM 能与铜或铁离子络合，使氧分子转成氧自由基，从而使 DNA 单链断裂，阻止 DNA 的复制，干扰细胞分裂繁殖，属细胞周期非特异性药物，但对 G_2 期细胞作用较强。主要用于鳞状上皮癌（头、颈、口腔、食管、阴茎、外阴、宫颈等）。也可用于淋巴瘤的联合治疗。不良反应有发热、脱发等。肺毒性最为严重，可引起间质性肺炎或肺纤维化，可能与肺内皮细胞缺少使博来霉素灭活的酶有关。

（四）拓扑异构酶抑制剂

喜树碱类

喜树碱（camptothecin，CPT）是从我国特有的植物喜树中提取的一种生物碱。羟喜树碱（hydroxycamptothecin，HCPT）为喜树碱羟基衍生物。依立替康（irinotecan，CPT-11）为新型喜树碱的衍生物。

由于近年发现喜树碱类主要作用靶点为 DNA 拓扑异构酶 Ⅰ（DNA-topoisomerase-Ⅰ，TOPO-Ⅰ）而受到广泛重视。真核细胞 DNA 的拓扑结构由两类关键酶 TOPO-Ⅰ和 DNA 拓扑异构酶 Ⅱ（TOPO-Ⅱ）调节，这两类酶在 DNA 复制、转录及修复中，以及在形成正确的染色体结构、染色体分离浓缩中发挥重要作用。喜树碱类能特异性抑制 TOPO-Ⅰ活性，从而干扰 DNA 结构和功能。属细胞周期非特异性药物，对 S 期作用强于 G_1 和 G_2 期。喜树碱类对胃癌、绒毛膜上皮癌、恶性葡萄胎、急性及慢性粒细胞性白血病等有一定疗效，对膀胱癌、大肠癌及肝癌等亦有一定疗效。CPT 不良反应较大，主要有泌尿道刺激症状、消化道反应、骨髓抑制及脱发等。HCPT 毒性反应则较小。

鬼臼毒素衍生物

依托泊苷（etoposide，vepesid，鬼臼乙叉苷，足草乙苷，VP-16）和替尼泊苷（teniposide，鬼臼噻吩苷，特尼泊苷，VM-26）为植物西藏鬼臼（*Podophyllum emodi* Wall.）中鬼臼毒素（podophyllotoxin）的半合成衍生物。鬼臼毒素能与微管蛋白相结合，抑制微管聚合，从而破坏纺锤丝的形成。但 VP16 和 VM-26 则不同，主要抑制 TOPO-Ⅱ活性，从而干扰 DNA 结构和功能。属细胞周期非特异性药物，主要作用于 S 期和 G_2 期细胞。临床用于治疗肺癌及睾丸肿瘤有良好效果，也用于恶性淋巴瘤治疗，VM-26 对脑瘤有效。不良反应有骨髓抑制和消化道反应等。

三、干扰转录过程和阻止 RNA 合成的药物

蒽环类抗生素

蒽环类抗生素有阿霉素（doxorubicin，多柔比星）、伊达比星（idarubicin）、表柔比星（epirubicin）、柔红霉素（daunorubicin）、吡柔比星（pirarubicin）、阿柔比星（aclarubicin）、米托蒽醌（mitoxantrone）等（表 47-2）。本类药化学结构、作用机制相似，能直接与 DNA 结合，抑制 DNA 和 RNA 的合成。还能抑制拓扑异构酶Ⅱ（TOPOⅡ，一种 DNA 回旋酶）活性，导致 DNA 裂解。TopⅡ 的活性在增殖细胞内明显增加，能维持 DNA 的正常空间结构，保证 DNA 复制和转录。本类药物抗瘤谱较广，对各种生长周期的肿瘤细胞都有杀灭作用，属周期非特异性药物。

表 47-2 抗癌蒽环类抗生素作用特点、临床应用和不良反应

药物	作用特点	临床应用	不良反应
阿霉素	抑制 DNA 和 RNA 合成和拓扑异构酶Ⅱ	急性白血病、恶性淋巴瘤、乳腺癌、肉瘤、肺癌、膀胱癌等	骨髓抑制、脱发和心脏毒性，尿液红染
表阿霉素	阿霉素的同分异构体	阿霉素相比，疗效相等或略高	心脏毒性较轻

续表

药物	作用特点	临床应用	不良反应
柔红霉素	与阿霉素相似	抗瘤谱较阿霉素窄，对实体瘤疗效不如阿霉素和表阿霉素	
伊达比星	与阿霉素相似	急性白血病	
吡柔比星	与阿霉素相似，优于阿霉素	急性白血病、恶性淋巴瘤、头颈癌、乳腺癌、卵巢癌、子宫癌、胃癌等	较阿霉素轻，心脏毒性约为 1/7

四、抑制蛋白质合成与功能的药物

药物可干扰微管蛋白聚合功能、干扰核蛋白体的功能或影响氨基酸供应，从而抑制蛋白质合成与功能。包括：①微管蛋白活性抑制剂，如长春碱类和紫杉醇类等。②干扰核蛋白体功能的药物，如三尖杉生物碱类。③影响氨基酸供应的药物，如 L-门冬酰胺酶。

长春碱类

长春碱（vinblastine，长春花碱，VLB）及长春新碱（vincristine，VCR）为夹竹桃科长春花（*Catharanthus roseus*）所含的生物碱。长春地辛（vindesine，VDS）和长春瑞滨（vinorelbine，NVB）均为长春碱的半合成衍生物。

长春碱类作用机制为与微管蛋白结合，抑制微管聚合，从而使纺锤丝不能形成，细胞有丝分裂停止于中期。对有丝分裂的抑制作用，VLB 的作用较 VCR 强。属细胞周期特异性药物，主要作用于 M 期细胞。此外此类药还可干扰蛋白质合成和 RNA 多聚酶，对 G_1 期细胞也有作用。VLB 主要用于治疗急性白血病、恶性淋巴瘤及绒毛膜上皮癌。VCR 对儿童急性淋巴细胞白血病疗效好、起效快，常与泼尼松合用作诱导缓解药。VDS 主要用于治疗肺癌、恶性淋巴瘤、乳腺癌、食管癌、黑色素瘤和白血病等。NVB 主要用于治疗肺癌、乳腺癌、卵巢癌和淋巴瘤等。长春碱类毒性反应主要包括骨髓抑制、神经毒性、消化道反应、脱发以及注射局部刺激等。VCR 对外周神经系统毒性较大。

紫杉醇类

紫杉醇（paclitaxel）和紫杉萜（docetaxel）是紫杉树皮中提取的天然产物，后者水溶性较高。紫杉醇类能促进微管聚合，同时抑制微管的解聚，从而使纺锤体失去正常功能，细胞有丝分裂停止。对卵巢癌和乳腺癌有独特的疗效，对肺癌、食管癌、大肠癌、黑色素瘤、头颈部癌、淋巴瘤、脑瘤也都有一定疗效。紫杉醇的不良反应有骨髓抑制、神经毒性、心脏毒性和过敏反应。

三尖杉生物碱类

三尖杉酯碱（harringtonine）和高三尖杉酯碱（homoharringtonine）是从三尖杉属植物的枝、叶和树皮中提取的生物碱。可抑制蛋白合成的起始阶段，并使核蛋白体分解，释出新生肽链，但对 mRNA 或 tRNA 与核蛋白体的结合无抑制作用。属细胞周期非特异性药物，对 S 期细胞作用明显。对急性粒细胞白血病疗效较好，也可用于急性单核细胞白血病及慢性粒细胞白血病、恶性淋巴瘤等的治疗。不良反应有骨髓抑制、消化道反应、脱发等，偶有心脏毒性等。

第三节 非细胞毒类抗恶性肿瘤药

一、调节体内激素平衡药

某些肿瘤如乳腺癌、前列腺癌、甲状腺癌、宫颈癌、卵巢癌和睾丸肿瘤与相应的激素失调有关。因此，应用某些激素或其拮抗药来改变激素平衡失调状态，能抑制激素依赖肿瘤的生长。本类药物本不属于化疗药物，也无细胞毒类药物共性的毒性反应，但因其作用广泛，也会造成其他类型的不良反应（表 47-3）。

糖皮质激素类

泼尼松龙（prednisolone）和地塞米松（dexamethasone）对淋巴细胞增殖有明显的抑制作用，用于急性淋巴细胞白血病及恶性淋巴瘤，易产生耐药性。另外，少量短时应用可以改善肿瘤发热、毒血症状等。

表 47-3 调节体内雌激素、雄激素平衡药

药物	作用特点	临床应用
雌激素类		
炔雌醇（ethinylestradiol）	抑制下丘脑及脑垂体，减少脑垂体促间质细胞激素（ICSH）的分泌，从而使来源与睾丸间质细胞与肾上腺皮质的雌激素分泌减少	雄激素依赖的前列腺癌
孕激素		
甲羟孕酮（medroxyprogesterone）		
甲地孕酮（megestrol）	孕激素	肾癌、乳腺癌、子宫内膜癌
雄激素类		
甲睾酮（methyltestosterone）	抑制脑垂体前叶分泌促卵泡激素，使卵巢分泌雌激素减少，并可对抗雌激素作用，同类还有丙酸睾酮（testosterone propionate）、氟羟甲睾酮（fluoxymesterone）	晚期乳腺癌，尤其是骨移植者
促性腺激素释放激素类似物		
戈舍瑞林（goserelin）	促黄体生成素释放激素类似物，降低男性血清睾酮和女性血清雌二醇	前列腺癌、乳腺癌和子宫内膜异位症
亮丙瑞林（leuprorelin）	LH-RH 衍生物，能减少雌二醇和睾酮合成	闭经前且雌激素受体阳性的乳腺癌和前列腺癌
抗雌激素药		
他莫昔芬（tamoxifen）	阻断雌激素受体	乳腺癌，对雌激素受体阳性患者疗效好
托瑞米芬（toremifene）	雄激素受体调节剂，还能与雌激素受体竞争性结合，阻止雌激素诱导肿瘤细胞 DNA 合成及细胞增殖	绝经妇女雌激素受体阳性转移性乳腺癌
来曲唑（letrozole）阿那曲唑（anastrozole）	绝经期妇女的雌激素主要来源是雄激素，在芳香化酶的催化下完成生物转化。本品通过竞争性的与细胞色素 P_{450} 酶亚单位的血红素结合，抑制芳香化酶活性，阻止雄激素转化为雌激素	绝经后晚期乳腺癌、前列腺癌、肾上腺皮质癌及卵巢癌

续表

药物	作用特点	临床应用
抗雄激素药		
氟他胺 (flutamide)	口服的非甾体类雄性激素拮抗剂，能抑制雄性激素的 生物合成	前列腺癌

二、杀伤癌细胞的单克隆抗体

利妥昔单抗

利妥昔单抗（rituximab）是一种鼠/人嵌合的单克隆抗体，能够与跨膜 CD20 抗原特异性结合。CD20 是人类 B 淋巴细胞表面特有的标识，它高表达于所有正常 B 细胞和多数恶性 B 细胞表面，但在造血干细胞、原 B 细胞、正常血细胞或其他正常组织中不存在。该抗原表达于 95% 以上的 B 淋巴细胞型非霍奇金淋巴瘤（NHLs）。与抗体结合后，B 淋巴细胞表面 CD20 抗原不会发生内化或从细胞上脱落到周围环境中。CD20 不会作为游离抗原在血浆中循环，与 B 淋巴细胞上的 CD20 结合并引起 B 细胞溶解。细胞溶解的机制可能包括补体依赖的细胞毒作用（CDC）和抗体依赖的细胞毒作用（ADCC）。此外，还可使耐药的 B 淋巴细胞对某些化疗药物再次敏感。主要用于复发或耐药的 B 淋巴细胞型非霍奇金淋巴瘤。

阿仑单抗（alemtuzumab）是另一个能溶解 B 淋巴细胞的单克隆抗体，用于治疗耐药的慢性淋巴细胞白血病。

曲妥珠单抗

曲妥珠单抗（trastuzumab）是一种人源化单克隆抗体，能高选择性结合到人表皮生长因子受体 2（Her-2）的细胞外区域，抑制 Her-2 过度表达的肿瘤细胞增殖。该单抗是抗体依赖性细胞介导的细胞毒反应（ADCC）的潜在介质，主要用于 Her-2 过度表达的转移性乳腺癌，可单药治疗或与紫杉醇类联合。

贝伐珠单抗

贝伐珠单抗（bevacizumab）为重组人源化单克隆抗体，可选择性地与人血管内皮生长因子（vascular endothelial growth factor，VEGF）结合，阻碍 VEGF 与其位于肿瘤血管内皮细胞上的受体（KDR 和 FIt-1）结合，抑制肿瘤血管生成，从而抑制肿瘤生长。临床用于转移性结直肠癌晚期、非小细胞肺癌、转移性肾癌和恶性胶质瘤的治疗。不良反应主要为高血压、心肌梗死、脑梗死、蛋白尿、胃肠穿孔及阻碍伤口愈合等。

三、调控癌基因的信号转导抑制剂

伊马替尼

伊马替尼（imatinib，Glivec，格列卫，Gleevec，格列维克）是酪氨酸激酶抑制剂。Bcr-Abl 酪氨酸激酶是在慢性髓细胞白血病中由于费城染色体异常所产生的一种异常酪氨酸激酶，本品抑制 Bcr-Abl 阳性细胞系和费城染色体阳性的慢性髓细胞白血病的白血病细胞增殖和诱导其凋亡。也能抑制表达 c-Kit 突变的胃肠道间质肿瘤细胞增殖和诱导其凋亡。主要用于治疗费城染色体阳性的慢性髓细胞白血病慢性期、急变期和加速期，以及 α-干扰素治疗无效的慢性期患者；适用于治疗干细胞因子受体 c-Kit（酪氨酸激酶受体蛋白家族的重要成员之一，是一种癌蛋白）阳性不能手术切除的和/或转移性恶性胃肠道间质肿瘤。

吉非替尼

吉非替尼（gifitinib）是强效的表皮生长因子受体（EGFR）酪氨酸激酶抑制剂。EGFR 是糖蛋白的跨膜受体，在调节肿瘤细胞增殖、分化和存活上有重要作用。与化疗和放疗合用起到协同作用。主要用于铂类抗恶性肿瘤药治疗失败后的晚期非小细胞肺癌。

索拉非尼

索拉非尼（sorafenib）为血管内皮生长因子受体（vascular endothelial growth factor receptor，VEGFR）1、2、3 阻断药，亦可抑制血小板衍生生长因子受体（platelet-derived growth factor receptor，PDGFR）Rad、FLT3 和 c-Kit 介导的信号转导。一方面通过阻断 Raf-MEK-ERK 信号传导通路，直接抑制肿瘤生长；另一方面，又可通过阻断 VEGFR 和 PDGFR 途径，抑制肿瘤血管的形成，间接抑制肿瘤细胞的生长。临床用于治疗肝癌和肾癌。不良反应有疲乏、体重减轻、皮疹、脱发、腹泻、恶心、腹痛等。

克唑替尼

克唑替尼（crizotinib）为 ATP 竞争性抑制药，可以抑制人肝细胞生长因子受体（c-MET）、间变性淋巴瘤激酶（ALK）和 ROS1 等多个蛋白激酶靶点，用于治疗 ALK 阳性的局部晚期和转移的非小细胞肺癌。不良反应主要有肝功能异常、视觉异常（闪光、视物模糊、重影）、神经麻痹、头晕、疲倦、水肿、肠胃不适（恶心、呕吐、腹泻、便秘、食管咽喉不适）、味觉减退、皮疹等。

四、细胞分化诱导剂

维 A 酸

维 A 酸（tretinoin，retinoic acid，维甲酸）包括全反式维甲酸（all-trans retinoic acid，AT-RA）、13-顺式维甲酸（13-cis retinoic，13-CRA）和 9-顺式维甲酸（9-CRA）。其中 ATRA 能明显降解急性早幼粒细胞白血病（APL）发病中起关键作用的 PML-RARa 融合蛋白，用于 APL。

五、细胞凋亡诱导剂

亚砷酸

亚砷酸（arsenious Acid，As_2O_3，三氧化二砷）作用机制尚不十分清楚。体外试验中，亚砷酸能够引起 NB4 人急性早幼粒细胞白血病细胞形态学变化、DNA 断裂和凋亡。亚砷酸也可以引起早幼粒细胞白血病/维甲酸受体融和蛋白（PML/RAR-α）的损伤和退化。适用于 APL、原发性肝癌晚期。本品不良反应轻，较少出现骨髓抑制和外周血象（主要是白细胞）的下降，并与患者个体对砷化物的解毒和排泄功能，以及对砷的敏感性有关。主要表现为食欲减退，腹部不适，恶心呕吐，皮肤干燥，色素沉着和肝功能改变等。

六、新生血管生成抑制药

重组人血管内皮抑制素

血管内皮抑制素（rh-endostatin）是内源性肿瘤新生血管抑制药，主要通过抑制肿瘤内皮细胞的生长达到抑制肿瘤血管生成、诱导肿瘤细胞凋亡、防止肿瘤侵袭和转移。同时克服了肿瘤化疗过程中产生的耐药性。血管内皮抑素联合化疗可提高非小细胞肺癌患者的生存率。

七、肿瘤免疫治疗药物

阿替利珠单抗

阿替利珠单抗（atezolizumab）是 PD-L1 单克隆抗体，阿替利珠单抗与卡铂和依托泊苷联合用于广泛期小细胞肺癌患者的一线治疗。美国 FDA 批准阿替利珠单抗的适应证还包括：尿路上皮癌、非小细胞肺癌、三阴性乳腺癌。目前国内尚未获批这些适应证，可在与患者充分沟通的情况下，按照每个瘤株批准的用法正确使用。

度伐利尤单抗

度伐利尤单抗（durvalumab）是 PD-L1 单克隆抗体，适用于在接受铂类药物为基础的化疗同步放疗后未出现疾病进展的不可切除、Ⅲ期非小细胞肺癌患者的治疗。

第四节　抗恶性肿瘤药的应用原则

肿瘤治疗多采用综合治疗（multimodality therapy），应根据患者状况、肿瘤的病理类型、侵犯范围、分期和发展趋向，将化疗药物与其他疗法合理有计划的联合应用，以提高治愈率，改善患者生活质量。临床化疗时一般主张 2～3 种药物联合应用以提高疗效，减少毒性反应和耐药性的产生，抗恶性肿瘤药的主要应用原则如下。

一、从细胞增殖动力学考虑

1. 招募（recruitment）作用　即序贯应用细胞周期非特异性药物和特异性药物，招募更多的 G_0 期细胞进入增殖周期，以增强肿瘤细胞的敏感性。其策略为：①对增长缓慢（GF 不高）的实体瘤，可先用细胞周期非特异性药物杀灭增殖期及部分 G_0 期细胞，使瘤体缩小而招募 G_0 期细胞进入增殖周期，再使用细胞周期特异性药物杀灭之。②对增长快（GF 较高）的肿瘤如急性白血病等，宜先用细胞周期特异性药物，使大量处于增殖周期的瘤细胞杀灭，之后再用细胞周期非特异性药物杀伤其他各时相的细胞，待 G_0 期细胞进入细胞周期时，再重复上述用法。

2. 同步化（synchronization）作用　先用细胞周期特异性药物如硫酸羟脲，将肿瘤细胞阻断于某时相（如 G_1 期），待药物作用消失后，即瘤细胞已同步进入下一时相，再使月后一时相的药物。

二、从药物作用机制考虑

联合应用作用机制不同的药物，或采用两种作用同一生化过程的不同靶点的药物，起到双重阻断效果，如联合应用甲氨蝶呤和巯嘌呤等，以提高疗效。

三、从药物毒性考虑

1. 减少毒性叠加　大多数抗恶性肿瘤药物有抑制骨髓作用，而泼尼松和博来霉素等不明显，可联合应用，避免相同的毒性反应叠加。

2. 降低药物的毒性　如美司钠可预防环磷酰胺引起的出血性膀胱炎，亚叶酸钙（calcium folinate）能减轻甲氨蝶呤的骨髓抑制。

四、从药物的抗瘤谱考虑

根据药物的抗瘤谱选择用药，如胃肠道肿瘤可选用氟尿嘧啶、环磷酰胺、丝裂霉素、羟基脲等；鳞癌宜用博来霉素、甲氨蝶呤等；肉瘤选用环磷酰胺、顺铂、多柔比星等；骨肉瘤以多柔比星及大剂量甲氨蝶呤加亚叶酸钙等；原发性脑癌及其转移瘤可选用亚硝基脲类、羟基脲等。

五、给药方法设计

一般均采用机体能耐受的最大剂量，特别是对病期较早、健康状况良好的患者。应用环磷酰胺、阿霉素、氮芥、甲氨蝶呤时，大剂量间歇给药较小剂量连续给药的效果好，毒性要低。因为前者杀灭瘤细胞数更多；而且间歇给药也有利于造血器官等正常组织的修复和补充，有利于提高机体自身的抗瘤能力，减少肿瘤耐药性的发生。

第九篇
影响免疫功能的药物

　　参与免疫反应的各种细胞、组织和器官，如胸腺、淋巴结、脾、扁桃体以及分布在全身体液和组织中的淋巴细胞和浆细胞等构成机体的免疫系统。免疫系统功能包括免疫防御（抗病原体侵袭）、免疫稳定（消除损伤、衰老细胞）和免疫监视（清除突变细胞）三个方面。

　　免疫功能通过免疫应答反应体现，免疫应答反应是指机体免疫系统在抗原刺激下免疫细胞识别、破坏、清除抗原的过程，分特异性和非特异性两类。特异性免疫包括细胞免疫和体液免疫，其应答过程有感应阶段、增殖分化阶段和效应阶段。

　　1. 感应阶段　巨噬细胞和免疫活性细胞处理和识别抗原的阶段。

　　2. 增殖分化阶段　免疫活性细胞被抗原激活后增殖分化并产生免疫活性物质的阶段。

　　3. 效应阶段　致敏淋巴细胞或抗体再次接触抗原，产生 T 淋巴细胞介导的细胞免疫（cellular immunity）或抗体介导的体液免疫（humoral immunity）效应的阶段。

　　影响免疫功能的药物主要包括免疫抑制药（immunosuppressive drugs）和免疫增强药（immunopotentiating drugs）。它们通过影响免疫应答和免疫病理反应而调节机体免疫功能，达到防治疾病的目的。

免疫抑制药是一类抑制机体免疫功能的药物，可用于抑制对机体不利的免疫反应，临床主要用于器官移植和自身免疫疾病。前者用其抑制患者免疫系统产生的对外来组织的正常免疫反应——排异反应；后者用其抑制机体对自身组织的异常免疫反应，但只能缓解症状，不能根治。免疫抑制药的作用特点有：①缺乏选择性。②对初次免疫应答反应的抑制作用强于再次免疫应答反应的抑制作用。在感应、增殖分化阶段最为敏感，对已建立免疫记忆的则敏感性较低。由于自身免疫疾病都已处于再次免疫应答阶段，因此免疫抑制药的治疗效果不如抗排异反应好。③不同类型的超敏反应对药物敏感性不同。如Ⅰ型变态反应对细胞毒类药物不敏感，因为此类药对已形成的 IgE 无效；Ⅳ型变态反应则对免疫抑制药较敏感，因为药物能使致敏淋巴细胞和单核巨噬细胞减少。④药物作用取决于该药与抗原刺激的时间间隔和先后次序。糖皮质激素在抗原刺激前 24～48 小时给药，免疫抑制作用最强，可能与其干扰感应阶段有关；6-MP、CTX 在抗原刺激后 24～48 小时给药，抑制作用最强，因它们主要影响增殖的淋巴细胞。⑤多数药物有抗炎作用，但强度不一定与其免疫抑制活性相关。

免疫抑制药可分为：①抑制 IL-2 产生或作用的药物（环孢素 A、他克莫司）。②抑制细胞因子基因表达的药物（糖皮质激素）。③抑制嘌呤或嘧啶合成的药物（硫唑嘌呤、霉酚酸酯）。④封闭 T 细胞表面信号转导分子的药物（英夫利昔单抗）。

常用的免疫抑制药有环孢素 A、肾上腺皮质激素类、烷化剂和抗代谢药等（表 48-1）。

表 48-1　常用免疫抑制药

药物	药理作用	临床应用	不良反应
环孢素 A (cyclosporin A)	选择性地抑制 T 淋巴细胞活化	器官或组织移植后的排异反应，自身免疫性疾病	肝肾损害
他克莫司 (tacrolimus，FK506)	类似环孢素 A，且作用强 10～100 倍	器官移植后的排异反应，对肝移植效果优于环孢素	肾、神经、胃肠和心血管毒性
肾上腺皮质激素 (adrenocortical hormones)	抑制免疫反应的多个环节，抑制细胞免疫和体液免疫	自身免疫性疾病，排异反应	类皮质功能亢进症，诱发或加重感染
硫唑嘌呤 (azathioprine)	其代谢产物巯嘌呤干扰嘌呤合成，并具有细胞毒作用。可抑制细胞和抗体介导的免疫应答	肾移植的排异反应，自身免疫疾病	骨髓抑制，其他还有恶心、呕吐、皮疹和轻微肝毒性
霉酚酸酯 (mycophenolate mofetil)	抑制嘌呤合成，抑制 T 细胞和 B 细胞增殖	减少器官移植的排异反应	胃肠道不良反应

续表

药物	药理作用	临床应用	不良反应
巴利昔单抗（basiliximab）	为 IL-2 受体 α 链的单克隆抗体	类风湿关节炎，肾移植后排异反应	可引起严重的超敏反应
抗淋巴细胞球蛋白（antilymphocyteglobulin, ALG）	直接抗淋巴细胞的抗体，与淋巴细胞结合，在补体的共同作用下，使淋巴细胞裂解，特异性高，作用强	器官移植的排异反应，对急性排异期较好	速发型变态反应

除环孢素 A 外，其他都缺乏选择性和特异性，属于非特异性免疫抑制剂，直接抑制 T、B 淋巴细胞的分化、增殖，用药后机体的免疫反应均有降低，在抑制病理免疫反应的同时，也抑制正常免疫反应，对细胞免疫和体液免疫的选择性不高。这就导致此类药物使用时容易发生比较严重的不良反应：如①诱发感染：药物使正常免疫反应也受抑制，从而导致细菌、病毒、真菌等病原微生物感染以及各种罕见的机会性感染的危险增加。如同种肾移植的 40% 死亡病例系死于感染。②诱发肿瘤：长期应用免疫抑制药可使机体免疫监视功能削弱，使淋巴瘤和其他恶性肿瘤的发生率增加，尤以器官移植患者为多见。③致骨髓抑制、不育、畸胎：以细胞毒类药物如烷化剂、抗代谢药最为严重，这些药物对骨髓、性腺、胃肠道黏膜上皮细胞等快速增殖的细胞毒性大，妊娠用药可致畸胎。

环孢素 A

环孢素 A（cyclosporin A，CSA）为真菌代谢产物中提取的一种由 11 个氨基酸组成的中性环状多肽，可溶于乙醇，不溶于水。1980 年人工合成成功。

【体内过程】

本品可静脉给药，也可口服给药。软胶囊吸收缓慢且不完全，生物利用度为 20%～50%。微乳剂配方的生物利用度较高，通常口服后 1.5～4 小时达血浆峰值。脂肪性食物能明显延缓软胶囊制剂吸收，但不影响微乳剂的吸收。药物在体内分布广泛，在血液中 50%～60% 集中分布于红细胞，10%～20% 在白细胞。药物主要在肝脏代谢。原形及代谢物主要经胆汁入肠，形成肝肠循环，约 6% 由尿排出。本品体内过程个体差异明显，因此给药剂量应个体化，尤其是肝肾功能不全、胃肠疾病及合并用药时，更需通过监测血药浓度，及时调整剂量。

【药理作用】

环孢素是选择性作用于 T 细胞的免疫抑制药。免疫抑制作用强而毒性小，选择性较高，特别是对 T 细胞激活的早期阶段有强大抑制作用，一般剂量对 B 淋巴细胞无明显影响。环孢素可与 T 淋巴细胞胞浆受体蛋白-环亲和素（cyclophilin）结合形成复合物，此复合物可抑制 Ca^{2+} 依赖性的丝氨酸/苏氨酸磷酸酶活性，阻断细胞浆调节蛋白的去磷酸化，从而抑制 T 细胞活化及细胞因子如 IL-2 的基因表达。

【临床应用】

1. 器官移植 本品能抑制器官和组织移植后的排异反应，多用于肾移植和骨髓移植，还用于心、肝、肺、胰、皮肤、角膜移植等。对肾移植疗效佳。

2. 自身免疫性疾病 对 1 型糖尿病、眼色素层炎、牛皮癣、类风湿关节炎和肾病综合征疗效较好；对重症肌无力、系统性红斑狼疮和原发性胆汁性肝硬化较差。

【不良反应】

发生率较高，其严重程度、持续时间与剂量、血药浓度相关，多为可逆性反应。

1. 肾毒性　较常见。可能是因本品减少肾内扩血管物质合成，增加缩血管物质合成，使肾单位皮质血流重新分布，导致肾小管受损。在治疗量时，肾损害多系可逆的，减量即减轻。急性毒性在数天后出现，表现为肾血流量减少和肾小球滤过率降低。慢性毒性表现为肾功能逐渐减退，甚至慢性肾衰竭。应控制用药剂量，每日不超过 17mg/kg 为宜，用药期间应监测肾功能，并可用甘露醇等预防。

2. 肝毒性　多发于用药早期，与剂量有关，大部分病例在减量后得到改善。

3. 其他　神经系统毒性：表现为惊厥、癫痫发作、精神错乱等。此外有继发感染、多毛症、恶心、厌食、牙龈增生等，长期用药可致淋巴肉瘤（发生率约 1%）。

第四十九章
免疫增强药

免疫增强药（immunostimulants）是一类能增强机体特异性免疫功能的药物，主要用于难治性的细菌或病毒感染、肿瘤的辅助治疗和免疫缺陷病治疗等。免疫增强药可分为：①细菌制剂（卡介苗、短小棒状杆菌菌苗）。②化学合成药（左旋咪唑、异丙肌苷）。③细胞因子（干扰素、白细胞介素、肿瘤坏死因子、转移因子）。④其他免疫系统产物（胸腺素、甘露聚糖肽、人免疫球蛋白）。

干扰素

干扰素（interferon，IFN）是免疫系统产生的细胞因子之一，属于一类小分子糖蛋白。根据细胞来源和抗原特异性不同，可分为由病毒和细胞因子激发 B 淋巴细胞、巨噬细胞和成纤维细胞产生的 α-干扰素（IFN-α）和 β-干扰素（IFN-β），以及人 T 细胞产生的 γ-干扰素（IFN-γ）。IFN-α 有 20 多种亚型，IFN-β 有两种亚型，IFN-γ 只有一种亚型。干扰素具有抗病毒、抗肿瘤及免疫调节作用，IFN-α 和 β 抗病毒作用强于 IFN-γ，但 IFN-γ 具有较强的免疫调节作用，目前干扰素现采用基因工程技术进行大规模生产，并且大量投放市场。

【体内过程】

IFN 可通过皮下或肌内注射吸收，一般采用肌注，注入后 6～8 小时血浆水平达高峰。还可通过静脉内、膀胱内、病变内或腹膜内给药。静脉注射后可迅速从血中消除，$t_{1/2}$ 为 2～4 小时。人类 IFN-α 与 IFN-γ 的药动学相似，但肌注 IFN-β 后的血药浓度较低。IFN 不能透过血脑屏障。IFN-α、IFN-β 分别在肾和肝内代谢。IFN 可抑制细胞色素 P_{450} 氧化酶系，谨慎与化疗药物联合使用。

【药理作用】

1. 抗病毒　IFN 具有广谱的抗病毒能力，对 RNA 病毒和 DNA 病毒均有抑制作用。IFN 主要通过与宿主细胞表面的干扰素受体结合，诱导宿主细胞产生多种酶，通过这些酶抑制病毒 mRNA 翻译成病毒蛋白，终止病毒复制，从而抑制病毒繁殖。IFN 还能使细胞抑制病毒的脱壳、DNA 复制及 mRNA 转录，但不影响宿主细胞 mRNA 与核糖体的结合，因此对人体毒性小。

2. 抗肿瘤　直接抑制肿瘤细胞的生长，抑制癌基因的表达和转化，激活抗肿瘤免疫功能等作用产生综合性抗肿瘤效应，其中 IFN-α 有广谱的抗肿瘤活性。

3. 调节免疫　IFN-α 和 IFN-β 可促进 MHC-I 分子表达，促进 NK 细胞活化，增强各种细胞的抗病毒状态。IFN-γ 可活化单核巨噬细胞，促进 B 细胞类别转换并形成 IgG 型抗体，促进 Th1 细胞分化，促进多种细胞表达 MHC-I 类分子和 MHC-II 分子并增强这些细胞的抗原递呈作用。

【临床应用】

1. 病毒性疾病　用于慢性乙肝、丙肝、丁肝、水痘、带状疱疹、扁平湿疣、尖锐湿疣、巨细胞病毒感染、病毒性角膜炎和流感，IFN-α 还可用于艾滋病、艾滋病相关综合征。

2. 肿瘤　IFN 对血液肿瘤有较好疗效，如慢性粒细胞白血病、多毛细胞白血病、多发性骨髓瘤等。

【不良反应】

因给药途径、制剂纯度和种类、疗程长短而有差异。早期出现发热、寒战、畏寒、出汗、心动过速、头痛、肌痛、关节痛、疲乏、恶心、呕吐、腹泻等流感样症状，此反应与剂量有关。长时间应用出现多系统的不良反应如可逆性白细胞和血小板减少、心悸、低血压、肝损害等。

常用免疫增强药见表 49-1。

表 49-1　常用免疫增强药

药物	药理作用	临床应用	不良反应
卡介苗（bacillus calmette guerin，BCG）	具有免疫佐剂作用，增强多种抗原免疫原性，加速诱导免疫应答反应	肿瘤，预防肺损害，慢性支气管炎、感冒	较多，注射局部可见红斑、硬结或溃疡，寒战、高热、全身不适等
左旋咪唑（levamisole，LMS）	使受抑的 T 细胞和巨噬细胞功能恢复正常	免疫功能低下或缺陷者感染，类风湿关节炎等自身免疫病，肿瘤辅助治疗，驱肠蠕虫	胃肠道反应、头晕、失眠、粒细胞减少
异丙肌苷（isoprinosine，ISO）	促进 T 细胞分化，增强淋巴因子、NK 细胞活性	病毒感染，免疫功能低下，肿瘤	较轻，出现恶心、血尿酸升高
干扰素（interferon，IFN）	广谱抗病毒，抑制细胞增殖，调节免疫，抗肿瘤	病毒感染性疾病，恶性肿瘤	早期出现发热、畏寒、头痛、肌痛、恶心、呕吐等，大剂量白细胞减少等
白细胞介素 2（interleukin-2，IL-2）	与 IL-2 受体特异结合诱导 TH、TC 细胞增殖，促进 B 细胞、NK 细胞、抗体依赖性杀伤细胞和淋巴因子激活后的杀伤细胞等分化增殖	病毒和细菌感染，肿瘤	肾损害严重，亦见肝损害、肺水肿、骨髓抑制、低血压、心律失常等
转移因子（transfer factor，TF）	将供体细胞免疫信息转移给受者的淋巴细胞，使之转化、增殖、分化为活化淋巴细胞，从而获得供体样的免疫力	原发性或继发性细胞免疫缺陷病的补充治疗	少，偶见发热、皮肤发疹等
胸腺素（thymosin）	为胸腺提取物。促 T 细胞分化成熟，增强白细胞、红细胞免疫功能	细胞免疫缺陷疾病，自身免疫病和晚期肿瘤	不良反应少
甘露聚糖肽（mannatide）	能提升外周白细胞、增强网状内皮系统吞噬功能，活化巨噬细胞及淋巴细胞，诱导胸腺淋巴细胞产生活性物质，改善和增加机体免疫功能和应激能力	免疫功能低下、反复呼吸道感染，白细胞减少症和再生障碍性贫血及肿瘤的瘤辅助治疗	瘙痒、皮疹、红斑、风团、寒战、发烧、严重时可引起过敏性休克。还可引起胸闷、呼吸困难，有发生呼吸骤停的报告。注射局部疼痛
人免疫球蛋白（human immunoglobulin）	注射免疫球蛋白是一种被动免疫疗法。它是把免疫球蛋白内含有的大量抗体输给受者，使之从低或无免疫状态很快达到暂时免疫保护状态	用于预防麻疹和传染性肝炎。若与抗生素合并使用，可提高对某些严重细菌和病毒感染的疗效	一般无不良反应

附　篇

附录二
药物中文名索引

麻醉药品、精神药品及毒性药品名录

一、国家规定管制的麻醉药品品种目录

1. 醋托啡　acetorphine
2. 乙酰阿法甲基芬太尼　acetylalphamethyl-fentanyl
3. 醋美沙朵　acetylmethadol
4. 阿芬太尼　alfentanil
5. 烯丙罗定　allylprodine
6. 阿醋美沙朵　alphacetylmethadol
7. 阿法美罗定　alphameprodine
8. 阿法美沙朵　alphamethadol
9. 阿法甲基芬太尼　alphamethylfentanyl
10. 阿法甲基硫代芬太尼　alphamethylthio-fentanyl
11. 阿法罗定 *　alphaprodine
12. 阿尼利定　anileridine
13. 苄替啶　benzethidine
14. 苄吗啡　benzylmorphine
15. 倍醋美沙朵　betacetylmethadol
16. 倍他羟基芬太尼　betahydroxyfentanyl
17. 倍他羟基-3-甲基芬太尼　betahydroxy-3-methylfentanyl
18. 倍他美罗定　betameprodine
19. 倍他美沙朵　betamethadol
20. 倍他罗定　betaprodine
21. 贝齐米特　bezitramide
22. 大麻与大麻树脂　cannabis and cannabis resin
23. 氯尼他秦　clonitazene
24. 古柯叶　coca leaf
25. 可卡因 *　cocaine
26. 可多克辛　codoxime
27. 罂粟秆浓缩物 *　concentrate of poppy straw
28. 地索吗啡　desomorphine
29. 右吗拉胺　dextromoramide
30. 地恩丙胺　diampromide
31. 二乙噻丁　diethylthiambutene
32. 地芬诺辛　difenoxin
33. 二氢埃托啡 *　dihydroetorphine
34. 双氢吗啡　dihydromorphine
35. 地美沙朵　dimenoxadol
36. 地美庚醇　dimepheptanol
37. 二甲噻丁　dimethylthiambutene
38. 吗苯丁酯　dioxaphetyl butyrate
39. 地芬诺酯 *　diphenoxylate
40. 地匹哌酮　dipipanone
41. 羟蒂巴酚　drotebanol
42. 芽子碱　ecgonine
43. 乙甲噻丁　ethylmethylthiambutene
44. 依托尼秦　etonitazene
45. 埃托啡　etorphine
46. 依托利定　etoxeridine
47. 芬太尼 *　fentanyl
48. 呋替啶　furethidine
49. 海洛因　heroin
50. 氢可酮 *　hydrocodone
51. 氢吗啡醇　hydromorphinol

52. 氢吗啡酮　hydromorphone
53. 羟哌替啶　hydroxypethidine
54. 异美沙酮　isomethadone
55. 凯托米酮　ketobemidone
56. 左美沙芬　levomethorphan
57. 左吗拉胺　levomoramide
58. 左芬啡烷　levophenacylmorphan
59. 左啡诺　levorphanol
60. 美他佐辛　metazocine
61. 美沙酮 *　methadone
62. 美沙酮中间体　methadone intermediate
63. 甲地索啡　methyldesorphine
64. 甲二氢吗啡　methyldihydromorphine
65. 3-甲基芬太尼　3-methylfentanyl
66. 3-甲基硫代芬太尼　3-methylthiofentanyl
67. 美托酮　metopon
68. 吗拉胺中间体　moramide intermediate
69. 吗哌利定　morpheridine
70. 吗啡 *　morphine
71. 吗啡甲溴化物及其他五价氮吗啡衍生物
　　morphine methobromide and other penta-
　　valent nitrogen morphine derivatives
72. 吗啡-N-氧化物　morphine-N-oxide
73. 1-甲基-4-苯基-4-哌啶丙酸酯　MPPP
74. 麦罗啡　myrophine
75. 尼可吗啡　nicomorphine
76. 诺美沙朵　noracymethadol
77. 去甲左啡诺　norlevorphanol
78. 去甲美沙酮　normethadone
79. 去甲吗啡　normorphine
80. 诺匹哌酮　norpipanone
81. 阿片 *　opium
82. 羟考酮 *　oxycodone
83. 羟吗啡酮　oxymorphone
84. 对氟芬太尼　parafluorofentanyl
85. 1-苯乙基-4-苯基-4-哌啶乙酸酯　PEPAP
86. 哌替啶 *　pethidine
87. 哌替啶中间体 A　pethidine intermediate A

88. 哌替啶中间体 B　pethidine intermediate B
89. 哌替啶中间体 C　pethidine intermediate C
90. 苯吗庚酮　phenadoxone
91. 非那丙胺　phenampromide
92. 非那佐辛　phenazocine
93. 非诺啡烷　phenomorphan
94. 苯哌利定　phenoperidine
95. 匹米诺定　piminodine
96. 哌腈米特　piritramide
97. 罂粟壳 *　poppy shell
98. 普罗庚嗪　proheptazine
99. 丙哌利定　properidine
100. 消旋甲啡烷　racemethorphan
101. 消旋吗拉胺　racemoramide
102. 消旋啡烷　racemorphan
103. 瑞芬太尼 *　remifentanil
104. 舒芬太尼 *　sufentanil
105. 醋氢可酮　thebacon
106. 蒂巴因 *　thebaine
107. 硫代芬太尼　thiofentanyl
108. 替利定　tilidine
109. 三甲利定　trimeperidine
110. 醋氢可待因　acetyldihydrocodeine
111. 布桂嗪 *　bucinnazine
112. 可待因 *　codeine
113. 复方樟脑酊 *　compound camphor tincture
114. 右丙氧芬 *　dextropropoxyphene
115. 双氢可待因 *　dihydrocodeine
116. 乙基吗啡 *　ethylmorphine
117. 尼可待因　nicocodine
118. 尼二氢可待因　nicodicodine
119. 去甲可待因　norcodeine
120. 福尔可定 *　pholcodine
121. 丙吡兰　propiram
122. 阿桔片 *　compound platycodon tablets
123. 吗啡阿托品注射液 *　morphine and atropine sulfate injection

注：1. 上述品种包括其可能存在的盐和单方制剂。

　　2. 上述品种包括其可能存在的化学异构体及酯、醚。

　　3. 品种目录有 * 的麻醉药品为我国生产及使用的品种。

二、国家规定管制的精神药品品种目录

第一类

1. 布苯丙胺　brolamfetamine（DOB）
2. 卡西酮　cathinone
3. 二乙基色胺　DET
4. 二甲氧基安非他明　2,5-dimethoxyamfetamine（DMA）
5. （1，2-二甲基庚基）羟基四氢甲基二苯吡喃　DMHP
6. 二甲基色胺　DMT
7. 二甲氧基乙基安非他明　DOET
8. 乙环利定　eticyclidine
9. 乙色胺　etryptamine
10. 麦角二乙胺　（＋）-lysergide
11. 二亚甲基双氧安非他明　MDMA
12. 麦司卡林　mescaline
13. 甲卡西酮　methcathinone
14. 甲米雷司　4-methylaminorex
15. 甲羟芬胺　MMDA
16. 乙芬胺　N-ethyl，MDA
17. 羟芬胺　N-hydroxy，MDA
18. 六氢大麻酚　parahexyl
19. 副甲氧基安非他明　paramethoxyamfetamine（PMA）
20. 赛洛新　psilocine
21. 赛洛西宾　psilocybine
22. 咯环利定　rolicyclidine
23. 二甲氧基甲苯异丙胺　STP，DOM
24. 替苯丙胺　tenamfetamine
25. 替诺环定　tenocyclidine
26. 四氢大麻酚（包括其同分异构物及其立体化学变体）　tetrahydrocannabinol
27. 三甲氧基安非他明　TMA
28. 4-甲基硫基安非他明　4-methylthioamfetamine
29. 苯丙胺　amfetamine
30. 安非拉酮　amfepramone
31. 安咪奈丁　amineptine
32. 2,5-二甲氧基-4-溴苯乙胺　4-bromo-2,5-dimethoxyphenethylamine（2-CB）
33. 丁丙诺啡 *　buprenorphine
34. 右苯丙胺　dexamfetamine
35. 二甲基安非他明　dimethylamfetamine
36. 芬乙茶碱　fenetylline
37. γ-羟丁酸 *　γ-hydroxybutyrate（GHB）
38. 氯胺酮 *　ketamine
39. 左苯丙胺　levamfetamine
40. 左甲苯丙胺　levomethamfetamine
41. 马吲哚 *　mazindol
42. 甲氯喹酮　mecloqualone
43. 去氧麻黄碱　metamfetamine
44. 去氧麻黄碱外消旋体　metamfetamine racemate
45. 甲喹酮　methaqualone
46. 哌醋甲酯 *　methylphenidate
47. 莫达非尼　modafinil
48. 苯环利定　phencyclidine
49. 芬美曲秦　phenmetrazine
50. 司可巴比妥 *　secobarbital
51. δ-9-四氢大麻酚及其立体化学变体　delta-9-tetrahydrocannabinol and its stereo-chemical variants
52. 三唑仑 *　triazolam
53. 齐培丙醇　zipeprol

第二类

54. 异戊巴比妥 *　amobarbital
55. 布他比妥　butalbital

56. 布托啡诺及其注射剂 ＊ butorphanol and its injection
57. 咖啡因 ＊ caffeine
58. 安钠咖 ＊ caffeine sodium benzoate （CNB）
59. 去甲伪麻黄碱 ＊ cathine
60. 环己巴比妥 cyclobarbital
61. 地佐辛及其注射剂 ＊ dezocine and its injection
62. 右旋芬氟拉明 dexfenfluramine
63. 芬氟拉明 ＊ fenfluramine
64. 氟硝西泮 flunitrazepam
65. 格鲁米特 ＊ glutethimide
66. 呋芬雷司 furfennorex
67. 喷他佐辛 ＊ pentazocine
68. 戊巴比妥 ＊ pentobarbital
69. 丙己君 propylhexedrine
70. 阿洛巴比妥 allobarbital
71. 阿普唑仑 ＊ alprazolam
72. 阿米雷司 aminorex
73. 巴比妥 ＊ barbital
74. 苄非他明 benzfetamine
75. 溴西泮 ＊ bromazepam
76. 溴替唑仑 brotizolam
77. 丁巴比妥 butobarbital
78. 卡马西泮 camazepam
79. 氯氮 ＊ chlordiazepoxide
80. 氯巴占 clobazam
81. 氯硝西泮 ＊ clonazepam
82. 氯拉酸 clorazepate
83. 氯噻西泮 clotiazepam
84. 氯噁唑仑 cloxazolam
85. 地洛西泮 delorazepam
86. 地西泮 ＊ diazepam
87. 艾司唑仑 ＊ estazolam
88. 乙氯维诺 ethchlorvynol
89. 炔己蚁胺 ethinamate
90. 氯氟乙酯 ＊ ethyl loflazepate
91. 乙非他明 etilamfetamine
92. 芬坎法明 fencamfamin

93. 芬普雷司 fenproporex
94. 氟地西泮 fludiazepam
95. 氟西泮 ＊ flurazepam
96. 哈拉西泮 halazepam
97. 卤沙唑仑 haloxazolam
98. 凯他唑仑 ketazolam
99. 利非他明 lefetamine
100. 氯普唑仑 loprazolam
101. 劳拉西泮 ＊ lorazepam
102. 氯甲西泮 lormetazepam
103. 美达西泮 medazepam
104. 美芬雷司 mefenorex
105. 甲丙氨酯 ＊ meprobamate
106. 美索卡 mesocarb
107. 甲苯巴比妥 methylphenobarbital
108. 甲乙哌酮 methyprylon
109. 咪达唑仑 ＊ midazolam
110. 纳布啡及其注射剂 ＊ nalbuphine and its injection
111. 尼美西泮 nimetazepam
112. 硝西泮 ＊ nitrazepam
113. 去甲西泮 nordazepam
114. 奥沙西泮 ＊ oxazepam
115. 奥沙唑仑 oxazolam
116. 氨酚氢可酮片 ＊ paracetamol and hydrocodone bitartrate tablets
117. 匹莫林 ＊ pemoline
118. 苯甲曲秦 phendimetrazine
119. 苯巴比妥 ＊ phenobarbital
120. 芬特明 phentermine
121. 匹那西泮 pinazepam
122. 哌苯甲醇 pipradrol
123. 普拉西泮 prazepam
124. 吡咯戊酮 pyrovalerone
125. 仲丁比妥 secbutabarbital
126. 替马西泮 ＊ temazepam
127. 四氢西泮 tetrazepam
128. 曲马多 ＊ tramadol
129. 乙烯比妥 vinylbital
130. 唑吡坦 ＊ zolpiden

131. 扎来普隆 *　zaleplone
132. 麦角胺咖啡因片 *　ergotamine and caf-
feine tablets

注：1. 上述品种包括其可能存在的盐和单方制剂（除非另有规定）。
　　2. 上述品种包括其可能存在的化学异构体及酯、醚（除非另有规定）。
　　3. 品种目录有 * 的精神药品为我国生产及使用的品种。

三、国家规定管制的毒性西药品种目录

1. 三氧化二砷　arsenic trioxide
2. 阿托品　atropin
3. 去乙酰毛花苷丙　cedilanid
4. 升汞　corrosive sublimate
5. 洋地黄毒苷　digitoxin
6. 氢溴酸后马托品　homatropine hydrobro-
mide
7. 水杨酸毒扁豆碱　physostigmine salicylate
8. 毛果芸香碱　pilocarpine
9. 亚砷酸钾　potassium arsenite
10. 氢溴酸东莨菪碱　scopolamine hydrobro-
mide
11. 士的宁　strychnine

主要参考书目

1. 吕圭源. 药理学. 北京：中国中医药出版社，2007

2. 吴基良，罗健东. 药理学. 北京：科学出版社，2007

3. 杨世杰. 药理学. 北京：人民卫生出版社，2010

4. 周宏灏. 药理学. 北京：科学出版社，2006

5. 孙建宁. 药理学（案例版）. 北京：科学出版社，2008

6. 国家药典委员会. 中华人民共和国药典（2015 年版）. 北京：中国医药科技出版社，2010

7. 左萍萍，刘吉成，程锦轩，等. 图表药理学. 北京：中国协和医科大学出版社，2004

8. H. P. Rang，M. M. Dale，J. M. Ritter，等. 朗-戴尔药理学. 林志彬主译. 北京：北京大学医学出版社，2010

全国中医药行业高等教育"十四五"规划教材

全国高等中医药院校规划教材（第十一版）

教材目录（第一批）

注：凡标☆号者为"核心示范教材"。

（一）中医学类专业

序号	书 名	主 编		主编所在单位	
1	中国医学史	郭宏伟	徐江雁	黑龙江中医药大学	河南中医药大学
2	医古文	王育林	李亚军	北京中医药大学	陕西中医药大学
3	大学语文	黄作阵		北京中医药大学	
4	中医基础理论☆	郑洪新	杨 柱	辽宁中医药大学	贵州中医药大学
5	中医诊断学☆	李灿东	方朝义	福建中医药大学	河北中医学院
6	中药学☆	钟赣生	杨柏灿	北京中医药大学	上海中医药大学
7	方剂学☆	李 冀	左铮云	黑龙江中医药大学	江西中医药大学
8	内经选读☆	翟双庆	黎敬波	北京中医药大学	广州中医药大学
9	伤寒论选读☆	王庆国	周春祥	北京中医药大学	南京中医药大学
10	金匮要略☆	范永升	姜德友	浙江中医药大学	黑龙江中医药大学
11	温病学☆	谷晓红	马 健	北京中医药大学	南京中医药大学
12	中医内科学☆	吴勉华	石 岩	南京中医药大学	辽宁中医药大学
13	中医外科学☆	陈红风		上海中医药大学	
14	中医妇科学☆	冯晓玲	张婷婷	黑龙江中医药大学	上海中医药大学
15	中医儿科学☆	赵 霞	李新民	南京中医药大学	天津中医药大学
16	中医骨伤科学☆	黄桂成	王拥军	南京中医药大学	上海中医药大学
17	中医眼科学	彭清华		湖南中医药大学	
18	中医耳鼻咽喉科学	刘 蓬		广州中医药大学	
19	中医急诊学☆	刘清泉	方邦江	首都医科大学	上海中医药大学
20	中医各家学说☆	尚 力	戴 铭	上海中医药大学	广西中医药大学
21	针灸学☆	梁繁荣	王 华	成都中医药大学	湖北中医药大学
22	推拿学☆	房 敏	王金贵	上海中医药大学	天津中医药大学
23	中医养生学	马烈光	章德林	成都中医药大学	江西中医药大学
24	中医药膳学	谢梦洲	朱天民	湖南中医药大学	成都中医药大学
25	中医食疗学	施洪飞	方 泓	南京中医药大学	上海中医药大学
26	中医气功学	章文春	魏玉龙	江西中医药大学	北京中医药大学
27	细胞生物学	赵宗江	高碧珍	北京中医药大学	福建中医药大学

序号	书　名	主　编		主编所在单位	
28	人体解剖学	邵水金		上海中医药大学	
29	组织学与胚胎学	周忠光	汪　涛	黑龙江中医药大学	天津中医药大学
30	生物化学	唐炳华		北京中医药大学	
31	生理学	赵铁建	朱大诚	广西中医药大学	江西中医药大学
32	病理学	刘春英	高维娟	辽宁中医药大学	河北中医学院
33	免疫学基础与病原生物学	袁嘉丽	刘永琦	云南中医药大学	甘肃中医药大学
34	预防医学	史周华		山东中医药大学	
35	药理学	张硕峰	方晓艳	北京中医药大学	河南中医药大学
36	诊断学	詹华奎		成都中医药大学	
37	医学影像学	侯　键	许茂盛	成都中医药大学	浙江中医药大学
38	内科学	潘　涛	戴爱国	南京中医药大学	湖南中医药大学
39	外科学	谢建兴		广州中医药大学	
40	中西医文献检索	林丹红	孙　玲	福建中医药大学	湖北中医药大学
41	中医疫病学	张伯礼	吕文亮	天津中医药大学	湖北中医药大学
42	中医文化学	张其成	臧守虎	北京中医药大学	山东中医药大学

（二）针灸推拿学专业

序号	书　名	主　编		主编所在单位	
43	局部解剖学	姜国华	李义凯	黑龙江中医药大学	南方医科大学
44	经络腧穴学☆	沈雪勇	刘存志	上海中医药大学	北京中医药大学
45	刺法灸法学☆	王富春	岳增辉	长春中医药大学	湖南中医药大学
46	针灸治疗学☆	高树中	冀来喜	山东中医药大学	山西中医药大学
47	各家针灸学说	高希言	王　威	河南中医药大学	辽宁中医药大学
48	针灸医籍选读	常小荣	张建斌	湖南中医药大学	南京中医药大学
49	实验针灸学	郭　义		天津中医药大学	
50	推拿手法学☆	周运峰		河南中医药大学	
51	推拿功法学☆	吕立江		浙江中医药大学	
52	推拿治疗学☆	井夫杰	杨永刚	山东中医药大学	长春中医药大学
53	小儿推拿学	刘明军	邰先桃	长春中医药大学	云南中医药大学

（三）中西医临床医学专业

序号	书　名	主　编		主编所在单位	
54	中外医学史	王振国	徐建云	山东中医药大学	南京中医药大学
55	中西医结合内科学	陈志强	杨文明	河北中医学院	安徽中医药大学
56	中西医结合外科学	何清湖		湖南中医药大学	
57	中西医结合妇产科学	杜惠兰		河北中医学院	
58	中西医结合儿科学	王雪峰	郑　健	辽宁中医药大学	福建中医药大学
59	中西医结合骨伤科学	詹红生	刘　军	上海中医药大学	广州中医药大学
60	中西医结合眼科学	段俊国	毕宏生	成都中医药大学	山东中医药大学
61	中西医结合耳鼻咽喉科学	张勤修	陈文勇	成都中医药大学	广州中医药大学
62	中西医结合口腔科学	谭　劲		湖南中医药大学	

（四）中药学类专业

序号	书　名	主　编		主编所在单位	
63	中医学基础	陈晶	程海波	黑龙江中医药大学	南京中医药大学
64	高等数学	李秀昌	邵建华	长春中医药大学	上海中医药大学
65	中医药统计学	何雁		江西中医药大学	
66	物理学	章新友	侯俊玲	江西中医药大学	北京中医药大学
67	无机化学	杨怀霞	吴培云	河南中医药大学	安徽中医药大学
68	有机化学	林辉		广州中医药大学	
69	分析化学（上）（化学分析）	张凌		江西中医药大学	
70	分析化学（下）（仪器分析）	王淑美		广东药科大学	
71	物理化学	刘雄	王颖莉	甘肃中医药大学	山西中医药大学
72	临床中药学☆	周祯祥	唐德才	湖北中医药大学	南京中医药大学
73	方剂学	贾波	许二平	成都中医药大学	河南中医药大学
74	中药药剂学☆	杨明		江西中医药大学	
75	中药鉴定学☆	康廷国	闫永红	辽宁中医药大学	北京中医药大学
76	中药药理学☆	彭成		成都中医药大学	
77	中药拉丁语	李峰	马琳	山东中医药大学	天津中医药大学
78	药用植物学☆	刘春生	谷巍	北京中医药大学	南京中医药大学
79	中药炮制学☆	钟凌云		江西中医药大学	
80	中药分析学☆	梁生旺	张彤	广东药科大学	上海中医药大学
81	中药化学☆	匡海学	冯卫生	黑龙江中医药大学	河南中医药大学
82	中药制药工程原理与设备	周长征		山东中医药大学	
83	药事管理学☆	刘红宁		江西中医药大学	
84	本草典籍选读	彭代银	陈仁寿	安徽中医药大学	南京中医药大学
85	中药制药分离工程	朱卫丰		江西中医药大学	
86	中药制药设备与车间设计	李正		天津中医药大学	
87	药用植物栽培学	张永清		山东中医药大学	
88	中药资源学	马云桐		成都中医药大学	
89	中药产品与开发	孟宪生		辽宁中医药大学	
90	中药加工与炮制学	王秋红		广东药科大学	
91	人体形态学	武煜明	游言文	云南中医药大学	河南中医药大学
92	生理学基础	于远望		陕西中医药大学	
93	病理学基础	王谦		北京中医药大学	

（五）护理学专业

序号	书　名	主　编		主编所在单位	
94	中医护理学基础	徐桂华	胡慧	南京中医药大学	湖北中医药大学
95	护理学导论	穆欣	马小琴	黑龙江中医药大学	浙江中医药大学
96	护理学基础	杨巧菊		河南中医药大学	
97	护理专业英语	刘红霞	刘娅	北京中医药大学	湖北中医药大学
98	护理美学	余雨枫		成都中医药大学	
99	健康评估	阚丽君	张玉芳	黑龙江中医药大学	山东中医药大学

序号	书 名	主 编		主编所在单位	
100	护理心理学	郝玉芳		北京中医药大学	
101	护理伦理学	崔瑞兰		山东中医药大学	
102	内科护理学	陈 燕	孙志岭	湖南中医药大学	南京中医药大学
103	外科护理学	陆静波	蔡恩丽	上海中医药大学	云南中医药大学
104	妇产科护理学	冯 进	王丽芹	湖南中医药大学	黑龙江中医药大学
105	儿科护理学	肖洪玲	陈偶英	安徽中医药大学	湖南中医药大学
106	五官科护理学	喻京生		湖南中医药大学	
107	老年护理学	王 燕	高 静	天津中医药大学	成都中医药大学
108	急救护理学	吕 静	卢根娣	长春中医药大学	上海中医药大学
109	康复护理学	陈锦秀	汤继芹	福建中医药大学	山东中医药大学
110	社区护理学	沈翠珍	王诗源	浙江中医药大学	山东中医药大学
111	中医临床护理学	裘秀月	刘建军	浙江中医药大学	江西中医药大学
112	护理管理学	全小明	柏亚妹	广州中医药大学	南京中医药大学
113	医学营养学	聂 宏	李艳玲	黑龙江中医药大学	天津中医药大学

（六）公共课

序号	书 名	主 编		主编所在单位	
114	中医学概论	储全根	胡志希	安徽中医药大学	湖南中医药大学
115	传统体育	吴志坤	邵玉萍	上海中医药大学	湖北中医药大学
116	科研思路与方法	刘 涛	商洪才	南京中医药大学	北京中医药大学

（七）中医骨伤科学专业

序号	书 名	主 编		主编所在单位	
117	中医骨伤科学基础	李 楠	李 刚	福建中医药大学	山东中医药大学
118	骨伤解剖学	侯德才	姜国华	辽宁中医药大学	黑龙江中医药大学
119	骨伤影像学	栾金红	郭会利	黑龙江中医药大学	河南中医药大学洛阳平乐正骨学院
120	中医正骨学	冷向阳	马 勇	长春中医药大学	南京中医药大学
121	中医筋伤学	周红海	于 栋	广西中医药大学	北京中医药大学
122	中医骨病学	徐展望	郑福增	山东中医药大学	河南中医药大学
123	创伤急救学	毕荣修	李无阴	山东中医药大学	河南中医药大学洛阳平乐正骨学院
124	骨伤手术学	童培建	曾意荣	浙江中医药大学	广州中医药大学

（八）中医养生学专业

序号	书 名	主 编		主编所在单位	
125	中医养生文献学	蒋力生	王 平	江西中医药大学	湖北中医药大学
126	中医治未病学概论	陈涤平		南京中医药大学	